百病新治丛书

脑血管病新治

主　编　任家强　徐瑞军　郭秀芬

副主编　李先强　吕丽娜　马秋菊

　　　　王　越　刘源香

中医古籍出版社

图书在版编目（CIP）数据

脑血管病新治/任家强，徐瑞军，郭秀芬主编．－北京：中医古籍出版社，2012.4
（百病新治丛书）
ISBN 978－7－5152－0162－7

Ⅰ．①脑…　Ⅱ．①任…②徐…③郭…　Ⅲ．①脑血管疾病－治疗　Ⅳ．①R743.05

中国版本图书馆 CIP 数据核字（2012）第 063447 号

百病新治丛书
脑血管病新治

任家强　徐瑞军　郭秀芬　主编

责任编辑　徐小鹏
封面设计　陈　娟
出版发行　中医古籍出版社
社　　址　北京东直门内南小街 16 号（100700）
印　　刷　北京金信诺印刷有限公司
开　　本　880mm×1230mm　1/32
印　　张　22
字　　数　610 千字
版　　次　2012 年 4 月第 1 版　2012 年 4 月第 1 次印刷
印　　数　0001～2000 册
书　　号　ISBN 978－7－5152－0162－7
定　　价　42.00 元

前　言

　　随着现代医学发展、科学技术进步和政府的不懈努力，加之人民生活水平不断提高，人均期望寿命现已接近发达国家水平，人口老龄化的速度正在明显加快，因而国人的疾病谱也随之发生了很大变化，脑血管病对中老年人的威胁与危害显得日趋严重。近年的统计资料表明，脑血管病在全死因顺位中已跃居第二位，一些北方地区上升为第一位。中风的致残率很高，其中绝大多数会留有不同程度的后遗症，它给社会和许多家庭带来巨大的经济负担和不良影响。脑血管病已经成为一个很大的公共卫生问题，所以积极开展防治研究，普及脑血管病专业知识，努力降低发病率、死亡率和致残率已是当务之急。

　　二十一世纪是生命科学兴起的世纪，生命科学主要研究生态体发生发展的规律，重点研究人的生老病死和提高人体素质等重大课题。然而，中医学作为生命科学的组成部分，要抓住良好的机遇，充分发挥自己的优势。中医药学以其独特的理论指导临床实践，运用辨证论治的方法治疗现代难治病，以最有活力的临床疗效为世人所瞩目。其学术研究应重视宏观与微观的结合，综合与分析的结合，运用现代科学手段，与多学科交叉发现和培植新的生长点，使中医学学术得以充实和发展，为人类健康事业做出更大的贡献。在科研与临床实践中既要重视保持与发展中医学的特色，又要坚持中西医结合的方针。

　　脑血管病所包含的内容几乎涉及内、外、妇、儿、医药、护理等临床各科各专业。学者们对该病的研究发展迅速，国内外有关中风脑血管病的基础研究和临床诊治取得显著成就。在实际工作中，我们深感亟需一本中西医内容合参，系统总结和全面论述脑血管病学领域的成就，供临床、教学与科研参考的脑血管病学方面的专著。为此，我们共同编写了这部《脑血管病新治》一书。

本书在编写中，突出贯彻了下列特点：遵循中西医药理论体系，充分体现我国中西医结合诊治脑血管病的特色，从临床实践出发，全面阐述脑血管病的理论基础，是一本实用性很强的临床参考书。

编者

2010 年夏

山东济南

目　录

上篇　总　论

上篇　总　论

第一章　绪　论

第一节　脑血管病概述

脑血管病是导致人类死亡的三大疾病之一，在全球范围内，每年使460万人死亡，其中1/3在工业化国家，其余发生在发展中国家，患病和死亡主要在65岁以上的人群。日本是脑卒中发病率、死亡率最高的国家之一，脑血管病死亡率一直居死因之首。我国也是脑卒中死亡率高发地区，据估计居民现患脑血管病600万，每年新发生脑血管病130万人、死亡近100万人，在幸存者中约3/4的人留下偏瘫等后遗症状，部分患者丧失劳动能力和生活能力。

一、脑血管病的分类

（一）按性质分

脑血管病按其性质通常分为缺血性脑血管病和出血性脑血管病两大类。

1. 缺血性脑血管病

（1）短暂性脑缺血发作（简称TIA，又叫小中风或一过性脑缺血发作），其病因与脑动脉硬化有关，是脑组织短暂性、缺血性、局灶性损害所致的功能障碍。

（2）脑血栓形成，多由动脉粥样硬化、各种动脉炎、外伤及其他物理因素、血液病引起脑血管局部病变形成的血凝块堵塞而发病。

（3）脑栓塞，可有多种疾病所产生的栓子进入血液，阻塞脑部血管而诱发。临床上以心脏疾病为最常见的原因；其次是骨折或外伤后脂肪入血；虫卵或细菌感染；气胸等空气入血，静脉炎形成的栓子等因素，栓塞了脑血管所致。

2. 出血性脑血管病

（1）脑出血，系指脑实质血管破裂出血，不包括外伤性脑出血。多由高血压、脑动脉硬化、肿瘤等引起。

（2）蛛网膜下腔出血，由于脑表面和脑底部的血管破裂出血，血液直接流入蛛网膜下腔所致。常见原因有动脉瘤破裂、血管畸形、高血压、动脉硬化、血液病等。

据国外统计资料，脑血管病以缺血性为多见，脑梗塞占59.2%~85%，脑出血除日本外，一般在20%以下。我国1984年农村调查新发完全性卒中280例，蛛网膜下腔出血占3.9%，脑出血占44.6%，脑血栓占46.4%，脑栓塞占2.5%，难以分型者占2.9%。从上述资料可以看出，我国与外国情况不同，脑梗塞虽然发病率较多见，但脑出血所占比例为44.6%，显然比国外高，其原因尚待进一步探讨。

此外，20世纪70年代以来，由于CT和核磁共振的广泛应用，临床上又发现一些出血和梗塞并存的脑血管病，即混合性脑卒中，这种病，有人报道占同期各种脑血管病住院人数的2.67%。其病因和发病机理迄今尚不完全清楚，多认为高血压和动脉硬化是重要原因，并与其严重程度密切相关。

（二）按进程分

脑血管病按其进程，可分为急性脑血管病（中风）和慢性脑血管病两种：急性脑血管病包括短暂性脑缺血发作、脑血栓形成、脑栓塞、高血压脑病、脑出血和蛛网膜下腔出血等；慢性脑血管病包括脑动脉硬化、脑血管病性痴呆、脑动脉盗血综合征、帕金森氏病等。

通常所说的脑血管病，一般指的是急性脑血管病，发病急，常危及人的生命，因此，也易引起人们的重视。而慢性脑血管病病程长，易被人忽视。

二、脑血管病病因及发病因素

1. 病因

脑血管病是脑血管损害引起的疾病的总称。脑血管损害从病因学上分为全身性血管疾病和血液病的脑部表现，还有脑血管的局部损害，后者包括外伤、肿瘤、畸形等，我们常说的脑血管病是指前者。引起的主要原因有：

（1）动脉硬化：动脉硬化是一种非炎性、退行性、增生性的病理改变。包括老年性动脉硬化、动脉粥样硬化、动脉中层钙化、细动脉硬化。与脑血管病密切相关的有动脉粥样硬化，动脉硬化是指动脉内膜脂质沉淀，平滑肌细胞增生形成的局限性斑块，可使动脉壁变硬，由于斑块内脂质崩解，组织坏死如糜粥状，故称动脉粥样硬化，好发于大动脉，如冠状动脉、脑动脉、肾动脉。高血压性细小动脉硬化，为玻璃样变性，主要累积细小血管。持续高血压使中等及大动脉内膜沉积，促使动脉粥样硬化，使两者常同时发生。

（2）动脉栓塞：栓子的来源十分广泛，心脏、血管、其他脏器中产生的不溶于血液的物质如：粥样硬化斑块脱落、羊水、脂肪、瘤栓、气体栓子等。颈总动脉分叉处为最容易发生栓塞的部位之一，脑底的大动脉，深穿支，皮质小动脉，大脑中动脉主干及其分支是好发部位，缺血和梗死发生与否与侧支循环的效率相关。

（3）动脉炎：包括感染性的结核、梅毒、寄生虫、风湿性的动脉炎，非感染性的如结缔组织病性脉管炎、巨细胞动脉炎。

（4）发育异常：先天性颅内动脉瘤、脑动静脉畸形。

（5）血管损伤：外伤以及一些医源性损伤如穿刺、插入导管、手术等。

（6）心脏病：通过影响血液循环或产生栓子。

（7）血液病和血液流变学异常：白血病、严重贫血、红细胞增多症、血液黏滞度及血液流变学的改变。

（8）代谢病：高血糖、高血脂、高钠、低钾易诱发动脉硬化等。

（9）药物反应：影响血液黏滞度及具有化学腐蚀或能引起过

敏的药物可造成血管损害。

（10）肿瘤：血管肿瘤，肿瘤累及血管。

2. 发病因素

（1）高血压病和动脉粥样硬化，是脑血管病最主要和常见的病因。有资料表明，脑出血患者有93%有高血压病史，脑血栓形成患者也有86%有高血压病史，70%的脑血管病患者有动脉粥样硬化病史。

（2）心脏病，是脑栓塞的主要原因之一。风湿性、高血压性、冠状动脉硬化性心脏病及亚急性细菌性心内膜炎等，均有可能产生附壁血栓，当出现心力衰竭或房颤时，促使血栓脱落，流至脑动脉而发生栓塞。由于栓子可以反复脱落，所以容易复发。

（3）颅内血管发育异常所致的动脉瘤、动静脉畸形，是蛛网膜下腔出血和脑出血的常见病因，且常多次破裂出血。

（4）某些炎症可侵犯脑膜、脑血管，或单独侵犯脑血管引起脑动脉炎，如化脓性、结核性、霉菌性炎症和风湿病等，均可引起脑血管病。

（5）血液病，如血小板减少性紫癜、红细胞增多症、白血病，常引起出血性脑血管病。少数发生缺血性脑血管病。

（6）代谢病，如糖尿病、高脂血症等，均与脑血管病关系密切。据报道，脑血管病患者中有30%～40%患有糖尿病，并且糖尿病患者的动脉硬化发生率较正常人高5倍，发生动脉硬化的时间比正常人要早，动脉硬化的程度亦较重。

（7）各种外伤、中毒、脑瘤、脑肿瘤放射治疗以后等，均可造成缺血性或出血性脑血管病。

3. 药物诱发因素

脑血管病可由诸多因素引起，最常见的除有高血压、心脏病、动脉硬化及气候异常外，目前，还发现一些药物，如降压药、镇静剂、利尿剂等，也是诱发缺血性脑血管病的重要因素。

（1）降压药：脑组织的血流量主要是靠血压来维持，若使用作用较强的降压药或服用降压药剂量过大，致使血压骤然大幅度下降，从而影响了大脑血液供应，脑部血流缓慢，促使脑血栓形成。睡前更应忌服大剂量降压药。人在入睡后机体大部分处于休息状态，新陈代谢减慢，血压也相对降低，若再服用大量降压药，势必会使血压更低，心、脑、肾等重要器官供血减少，血流缓慢，血黏度增加，瘀积在脑血管形成血栓，而发生脑血管病。

（2）镇静药：一些作用较强的镇静药，如氯丙嗪、水合氯醛、硫酸镁等，也可使血压在短期内急剧下降，使脑组织缺血缺氧，而导致脑血栓形成。

（3）止血药：一般中老年多伴有血管硬化，血脂偏高，血黏滞性增加。若使用大剂量止血药，如安络血、止血芳酸等，可增加血液的凝固性，使血液流动缓慢，促使脑血栓形成。

（4）利尿药：中老年人应用利尿药，如速尿、双氢克尿噻等，由于大量利尿，失水过多，血液浓缩，黏滞性增加，也易形成脑血栓；同样道理，发烧时过量使用阿司匹林、复方氨基比林等发汗退热剂，或过量使用中药麻黄、桂枝等解表发汗剂时，均可致大量出汗，乃至失水过多而发生脑血管病。

（5）避孕药：据报道，一些避孕药能增加血液的凝固性。口服避孕药者脑血管病的发病率高于对照组 5~8 倍，其服药到发病的时间最短者数天，长者 5 年，故在服用避孕药的过程中，应经常进行血压和血液流变学检查，发现异常者应停药，对有脑血栓形成倾向的人，则应停用避孕药。

（6）抗心律失常药：服用剂量过大或静滴速度过快，可使血压下降，传导阻滞，心动过缓，促使脑血栓形成。

可见，药物引起的脑血管病不可忽视，而老年人在使用上述药物时，更应慎重。一般应从小剂量开始，逐渐增加剂量，切忌血压骤降、强烈镇静、大量利尿、发汗过度，以及过量使用止血剂，以预防药物引起脑血管病。

三、脑血管病的危险因素

脑血管病病因的多样性决定了它的相关的危险因素的繁多，危险因素可分为：可干预因素和不可干预因素。如对一些确定的可变因素进行恰当的干预，可降低脑卒中的发病率和死亡率。单就引起脑血管病最常见的动脉硬化来讲有：

（一）年龄与性别

脑卒中的发病率随年龄的增高而增高已是公认的事实。尤其是55～75岁几乎呈对数直线上升。因此，55岁以上的人群是脑血管疾病重点防治对象。但蛛网膜下腔出血发病率随年龄增高不明显，男：女接近1：1。

（二）遗传因素

脑血管病属多基因遗传，研究表明直系亲属中有脑血管病史的人患脑卒中的危险性大（相对危险度3.55，$P < 0.005$）。有研究表明本病患者父母死于脑卒中的比对照组高4倍。

（三）高血压

是最重要的独立脑卒中危险因素。无论何种脑卒中，血压与卒中的发生率呈正相关；无论收缩压高或者舒张压高均可引起脑卒中。曾有作者报告单纯收缩压升高 >21.3kPa（160mmHg），无吸烟史、无糖尿病高血脂病史的一组60岁男性，8年后有20%发生缺血性脑卒中。国外多中心前瞻性研究发现，舒张压在9.33～14.7kPa（70～110mmHg）之间，舒张压每增加1kPa，脑卒中的发病率就增加一倍。国内资料显示，脑卒中发病前有高血压者占42.4%～60%，发病后发现高血压的占63.9%～70%。其中患高血压又未经治疗者，比接受过治疗的发病率更高。因此，早期治疗高血压可降低脑卒中的发病率。

（四）低血压

心脏骤停、大量失血等引起血压突然显著降低，可促发脑梗死。但经常性的低血压未被证实是脑卒中的一种危险因素。

（五）无症状颈动脉杂音

据调查统计，在45岁以上年龄组中。约有5%的无症状颈动脉血管杂音，随访研究表明有杂音组和无杂音组的卒中发生率分别为 14% 和 3.6% 。因此，中老年人的无症状颈动脉杂音应被看作脑卒中的危险因素。

（六）心脏病

心脏病是公认的脑卒中重要危险因素。可增加脑卒中危险性的心脏病包括：冠心病、风心病、二尖瓣脱垂、心脏黏液瘤等。

（七）眼底动脉硬化

动脉硬化是公认的脑卒中的常见病因和重要危险因素。眼底动脉硬化可基本反映脑动脉硬化的状况。国内外调查均表明，伴有眼底动脉硬化者发生脑卒中的危险性显著增加，硬化程度愈高危险性愈大。合并高血压者差别更为明显。

（八）糖尿病

西方学者多认为糖尿病是脑卒中的危险因素。糖尿病患者发生脑卒中的危险性比血糖正常的同龄人高约一倍。但对此结论尚有许多争议，笔者在临床上就观察到大多数卒中的患者血糖增高，而其中一些人发病前短时间内血糖都是正常的。另外，也无资料显示脑卒中地区分布差异与糖尿病地区分布差异相一致。并且有倾向认为，糖尿病对脑血管病的致病影响虽不如其对周围血管明显，但其可促进动脉粥样硬化的发生与发展是公认的。糖尿病患者常伴有高血压、动脉粥样硬化、高脂血症、冠心病等危险因素。因此，糖尿病作为脑卒中的独立危险因素尚有争议，但作为危险因素之一是毋庸置疑的。

（九）高血脂

血清胆固醇升高与动脉粥样硬化的发生密切相关。国外研究显示，血清胆固醇水平和缺血性脑血管病有关。当胆固醇降低时增加出血性卒中的危险性。但国内 1989 年报告在 9000 人中，经过 8 ~ 13 年前瞻性研究，未能证实血清胆固醇与脑血管病的发生率有关。近期研究认为低密度脂蛋白升高和高密度脂蛋白降低可能与脑卒中的发生有关。有研究认为脂蛋白 a 是缺血性卒中，特别是青年脑卒中的一个独立的遗传危险因素。而缺血性卒中与载脂蛋白 E（ApoE）基因多态性明显相关。其中 E2 及 E4 基因可能为脑血管病的危险因素，ApoE E2/E3 及 E3/E4 表型与脑血管病有关，而 E3/E3 表型可防止早期脑血管病。

（十）血液因素

血液病和血液流变学异常无疑是促使脑卒中，尤其是缺血性脑卒中的重要危险因素。血液病可是脑卒中的直接病因，如红细胞增多症促发脑梗死，白血病并发脑出血等。最近的研究发现，血栓前状态也是缺血性卒中的重要危险因素，血栓前状态是指凝血因子的浓度增高或凝血抑制物浓度降低产生的血液易凝状态。这种病理改变不仅表现为凝血功能亢进，而且与血管内皮变化、血小板和白细胞功能亢进等复杂因素有关。此外，红细胞比容增高与脑卒中密切相关。血浆浓度、血浆纤维蛋白原等血液黏度指标及血小板聚集功能增高等，皆为脑血管病的危险因素。

（十一）吸烟

吸烟对人体的严重危害已是公认的，烟草中的尼古丁刺激交感神经，可使血管痉挛、血压升高；一氧化碳与血红蛋白有极强的亲和力，引起缺氧，进而导致脂质代谢障碍和动脉硬化。吸烟量的增加，可使高血压和动脉硬化进一步恶化。国内研究表明，长期吸烟者与对照组相比，脑血流量明显降低。并可加速脑动脉硬化，使脑血管舒缩功能降低，是脑卒中的一种轻度危险因素。

（十二）肥胖

多数研究认为脑卒中与肥胖无关，但肥胖与高血压有关，与高血糖可能有关。体重超标 20% 以上的人群，患高血压、糖尿病、冠心病的危险性明显增加。因此，肥胖是高血压、糖尿病、冠心病的危险因素，也可把它视为脑卒中的间接危险因素。

（十三）口服避孕药

虽有很多报道认为口服避孕药可增加育龄妇女脑卒中的发病率，但还不明确，可能是脑卒中的危险因素。

（十四）饮食习惯

主要是指盐、肉类和饱和脂肪酸的摄入量。盐摄入量高可引起高血压已被证实，国内调查提示盐、肉摄入量偏多者，脑卒中的发生率增高有显著意义。但饮食调查受众多因素干扰，很难精确，且各民族饮食习惯、饮食结构差别极大，所得资料矛盾颇多，需进一步研究。近来有人提出单纯高钠饮食并不一定导致高血压，只有在钙摄入不足的情况下才有血压增高的危险。目前认为：高钠低钙、高肉类、高动物油饮食是促进高血压动脉硬化的因素，也是脑卒中的不利因素。

（十五）其他因素

酗酒、饮酒、急性酗酒或慢性酒精中毒是脑卒中的危险因素。国外资料表明，大量饮酒可增加出血性卒中的危险，但不影响缺血性卒中。而我国两次配对调查结果不一致。少量饮酒并不构成脑卒中的危险，有人研究认为少量饮酒可能预防缺血性卒中。不同的作者研究过不同的结果均无公认的看法。

此外，有人将短暂脑缺血发作视为脑卒中的一种重要危险因素，但大多数认为短暂脑缺血发作已是脑卒中的一种类型或临床期。不论如何，一旦发生短暂脑缺血发作，应给予恰当的处理，无疑对预防严重的脑卒中至关重要。

脑血管病是多危险因素疾病，各危险因素之间关系复杂，它们相互影响、相互作用。究竟哪个是主要因素，哪个是次要因素，哪个是独立因素，哪个是伴随因素或依赖因素以及多种危险因素的相关性也需要进一步研究。实践经验告诉我们，应综合分析各种危险因素，如果一个患者具有多个危险因素，例如年龄、高血压、糖尿病及父母中有一人以上死于脑卒中的，多预告脑卒中的危险性。

四、临床表现

1. 先兆症状

（1）突然口眼歪斜，口角流涎，说话不清，吐字困难，失语或语不达意，吞咽困难，一侧肢体乏力或活动不灵活，走路不稳或突然跌倒。这是由于脑血管病供血不足，运动神经功能障碍所引起的。

（2）突然出现剧烈的头痛，头晕，甚至恶心呕吐，或头痛头晕的形式和感觉与往日不同，程度加重，或由间断变成持续性。这些征兆表示血压有波动，或脑功能障碍，是脑出血或蛛网膜下腔出血的预兆。

（3）面、舌、唇或肢体麻木，也有的表现眼前发矇或一时看不清东西，耳鸣或听力改变。这是由于脑血管供血不足而影响到脑的感觉功能的缘故。

（4）意识障碍，表现精神萎靡不振，老想睡觉或整日昏昏沉沉。性格也一反常态，突然变得沉默寡言，表情淡漠，行动迟缓或多语易躁，也有的出现短暂的意识丧失，这也和脑缺血有关。

（5）全身疲乏无力，出虚汗，低热，胸闷，心悸或突然出现打呃、呕吐等，这是植物神经功能障碍的表现。

上述症状，不一定每个患者均有表现，但只要有先兆症状出现，就是中老年人中风警报，要特别警惕。此时，应让患者保持安静，及时卧床休息，避免精神紧张，尽量少搬动，最好就地治疗。必要时，应在患者平卧的情况下送医院诊治。

2. 并发症

脑血管病急性期病情凶险，常发生一些严重并发症，最常见的有以下几种。

（1）脑疝：脑血管病患者多数死于急性期，其原因大多是由于大量出血，脑中线结构移位或被破坏，全脑水肿，形成脑疝，使脑干被挤压和移位，危及生命中枢所致。

国内报道，脑出血合并脑疝死亡者占 44.8% ~ 50.1%，故及时有效地降低颅内压，减轻脑水肿，预防脑疝形成，是治疗成败的关键措施。而当患者出现下列情况：①头痛剧烈或极度烦躁不安；②频繁呕吐或抽搐；③呼吸及心率变慢，血压升高；④意识障碍逐渐加重；⑤双侧瞳孔不等大，则提示颅内压明显增高，可能有脑疝形成，应积极脱水或手术治疗。

（2）脑心综合征：当脑出血病变波及植物神经的高级中枢丘脑下部，导致神经体液障碍时，也常引起心脏功能或器质性改变，称为脑心综合征。

脑心综合征常以两种形式出现：其一是脑－心卒中，即首先以脑出血起病，而后发生心血管病。其二是脑－心同时卒中，即脑出血和心血管病同时或接近同时发生。但由于症状相互掩盖，常易造成误诊而影响治疗。故在抢救过程中要高度重视，并应认真询问病史及仔细观察患者有无心功能不全的表现。若出现胸闷、气短、紫绀等，肺底部有湿罗音，心音低钝及心动过速等异常现象时，应及时作心电图检查。一旦出现心律紊乱和心电图改变，在治疗脑出血的同时，应按器质性心脏病处理。

（3）膀胱及直肠功能障碍：轻型脑出血患者常因不习惯卧位排便，而出现一时性"体位性尿潴留"及大便干结。严重患者，当病变波及半球运动中枢时，常出现尿频及膀胱内压增高。如第三脑室受到刺激，往往会出现直肠活动性增强，导致高度排便亢进，患者便意频繁，但每次排便量较少。如灰结节受损，可出现不自主排便。若全脑受损，深度昏迷的患者，常出现二便失禁或尿潴留。

（4）肾功能衰竭及电解质紊乱：脑出血患者因昏迷或失语，不能反应主观感觉，加之症状复杂，治疗矛盾较多；也常因频繁呕吐、发烧、出汗、脱水剂的应用和补液不足而造成失水、电解质紊乱及肾功能衰竭。有时因缺氧、饥饿、呼吸异常等导致酸中毒，或偶然发生碱中毒。但上述病症在昏迷或合并感染的情况下，常易被掩盖而被忽视，使病情日趋加重，故应注意观察。当发现呼吸加深加快，心动过速，意识障碍加重，血压下降，尿量减少或无尿，肢体及面部水肿或脱水等现象时，要仔细寻找病因，及时作二氧化碳结合力、非蛋白氮、血气分析及电解质定量测定等检查，发现异常时，及时处理。

（5）中枢性体温调节障碍：当脑出血波及到丘脑下部及前部时，散热机制被破坏，可引起持续性高热，体温常达40℃以上，并可伴有无汗、肢冷、心动过速、呼吸增快等症状。但白细胞一般多不增高，复方氨基比林、阿司匹林也不能使之下降，有时用巴比妥加冰枕降温有效，如不及时处理，数小时可死亡。

（6）褥疮：脑血管患者常因偏瘫，长期卧床不起，加之有些患者较胖，不易翻身护理，骶尾部、内外踝、足跟、髋部等骨突出部位，常因长期受压、血液循环障碍而导致局部营养不良，发生褥疮。

此外，最常见的并发症还有上消化道出血、肺部感染等。

五、脑血管病的康复治疗

1. 针刺疗法

针刺疗法对脑血管病治疗有较好疗效，不但在脑血管病的恢复期可以普遍应用，对部分病例还可早期治疗。现将较常用的体针和头针疗法介绍如下。

（1）体针的常用穴位

头面部：百会、上星、印堂、迎香、太阳、下关、地仓、人中、翳风、风池等穴。

上肢：曲池、手三里、外关、内关、合谷、少泽、后溪等穴。

下肢：环跳、秩边、风市、阳陵泉、足三里、承山、三阴交、昆仑、涌泉等穴。

每次取穴不宜过多，可轮流使用。一般选用1~2个主穴，再选若干配穴。每日1次，7~10天为1疗程，休息5~7天，可再行第2疗程，并可用电针。

（2）头针

是治疗脑血管病偏瘫的一种特殊针刺疗法。主要是根据神经解剖大脑皮层功能的理论，运用针刺疗法，在头皮上划出皮层功能相应的刺激区，在这些刺激区进行针刺，以达到治疗疾病的目的。目前主要用于治疗脑血管病引起的瘫痪、麻木、失语等症。脑梗塞患者以早期治疗为佳；脑出血患者一般待病情稳定后开始。

取穴：对侧运动区为主；感觉障碍取对侧感觉区；运动性失语取对侧面运动区；感觉性失语取对侧语言三区；命名性失语取对侧语言二区。

　　方法：根据上述原则选好刺激区位置，用快速进针，达到头皮下或肌层，斜向捻转至要求的区域长度，进行快速持续捻针，每分钟要求捻转200次以上，一般2～3分钟即达到适应刺激量和刺激强度，患者相应的肢体有热、麻、胀、抽、出汗等感觉，休息5分钟，再捻转2～3分钟，再休息5～10分钟起针。每日1次，一般10～15天为1疗程，中间可休息一周左右，再作第2疗程。

　　注意事项：针刺部位要选择准确，针刺前应用75%酒精棉球严格消毒。针刺入后局部剧痛可捻转2分钟，若仍剧痛难忍，可将针退至皮下，适当地调整一下进针方向，可避免疼痛。起针时用干棉球压迫针孔1～2分钟，以防出血。如患者晕针，立即起针，应给予适当处理。

　　2. 脑血管病的食疗

　　（1）限制脂肪摄入量。每日膳食中要减少总的脂肪量，多增加不饱和脂肪酸，减少动物脂肪，使P/S比值达到1.8以上，以减少肝脏合成内源性胆固醇。烹调时不用动物油，而用植物油，如豆油、花生油、玉米油等，用量每人每日25克，每月在750克以内为宜。要限制食物的胆固醇，每日每人应在300毫克以内，也就是说，每周可吃3个蛋黄。

　　（2）控制总热量。如果膳食中控制了总脂肪的摄入，血脂是会下降的，肥胖或超重患者的体重也会下降，最好能够达到或维持理想体重，这样对全身各内脏的生理功能有益。

　　（3）要增加膳食纤维和维生素C的食物，其中包括粗粮、蔬菜和水果。有些食物如洋葱、大蒜、香菇、木耳、海带、山楂、紫菜、淡茶、魔芋等食品有降脂作用。

　　（4）平时宜吃清淡、细软、含丰富膳食纤维的食物，宜采用蒸、煮、炖、熬、清炒、汆、熘、温拌等烹调方法，不适宜煎、炸、爆炒、油淋、烤等方法。

六、脑血管病的预防

　　脑血管病是危害人类健康和生命最常见的疾病之一。因此，加强脑血管病的预防非常重要。要预防脑血管病，首先要控制导致脑血管病的危险因素。

1. 高血压病

高血压早已被公认为脑血管病（包括出血性和缺血性脑血管病）最重要的危险因素，血压的水平与脑血管病危险性的增加呈线性关系。而早期治疗高血压可以明显降低脑血管病的发病率和死亡率。因此，对于 35 岁以上的人来说，应定期体检了解有无高血压，对收缩压≥140 毫米汞柱和舒张压≥90 毫米汞柱者必须进行规范治疗。如果患了高血压，应注意下述问题：①限制食盐，饮食宜清淡；②适当运动；③坚持药物治疗，不间断。

2. 心脏病

包括各种心脏病。心 - 脑血管是一个体系，当心脏功能减弱时，由于心脏输出量和循环血量减少，脑部的血液也相应减少。因此，积极治疗各种心脏病，也是预防和治疗脑血管病的重要措施。

3. 糖尿病

糖尿病因其糖代谢的紊乱，可使体内大中小血管硬化、狭窄，从而致使缺血性脑血管病（脑梗死）发生。应从以下方面加以控制：①合理饮食，是治疗糖尿病的基本方法，适当限制每天进食总量，但应供给劳动所必须的营养，应做到三大营养素（糖、脂肪、蛋白质）平衡，防止偏食；②适当运动，运动疗法只适于糖尿病控制良好的患者，并应与饮食疗法及药物治疗密切配合。

4. 短暂性脑缺血发作

短暂性脑缺血发作是因一过性脑供血不足而出现的，表现为反复发作的短暂的言语、运动、感觉障碍，这可能是严重脑血管病的先兆。如果在此期内能得到及时有效的治疗，也可防止脑梗死的形成。

5. 高脂血症

高脂血症与冠心病的发病有明显关系，与脑血管病的因果关系看法不一，但预防高脂血症同样重要。一般提倡综合治疗，包括：①合理饮食，多吃能降低血脂的食物；②应用降血脂的药物；③作些适当的运动。

6. 吸烟和酗酒

吸烟不仅是冠心病的危险因素之一，也是脑血管病的危险因素。流行病学研究显示，吸烟者比不吸烟者的脑血管病发病率高，且每日吸烟量和吸烟持续时间长短也与脑血管病发病率成正比。酗酒对脑血管肯定有害，但少量饮酒可能有一定益处。因此提倡禁吸烟，少饮酒。

7. 血液流变学异常

血液流变学异常也是脑血管病的危险因素之一。因此，定期检查血液流变学是十分必要的。而有些药物如阿司匹林，长期小剂量口服可能降低血小板聚集性，对心脑血管疾病的预防有一定的效果。

8. 要警惕脑血管病再发

除了控制前面的危险因素外，患者本人应努力做到：

①加强日常生活的锻炼；

②以清淡、低胆固醇的食物为宜；

③保持健康的心态和良好的情绪；

④克服不良的嗜好。

此外，应避免造成脑血管病发生的一些诱因，如情绪不佳（生气、激动）、饮食不节（暴饮暴食、饮酒不当）、过度劳累、用力过猛、超量运动、突然坐起等体位改变、大便秘结、看电视过久等。

总之，脑血管病对人类生命和健康的威胁是十分严重的，但如果大家都能清楚地认识它的危险因素并积极加以预防，脑血管病的发病率定会显著下降。

七、脑血管病的护理

1. 做好皮肤护理，预防褥疮的发生。

2. 加强肢体功能锻炼，首先要促使患者消除依赖心理，建立乐观主义情绪，激励患者达到生活自理，坚持锻炼。

3. 如瘫痪肢体一时恢复困难，可让患者利用健肢帮助患肢活动。上肢瘫痪应防止关节脱臼，可用三角巾托起。

4. 预防复发倾向，避免精神刺激，因第二次复发，可加重病情，恢复健康相当困难。

第二节　脑血管病的中医概念和范畴

神经内科疾病是严重危害人类健康，危及人类生命的常见病、多发病。随着社会的发展，疾病谱的变化，神经内科疾病的发病率逐年上升。因此，加强神经内科疾病防、治的研究，成为当今医学界面临的重要课题。中医学对脑及神经内科疾病的认识具有悠久的历史，经过长期的发展，积累了丰富的经验和知识。早在《内经》中就有关于脑及神经内科疾病的记载，此后在历代医籍中虽没有对神经内科疾病进行论述的专著，但有不少关于脑的解剖及生理，神经内科疾病的病因病机和治疗等方面的论述。但由于科学认识水平的局限，并受到古代哲学、政治、伦理等方面的影响，古代中医对脑及神经内科疾病的认识有限，缺乏系统性、全面性。清代以后，尤其是近三四十年来，随着科技进步和西方医学的传入，中医界采用多种手段对中医神经内科疾病学进行了较深入、系统的研究，逐步形成了较完善的中医神经内科疾病学理论和实践体系，已成为中医学中一门新兴学科而受到广泛重视。

中医神经内科疾病学是以中医学的基本理论为依据，系统阐发脑的生理及解剖、神经内科疾病的病因病机、诊断、治疗及康复等内容的一门学科。

神经内科疾病是指六淫、七情及其他多种致病因素作用于脑系，导致脑髓受损，脑主神明功能失司，出现感觉、知觉、思维、记忆、意志、情感、运动等功能失调，表现以动风、神机失用、思维呆滞、麻木拘挛、痿躄不遂、疼痛等为主症的一系列疾病。

神经内科疾病按病因可分为以下几类：

1. 外感性神经内科疾病

包括春温、暑温、暑厥等，多数有发热、神昏、惊厥等神志改变，并有明显的季节性或传染性。

2. 内伤性神经内科疾病

包括中风、头痛、眩晕、癫痫、震颤以及精神行为障碍疾病如癫狂、郁证、不寐、多寐、痴呆、注意缺陷障碍伴多动（儿童多动症）等。

3. 外伤性神经内科疾病

指头部因受外力打击，或针刺误伤等而致脑实质受损的疾病。轻者以头痛、眩晕为主，重者可有神昏，其神志异常可随脑实质受损的程度和部位不同而异。

4. 中毒性神经内科疾病

指因药物或食物中毒，或因环境污染，使有毒物质经各种途径进入体内而引起神经内科疾病，可有头痛、麻木、神志改变等症状。

5. 先天性神经内科疾病

包括先天发育迟滞或遗传所致，可有神志障碍、思维迟钝、表情呆滞等症状；如解颅、五迟、五软、呆小症等。

6. 其他原因的神经内科疾病

如感染疠虫、寄生虫寄居脑引起的神经内科疾病，如脑痨、脑囊虫病、脑血吸虫病等。其临床表现多有头痛，严重者出现神志改变症状。

从发病部位来看，中医神经内科疾病有广义和狭义之分。狭义的神经内科疾病是指病位在脑及脑髓的，以脑实质病变和（或）脑功能失调为主的一类疾病，相当于现代医学中的颅内疾病及由脑功能紊乱引起的认知、情感、行为和意志等精神活动障碍疾病，包括颅内疾病如颅内感染、肿瘤、先天性、外伤性疾病、各类脑血管疾病、脑神经元变性等。而广义神经内科疾病实际指脑系疾病，包括了狭义的神经内科疾病、髓（脊髓）病以及与脑髓功能发挥密切相关的经络疾病，相当于现代医学中的神经系统疾病（包括骨骼肌疾病）及精神疾病等。

第三节　脑血管病的中医发展源流

　　中医神经内科疾病学在古代文献中虽没有专著进行论述，但在历代医籍中均有不少记载。近200年来，尤其是建国以后，随着科技进步和西方医学的传入，对中医神经内科疾病学的认识有了较大发展，逐步形成了较完善的理论和实践体系，已逐渐成为中医学中一门新兴学科而受到厂泛重视。其发展大致经历了以下几个阶段：

一、中医神经内科疾病学萌芽阶段（春秋战国至东汉末年）

　　中医学在远古时代，由于科学认识水平的局限，并受到古代哲学、政治、伦理等方面的影响，对脑的解剖、生理、病理及精神活动的实质等方面的认识都比较肤浅。《管子·水地篇》就有了"脑"的记述。至《内经》成书后，对脑的解剖、生理功能及部分神经内科疾病已有了较为明确的记载，如《素问·脉要精微论》云："头者，精明之府"，明确指出脑为精神智慧产生之处；《灵枢·大惑论》曰："五脏六腑之精气，皆上注于目而为之精。……裹撷筋骨血气之精而与脉并为系，上属于脑，后出项中。故邪中于项……则随眼系以入于脑，入于脑则脑转，脑转则引目系急，目系急则目眩以转矣"，《灵枢·海论》指出："髓海不足，则脑转耳鸣"，都指出了脑与耳、目等官窍的联系。《灵枢·海论》又云："脑为髓之海，其输上在于其盖，下在风府"，《素问·五藏生成篇》说："诸髓者，皆属于脑"，阐述了脑的解剖结构。《内经》对临床常见的一些神经内科疾病也有较多论述，如癫、狂、痿、痫、头痛、偏枯、击仆等，在"病机十九条"中有关神经内科疾病者，即占其五，如"诸风掉眩"、"诸暴强直"、"诸痉项强"、"诸热瞀瘛"等等。张仲景在《金匮玉函经·卷一·证治总则》中指出："头者，身之元首，人神所注"，对脑主神明基本上持肯定态度。《黄庭内景经·至道章》云："泥丸百节皆有神"，由此已明确指出脑主神明"。东汉末年华佗发明了麻沸散，并用于外科手术中，治疗头风；其《中藏经》中记载："头目久痛，率视不明者，死；痛脑病，其脉缓而大者死"，说明已认识到头痛、视力下降及脉搏缓慢的病例预后差。

二、中医神经内科疾病学发展阶段（隋唐至明清时期）

在这一阶段，随着社会经济文化的发展，医家对中医神经内科疾病学的研究和认识较前有较大发展，逐步丰富了神经内科疾病学病因病机理论和辨证治疗方法，使中医神经内科疾病学理论体系进一步得到了发展。

隋·杨上善《黄帝内经太素·厥头痛》中说："头为心神所居。"谓神虽统于心而宅于脑。唐·孙思邈《千金方·灸法门》云："头者，人神所注，气血精明，三百六十五络上归头。头者，诸阳之会也。故头痛必宜审之，灸其穴不得乱，灸过多则伤神。"指出头为人神汇集之处，气血诸阳上奉之，至为重要，而且临床辨治须谨慎，免致伤神。宋·陈无择《三因极一病证方论·头痛证治》曰："头者，诸阳之会，上丹产于泥丸宫，百神所聚。"《颅囟经》曰："太乙元真在头曰泥丸，总众神也。"这些论述都指出各种神志活动，皆由脑所主。

宋代《济生方》中温胆汤治疗怔忡、失眠等症；许叔微在《普济本事方》中针对肝经血虚，魂不守舍而发生的不寐证，特创制了"真珠圆"以育阴潜阳，并在服药同时提出了"日午夜卧服"的观点，对后世多有启发；《太平惠民和剂局方》中所载的"苏合香丸"直到今天仍广泛地应用于神经内科疾病昏迷闭证。

至明清时代，中医对神经内科疾病学的研究和认识又有很大发展。如李时珍在《本草纲目·辛夷条》中明确提出"脑为元神之府"。赵献可在《医贯·内经十二官论》中对《内经》"心为君主之官"、"十二官之主"提出了异议，他说："玩《内经》注文，即以心为主。愚谓人身别有一主非心也。"王肯堂《证治准绳·诸痛门·头痛》云："天门真痛，上引泥丸……为脑为髓海"；"大寒内至骨髓，髓以脑为主，脑逆故头痛齿亦痛"。明确将头痛等定位于脑。自明万历年间旅居中国的传教士意大利人利玛窦著《西国记法》一书后，西方医学对脑与记忆、精神等关系的认识开始影响中医学，也影响了中医神经内科疾病学的发展。

　　清代许多医家不仅进一步阐明了脑对神志的主宰作用，而且还把脑与记忆、知觉及五官之功能等联系起来。如喻昌云："脑之为上天门，身中万神集会之所，泥丸宫，所谓上八井也"。明确指出人之精神思维、意识活动来自于脑，脑为万神聚会之所。王宏翰在《医学原始·卷二·记心辩》中说："五官居身上，为知觉之具。耳目口鼻聚于首，最高最显，便与接物。耳目口鼻之所导入，最近于脑，必以脑先受其象，而觉之，而寄之，而剖之，而存之也。故云心之记，正记于脑耳。"汪昂在《本草备要》中云："人之记性，皆在脑中。小儿善忘者，脑未满也，老人健忘者，脑渐空也。凡人外见一物，必有一形影留于脑中。今人每记忆往事，必闭目上瞪而思索之，此即凝神于脑之意也……"都把记忆、知觉、五官的功能与脑联系起来。赵彦晖在《存存斋医话稿·卷上》中云："脑散动觉之气，厥用在筋，第脑距身远，不乃引筋以达百肢，复得颈节脊髓，连脑为一，因遍及也。……筋自脑出者，六偶，……又从脊髓出筋三十偶，各有细脉傍分，无肤不及。"赵氏这里所说的"筋"指神经，其关于脑系解剖、生理的详细、具体的描述，是中医古医籍中有关脑的难得的精彩论述。王清任由于受到了西方有关知识的影响，在继承前人学术观点的基础上，在《医林改错·脑髓说》中指出，"灵机记性不在心在脑"，并以此分析了神经内科疾病的常见症状。同时，他还进一步阐明："灵机记性在脑者，因饮食生气血，长肌肉，精汁之清者，化而为髓，由脊骨上行入脑，名曰脑髓。盛脑髓者，名曰髓海。其上之骨，名曰天灵盖。两耳通脑，所听之声归于脑。脑气虚，脑缩小，脑气与耳窍之气不接，故耳虚聋，耳窍通脑之道路中，若有阻滞，故耳实聋。两目即脑汁所生，两目系如线，长于脑，所见之物归于脑，瞳仁白色，是脑汁下注，名曰脑汁入目。鼻通于脑，所闻香臭归于脑，脑受风热，脑汁从鼻流出，涕浊气臭，名曰脑漏。看小儿初生时，脑未全，囟门软，目不灵动，耳不知听，鼻不知闻，舌不言。至周岁，脑渐生，囟门渐长，耳稍知听，目稍有灵动，鼻微知香臭，舌能言一二字。至三四岁，脑髓渐满，囟门长全，耳能听，目有灵动，鼻知香臭，言语成句。所以小儿无记性者，脑髓未满，高年无记性者，脑髓渐空。"这说明王清任已经认识到脑不仅有记忆功能，而且还可以对耳、口、目、鼻等感官接受的刺激作出反应，并产生相应的感觉和运动。尤其是王清任根据其"气虚"及"瘀血"的理论，创立了治疗神经内科疾病的一些著名方剂，如补阳还五汤、通窍活血汤、癫狂梦醒汤等，使神经内科疾病的治疗方法及药物更加丰富，为中医神经内科疾病学的发展作出了重要贡献。

三、中医神经内科疾病学体系形成阶段（近代）

近代以来，尤其是建国以后，一些医家已经开始接受西医学说，尤其对脑的解剖、生理及功能作了大量的讨论，并将中医理论与现代医学逐步加以结合。此间尽管关于"脑主神明"、"心主神明"。及"心、脑共主神明"的争论仍较激烈，但大部分医家在承认"心脑共主神明"的同时，还是侧重于以脑为主，即使是力主"心主神明"的医家，在临床实践中仍然不自觉地应用。"脑主神明"的理论指导神经内科疾病的治疗。冉雪峰在阐释《内经》十二官主之文时说："是十二官皆秉承无上至清之脑，十二官不得相失，十二官与脑更不得相失"，强调了脑的重要作用。自成立了全国神经内科疾病急症协作组、中国中医学会内科学会神经内科疾病专业委员会，以及后来的中国中西医结合学会神经科专业委员会，在继承前人经验的基础上，采用多学科、多途径的方法对中医神经内科疾病学基础理论及临床辨证施治进行了较深入、细致的研究，使中医神经内科疾病学从基础到临床都取得了长足进步，大大丰富了中医神经内科疾病学的内容，从而使中医神经内科疾病学学术体系逐步形成并日趋完善。

第二章　脑血管病临床常见症状

第一节　昏　迷

昏迷是由于脑功能受到极度抑制而意识丧失和随意运动消失，并对刺激无反应或出现异常反射活动的病理状态。昏迷与嗜睡和昏睡不同。

一、发病机制

意识是人对自身及外界环境进行认识及作出适宜反应的基础，包含意识醒觉水平及意识活动。意识的"开关"系统包括特异性和非特异性上行投射系统。特异性上行投射系统是各种感觉传入通路的总称。人体通过各种感觉器官接受躯体感觉冲动，经各传导束终止于丘脑特异性核团，再投射到大脑皮质相应的感觉区，引起大脑皮质的激醒。上述感觉冲动途经脑干时发出侧支至脑干网状结构，后者弥散地作用于整个大脑皮质，使大脑皮质处于醒觉状态，称为上行网状激活系统（ARAS）。丘脑下部则接受来自内脏的感觉冲动及体液性刺激，激活大脑边缘系统，称为丘脑下部激活系统。它与ARAS在功能上具有密切联系，大脑皮质受到这两种激活系统的调节与维持，保持觉醒状态。大脑皮质又通过皮质网状束的离皮质联系，向网状结构传递反馈神经冲动，以调节上行网状激活系统的活动。这一反馈环路的神经冲动，循环不已，从而维持大脑皮质持久清醒和意识活动。

因此，凡ARAS、丘脑、丘脑下部激活系统或大脑皮质发生器质性或可逆性病变时，均可引起意识障碍，一般当损害或抑制脑干网状结构时引起醒觉障碍。双侧大脑半球的广泛损害或功能抑制

（如代谢性脑病）可引起意识障碍或昏迷；一侧大脑半球的急性广泛病变，尤其是在优势侧半球，亦可发生意识障碍。颅内局灶病变一般不引起意识障碍，但病变发展迅速并伴有脑循环障碍、脑水肿、颅内高压等时，也可引起意识障碍。例如：小的局灶病变伴有广泛脑水肿（如脑转移癌），或脑脊液循环阻塞而引起颅内高压（如第四脑室肿瘤），均可产生意识障碍。病变侵犯间脑也可早期发生意识障碍，并且迅速进展。缓慢发展的大脑局灶病变一般无意识障碍，但如合并脑疝，患者可迅速陷入昏迷。

二、病因

（一）颅内疾病

1. 天幕上局限病变

（1）间脑及皮质下破坏性病变丘脑梗死、出血、肿瘤；

（2）幕上占位性病变：出血（脑内出血包括高血压性、血管畸形及硬膜外、硬膜下、垂体卒中），梗死（动脉阻塞包括血栓形成、栓塞或静脉阻塞），肿瘤（原发性、转移性），闭合性颅脑外伤（脑内血肿、硬膜外或膜下血肿），感染（脑脓肿、硬膜下积脓、脑寄生虫病、肉芽肿）等。

2. 天幕下局限病变

（1）压迫性病变（小脑出血、后颅窝膜下或硬膜外出血、小脑肿瘤、脑干肿瘤、小脑脓肿、椎－基底动脉瘤）；

（2）破坏性或缺血性病损（脑桥出血、脑干梗死、小脑梗死、脑干脱髓鞘病）；

（3）脑干外伤。

3. 脑弥漫性病变

①颅内感染（脑膜炎、脑炎、颅内静脉窦感染）；②弥漫性颅脑外伤；③脑水肿；④蛛网膜下腔出血；⑤脑变性疾病（皮质纹状体脊髓变性、胼胝体变性病、进行性多灶性白质脑病、大脑胶质增生病）等。

4. 癫病性昏迷

（二）颅外疾病

1. 缺氧 – 缺血性脑病

（1）缺氧（脑血流量正常）：血氧分压和饱和度降低，血 CO_2 分压增高（肺部疾病、窒息、高山病），血氧分压正常而含氧量降低（CO 中毒，变性血红蛋白血症、严重贫血、高铁血红蛋白血症）；

（2）缺血（脑血流量降低）：心输出量减少（心律失常、心脏停搏、心房黏液瘤、急性心肌梗死、充血性心力衰竭、肺梗死）；血压降低（休克、夹层动脉瘤）；脑血管阻力增加（高血压脑病、过度换气综合征、血黏度增高如红细胞增多症、镰状红细胞性贫血、冷球蛋白血症。巨球蛋白血症）；广泛性小血管阻塞（弥散性血管内凝血、系统性红斑狼疮、感染性心内膜炎、人工心肺、脑型疟疾、脂肪栓塞等）。

2. 代谢性脑病

（1）高氨血症性脑病（肝性昏迷、Prune Belly 综合征、输尿管乙状结肠尿反流，家族性赖氨酸尿性蛋白不耐受症等）；

（2）肾性脑病（尿毒症）；

（3）肺性脑病；

（4）糖尿病酮症酸中毒、乳酸性酸中毒；

（5）低血糖长期饥饿与碳水化合物缺乏、反应性低血糖症（功能性、胃手术后）、胰岛素过多（胰岛 B 细胞瘤、胰岛素注射过量）、内分泌病如 Addison 病、Sheehan 病及肝病、药物性〔丙吡胺（双异丙吡胺）、磺脲类药物如氯磺丙脲或格列本脲（优降糖）、乙醇、普萘洛尔（普萘洛尔）、水杨酸类、奎宁、戊烷脒、羟苄麻黄碱等〕；

（6）辅酶不足（缺乏硫胺烟酸、维生素 B_6 或 B_{12}、叶酸等）；

（7）胰性脑病；

（8）黏液性水肿与甲状腺危象；

（9）甲状旁腺功能减退或亢进；

（10）血紫质病；

（11）水、电解质与酸、碱平衡障碍：代谢性或呼吸性酸中毒、碱中毒、血钠、血镁或血钙过高或过低症，低磷血症，高渗血症，低渗血症与水中毒。

3. 外源性中毒

（1）药物抗精神病药物（三环抗抑郁剂、吩噻嗪类、苯二氮卓类、锂盐单胺氧化酶抑制剂、硫醚嗪），镇静安眠药［巴比妥类、导眠能、水合氯醛、甲喹酮（安眠酮）］，抗癫痫药（苯妥英钠、酰胺咪嗪、乙琥胺），退热镇痛剂（水杨酸盐、吡唑类、苯胺衍生物），麻醉镇痛药（麻醉药、阿片类），其他抗组胺药、氯喹、维生素 D、磺胺类、苯西胺、普萘洛尔、氯噻嗪、D - 青霉胺、长春新碱、麦角酰二乙胺、异烟肼。

（2）化学物质铅、铊、镁、烷基汞、乙醇、芳香族碳水化合物、乙烯二醇、氰化物、有机磷农药、一氧化碳、四氯化碳、五氯酚、氯甲烷、甲醛、萘、酚。

（3）食（植）物：萝芙木、曼陀罗、阿片、古柯叶、木薯、茅膏菜、苍耳子、毒蕈（磨菇）、白果等。

4. 其他

体温调节紊乱如中暑、高热或体温过低（＜32℃）、感染（败血症、急性中毒性脑病等）、癌肿（癌性脑病）、肠套叠、婴儿急死综合征、子痫等。

三、诊断方法

对昏迷患者采取积极抢救措施的同时，应询问病史，进行体检与选择必要的辅助检查。

（一）病史

着重了解：①昏迷发生的缓急。历时长短，演变及伴随的症状；②昏迷是首发症状，或其前有症状而提示系在某些疾病基础上演变的；③过去曾否发生昏迷，其异同和可能的联系；④有无外伤，服用药物、毒物或接触煤气等化学物；⑤有无癫痫、高血压病，严重的肝病、肾病、肺病、糖尿病、心脏病等病史。

（二）一般检查

（1）体温：昏迷伴发热多见于脑炎、肺炎或败血症等感染性疾病。脑出血、蛛网膜下腔出血、神经阻断剂恶性综合征（NMS）亦可发热。体温过低可见于休克、革兰阴性菌败血症，巴比妥类中毒、低血糖症、CO 中毒、糖尿病及甲状腺、垂体、肾上腺皮质功能减退等。

（2）脉搏：脉搏增快可见于感染性昏迷，细速或不规则则见于中毒与休克。急性颅内压增高时脉缓而强。严重脉搏过缓、过速或节律不齐提示心源性因素。

（3）呼吸：糖尿病酮症、尿毒症、败血症以及甲醇、乙烯二醇和水杨酸盐中毒等可发生深而快的呼吸。肺炎等缺氧状态的呼吸浅而快，伴紫绀和鼻翼煽动。吗啡、巴比妥类药物中毒或黏液性水肿时呼吸缓慢。不同水平的脑部结构损害可引起不同特征的呼吸异常，脑广泛病变可引起过度换气后呼吸暂停；天幕上占位病变、两侧脑深部病变可引起潮式呼吸；中脑下部－脑桥上部被盖部的损害引起中枢神经源性过度换气；脑桥下部病损可引起长吸式呼吸或短周期潮式呼吸；延髓背内侧部病变时可引起呼吸失调，其呼吸深浅与节律完全不规则，称为 Biot 呼吸。

（4）血压：血压显著升高常见于脑出血、高血压脑病、脑血栓形成，尿毒症或蛛网膜下腔出血亦可有高血压。急性颅内压增高及脑干缺血时收缩期血压升高［库欣（Cushing）反射］。血压降低除见于休克外，亦可发生于阿－斯（Adams—Stokes）综合征、甲状腺功能减退症、糖尿病性昏迷、肾上腺皮质功能减退、镇静剂或安眠药中毒等。

（5）皮肤与黏膜：感染与酒精中毒患者皮肤潮红。CO 中毒时皮肤呈樱桃红色。缺氧性心、肺疾病及硝基苯、亚硝酸盐中毒呈发绀。贫血、失血、休克者肤色苍白。黄染提示肝胆疾病或溶血。躯干上部蛛蜘痣为肝脏病征。瘀点见于败血症、流行性脑膜炎、感染性心内膜炎。皮肤湿冷见于休克、低血糖症。皮肤干燥见于糖尿病性昏迷、失水及中枢性高热。

（6）其他：注意头、面部有无伤痕及头颅骨折、心脏杂音、心律、心率、肺部啰音、肝脾肿大、腹水征、腹肌紧张、浮肿等，并注意检查眼、耳、鼻、口腔及咽部。

（三）神经系统检查

1. 意识障碍程度

根据言语对答、疼痛刺激、反射情况，判断意识障碍的程度。一般分为意识模糊、嗜睡、昏睡及昏迷，以及去皮层状态与无动性缄默等特殊表现的意识障碍。

2. 眼部体征

（1）眼球运动：浅昏迷时眼球可有水平或垂直的自发性游动，随昏迷加深，中脑及脑桥受累时眼游动消失。两眼球明显分开斜视提示中脑受损。两眼球偏向偏瘫对侧，表示病灶在偏瘫对侧的大脑半球；如偏向偏瘫侧表示病变位于偏瘫对侧的脑干。两眼向下偏斜见于丘脑及丘脑底部病变与广泛的中脑损害。两眼持续向上偏斜见于缺氧－缺血性脑病。两眼球反侧偏斜见于脑干病变、中毒代谢性脑病或原有隐斜视者。

激动眼或不安眼见于两侧大脑半球损害，如双侧脑卒中、脑炎、麻醉及肝性昏迷等。如出现眼球沉浮、内侧纵束综合征、一个半综合征（参见有关章节）或垂直性眼震均提示脑桥器质性病变。中脑病变亦可致垂直性眼球运动障碍。

昏迷患者无自发眼球游动时，可用眼头运动反射或玩偶眼现象（Doll's eyes phenomenon）等前庭眼反射观察反射性眼球活动。昏迷患者的反射性眼球运动常为向同侧的强直性偏斜，而无向对侧的快相眼动。如有完好的两眼反射性水平协同运动，病变多位于大脑半球，或为代谢性昏迷的早期。在疾病早期就出现反射性眼球运动障碍者，昏迷常系脑干病变所致；如于晚期出现眼球运动障碍则提示天幕上病变继发脑干损害（天幕疝），或深度镇静－安眠药中毒性昏迷。非协同性眼球偏斜提示单侧脑干病变。如"昏迷"者的前庭眼反射的表现为眼球震颤则可能为功能性疾病。

（2）瞳孔：应注意昏迷患者瞳孔的大小、对称性及对光反射。

代谢性脑病所致昏迷者的瞳孔一般偏小，对光反射保留。小而有对光反射的瞳孔亦见于脑疝（中央型）的间脑受损期、小脑占位病变压迫脑干的早期、或在大多数老年人及正常人睡眠时。镇静药或吗啡中毒时瞳孔缩小似针尖。两侧瞳孔扩大且固定提示缺氧、缺血引起内源性交感活动兴奋或外源性儿茶酚胺（如多巴胺）所致交感神经活动过度。同样的瞳孔改变可见于格鲁米特（导眠能）、三环抗抑郁剂或阿托品类药物过量。苯丙胺、可卡因及麦角酰二乙胺过量等所致昏迷时，其瞳孔扩大但对光反向存在。

脑干的不同平面受损引起的瞳孔改变可有不同。瞳孔中等扩大且无对光反向者提示中脑受损，可因结构性或代谢性病变引起瞳孔交感及副交感功能均丧失所致。脑桥病变时瞳孔缩小似针尖，而对光反射存在。幕上病变一般不影响瞳孔，如发生早期天幕疝时，病侧瞳孔扩大，对光反射消失。如睫状脊髓反射存在，一般指脑干下部未受损。

（3）眼底：视乳头水肿提示颅内压增高。颅脑外伤或颅内出血后 12～24h 可出现视乳头水肿及视网膜出血。视网膜出血及渗出物也见于尿毒症、糖尿病、高血压、动脉硬化及血液病。玻璃体下出血多见于蛛网膜下腔出血。

3. 脑膜刺激征

脑膜炎与蛛网膜下腔出血等有脑膜刺激征，也可见于脑疝，但颈强直较 Kernig 征明显。严重的脑膜刺激征可引起角弓反张。深昏迷时脑膜刺激征常消失。

4. 运动

注意体位、肢体姿势、不自主运动及肌张力。如无自主运动可施以疼痛刺激，观察有无瘫痪。局限性瘫痪见于脑局灶性病变，两侧性瘫痪则系脑广泛性损害所致。去脑强直出现于大脑与中脑、脑桥间的结构性或功能性中断（如肝性昏迷及缺氧－缺血性脑病），去皮质强直见于间脑以上损害，及大脑功能的代谢性抑制。出现上肢伸直、下肢屈曲或弛缓者提示脑桥被盖部病变。如呈现四肢弛缓、反射减弱或消失者则提示病变已累及脑桥尾侧网状结构，甚至其下的延髓。昏迷患者可出现癫痫发作、肌阵挛、肌肉颤搐及震颤等不自主运动。局限性癫痫发作常提示脑局灶性病变，但亦可见于低血糖症、高渗透压性血症及某些药物中毒（如氨茶碱）。扑翼样震颤及多灶性肌阵挛常为代谢性脑病早期的表现。天幕疝所致去脑强直常伴有肌肉颤搐及肌束颤动。昏迷患者有类肌强直征及反射性强握征者均提示弥漫性大脑功能紊乱。

5. 反射

弥漫性脑病变者的深、浅反射呈对称性减弱或消失，有时深反射亢进及病理征阳性。局限性脑部病变者的两侧腱反射可不对称，病理征常为单侧；病变加重而扩及两侧时双侧腱反射可呈对称性改变，对侧也出现病理征。

脑干反射是一组主要由脑神经、脑干、上段颈髓及相应脊神经组成反射弧的反射活动，其表现形式反映了脑干的功能状况，由生理反射和病理反射组成。

（1）脑干生理反射

①睫状脊髓反射：睫状脊髓反射的检查方法为用针刺激颊部、颈部皮肤，可见同侧瞳孔扩大，由于反应较弱，应在弱光下进行。其反射弧包括三叉神经、间脑及上部颈神经内的颈交感神经传出。

②额眼轮匝肌反射：即叩击眶上、眶周、鼻根、额及颧弓部可导致反射性闭眼，其本体刺激由三叉神经传入，其中枢位于脑桥，面神经为传出神经。

③反射性眼球活动：眼-头反射（玩偶眼现象）：谨慎而较快地将昏迷患者头部水平（水平性）地或垂直地（垂直性）转动，可见两侧眼球协同运动，其方向与头部运动方向相反。

眼-前庭反射：用注射器向外耳道注入约 5ml 0~5℃冰水，在正常人可出现眼球震颤，快相向刺激对侧，慢相向刺激侧；而在昏迷患者，往往只出现眼球震颤慢相部分，使眼球偏向刺激侧，其反射弧为：前庭核、脑桥侧视中枢、内侧纵束、眼球运动神经。此反射受损提示脑桥为主的损伤，（垂直性头眼反射的中枢稍高，在中脑-间脑水平）一侧眼球活动障碍提示动眼神经或展神经损伤。

④角膜反射用棉签刺激角膜表面，引起双眼关闭。

⑤咀嚼肌反射方法：被检查者口微张，下颌松弛，叩击下颌中部出现口突然关闭，其反射弧包括三叉神经感觉核→脑桥主核→三叉神经运动核。

⑥眼－心反射方法：轻压迫眼球，出现心率变慢，血压下降的表现。刺激由眼交感神经传入，经延髓弧束核后由迷走神经传出，作用于心、血管系统。

（2）脑干病理反射

①掌颏反射：针刺手大鱼际肌处皮肤引起同侧颏肌收缩。

②角膜下颌反射：刺激角膜引起下颌跟随运动。

（四）辅助检查

有目的地进行必要的辅助检查，有助于明确病因。

四、鉴别诊断

昏迷的病因有的较易明确，如颅脑外伤、电击伤、溺水意外等；但有时则较难确定。临床上可按下列步骤进行诊断与鉴别诊断的思考。

（一）确定是否昏迷

通过病史询问及临床检查，判断患者是否处于昏迷，一般不会有困难。但一些精神病理状态及闭锁综合征亦可对刺激无反应，酷似昏迷，应首先加以鉴别。

1. 精神抑制状态（或不反应状态）

见于癔症或剧烈精神创伤之后，患者突然对外界刺激毫无反应，呼吸急促或屏气，双目紧闭，眼睑急速轻眨，当拨开其上眼睑时眼球上转，瞳孔对光反应灵敏，四肢伸直、屈曲或挣扎、乱动，神经系统检查无阳性发现，适当处理后意识可迅速恢复。

2. 木僵常见于精神分裂症

患者不言、不动、不食，甚至对强烈的刺激亦无反应，常伴有蜡样弯曲、违拗症等；并伴有紫绀、流涎、体温过低、尿潴留等自主神经功能紊乱。缓解后患者可清晰回忆当时所闻所见事情。

3. 闭锁综合征

由于脑桥腹侧局限性病变损及双侧皮层脊髓束和支配第 V 脑神经以下的皮质延髓束，因而除能睁眼、闭眼、眼球垂直活动外，病损以下所有的运动功能全部丧失，但意识未受影响。本综合征主要见于基底动脉闭塞，亦可见于脑桥中央髓质溶解症及脑桥肿瘤等。

（二）推测病变部位

根据昏迷患者有无神经系统损害的表现（如呼吸、瞳孔、反射性眼球运动及运动反应等）、颅内压增高及其他系统的表现，可推测引起昏迷的原发病变是在颅内还是颅外。颅内病变又可依据其范围与性质分为幕上、幕下局灶病变、弥漫性脑病变、癫痫性昏迷。

（三）病因诊断

1. 脑血管意外

脑卒中是引起昏迷的常见病因。脑出血常发生于 50 岁后的高血压患者，在用力或情绪紧张时突然发生。内囊出血表现为突然偏瘫、昏迷、呕吐、血压升高、呼吸紊乱、尿失禁及脑膜刺激征，严重者呈去皮质或去脑强直，眼底可见视网膜出血或急性视乳头水肿征，脑脊液压力增高，先为血性后为黄变。脑室出血亦骤然起病，迅速昏迷，有明显脑膜刺激征、呕吐、呼吸不规则、四肢去脑强直及高热。脑桥出血除急性昏迷、四肢瘫痪或强直外，尚有针尖状瞳孔与高热。重型小脑出血的临床表现与脑桥出血相似；轻型以眩晕、枕部痛及呕吐开始，之后出现共济失调及逐渐加深的意识障碍。脑动脉血栓形成多见于老年患者，于睡眠与休息安静时发病，昏迷较浅，伴有偏瘫、偏身感觉障碍或失语，血压一般不高。脑动脉栓塞起病急骤，常在数分钟内出现偏瘫等脑局灶性损害征，意识障碍较轻。在动脉主干（如颈内动脉或基底动脉）阻塞时，由于侧支循环差而形成较大的梗死与并发脑水肿，昏迷常深而持久。脑梗死时脑脊液压力正常，但脑水肿显著时可升高，脑脊液常无色透明，在出血性梗死时脑脊液中可有红细胞。蛛网膜下腔出血发病急骤，突然发生剧烈头痛、呕吐、脑膜刺激征，脑脊液呈血性；约2/3病例有意识障碍，一般不过几天。高血压脑病发生于高血压患者血压急骤升高时，出现剧烈头痛、恶心、呕吐、视力减退、意识障碍、痫性发作等症状，脑脊液压力增高，常规与生化大多正常，经降血压及降颅内压治疗后，症状可迅速好转。头部 CT 对各种脑卒中的诊断有很高的价值。

2. 颅脑外伤

均有明确的头颅外伤史。意识丧失短暂者常为脑震荡；如昏迷持久，可能为脑挫伤，可伴有精神错乱及偏瘫等局灶性神经缺损症，以及呕吐与累及生命中枢等表现，脑脊液混有血液。外伤性颅内血肿的病情呈进行性加剧，一般于伤后有短暂昏迷，继以一段意识好转期，有头痛、呕吐，而后出现躁动不安，再度昏迷，并常伴随脑疝征，如急性硬膜外血肿及慢性硬膜下血肿。也可在伤后昏迷继续加深，迅速出现颅内压升高与脑疝征，如急性或亚急性硬膜下及脑内血肿。弥漫性轴索损伤为严重脑伤之一，系大脑半球白质（如胼胝体）与上部脑干的神经元及其轴索弥漫性损害与变性，伴有脑水肿及血管损伤，如见于颅脑损伤后持久昏迷或植物状态的患者，多见于年轻人。一般于伤时即出现深昏迷，伴有两侧肢体伸性强直及自主神经功能紊乱。

3. 脑肿瘤

一般起病缓慢，主要表现为：①进行性脑实质局灶性症状及体征，如痫性发作、运动与感觉障碍等；②头痛、呕吐、视乳头水肿等颅内压增高表现。一般无意识障碍；并发脑疝则可引起昏迷。如肿瘤出血则在病程中突然发生意识障碍，临床表现与脑卒中发作相似，故又称瘤卒中。

4. 中枢神经系统感染

各种中枢神经感染有不同程度的头痛、发热、精神意识障碍、颈背强直、凯尔尼格（Kernig）征阳性及脑脊液异常。脑膜炎时以脑膜刺激征及精神、意识障碍为主要表现。脑炎则以意识障碍、精神症状及脑弥漫性或局灶性损害征为主要表现，其意识障碍与精神症状较脑膜炎重。

5. 癫痫性昏迷

昏迷可见于痫性大发作后或痫性大发作持续状态。小发作或精神运动性发作持续状态则以意识模糊为临床特点。根据癫痫病史、发作时表现及脑电图改变可明确诊断。

6. 糖尿病性昏迷

与糖尿病直接有关的昏迷原因有：①降血糖药过量所致的低血糖昏迷；②胰岛素严重不足（糖尿病酮症酸中毒）或轻、中度不足（糖足病高渗性昏迷）所致的高血糖昏迷；③糖尿病的乳酸性酸中毒，尤其是伴有肾功能不全或服用苯乙福明（降糖灵）者，也可见于合并严重感染或虚脱的糖尿病患者。

7. 低血糖症昏迷

临床特点为低血糖三联征：①低血糖的表现或病史，发作时迅速发生不同程度的昏迷、面色苍白、冷汗、心动过速及恶心呕吐；②发作时血糖在 2.8mmol/L 以下；③摄入或静脉注射葡萄糖可立即恢复。尚须追究低血糖症的病因。

8. 尿毒症

临床特点为：①昏迷前先有一个时期的表情淡漠、动作缓慢、注意力不集中、智能减退、嗜睡等精神抑制性症状；亦可出现谵妄、手足抽搐、震颤、惊厥；②发生酸中毒与氮质血症，表现为恶心、呕吐、食欲减退、疲乏、消瘦、贫血、不安、失眠，终至抽搐及昏迷。有时因多尿、呕吐、低钠而失水。血尿素氮、尿酸、肌酐等升高，伴血钾升高及血钙、血钠、二氧化碳结合力均降低。但由于血脑屏障作用，血生化变化明显异常而与临床神经精神症状的严重程度并不一致。确定为尿毒症昏迷后，应进一步查明尿毒症的病因。

尿毒症患者接受长期透析治疗时，可发生透析失衡综合征或透析脑病，应加鉴别。前者常发生于某次透析治疗中或透析结束时，表现为不安、头痛、恶心、呕吐、血压升高、意识模糊、扑翼样震颤、肌阵挛、肌束颤动等神经精神症状和弥漫性阵发性脑电图异常。轻的可在透析结束 36h 内恢复到透析前状态，重者出现惊厥、昏迷，甚至死亡。透析脑病是指长期（＞2 年）透析患者出现进行性精神、神经症状及明显脑电图异常，乃至死亡的一种可能与慢性铝中毒有关的慢性致死性脑病。初期症状常为言语障碍、智能减退及精神症状、行走困难、惊厥发作、肌阵挛，晚期则有意识障碍。发病初期的症状出现于透析中，数小时后消失；以后进行性恶化，约在 1 年内死亡，少数病例在早期可发生猝死。脑电图改变（弥漫性慢节律背景上有以前部为主的发作性高波幅 θ 与 δ 活动、棘 - 慢波群发）有诊断意义。脑脊液无改变，头颅 CT 可见轻到中度脑皮质萎缩及脑积水征。肾功能低下的患者，经肾脏排泄的药物易在体内蓄积而产生各种神经症状或加重尿毒症，在鉴别诊断时亦应注意。

9. 肝性昏迷

又称肝性脑病、门 - 体循环性脑病或肝脑综合征，系由严重肝病所引起。若为暴发性肝衰竭，肝功能进行性迅速减损，血清胆红素与转氨酶值显著升高，由神志错乱很快进入昏迷。若为慢性进行性肝病，常有胃纳减退、腹胀、肝脾肿大、黄疸、蜘蛛痣、腹壁静脉曲张、肝臭等肝病症状及肝功能损害，发生昏迷较缓慢。如为门 - 体循环分流所致脑病则以反复昏迷为其特点，常因感染、上消化道出血、腹水引流过量、手术、使用利尿剂、高蛋白饮食、过分限制水与电解质、饮酒、使用镇静剂及损害肝脏的药物，以及任何原因所致缺氧或休克等而诱发。临床表现常先有欣快、烦躁不安等中枢神经系统兴奋症状，或抑郁、淡漠、迟钝、健忘、睡眠节律紊乱等精神抑制症状，或两者相互交替，继而有定向障碍、谵妄、嗜睡，最后陷入昏迷。脑电节律变慢，出现三相波等。脑脊液压力升高。血氨升高对肝性昏迷的诊断价值较大，但血氨正常不能排除肝昏迷。

10. 肺性脑病

又称肺气肿脑病、高碳酸血症等，多见于老年慢性肺气肿、肺源性心脏病患者，常因感染、应用镇静剂、利尿后低钾血症、创伤等而诱发。临床上先有呼吸困难、紫绀、头痛、倦怠、健忘等慢性肺功能不全症状，以呼吸衰竭与意识障碍为其突出的临床表现。动脉血氧分压下降、二氧化碳分压与结合力增高，标准重碳酸与剩余碱含量增多，血 pH 降低，脑脊液压力常升高，白细胞与蛋白正常。

11. 黏液性水肿

病程较长的黏液性水肿老年女性患者最常发生昏迷。昏迷一般缓起，先为嗜睡，但在冬季也可急性起病；常因手术、精神紧张、感染（特别是肺炎）或镇静剂（如氯丙嗪）应用不当而促发。昏迷同时常伴以体温过低（肛温可 $< 25℃$）。患者的面部苍白、浮肿、颧骨发红、口张舌缩而可阻碍呼吸。体征可有腹水与心包积液、皮肤冷且粗糙、深反射消失或极迟钝、呼吸及脉搏缓慢、血压明显降低。少数病例可发生惊厥，常伴心、肾功能衰竭而危及生命。有的病例血心肌酶谱包括 GOT、GPK 及 LDH，LDH 同工酶水平升高而无心肌梗死，应注意与心肌梗死鉴别。

12. 水、电解质紊乱

低磷血症可引起代谢性脑病，但须血磷 $< 0.32mmol/L$ 且持续一至数天才会出现临床表现。低磷血症可见于磷酸结合剂治疗、静脉滴注高营养液、严重营养不良的恢复期、糖尿病性酮症酸中毒及戒酒综合征等。神经表现包括不安、忧虑、无力、构音障碍、定向障碍、反应迟钝、肌肉颤搐、惊厥及昏迷，其发生机制可能与神经组织中氧解离受损有关。

脑桥中央髓质溶解症（CPM）发生于严重的全身疾病（慢性乙醇中毒的晚期、慢性肾功能衰竭、肝功能衰竭、淋巴瘤、癌肿、恶病质、严重细菌性感染、失水及电解质紊乱、急性出血性胰腺炎及糙皮病）患者，起病后在数天内出现四肢瘫痪、假性延髓麻痹与昏迷，临床应想到 CPM 可能性，但 1/3 病例需要病理证实。CT

扫描及 MRI 可见到脑桥基底及被盖部病变，脑干听觉诱发电位亦可发现脑干病变，才使发生前可能作出临床诊断，CPM 的发生机制尚未完全明了，近年来认为与低钠血症特别是迅速及过度纠正低钠血症（＞12mmol/d）有关。

13. 感染中毒性脑病

见于急性感染（如败血症、肺炎、中毒性菌痢等）的早期或极期，儿童多于成人。除有高热、头痛、呕吐外，可出现烦躁不安或反应迟钝、谵妄、惊厥、意识障碍等。脑脊液压力常增高，常规和生化正常，少数患者可有白细胞及蛋白轻度增加。脑病症状多在一般症状好转后消失。

Reye 综合征是急性中毒性脑病的一种特殊类型，其主要病变为急性脑水肿，伴以肝脏为主的内脏脂肪变性，故又称脑病合并内脏肪肪变性综合征，病因尚未清楚。此综合征多见于 20 岁以下，主要在 4 个月到 5 岁间。大多数患者既往体健，在病毒感染（特别是流感 B、水痘及胃肠感染）之后数日内发病，出现发热、反覆呕吐、惊厥、意识障碍。患者尚有肝肿大及其他脏器（心、肺、肾等）受累表现。肝功能异常、脑脊液压力多数增高。脑电图多为弥漫性异常。常迅速进入昏迷，死于脑疝。

14. 外源性中毒引起昏迷的毒物

大致可有中枢神经抑制剂、麻醉剂、一氧化碳、乙醇、氰化物、抗胆碱能及胆碱能类药物或毒物等，追询毒性接触史，对可疑毒物、排泄物（呕吐物、尿、粪）及血作毒分析鉴定，可迅速明确诊断。

由于神经阻断剂恶性综合征多见于精神分裂症患者接受吩噻嗪类治疗中，以青壮年发病最多（75%）；亦可见于用左旋多巴、氟哌啶醇、氟奋乃静、替沃噻吨等治疗时。常于开始治疗或加大剂量 2 周内突然发病，亦可在用药的数小时内发生，或迟发于数月后。表现为高热（38～41℃），不同程度的意识障碍，锥体外系症状（动作减少、肌强直、不随意动作），可伴咽下困难、构音障碍，乃至无动性缄默状，伴有明显的自主神经症状，即出汗、频脉、气促、血压不稳定、流涎，血白细胞数增加及血清磷酸激酶（CK）水平一过性上升。脑电图可正常或出现非特异性慢波。失水及失健状态可能是 NMS 的前驱或促发因素，该综合征一般持续 5 ~ 10d，但作用时间长的药物引起者可持续数周。约 1/4 病例死于急性肾衰、呼吸衰竭或虚脱。其发病机制与中枢多巴胺受体阻滞，或基底节、丘脑下部、脑干多巴胺含量不足有关。临床上应与中枢性抗胆碱能性药物中毒及恶性高热区别。前者常发生于抗巴金森病药物、三环抗抑郁剂等过量的情况下，引起高热及急性谵妄状态，但不引起肌强直。后者由琥珀胆碱（succinylcholine）或卤素麻醉剂所激发，系家族遗传性麻醉并发症，发作期血 CK 增高，神经肌肉阻滞剂不能消除其肌强直。

五、治疗

（一）急救措施

对所有昏迷患者均应立即采取措施，以阻止更严重神经后遗症的发生，建立良好呼吸通道：清除口、鼻腔异物，必要时使用气管插管及人工呼吸机。一般而言，鼻腔－气管插管较气管插管更优，因为除非在确切证明无颈椎损伤情况下最好尽量不要搬动头颈；早期心功监测有助于了解全身循环状况，应给予足够液体以保证血容量及足够的心、脑、肾灌注。抽血进行各项检查，随时进行血气分析，了解通气情况，以保证充足给氧及预防窒息、高二氧化碳血症及体内酸碱失衡。①插入大流量静脉导管（Ⅳ号），以便于随时保持静脉通路；对 Wernicke 脑病可疑者，静脉推注维生素 B_1 100mg，以防因补充葡萄糖所致急性耗竭；②如怀疑为阿片制剂所致昏迷，可考虑给予纳洛酮，直至昏迷好转，但应注意，对阿片依赖患者，此举可造成突发戒断症状。

（二）特殊病因的治疗（见各相关章节）

（三）昏迷患者的一般处理

昏迷患者的一般处理是治疗中关键的部分，细心的照料可以帮助处于无反应状态的患者抵抗多重并发症。

（1）患者放侧卧位，颈微向后伸，略向一侧转，如无特别禁忌（如颅内压力升高等），采取垂头仰卧位，可较容易引流气管内分泌物。

（2）反复吸取鼻咽部及口腔，如通气不满意或气管分泌物太多应插入带包囊的气管内导管，如此管估计插入超过 3d，建议气管切开，还可以插入胃管，抽取胃内容以助通气，防止窒息。

（3）每 1～2h 翻身，保持皮肤黏膜干躁，拍揉骨突起以防褥疮形成及神经压迫；应充分保证静脉通道畅通。

（4）当情况稳定后，应及时开始管道营养，由于管道喂养可致腹泻，必要时应同时给予抗生素与维生素，并常行大便检查。

（5）在膀胱护理中，避孕套导尿适用于男性，如必须安放内置尿管，建议使用三通尿管，并连续滴入 0.25% 乙酸，此酸性溶液可酸化尿道防止结石的形成，应间歇性夹闭尿管以维持膀胱张力，3～4h 放一次。

（6）将眼睑闭合以防止结膜损伤，或用抗生素眼膏。

（7）躁动及兴奋的处理：在许多代谢性昏迷、外伤、药物中毒性昏迷的恢复期，可发生躁动及兴奋，应避免不必要的镇静，但如兴奋时间太长或太重，有加重脑损伤的可能，则应采用小量镇静剂，如地西泮类等。

（四）处理脑水肿及颅内高压

第二节　头　痛

头痛是指头颅上半部即眉以上至颈上部为界这一范围内的各种疼痛。它是常见的一种临床症状，但也可为颅内严重疾病（如脑肿瘤、蛛网膜下腔出血等）的信号。因其原因涉及临床各科，故应掌握头痛的诊断并及时处理。

一、发病机制

头部的各种组织并非均能感受疼痛，对疼痛刺激较敏感的头颅结构有：①头皮、皮下组织、肌肉、动脉、颅骨骨膜、眼眶内容物、外耳与中耳、鼻腔与鼻窦、牙髓等。②颅内的静脉窦及其分支静脉、脑基底动脉环及其主要分支、脑底的部分硬膜、蛛网膜及软膜内的动脉，三叉神经，舌咽神经及颈 1~3 神经。炎症、损伤、压迫、牵引、推移、扩张、肿瘤等因素使这些组织结构受刺激后即可出现头痛。

当天幕上的疼痛敏感结构遭受刺激时，疼痛的感觉位于头颅前 2/3 的额颞部或前顶部，系由三叉神经所传导；后颅窝结构病变所引起的疼痛位于头颅后 1/3 的枕部、枕下部及上颈部，由舌咽、迷走及上三对颈神经传导。眼、耳、鼻、牙等病变的疼痛，可扩散或反射到头部而产生头痛。

偏头痛是头痛中最常见的一种疾病。其发病机制近半个世纪来均认为与血管舒缩功能障碍有关，现代观点包括：

1. 遗传因素

偏头痛是一种常见的有家族发病倾向的疾病，约 60% 的患者有家族史，其遗传无特定形式，多数属多基因遗传，与环境关系密切，极少数特殊亚型为常染色体显性遗传。1996 年 Ophoff 等发现染色体 19p13 上脑特异性电压门控 P/Q 型钙通道 α1 亚单位基因（CACNL1A)）错义突变是家族性偏瘫性偏头痛（FHM）的原因。最近在典型偏头痛中也发现在 CACNL1A4 基因或其邻近基因有突变，说明其基因也位于染色体 19p13。

2. 皮质扩布性抑制（CSD）

Leao（1944）在动物实验中首先观察到皮质受到有害刺激后出现局部脑电活动低落，并以大约 3mm/min 的速度向前扩展，称之为 CSD。在典型偏头痛发作中闪光暗点常从视野的中央开始，随后以大约 3mm/min 的速度逐渐变大并向周围颞部蔓延；在偏头痛发作初期测定局部脑血流（rCBF），发现大脑枕部 rCBF 降低，随后这种低血流区在 30~60min 内以 2~3mm/min 的速度向顶、颞叶扩展，即出现扩展性局部低血流量（SO）。因为偏头痛患者中先兆和 SO 现象的进展方式与 CSD 极其相似，故认为先兆及 SO 可能是由于 CSD 的产生引起的。CSD 对丘脑、三叉神经脊束核、蓝斑等中枢疼痛处理通路有广泛作用，还可引起与偏头痛有关的一氧化氮（NO）、降钙素基因相关因子、神经胶质纤维性酸性蛋白、环氧合酶等的变化。此可能为 CSD 样神经电活动引起头痛及其相关临床表现的重要原因。

3. 生化因素

（1）5-羟色胺（5-HT）　CNS 中有许多 5-HT 受体，其中 5-HT1 受体亚型与偏头痛有密切关系。舒马曲坦通过介导 5-HT1B 受体而抑制神经肽释放，并阻滞血浆蛋白外漏及脑膜水肿反应。对偏头痛有效的药物均直接或间接作用于 5-HT 递质或受体。

（2）兴奋性氨基酸（EEAs）　谷氨酸受体的激动剂能诱发 CSD，而各种 NMDA 拮抗剂又可阻止 CSD 的发生。

（3）NO 偏头痛患者服用三硝酸盐后可诱发头痛，这与体内硝化甘油生成 NO 有关。而 NO 合成酶抑制剂对治疗急性偏头痛有效。

（4）多巴胺偏头痛的绝大多数症状可通过刺激多巴胺能系统而诱发，而多巴胺受体尤其是多巴胺 D2 受体拮抗剂治疗偏头痛有效。

（5）活性肽三叉神经受刺激，可引起软脑膜和硬脑膜中三叉神经末梢释放 P 物质、神经激肽 A 及降钙素基因相关肽，导致血管扩张和神经源性炎症反应，促进血管内蛋白质漏出，产生头痛。

（6）镁偏头痛患者在系统和脑组织中镁水平均有降低。镁缺乏可引起线粒体氧化磷酸化异常及神经元极化不稳定，从而导致神经元兴奋性增加，使脑易于自发或在某些触发因素下形成 CSD 及偏头痛发作。

4. 中枢疼痛处理通路

中枢神经系统中存在着固有的疼痛处理通路及调整疼痛信号的传递机制，它们的主要结构基础包括脊髓后角、脑干中缝核群、中脑导水管周围灰质、丘脑、边缘系统的某些区域等。内源性阿片样物质（尤其是内啡肽）、5 – HT 及 NE 等是其中主要的神经递质。三叉神经脊束核和 C_{1-2} 后角细胞内含有丰富的 5 – HT，研究提示该区域极有可能就是原发性头痛的起源部位。

　　丛集性头痛起源于下丘脑灰质，是一种神经血管性头痛。丛集性头痛除具有显著的周期节奏外，对促甲状腺素释放激素反应低下，且标志生理节奏的褪黑素也失去生理节奏规律，在男性患者发作期血浆睾丸素水平显著降低，均提示其发病起源于下丘脑。丛集性头痛发作时 PET 观察到同侧下丘脑灰质异常活动增强，而在偏头痛、前头部注射辣椒辣素引起的实验性头痛中并无此现象，说明丛集性头痛的发病机制与偏头痛不同，下丘脑活化与控制或触发疼痛有关，而并非三叉神经受到有害刺激本身所引起的一种反应。根据目前的 PET 发现，并考虑到生理节奏节律、睡眠觉醒等生理现象与下丘脑密切相关，因此提示下丘脑就是丛集性头痛的起源部位。

二、分类及病因

　　1. 偏头痛

　　①无先兆的偏头痛；②有先兆的偏头痛；③眼肌麻痹型偏头痛；④视网膜型偏头痛；⑤可能与偏头痛相关的或为其前驱的儿童期周期性综合征（儿童期良性发作性眩晕，儿童期交替性偏瘫）；⑥偏头痛的并发症（偏头痛持续状态、偏头痛性脑梗死等）。

　　2. 紧张型头痛

　　①间发性紧张型头痛；②慢性紧张型头痛。

　　3. 丛集性头痛和慢性发作性偏侧头痛

　　①周期不定的丛集性头痛；②慢性发作性偏侧头痛。

　　4. 与结构性疾患无关的各种头痛

　　①原发性搏动性头痛；②外部压迫性头痛；③冷刺激性头痛；④良性咳嗽性头痛；⑤良性劳累性头痛；⑥与性活动有关头痛。

　　5. 伴发于头颅损伤的头痛

　　①急性头伤后头痛；②慢性头伤后头痛。

6. 与血管疾病有关的头痛

①急性缺血性脑血管疾病（短暂性脑缺血发作，脑栓塞）；②颅内血肿（脑内、硬膜下及硬膜外血肿）；③蛛网膜下腔出血；④未破裂的脑血管畸形（动静脉畸形，动脉瘤）；⑤颅脑动脉炎；⑥颈动脉疼痛或椎动脉疼痛；⑦颅内静脉窦及静脉血栓形成；⑧高血压病；⑨其他血管性疾病有关的头痛。

7. 与非血管性颅内疾患有关的头痛

①高颅压；②低颅压；③颅内感染；④颅内结节病和其他非感染性炎性头痛；⑤与鞘内注射有关的头痛；⑥颅内新生物；⑦与其他颅内疾患有关的头痛。

8. 伴发于某些物质或其戒断的头痛

①急性应用或接触某种物质引起的头痛；②长期应用或接触某种物质引起的头痛；③短期应用某些物质戒断引起的头痛；④长期应用某些物质戒断引起的头痛；⑤应用某些物质引起的头痛但机制未明。

9. 非脑部感染引起的头痛

①病毒感染；②细菌性感染；③其他感染引起的头痛。

10. 代谢疾病有关的头痛

①缺氧；②高碳酸血症；③混合性缺氧与高碳酸血症；④低血糖；⑤血液透析；⑥其他代谢异常引起的头痛。

11. 与头颅、颈部、眼、鼻、鼻窦、牙齿、口腔、下颌或颞颌关节等结构有关的头痛

12. 脑神经痛、神经干痛或传入性痛（deafferentation pain）

①脑神经源性持续性痛；②三叉神经痛；③舌咽神经痛；④中间神经痛；⑤喉上神经痛；⑥枕神经痛；⑦三叉神经痛以外的中枢性原因引起的头和面部痛。

三、诊断

（一）病史

头痛是一个主观诉述，每个患者所反映的头痛含义可能各不相

同。以往无头痛的患者突然发生剧烈头痛，和一个在长时间内反复头痛的患者，其严重性大有差异。最重要的是详细询问病史，了解头痛的各种特征，包括以下几个方面：

1. 起病快慢　急性头痛见于发热、蛛网膜下腔出血、高血压脑病、脑膜炎、脑炎、颅脑外伤、腰椎穿刺后、急性青光眼、中毒、脑脓肿、中暑、头局部炎症等。亚急性头痛有颅内占位性病变、硬膜下血肿、结核性脑膜炎、高血压病、鼻源性头痛、眼源性头痛、颞动脉炎等。慢性头痛有外伤后头痛、紧张型头痛、颈椎病变、混合性头痛等。复发性头痛有偏头痛、丛集性头痛、紧张型头痛、三叉神经痛、枕神经痛、脑室肿瘤、动脉瘤、复发性脑膜炎等。

2. 头痛部位　颅外面部器官病变及三叉神经痛、枕大神经痛等的头痛多较表浅而局限，常可反映病灶的部位。颅内病变的头痛多较深而弥散，有时与病灶无相应关系。眼眶区痛可见于眼部疾病、三叉神经痛、丛集性头痛、鼻窦炎、痛性眼肌麻痹等。额颞部痛可见于偏头痛、高血压病、颞动脉炎、紧张型头痛、大脑半球病变及五官科疾病等。耳区痛可见于耳部病变、亨特（Hunt）综合征、三叉神经疱疹病毒感染、颞颌关节病、牙病、急性扁桃体炎、鼻咽和喉部的炎症及肿瘤、枕大神经痛、后颅窝炎症与肿瘤、颈椎及其软组织病变等。枕颈部痛可见于紧张型头痛、颈椎病、枕大神经痛、蛛网膜下腔出血及后颅窝病变等。弥散性头痛常为紧张型头痛、发热性疾病、脑动脉硬化、高颅压、低颅压等。

3. 头痛性质　搏动性头痛多为血管性，如高血压病等；头部紧箍样、压迫样头痛多见于紧张型头痛；闪电样或短暂烧灼样痛见于各种神经痛；胀痛或胀跳痛见于各种功能性和器质性头痛。

4. 头痛程度　很难作为诊断依据。耐受性强、精神饱满者对头痛诉述常不剧烈，神经质者的描述常超过其真实的疼痛。剧烈头痛多见于脑膜炎、蛛网膜下腔出血、偏头痛、丛集性头痛、神经痛、青光眼、高血压危象等。

5. 伴随症状　对头痛的诊断具有重要意义。伴有发热的头痛多与各种感染性疾病有关；伴有恶心、呕吐者应疑及颅内占位性病变、高血压脑病、偏头痛等；有视力障碍者多见于青光眼、偏头痛、颞动脉炎、视神经炎、垂体瘤等；有颈强直可能为脑膜炎、蛛网膜下腔出血、颈关节炎、紧张型头痛、外伤后头痛等；伴有其他神经系统症状和体征者可能为颅内占位性病变。

6. 诱发、加重与缓解的因素　咳嗽常使颅压增高的头痛加重，直立可使低颅压头痛增剧，低头可使鼻窦炎头痛加重；压迫颈动脉而使头痛减轻者多为颞动脉炎等血管性头痛；咀嚼时头痛加重为三叉神经痛、颞动脉炎、颞颌关节病等；麦角胺能使之缓解者多为偏头痛，用降颅压药物后头痛缓解者为颅内压增高所致。

有家族史者多为偏头痛；应追询有无颅脑外伤史。

（二）体格检查

对头痛患者应进行全面、细致的体格与神经系统检查，但应据其症状有所侧重。如测血压（有无高血压），测眼压（青光眼），测视力（屈光不正），查眼底（有无视乳头水肿，如有则提示颅内压增高）。眼底检查应列为常规检查之一。还应注意头部有无压痛（紧张型头痛、鼻窦炎），触摸颞动脉有无压痛（颞动脉炎），头颅有无外伤、瘢痕（颅脑外伤），颈部有无脑膜刺激征（脑膜炎、蛛网膜下腔出血），有无神经压痛（枕大神经痛）等。神经系统检查有肌张力、腱反射、肌力异常和眼底视乳头水肿等任一提示有脑结构损害之可能时，应选择快捷准确的实验室检查，以明确有无颅内器质性病变。

（三）实验室检查

应根据诊断需要，进行有关的检查，包括鼻窦 X 线片（鼻窦炎）、颈椎 X 线片（颈椎病）、脑血管造影（脑血管畸形及动脉瘤等）、电子计算机体层摄影（CT）及磁共振成像（MRI）（占位性病变）、脑电图（EEG）（脑炎、占位性病变）、腰椎穿刺（脑膜炎、蛛网膜下腔出血等）。其他如血、尿常规及特异性检查可按需要选择进行。

四、鉴别诊断

(一) 偏头痛

1. 典型偏头痛（有先兆的偏头痛）

约占偏头痛的10%，以头痛发作前有明确的先兆即神经功能障碍为特征。多表现为突然出现未成形的闪光，偶尔为五彩斑斓的亮点（闪光幻觉）或耀眼眩目的曲折光线（城堡样光谱或闪光暗点）。少数患者可表现为感觉异常、失语、偏瘫、偏身感觉缺失等症状。先兆常持续1~30min并在头痛前消退。随后1~30min内迅速出现头痛，偶有在先兆后数小时发生者。头痛多在先兆症状对侧的眶上、眶后或额颞部开始表现为钝痛，逐渐加剧，可扩展至半侧或整个头部，约半小时后头痛达到高峰出现剧烈的搏动样、钻凿样或胀痛，并伴恶心、呕吐、腹泻、畏光、厌声等症状。常持续4~6h。在头痛后期，患者精疲力竭，头皮触痛，强光、声音、体力活动及头颈转动均可使头痛复发或加重。在呕吐或睡眠后头痛常可缓解而恢复。有的患者每次发作均有先兆，有的则偶尔伴有。病程中两侧可交替发作或双侧头痛，也可合并或转化为其他类型的头痛。

典型偏头痛包括几种亚型：①有典型先兆的偏头痛：如上述，最常见。②有持续性先兆的偏头痛（复杂性偏头痛）：指先兆症状在头痛发作中甚至发作之后仍持续存在，需排除颅内结构病变。③FHM：偏瘫、失语、意识模糊等神经功能障碍在头痛发作中或之前出现。病程中偏瘫症状可左右交替发作。有家族史。④基底型偏头痛：有明确起源于脑干或双侧枕叶的先兆症状，如眩晕、共济失调、呐吃、四肢感觉异常、四肢瘫、视物模糊或全盲等。偶尔可出现意识模糊、木僵、甚至昏迷。随后出现枕部搏动样头痛。主要见于儿童及青少年。

2. 普通型偏头痛（无先兆的偏头痛）

此型占偏头痛的80%以上。头痛进行方式类似典型偏头痛，但头痛前无明确的先兆症状。头痛多为双侧性，并可持续数小时至数天。

3. 眼肌麻痹型偏头痛

极少见。开始表现为普通型偏头痛发作，在一次较为严重的偏头痛发作后 12 ~ 24h 出现病侧瞳孔扩大、眼睑下垂等眼肌麻痹症状，持续数小时或数天后恢复，但多次反复发作后少数患者可产生永久性眼肌麻痹。需排除颅内动脉瘤。

（二）丛集性头痛

是一侧头部急性反复发作的短暂剧烈疼痛。特征为头痛常集中于数日或数周内反复发作，每日发作 1 至数次，每次持续 30min 至 2h，多在入睡后 1 ~ 2h 发生，有时在每日固定时间内呈定时发作，停顿数月或数年后再度复发。一般 30 ~ 60 岁间起病，男较女多3 ~ 6 倍。头痛剧烈灼痛或刀割样痛，常固定于一侧鼻孔内侧或眼球后部并向额、颞部放射，伴流涕、鼻塞、流泪、结膜充血、霍纳（Horner）征等。夜间发作者常自睡眠中痛醒。头痛消退迅速，不留后遗症。头痛发作期间，饮酒可诱发头痛。

（三）紧张型头痛

过去称紧张性头痛、肌收缩性头痛。1988 年国际头痛协会又将紧张型头痛分为发作性紧张型头痛和慢性紧张型头痛，后者属于慢性每日头痛，各种紧张型头痛均很常见。绝大多数由长期工作紧张或慢性疾病、精神焦虑、抑郁等情绪紊乱所致头、面、颈、肩部肌肉持久收缩、痉挛引起。少数为单调工种使头、颈、肩部长期处于不良姿势或异常疲劳、紧张所致。头痛常表现为重压感或紧箍感，也可为牵拉痛、胀痛、钝痛或麻木感，虽然头痛大多位于枕、额、颞或全头，但额、顶及颞区单独或合并存在均可见。大多为双侧性，偶为单侧。头痛可持续数天、数周、数月或数年。一般下午或傍晚加重，应激、失眠、焦虑、情绪紧张可促发或加重，梳头或戴帽也可加重。常伴头晕、失眠、健忘、烦躁等。检查可见枕颈部肌肉痉挛及压痛，偶尔可出现颈强直。神经系无阳性体征。需注意的是所有各种类型的头痛，在其晚期均可引起肌收缩性头痛。

(四) 慢性每日头痛

每日或几乎每日发生的、持续 4h 以上的头痛称为每日头痛，持续半年以上的每日头痛为慢性每日头痛 (CDH)。CDH 在神经科门诊中极常见，部分可能是颅内器质性疾病或系统性疾病的表现之一，但绝大多数是无原因的原发性头痛，常包括转化的偏头痛 (TM)、慢性紧张型头痛 (CTTH)、新的每日持续头痛 (NDPH) 及偏侧持续头痛 (HC)。CDH 常并发有焦虑和抑郁，在处理时应针对治疗。某些继发原因所引起的头痛，如外伤后头痛，与颈椎疾病有关的头痛、血管性疾病及颅内非血管性病变引起的头痛、颞颌关节痛及其紊乱等，不属于 CDH 范畴，但这些继发性头痛可诱发或加重 CDH。

TM 患者在 20～30 岁常有偏头痛发作。随着头痛频率逐渐增加，恶心、畏光、厌声等伴随症状的严重性和频率逐渐降低，频繁的头痛即类似于 CTTH。此类头痛仍保留有偏头痛的其他特征，如一侧头痛、月经期加重及有明确的诱发因素。多数患者表现为在非严重头痛背景上有典型偏头痛发作，而且常发生于滥用药物的患者。

CTTH 均由发作性紧张型头痛演变而来，头痛为双侧弥散性，常涉及到枕颈部。CTTH 患者无典型偏头痛发作史，不具备偏头痛的主要特征。

HC 是一种罕见的、对消炎痛敏感、持续一侧的中度头痛。绝大多数患者头痛固定在一侧。常伴有原发性刀刺样头痛。许多 HC 患者有恶心、畏光、厌声等表现。有的还伴有自主神经功能紊乱，如睑下垂，瞳孔缩小、流泪、出汗。

任何类型的频繁发作的头痛患者都有滥用止痛药的倾向。滥用止痛药或麦角胺常可伴有或直接导致 CDH。患者每天服用 1～3 次止痛药或每周联合应用止痛药及巴比妥类或镇静剂 3 次以上，或每周服酒石酸麦角胺 2 次以上均会发生药物滥用，从而直接导致药物引起的 CDH。这是阵发性偏头痛或发作性紧张型头痛转化为 TM 或 CTTH 的部分原因。但部分 TM 或 CTTH 患者并无滥用药物史，有的患者停用滥用药物后仍感每日头痛，提示这些药物对每日头痛并非都有治疗作用。

（五）蛛网膜下腔出血

主要由脑基底部动脉瘤破裂，血液流入蛛网膜下腔并引起颅内压增高所致，特征为突然发生剧烈的爆炸样头痛，伴有呕吐。有时伴短暂的意识障碍。检查有明显的脑膜刺激征。脑脊液早期呈血色，并含有大量红细胞，后期呈黄色。

（六）颞动脉炎

又称巨细胞性动脉炎，属结缔组织疾病。多见于 50～80 岁老年人。头痛为搏动性，多位于病侧颞部，呈持续性，平卧与头低位时增剧，当仰头或压迫颈总动脉时头痛减轻，咀嚼时加重。可伴有低热、食欲不振、体重减轻及肌痛等全身症状。动脉可有压痛、增厚甚至搏动消失。眼动脉受累时可有失明，晚期也可出现脑血管疾病或心肌梗死。实验室检查可见血沉增快。确诊有赖于颞动脉活检。

（七）癫痫性头痛

癫痫大发作后多数患者常诉述有不同程度的头痛，持续几十分钟至数小时，多呈弥散性胀痛、昏痛、少数呈爆炸样剧痛，常与强直发作期缺氧有关。此类患者间歇期脑电图有异常以及有癫痫发作史可作鉴别。

一些癫痫患者只在夜间发作并有发作后头痛时，可根据有尿失禁及脑电图异常而作出诊断。某些部分性癫痫发作如感觉性发作、失语性发作和运动抑制发作的临床表现类似于偏头痛先兆，但该类发作时程较短，且不继发头痛，而偏头痛先兆有缓慢进展的特征，可持续数分钟至数十分钟。脑电图对癫痫具有较大的诊断价值，但在某些偏头痛患者发作时脑电图也可表现有尖波、棘波，甚至棘慢波。但偏头痛患者间歇期脑电图正常。

在发作性头痛中，常因患者有发作性、短暂性头痛和 EEG 异常而冠以"头痛性癫痫"之诊断。但是，偏头痛在儿童和青少年中是很常见的，据统计5%～10%的人曾有偏头痛的体验。偏头痛和癫痫确有相似之处（如短暂性、发作性、EEG异常），但其病理生理基础不同，是两种疾病。国内近20余年来报道的"头痛性癫痫"中，按严格标准至少1/3的病例为典型偏头痛，特别是其中的儿童和中青年大部分为偏头痛。70年代以后，国外文献中已基本没有"头痛性癫痫"这一报道。

（八）颈椎病

包括颈椎关节的先天和后天异常（如扁平颅底、先天性寰枢椎脱位、环椎枕化、枕骨大孔区的脑膜瘤、上颈段的神经纤维瘤及室管膜瘤、以及多发性骨髓瘤、转移性肿瘤、Pott's 和 Paget's 病影响到颈椎和颅骨等情况）、关节风湿病、关节强硬性脊椎炎等颈椎病变，常可产生头痛，有时为其唯一表现。头痛主要位于枕颈部，有时扩散及额颞部，也可放射至头顶，甚至眶部。肩臂部疼痛、麻木、活动受限以及其他神经系统症状和体征、颈椎及颅底影像学所见可有助于诊断。

1. 颈源性头痛

Siaastad（1998）提出颈源性头痛的概念及诊断标准。每一例患者其疼痛发作可起源于颈部或头后部的一个或几个结构，如神经、神经根神经节、脊椎钩突关节、椎间盘、小面关节、骨、骨膜、肌肉、韧带、神经节或神经周围的血管等。颈枕部严重的致痛性疾病均可导致颈源性头痛。疼痛性质为中、重度非搏动性和非刺痛性，常起始于颈部，最后扩展至同则眼、额、颞区，额颞区疼痛可非常剧烈，有时重于颈部。

2. 诊断标准

（1）颈部受累的症状和体征：①由于颈部运动和/或持久的头位姿势不当，或由颈枕部外力作用而促发头痛；②颈活动范围受限；③疼痛侧的颈、肩或臂部非放射性钝痛或偶可出现臂部放射性痛。

（2）诊断性麻醉阻滞阳性结果。

（3）单侧性而无左右侧转移头痛（严重病例头痛发作期间可

越过中线波及对侧）。

此外，作者还提出其他辅助诊断指征，如吲哚美辛、麦角胺或舒马曲坦治疗无效或仅轻微效果，轻度头伤或颈部间接外伤史，女性患者等特征可助诊断。本病患者偶有恶心、畏光、畏声、头晕、单侧视力模糊、吞咽困难、单侧性眼周区水肿等症状，但程度均不严重。

五、治疗

（一）偏头痛的治疗

偏头痛的治疗方法主要有药物和非药物两种。紧张是诱发偏头痛和紧张型头痛的最常见因素，因此缓解紧张对身体的有害作用也是处理偏头痛的重要内容。

1. 非药物治疗

生物反馈治疗偏头痛和紧张型头痛最为有效，而需氧锻炼对缓解紧张效果较好。多数患者中饮食习惯的改变只能减轻头痛发作的频率，偶尔也能消除头痛发作。能诱发偏头痛的食物包括巧克力、乳酪、香蕉、干果、豆类、腌泡菜、味精、天冬氨酸苯丙氨酸甲酯等。酒饮料中，红酒较白酒更容易诱发偏头痛。过量服用咖啡、止痛药、苯二氮卓类、巴比妥类及麦角制剂也能导致头痛。

2. 药物治疗

（1）急性头痛的治疗。

非类固醇抗炎药物（NSAIDS）对缓解部分偏头痛患者的头痛有效。阿司匹林的泡腾颗粒制剂吸收迅速，可立即缓解头痛。对于偶发严重的头痛发作则需应用可待因或较强的阿片类药物。叔丁啡喷鼻剂是一种相对较强的阿片类制剂，其成瘾性相对较低，但镇静、烦躁不安或幻觉等副作用发生率较高，使用此药喷鼻时每天只限1次。

舒马曲坦是5－HT1D受体的特异性激动剂，可迅速缓解患者的头痛及恶心等伴随症状，常在15～30min内使患者完全恢复正常。若首次皮下注射6mg完全无效，1h后可重复注射6mg，但第二次注射通常也无作用，因此每次发作最多应用2次。伴有先兆的偏头痛患者应在头痛出现时应用此药，因为舒马曲坦在先兆期不起作用。在先兆消退后服用舒马曲坦片剂也能达到最佳效果，但每个患者服药的最佳时间需自己摸索决定。舒马曲坦常见的副作用包括脸红、麻木、注射部位疼痛等。以下情况禁用舒马曲坦：未控制的高血压、缺血性心脏病及复杂性偏头痛（如伴有短暂神经缺失征的偏头痛）。此外，应避免在同一天使用舒马曲坦和麦角制剂。

药物联合应用常用于治疗急性头痛的发作，但一般不用于长期治疗。对严重头痛患者，可合用可待因以加强疗效。甲异辛烯胺是一种具有血管收缩特性的拟交感神经胺类，可与二氨醛比林（具有轻度镇静）及扑热息痛合用，麦角及其与咖啡因的合成剂对缓解偏头痛发作非常有效，但在某些患者中可引起或加重恶心。在伴有心脏或周围循环缺血疾病的患者及孕妇禁用麦角制剂。二氢麦角胺（DHE）对终止偏头痛有效，但该药尚无口服剂型，只能经皮下、肌肉、静脉注射使用。在绝大多数患者中1mg二氢麦角胺即能达到治疗作用，但某些患者需2～3mg。起始剂量为0.5mg，必要时45min后可重复应用。患者有效的总剂量明确后再次发作时即可使用该剂量进行治疗。DHE的喷鼻剂型将面世。

（2）预防治疗

由于偏头痛、抑郁及焦虑常合并存在，而抗抑郁药对这三方面均有作用，因此是预防偏头痛的首选药物，其中三环类的阿米替林应用最广，但去甲替林、氧化丙咪嗪同样有效且其抗胆碱能副作用更小。这类药物的起始剂量在青年、中年人为25mg/d，老年人10mg/d，平均有效剂量为50～75mg口服，每晚1次。三环类抗抑郁制剂的副作用有口干、嗜睡、便秘。禁忌症包括：急性心肌梗死、合用单氨氧化酶抑制剂、尿潴留、心律不齐、青光眼等。老年患者在使用三环类抗抑郁药前应作心电图除外传导阻滞。

其他预防偏头痛有效的抗抑郁药物，还有氯派三唑酮（Tazodone）（起始剂量50mg口服，每晚1次）及5-羟色胺能激动剂（SSRIs）。SSRIs的用法为：氟西汀20～80mg/d，含曲林50～

500mg，帕诺西汀 20～50mg。SSRIs 无增加体重的副作用可作为年青女性患者的首选。

β 受体阻滞剂如普萘洛尔、萘羟心安、美多心胺、氨酰心安、噻吗心安对预防头痛均有较好的疗效。普萘洛尔的有效剂量通常为 80～240mg，有时 40mg 即有疗效，有的则须高达 80mg。这类药物的禁忌症包括：支气管哮喘、窦性心搏徐缓、Ⅰ度以上的传导阻滞、先天性心脏病、糖尿病等。对三环类抗抑郁剂和 β 受体阻滞剂无效的患者可将这两类药物联合以预防偏头痛发作。

丙戊酸钠能缓解头痛，并对 β 受体阻滞剂和抗抑郁药无效的大部分患者有较好疗效。起始剂量为 200mg/d，逐渐增加至 600～2000mg/d。副作用有恶心、嗜睡、体重增加。

长效制剂的 NSAIDs 在某些患者中能较好地预防发作。

对上述药物无效的患者可试用维拉帕米及麦角新碱。

（二）丛集性头痛的治疗

丛集性头痛的治疗以药物为主。其中维持治疗是最基本和最主要的疗法，这种方法不仅可缓解和缩短急性头痛，而且可预防或终止头痛的再次发作。但是维持治疗并非对所有的病例都有效，而且这种疗法在服用初期（1～2 周）尚不能显效。因此在维持治疗初期常用其他药物来迅速缓解或缩短急性头痛发作（即诱导治疗及姑息治疗）。诱导治疗及姑息治疗通常不能改变丛集性头痛发作的周期。由于丛集性头痛患者夜间褪黑素水平降低，提示该激素在触发头痛中有一定作用，因此某些患者可用褪黑素进行预防治疗。

1. 维持治疗

治疗丛集性头痛的理想药物不仅需要对预防群集性发作有效，而且在长期治疗中应具有较好的耐受性。缓释维拉帕米（Verapamil）治疗丛集性头痛有效且安全。在维拉帕米治疗尚未显效的初期（1～2 周内），可加入其他对症及诱导治疗的药物，并利用药物间有益的相互作用进行联合治疗。

某些对维拉帕米单独治疗无效的顽固性丛集性头痛可加用碳酸锂或酒石酸麦角胺治疗。碳酸锂单独应用，尤其是长期治疗，也有较好治疗作用。

通过上述治疗而仍然发作的患者，可服用二甲麦角新碱治疗。但该药有引起腹膜后纤维增生及药物间存在不良相互作用，使其应用受限。

对于各种治疗无效或不能耐受上述药物者，还可试用丙戊酸、辣椒辣素滴鼻及治疗偏头痛的常规药物。

（1）维拉帕米

维拉帕米是一种联苯烷基胺，通过阻滞钙通道而影响心肌收缩力及血管反应性，但维拉帕米治疗丛集性头痛需在服药后1周左右才显效，因此其治疗作用基本上与极快的钙通道效应无关。其他钙通道阻滞剂对丛集头痛也有较好的治疗作用，但就目前的临床试验、药效、费用等方面考虑，维拉帕米是其中最好的一种。约对70%患者有效。

①用法和剂量：缓释维拉帕米治疗发作性和慢性丛集性头痛均有效。起始剂量一般为120~240mg/d，每日一次或分两次服用。控制慢性丛集性头痛常需600mg/d。服药期间仔细监测血压和心率至关重要，尤其对服用较大剂量者。若收缩压低于100mmHg或心率低于50次/min，则提示已达到最大剂量。

②副作用：维拉帕米总的耐受性较好，发生严重副反应的可能极小。临床上最常见和最棘手的副作用为便秘，但注意补充纤维素及审慎应用泻药可解决这一问题。某些患者先前有其他疾病或因药物间相互作用而可能发生较为严重的副作用，这通常是因为直接增加了心脏和周围血管钙通道阻滞，从而导致心脏传导异常、心肌抑制和低血压。其他副作用有头晕、头痛、恶心、周围水肿、肺水肿、心脏传导阻滞、呼吸困难或哮喘、皮疹等。

③相互作用：维拉帕米与以下药物有相互作用：锂、地高辛、奎尼丁、巴比妥类、苯妥英钠、利福平、硝苯呋海因、苯磺唑酮、维生素D、钙盐、H_2受体拮抗剂等。维拉帕米与碳酸锂的相互作用非常复杂。维拉帕米一方面可降低血锂水平，但同时又增强锂的各种作用。锂还具有阻滞钙通道的特性，可加强维拉帕米的疗效。因

此，两种药物联合应用时密切监测患者的临床情况较测定血清锂浓度更重要。

④禁忌症：病窦综合征、未安置起搏器的Ⅱ～Ⅲ度房室传导阻滞者、收缩压低于90mmHg、严重的左心室功能障碍、预激综合征伴房颤或房扑、有过敏史。

⑤停药：对发作性丛集性头痛患者，首先应确定每年的发作时间，一般在头痛发作时开始服药，头痛完全缓解2周后即可逐渐减量停药。

对慢性丛集头痛患者应进行个体化治疗，一般在头痛完全缓解后数月可逐渐缓慢减量和停药。对不能耐受停药者，可根据情况长期服用维拉帕米。

（2）碳酸锂

约70%的丛集性头痛患者对碳酸锂治疗有效，尤其对慢性丛集性头痛患者疗效较好。与维拉帕米比较，碳酸锂起效的时间稍长，毒性较大，且长期应用可能发生耐药。在停用碳酸锂后其疗效仍可持续一段时间。

1）剂量和用法：治疗丛集性头痛的剂量通常为 600～900mg/d，分2～3次服用。血清锂水平应维持在0.5～1.0Eq/L。治疗前应对患者进行全面评价，包括①血常规；②血电解质和肌酐；③血甲状腺素和促甲状腺激素；④尿常规；⑤50岁以上者应作心电图；⑥必要时可作24h尿量、肌酐清除率及尿渗透压测定。治疗中应进行以下监测：①血清锂水平（开始服药后及改变剂量每5～7d，维持治疗中每1～2月测定1次）；②血肌酐（每6～12月1次）；③血甲状腺素及促甲状腺激素（每6～12月1次）；④尿常规（每12月1次）；⑤心电图；⑥必要时监测血电解质、血常规、24h尿量、肌酐清除率及尿渗透压等。

2）副作用：锂的副作用通常在血水平大于1.5mEq/L时发生。但在非中毒水平时也可出现恶心、疲乏、口渴、水肿、体重增加及多尿等反应，服药的患者出现震颤很常见，但减少服药剂量或加服普萘洛尔通常可缓解。锂中毒的临床表现包括：①中枢神经系统：

意识障碍（意识模糊或昏迷）、小脑症状（构音障碍、共济失调、眼震、震颤）、运动疾患（舞蹈样运动、帕金森综合征）、癫痫性发作及死亡。②胃肠道：恶心、呕吐、胀气。③心脏：晕厥。④肾：多尿、烦渴、肾功能不全。⑤神经肌肉：周围神经病、肌病。⑥体温改变：低温、高热等。

许多合并疾病和药物可诱发或加重锂中毒。这些不良因素有：①感染；②容量衰竭；③胃肠炎；④药物滥用；⑤肾功不全；⑥外科手术；⑦有效血容量减少如充血性心力衰竭、肝硬化、肾病；⑧某些药物如非类固醇抗炎药、环孢菌素、四环素；⑨钠摄入不足；⑩厌食等。以上情况应慎用或禁用碳酸锂。

（3）麦角胺

麦角胺适用于以下两种情况：①单纯夜间发作者，睡前 2mg 口服有非常好的疗效。②对上述两种药物治疗无效的丛集性头痛患者，夜间加服麦角胺可使疗效增加 15%。若维拉帕米、碳酸锂与麦角胺三者联合治疗又可增加 5% ~ 10% 的疗效。麦角胺的副作用极为普遍，但多数患者并不需停药处理。10% 以上的服药患者可发生恶心及呕吐。其他常见的副作用有：发痒、局部水肿、心率变化、无力、麻木、感觉异常或肢体疼痛。一般剂量超过 15mg/d 时会出现过量中毒反应，即表现为中枢神经系统障碍如抑郁、意识模糊、痫性发作，以及伴有各部位的血管收缩和缺血表现。与 β 受体阻滞剂或大环内酯类抗生素等药物的相互作用可诱发中毒症状。麦角胺的禁忌症包括：周围血管疾病、冠心病、高血压、肝功或肾功障碍、妊娠及脓毒症等。

（4）麦角新碱

麦角新碱是一种半合成的麦角制剂。该药具有血管收缩特性和拮抗某些 5 - 羟色胺受体的作用，这可能是其预防偏头痛和丛集性头痛发作的主要机制。最初在 1960 年报道麦角新碱治疗丛集性头痛有效，此后的临床试验发现该药的疗效与维拉帕米或碳酸锂相似，但该药除有严重毒性外，疗效衰减迅速，均阻碍其在临床中广泛应用。

①剂量和用法：一般在顽固性丛集性头痛中使用此药。推荐剂量为 8mg/d 口服。

②副作用：在治疗早期典型的副作用有：腿痛、水肿、感觉异常、恶心和胸痛。服药时从低剂量开始逐渐增加至 8mg/d，将防止这些症状的出现。

麦角新碱的毒性症状主要指内脏的纤维化反应，如腹膜后纤维化、肺纤维化、心内膜肌纤维弹性组织增生。目前尚不清楚这些毒性反应是特异性或与剂量有关。合并肺部疾病和纤维性疾病患者服用此药时更易并发内脏纤维化。现主张在长期治疗中采用停服 2 月或多月的假日疗法，并监测肾功和作胸、腹部影像学检查，以预防或及早发现此并发症。

③禁忌症：麦角新碱的禁忌症与麦角胺相同。此外，麦角新碱可增加胃酸分泌，因而溃疡病患者应慎用该药。

2. 诱导治疗

尽管维拉帕米和锂的应用为丛集性头痛的治疗带来了根本改变，但其疗效需在服药后 1～2 周才显效。因此，在服这两种药物的初期需要其他药物来缓解头痛，这些用于诱导治疗的药物有皮质类固醇、二氢麦角胺等。当维持治疗的药物起效后即可终止诱导治疗。

（1）糖皮质激素

类固醇类药物起效迅速，在服药 1～2d 显效，而且短期应用（2～4 周）不会发生显著的副作用。但在单独应用这类激素中当减少剂量时头痛易于复发。由于其在门诊应用方便，价格低廉，故最常用作诱导治疗。这类药对发作性丛集性头痛的疗效优于慢性丛集性头痛。其中最常用的为泼尼松，通常用量为 40 或 60mg/d 口服，顿服或分次服用。治疗 2～3 周后，因维持治疗已开始起效，故应逐渐减少泼尼松剂量。用泼尼松 40mg/d 可控制 80% 患者的头痛，但当剂量减低至 20mg/d 以下时，约 80% 患者头痛将复发。类固醇的副作用较多，主要与服用时间和剂量有关。

（2）二氢麦角胺

二氢麦角胺是在麦角胺的化学结构上增加两个氢基合成，使血管收缩和催吐作用减弱。1945年发现该药治疗偏头痛疗效与麦角胺相似，但副作用较小。二氢麦角胺的使用较为复杂，一般要求患者住院治疗，因此费用较高。但对不能耐受类固醇者，二氢麦角胺也不失为一种可行的选择。具体应用方法：①首先安置间断注射装置；②每次注射二氢麦角胺前先用甲哌氯丙嗪10mg静脉注射；③甲磺酸二氢麦角胺1mg+DSW50ml静脉注射每8h1次共9次；④控制每次注射时间在20~30min以上；⑤每次注射完毕后需在病床上休息20min；⑥每次注射止吐剂及二氢麦角胺后测定和记录血压；⑦若有急性血管收缩、腿痉挛、脉搏减弱等不良反应，立即终止注射药物。

3. 对症治疗

对症治疗或姑息治疗与诱导治疗和维持治疗不同，这种疗法只是缩短或暂时缓解急性发作的丛集性头痛，而对患者未来的头痛发作无任何影响。用于经适当治疗仍有头痛发作，或诱导治疗或维持治疗初期的患者。

（1）吸氧疗法

目前认为吸氧疗法是缓解丛集性头痛急性发作最安全和最有效的方法。但多数患者仅是暂时延缓头痛的发生，实际上部分患者在"成功"治疗后很快就会复发。吸氧疗法要求在发作刚开始时进行，患者取坐位向上或向前倾，面罩给氧，氧流量为7L/min，避免深呼吸，使血氧饱和度迅速达到98%~99%即可缓解头痛。在慢性阻塞性肺部疾病，尤其是CO_2潴留者中慎用。

（2）舒马曲坦

舒马曲坦为偏头痛的治疗带来了划时代的影响，目前发现该药对丛集性头痛的急性发作也有很好的治疗作用。舒马曲坦治疗急性丛集性头痛发作疗效高、起效快，与吸氧疗法相比，不需要复杂大型的设备，尤其适用于经常外出而发作频繁的患者，其最主要的缺点是费用高。推荐用法和剂量为6mg皮下注射，24h可重复1次。

首次使用应在医生监视下进行。每次口服舒马曲坦 25～100mg 对部分患者也有效。皮下注射舒马曲坦治疗丛集性头痛发生不良反应的可能性较小，常见的副反应有注射部位不适、恶心、呕吐、压迫感、沉闷感、头晕、疲乏、感觉异常等。禁忌症有缺血性心脏病和未控制的高血压。在周围血管病变和脑血管疾病患者中慎用。

（3）局部麻醉

鼻内滴入利多卡因有效，可能与麻醉蝶腭神经节有关。

4. 顽固性丛集性头痛的治疗

对经适当治疗而仍然发作的顽固性丛集性头痛患者，在考虑手术治疗之前可试用丙戊酸钠或辣椒碱治疗。丙戊酸钠的剂量为 600～2000mg/d，分次服用，使血药浓度维持在 50～100μg/ml。服药期间应定期复查肝功及血常规。丙戊酸钠的副作用有嗜睡、震颤、恶心、呕吐、脱发、体重增加等。伴有肝脏疾病者禁用丙戊酸钠。在患侧鼻内滴入辣椒碱对缓解丛集性头痛也有作用，可能与耗尽周围神经中的 P 物质等致痛性多肽有关。

5. 手术治疗

对上述各种治疗均无效的一侧慢性丛集性头痛患者，可采用三叉神经节射频照射和蝶腭神经节甘油或酒精阻滞治疗以缓解头痛和改善生活质量。

（三）慢性每日头痛的治疗

对于 CDH 患者在治疗前必须明确有无药物滥用、加重因素及精神障碍等其他并发症或合并症。开始治疗前，除长效 NSAIDs 外，应限制使用所服的对症药物，以消除药物滥用过程。可根据以下因素综合考虑在门诊或住院治疗：滥用药物的时程、程度、成瘾潜力、有无中毒症状，内科和精神合并或并发症，经费，以及是否需支持治疗等。除下面介绍的预防治疗药物和急性治疗药物外，对情感障碍的处理也是 CDH 治疗的重点。有时认知行为治疗、生物反馈、紧张处理、心理支持治疗、调整睡眠、锻炼、饮食改变等均有助于头痛的缓解。

1. 预防性药物治疗

所有 CDH 患者均应进行预防性药物治疗。但预防性药物一般需要服用 3 至 6 周并终止滥用的药物后才能充分发挥疗效。使用时应注意以下原则：①根据疗效、副作用和对合并症的效果选择药物；②从低剂量开始；③逐渐增加剂量至疗效或副作用出现或已达该药的最大剂量；④最佳疗效一般在服药后数周和停止滥用的药物后出现；⑤若一种药物无效，可选择另一种类型的治疗药物试用；⑥最好单药治疗，单药治疗无效时可采用联合治疗；⑦告诉患者可获得的实际疗效。

目前已明确了数种预防性药物的疗效和安全性。在 TM 和 CTTH 患者中因常合并抑郁和焦虑症，所以常选用抗抑郁药治疗，其中以去甲阿米替林、阿米替林、多虑平最为常用。这类药物最初在睡前服用 10 ~ 25mg，然后在数天或数周内逐渐增加剂量。SSRIs 及单胺氧化酶抑制剂也适用于每日头痛。

β 受体阻滞剂是最主要的预防性药物，其中以普萘洛尔和萘羟心安最常用。萘羟心安起始剂量为 40mg/d，最大剂量为 100mg/d。但在气喘、雷诺病、房室传导阻滞性心脏病中禁用。

钙通道拮抗剂在 TM 患者中耐受性好，以维拉帕米最常用，也可选用硫氮卓酮（Diltiazen）、硝苯吡啶、氟桂利嗪等。

抗癫痫药丙戊酸钠在偏头痛预防治疗中有重要作用，实验表明该药对 TM 同样有效。用量自 250mg/d 开始，1 周后增加至 250mg，每日 2 次，若头痛仍持续，可在数天或数周内增至 1g/d。合并有双相抑郁症、癫痫及焦虑的患者用此药物，可望全部控制发作。

亦可试用麦角新碱治疗 CDH。因该药有引起腹膜后纤维化及其他类型的纤维性变性的危险而使应用受到限制。此药可与三环类抗抑郁药合并应用。剂量从 2mg/次，每日 2 次开始，逐渐增加至最大剂量 2mg/次，每日 4 次。使用时应注意监测早期的纤维变性并采用适当的假日治疗。

NSAIDs 在 CDH 中可作为对症性和预防性药物。萘普生 275 ~ 500mg 每日 2 次，可预防头痛发作。其他有效的 NSAIDs 有邻甲氯灭酸、酮基布洛芬、甲灭酸、苯氧苯丙酸、异吲苯丁酸及阿司匹林等。

2. 急性药物治疗

（1）门诊治疗

选择在门诊治疗时，常用长效的 NSAIDs 并逐渐停用滥用的药物。也可让患者立即停服滥用的药物并应用一种 NSAIDs。NSAIDs一般不诱发反跳性头痛。如果滥用的药物中含有巴比妥类，如异丁比妥，则可服用苯巴比妥代替，然后再逐渐减量以防止急性巴比妥撤除综合征。苯二氮卓类也应逐渐停用。

（2）住院治疗

对部位顽固性 CDH 患者需重复静脉使用 DHE 或停用滥用的药物后出现药物撤除综合征或有较重的内科或精神合并症的患者均需住院观察治疗。住院治疗的目的包括：①补充水与电解质；②需非肠道用药以控制疼痛；③明确有效的预防药物；④中断疼痛周期；⑤教育患者在院外控制疼痛的方法等。

住院患者的标准治疗方法是联合应用胃复安和 DHE 两种药物。先给胃复安以防 DHE 可能引起的恶心，而且胃复安本身也有抗偏头痛作用，随后静脉注射 DHE0. 5mg，以后的剂量则根据疼痛缓解和副作用情况确定。虽然疼痛缓解，但出现恶心，则应减少 DHE剂量。头痛无好转并出现恶心，则应增加胃复安剂量。一旦确立了有效的剂量方案，即使疼痛持续数年的患者也将在 1～3 天内完全得到改善。头痛缓解后应逐渐减少药物剂量，可用 DHE 肌肉注射代替静脉注射。

80%～90% 的住院患者应用此治疗方案后能完全控制头痛。为了防止复发，出院时应给予必要的预防性药物、行为干预等治疗。

对不能使用 DHE 也或对 DHE 耐药的患者，可采用重复注射神经抑制剂和类固醇联合治疗，如氯丙嗪或甲哌氯丙嗪与甲泼尼龙联合应用。

第三节 晕 厥

晕厥又称昏厥，是一种突发而短暂的意识丧失，历时数秒至数分钟，发作时不能保持姿势张力，以致不能站立而晕倒，系一时性大脑供血或供氧不足所致，恢复较快。晕厥与昏迷不同，后者意识丧失时间持久，恢复缓慢而较困难。

晕厥常发生于直立位时。发作前常有全身或上腹不适、头晕、目眩、耳鸣、面色苍白、恶心、冷汗等先驱症状。根据晕厥发作时意识丧失的深度及持续时间，一般可分为三种情况：①晕厥样感觉：为一种短暂的意识模糊状态，伴有眩晕、恶心、面色苍白与站立不稳，或称为晕厥前兆。②真正的晕厥：常由晕厥样感觉发展而来，意识丧失可历数秒至数分钟，甚至可达数十分钟。③惊厥性晕厥：意识丧失持续较长，并伴有短暂而轻度的肢体与躯干的阵挛性抽动及面肌搐搦（约见于1/7患者），但很少呈全身性痉挛性惊厥；可伴有尿失禁。晕厥发作时患者的骨骼肌完全松弛、血压下降、脉细弱、呼吸浅弱。当患者晕倒后，如躯体成水平位，则脉搏就逐渐增强，面色渐转红润，呼吸变深快，眼睑扑动，意识亦随之迅速恢复。醒后常有短暂头晕及乏力，或短时恍惚，此时常有恶心与排便感。重者则可有短时意识模糊、头痛、嗜睡等发作后表现。由于晕厥发作而使抗利尿激素分泌增多，常引起发作后数小时的少尿。晕厥发作大都为自限性，但可因发作而造成意义损伤（如挫裂伤、骨折或硬膜下血肿），特别易见于老年患者。由于室性心动过速等严重心律紊乱所致晕厥的预后较差，可因突发心脏停搏而死亡。

一、发病机制

人脑的平均重量约1400g，占体重2%，而脑对血液的需要量占心排血量的1/6，脑耗氧量占全身耗氧量的20%。由于脑细胞储藏能量物质的能力差，故需不断从适量的脑血流中得到氧与代谢所需的物质，以维持正常的脑功能。如果脑血流中断 8～10s，即可使意识丧失。当收缩期血压＜9.3kPa（70mmHg）或平均动脉压为4.0～5.3kPa（30～40mmHg）时则可发生晕厥。决定脑血流量的主要因素为心排血量、脑血流灌注压（相当于平均动脉压减去颈内静脉压）和脑血管床的阻力。

由于正常脑血管阻力比一般周围血管阻力低，故脑部可获得心排血量的 1/6。当心排血量轻度减低而脑血管阻力也低于一般周围血管阻力时，仍可维持足够的脑血流量。可见，在心排血量与脑灌注压发生变化时，脑血管阻力的调节极为重要。血二氧化碳张力对脑血管反应性的影响远较自主神经对脑血管张力的影响大。脑血流量降低后，脑组织毛细管内二氧化碳张力增高，氧张力降低。脑血管扩张而血管阻力降低，从而使脑血流量调节到脑组织的需要量。脑血流量随年龄增长而降低，脑血管自动调节功能亦下降，因此老年人较易发生晕厥，且可为严重疾病的首发表现。

各种类型晕厥的共同发病机制是低氧性脑功能的中断，可由于下述原因引起：

（一）心排血量降低

急性心脏功能不全或有效血容量急剧而大量减少，致使心排血量急剧减少，而内脏、四肢及皮肤等周围血管的收缩又不能充分或及时补偿，引起血压下降，脑的血液供应得不到及时调整，脑灌注压下降到无法维持脑的最低限度需要量［维持意识的脑血流量临界水平为每分钟 30ml/100g，直立时临界平均动脉压为 3.3kPa（25mmHg）］时，就导致晕厥。

（二）周围血管阻力丧失

由于各种病因所引起的周围血管张力反射性或被动性减低或丧失，周围小血管迅速广泛地扩张，虽心排血量并无明显减少，但血压显著降低，脑灌注压相应下降，致使脑的血供不足。

（三）脑血管阻力增高

当脑血管有闭塞性疾病或痉挛时，脑血管阻力增高，脑血管的正常调节作用丧失在血压有轻微降低时，即可引起脑血供不足。

此外，血液成分异常及脑本身器质性病变或功能紊乱也可引起晕厥。

二、病因

引起晕厥的各种临床常见病因晕厥的病因分类：

（一）心血管性

1. 反射性

（1）血管迷走发作

（2）情景性血管迷走发作：排尿、吞咽、排便、舌咽神经痛、餐后、咳嗽、晚期妊娠仰卧低血压综合征、Valsalva动作、眼运迷走性、喷嚏、器械操作、潜水、举重、吹喇叭。

（3）直立性低血压

①一时性：低血容量、病后恢复期、药物反应（抗高血压药）、交感神经切除术后、疲乏、饥饿、久站等。

②慢性：特发性，症状性包括自主神经性周围神经病（如糖尿病性神经病、淀粉样变性及其他多发性神经病等）及中枢神经系统疾病（脑炎、震颤麻痹、肌萎缩性侧索硬化、脊髓痨、脊髓空洞症、亚急性联合变性等），药物性。

（4）颈动脉窦性晕厥：心脏抑制性、血管减压性、混合性及中枢性

2. 心源性

（1）器质性

①心室流出道与流入道阻塞：主动脉狭窄、肥厚性心肌病、二尖瓣狭窄、心房黏液瘤、肺动脉栓塞、法洛四联症、肺动脉高压。

②泵衰竭：心肌梗死、人工心脏瓣膜功能异常、全心缺血。

③心脏压塞。

④主动脉夹层动脉瘤。

（2）电生理紊乱：房室传导阻滞、病态窦房结综合征、室上性或室性心动过速、Q-T延长综合征及起搏器有关的功能异常。

（二）非心血管性

1. 神经源性

（1）脑血管病：脑动脉粥样硬化、脑动脉狭窄或阻塞、颈动脉及椎－基底动脉 TIA（动脉粥样硬化、颈过度伸展）。

（2）锁骨下偷漏综合征。

（3）无脉病。

（4）正常颅压脑积水。

（5）癫痫发作。

（6）延髓性晕厥。

（7）慢性铅中毒性脑病。

（8）颅脑损伤后。

（9）偏头痛（基底动脉性）。

2. 代谢与血液性

（1）缺氧：高空、低氧血症。

（2）低血糖症。

（3）过度换气。

（4）严重贫血。

3. 精神性

（1）恐惧性疾病。

（2）重度抑郁症。

（3）癔症。

（4）转换性疾患。

（5）心理冲突躯体化。

（6）幻想性虚构性病或住院癖（Munchausen 综合征）。

三、诊断方法

晕厥是常见的临床综合征，病因众多；由于晕厥间歇发作，以致诊断困难。心源性晕厥死亡率高，应及时明确有关病因。

（一）病史

须询问过去有无类似发作，每次发作的症状是否相似。家族中有无类似的患者。向患者及目睹患者发作者了解晕厥发作始末的详细情况，掌握晕厥的发生发展过程，对明确晕厥的病因最有帮助。病史内容应包括以下要点。

1. 晕厥前情况

晕厥发作前的体位与活动情况，如晕厥前休息状态、改变体位、轻微用力、咳嗽、排尿、排便等的影响。有无晕厥发作的前驱或伴随症状，如预感晕倒、无力、出汗、上腹不适、哈欠、恶心、头晕、视力减退或模糊、听力改变或耳鸣、全身发麻或温热感、肢体麻木、苍白、叹息、心绞痛、心悸等，以及上述伴随症状的持续时间。有无血管迷走性晕厥的激发因素，如情绪紧张或心理应激、恐惧、忧虑、疲乏、饥饿、睡眠不足、处于闷热或拥挤环境、轻微损伤性疼痛、见到出血等。有无眩晕、复视、共济失调、构音障碍、偏侧麻痹或麻木等局灶性神经症状。应了解用药史及末次月经史。

急骤起病而无前驱症状者常提示心律失常、颈动脉窦性晕厥或直立性低血压。因劳力而诱发晕厥者常提示有器质性心脏病或心动过速性心律失常。若晕厥与进餐、饮酒、咳嗽、吞咽、排尿、排便、腹痛等有关，提示为情景性血管迷走性晕厥。血管迷走性晕厥患者常有苍白、出汗、心动过缓等胆碱能神经兴奋的先驱症状。因头颈过度伸展或上肢活动而发生晕厥者提示为椎 - 基底动脉 TIA 或锁骨下偷漏综合征。低血糖、过度换气、癔症、高血压或心源性晕厥与体位无关；而血管迷走性晕厥和颈动脉窦性晕厥一般都发生于立位或坐位时。直立性低血压所致晕厥则发生于自卧位起立后短时间内。数分钟内逐渐出现晕厥者应考虑为过度换气或低血糖症。服药后首剂发生晕厥可见于服哌唑嗪、巯甲丙脯酸或硝酸甘油者。一些血管活性药物可引起直立性晕厥。抗心律失常药、吩噻嗪类或三环抗抑郁剂可激发心动过速性心律失常。甲基多巴、β 受体阻滞剂或地高辛亦可加剧颈动脉窦过敏。

2. 晕厥时表现

向晕厥发作目睹者了解患者意识丧失持续时间（秒或分钟

等），晕厥时有无惊厥、自动症、尿或大便失禁，有无跌伤。晕厥历时数秒钟至数分钟者很可能是颈动脉窦性晕厥、血管迷走发作或直立性低血压。发作超过数分钟者提示低血糖、癔症、过度换气。一日内晕厥数次者应考虑由心脏病伴有严重心律失常引起。有心悸提示晕厥发作由过度换气或异位心动过速所致。显著的四肢抽搐最常见于癫痫，但非典型强直阵挛性抽搐则可发生于阵发性心室颤动或心搏骤停。过度换气时常伴有手与面部发麻、刺痛及手足搐搦。不规则抽动或全身痉挛、又无意识丧失或脑电图改变者，常为癔症性晕厥。晕厥伴随脑干缺血表现提示椎 – 基底动脉 TIA、基底动脉型偏头痛。

3. 晕厥后症状

有无遗忘、肌肉疼痛、发作后意识模糊或嗜睡，以及上述局灶性神经症状。晕厥发作后一般恢复迅速，而癫痫发作则常伴随嗜睡及意识模糊。发作后如有意识模糊、无力、头痛常见于血管迷走性晕厥、过度换气后或颅脑损伤后晕厥。

（二）检查

1. 发作时的检查

（1）一般情况：急性心功能不全引起的晕厥常有发绀、明显呼吸困难。血管迷走性晕厥者苍白显著，但无发绀、呼吸困难。原发的脑循环疾患引起的晕厥常表现面色绯红、呼吸缓慢而不规则。注意有无急性感染、慢性消耗性疾病及其他易诱致血管迷走性晕厥的情况与出血征。

（2）心脏情况：心源性晕厥可能有心脏增大，心脏杂音等体征。心律失常所引起的晕厥有心率过速或过缓，或脱漏搏动等。如晕厥发作时心率 >150 次/分钟者提示为异位心律，而心率 <40 次/分钟者则表示为完全性房室传导阻滞。发作时心电图检查可明确心律失常的性质。鉴别神经源性反射性晕厥与心源性心动过缓性晕厥，心电图检查具有决定性价值。

（3）血压：急性血管功能不全所致的晕厥都伴有血压降低，高血压性脑病晕厥则血压显著升高。两侧上肢血压相差 2.7kPa

（20mmHg）以上者提示主动脉夹层动脉瘤或锁骨下偷漏综合征。

（4）血管杂音：颈动脉、锁骨下、眶上及颞区听到血管杂音，提示有血管疾病，如无脉病、主动脉夹层动脉瘤或锁骨下偷漏综合征。

（5）低血糖性：晕厥发作时血糖浓度明显低下，血糖一般在2.8mmol/L（50mg/dl）以下。

（6）如能在发作时检查到脑电图，可见持续3～10s的广泛两侧对称的2～4次/秒的慢活动，以枕区较明显。

2. 发作间期的检查

对经常发作的患者，在不发作时除一般体检和神经系统检查外，应作眼底、心电图、心脏X线检查，并根据病史及体检所见选择颈椎摄片、超声心动图（可证实或排除器质性心脏病及评价左心室功能）、脑电图等检查。对反复发作又未能目睹的晕厥病例还可用下述方法复制发作，以协助诊断。

（1）过度换气试验：对疑为过度换气所致晕厥者，如令其作深、快呼吸2～3min，可诱发晕厥。

（2）颈动脉压迫试验：让患者平卧，检查者先压迫一侧颈动脉分叉（甲状软骨上缘水平，胸锁乳突肌前缘）5s，同时监测心电图及血压，一侧压迫解除后，再压另一侧。应高度重视同时压迫两侧是禁忌的。如出现显著心动过缓或心脏停搏达≥3s，提示为心脏抑制型颈动脉窦性晕厥；若静脉注射阿托品1～2mg后，上述反应消失则进一步支持诊断。若收缩期血压降低＞6.7kPa（50mmHg）而无症状，也无明显缓脉，或降低4.0kPa（30mmHg）而有伴随症状则应考虑为血管抑制血脑型颈动脉窦性晕厥。若按摩及注射阿托品后出现低血压，尤其先前已作过卧位起立试验除外体位性低血压者，则提示为血管抑制型颈动脉窦性晕厥。如立位与卧位按摩颈动脉窦与阿托品注射后，均发生晕厥而无低血压者应考虑为脑型颈动脉窦性晕厥。总之，该试验若能复制晕厥，又除外了其他原因才能诊断颈动脉窦性晕厥。作此试验必须谨慎，对疑有窦房结或房室结病变的老年患者更应小心，以免产生过度脑缺血而引起意外。有颈动脉杂音或脑血管病者应视为相对禁忌症。该试验可引起下列并发症：心脏停搏过久、心室颤动、一过性或永久性神经缺损征及猝死。该试验的操作尚未标准化，一般在卧位时作，若疑为血管抑制型者且卧位阳性时，则在坐位与站位下重作。

（3）卧位起立度试验：比较平卧（10～15min）时与起立后（2～5min）的脉率与血压。体位性低血压者起立时血压下降显著（收缩压 < 12.0kPa（90mmHg），可超过 5.3～8kPa（40～60mmHg），并可出现症状。对可疑阳性者，需反复测定，以确定其与症状的关系。起立后脉率不加快也反映自主神经功能失调。该项试验最好在晨间进行。如试验阳性对诊断直立性低血压有一定价值。

（4）闭口呼气试验：患者站立，先深呼吸三次，再尽量吸一口气，而后屏气并用力作排便状鼓气，至无力再鼓时止，如出现晕厥样表现，提示血管运动调节有缺陷。

（5）直立倾斜试验：在空腹状态下进行。检查前停服心脏活性药物（至少 5 个半衰期）。试验时患者仰卧在检查桌上，监测血压、心率每 3min 一次；同时静脉滴注生理盐水 500ml。在测量了基础心率、血压后，倾斜检查桌使头侧升高到 80°，维持 30min。若在该时发生晕厥，则迅速降到水平位。若在倾斜时未发生晕厥，则在将检查桌降到水平位 5min 时，静脉滴注异丙肾上腺素 1μg/min，共 5min；尔后再将检查桌倾斜使头侧升高 80°，30min，若仍未促发晕厥，则再降到水平位 5min，重复静脉滴注异丙肾上腺素 2μg/min，以至 3μg/min 同前，均相继进行前述倾斜试验，直至发生晕厥为止。阳性结果为：晕厥（与自发性发作相似）伴心动过缓、低血压或兼有之，出现阳性结果的时间大都在 6～12min 间。阳性病例在检查前半年内的晕厥次数较阴性结果者多。此试验对评价晕厥，特别是血管迷走性晕厥，是一种安全、简易的特异性试验。

3. 对疑有心源性晕厥的检查

（1）心电图检查：心电图应为晕厥患者的常规检查，可明确有心肌缺血或梗死、心律失常、心室肥厚、传导阻滞、预激综合征或 Q‑T 延长综合征等，最常见的异常为双束支传导阻滞、陈旧性心肌梗死及左心室肥厚。运动试验对晕厥的病因鉴别价值较小。

（2）延长心电图监测：因动态心电图监测所检出的心律失常历时短且不易明确与症状的相关性，故对确定晕厥原因的敏感性及特异性受到限制。通常监测时间 >12h 仅可发现 4%～10% 与症状相关的心律失常，即使延长监测时间至 24h 以上，仍未能增加与晕厥相关心律失常的检出率。因此近年应用心电图记忆磁带环，能较长期（月）佩带，自动连续、反复记录及消除每 5min 的心电图，当晕厥刚发作时即刻按下开关，记录仪可保存前 5min 的心电记录，及自按下开关后的连续记录，从而获得晕厥发生前及发生时的心电图发现，足供判断心律失常与晕厥发作的关系（特别是一过性心动过缓性心律失常），或可确切排除心律失常引起晕厥的可能性。因此延长心电图监测对疑为心源性晕厥患者的诊断意义超过动态心电图监测及电生理研究，在反复晕厥发作的患者是理想的检查方法，阳性率可达 25%～35%。

（3）电生理检查：包括非侵入性（食管调搏及晚电位）及侵入性（希氏束 ECG）检查。如发现持续单形性室性心动过速、窦房结恢复时间达 3s 以上、调搏诱导的结下阻滞、HV 间期 >10ms、阵发性室上性心动过速伴症状性低血压（与自发晕厥表现类似）等电生理异常，提示可能为晕厥的原因。一般在无心脏病、左心室射血分数 >40% 或心电图及动态心电图正常的患者，电生理检查常为阴性结果。因此对有器质性心脏病及不能解释的反复突然意识丧失者才可考虑先作侵入性检查。

4. 神经精神检查

神经系统检查发现局部异常体征者提示神经源性晕厥可能。脑电图检查有助于鉴别晕厥与癫痫，在癫痫发作间歇期，约 75% 病例有脑电图异常，而晕厥间歇期脑电图均正常。对临床疑有颅内病变者应作头颅 CT，以除外颅内器质性病变。

精神性晕厥并不少见，多与焦虑状态引起过度呼吸及血管抑制性反应而导致意识丧失有关。故对晕厥患者进行诊断性检查中，也应包括筛选性精神检查，特别对较年轻的、主要是女性而无器质性心脏病证据，及有反复多次晕厥发作者。

5. 其他检查

大便隐血试验有助于了解有无胃肠道出血，对直立性晕厥的病因鉴别有意义。血常规检查对出血患者可能有帮助。低血糖症、低钠血症、低钙血症或肾功能衰竭可见于少数晕厥患者。自主神经功能试验有时可有助于检出直立性低血压的神经性病因，如比较卧位与直立位时血清儿茶酚胺、多巴胺、β-羟化酶水平，如无变化则提示特发性直立性低血压或自主神经性病变。

四、鉴别诊断

晕厥首先须与眩晕、癫痫等鉴别。惊厥性晕厥有时与痫性大发作难以区别，如有以下临床特别则提示惊厥性晕厥：①有晕厥前预兆及发作诱因。②无典型的强直-阵挛性惊厥发作过程。③发作后迅速恢复。

（一）心源性晕厥

系指任何心脏疾患引起心排血量突然降低或排血暂停，导致脑缺血所引起的晕厥。正常人可耐受每分钟 35～40 次或快至 150 次心跳的循环状态，特别是当平卧时；如低于或超过此数则可发生脑循环障碍而导致晕厥，并可在任何体位时发作。造成心源性晕厥的主要原因如下。

1. 急性心脏排血受阻

（1）严重主动脉瓣狭窄：由于主动脉瓣重度狭窄使心排血量固定于低水平，当运动或激动时，心排血量不能适应脑组织的需要，造成脑缺血而导致晕厥。当运动时，冠状动脉供血亦相对不足，导致严重的心肌缺血，心排血量进一步下降。主动脉瓣狭窄是以瓣膜的纤维钙化病变为基础，延及房室结，可引起房室传导阻滞；合并的快速性室性心律或反射性迷走神经张力增高等因素均可导致晕厥。此种晕厥多出现于劳累或用力之后，故又称用力性晕厥。晕厥前常有头晕、头痛、无力、心悸，约半数病例伴发心绞痛及短暂呼吸困难。晕厥时间一般较长，晕厥后可有明显无力、呼吸短促及心绞痛。主动脉瓣区有明显收缩期喷射性杂音。X线检查及心电图均可发现左心室肥厚。

（2）左心室流出道梗阻：由于心室流出道肌性肥厚而导致心室排血受阻。以原因未明的主动脉瓣下狭窄最常见。在激动或运动后，由于交感神经兴奋，流出道心肌收缩增强，梗阻加重，可发生脑缺血，引起头晕、易疲劳及晕厥，常伴有呼吸短促和心绞痛。多数发病于30~40岁。在闭口呼气动作用力期心尖内侧及胸骨下段内侧可听到粗糙的收缩期杂音。心电图常有异常Q波和预激综合征等改变。超声心动图检查，尤其是二维超声心动图对本病有确诊价值，若再加上多普勒血流动力学检查则可获得更多的病理生理资料（参阅有关章节）。心导管检查可发现左室腔与流出道间明显压力阶差，心血管造影也是证实本病的可靠方法。

（3）心房黏液瘤或球瓣样血栓：晕厥常发生于从卧位起坐或起立时，由于黏液瘤或球瓣样血栓嵌顿于房室瓣口，造成急性暂时性心脏排血障碍或中断，引起脑缺血及晕厥，甚至惊厥。晕厥发生时可能在心前区闻及相应的杂音。有时于晕厥发作后还可发生其他部位动脉栓塞，特别是脑栓塞。临床上拟诊为二尖瓣狭窄的患者，若反复发生晕厥或惊厥，尤其发生在体位改变时，应考虑左房黏液瘤或左房球瓣样血栓的可能性，超声心动图检查可以确诊。

2. 心肌病变

晕厥可在重症心肌炎、心肌缺血及梗死时发生。心肌炎时除心肌收缩功能减弱外，尚可因伴发心律失常而发生晕厥，可反复发作。重症心肌梗死早期发生晕厥并不少见，晕厥多发生于心前区疼痛的高峰即严重缺血阶段，伴脉搏减慢或消失，意识丧失持续时间稍长，亦可反复发作。心电图检查可确诊急性心肌梗死和伴随的心律失常。

3. 心律失常

此类晕厥主要是由于心脏停搏和心律失常，尤其是快速性室性心律失常导致急性脑缺血所引起。临床表现为突然晕厥、心音消失、癫痫性抽搐、面色苍白或发绀。

（1）心动过缓与心室停搏：心源性脑缺血综合征最常发生于完全性房室传导阻滞及心率在每分钟40或40次以下者（又称阿－斯综合征）。直立位患者的心室收缩停止4～8s即可引起晕厥；平卧时可耐受心脏停搏10～12s，超过15s时就可失去知觉而晕厥。脑缺血超过15～20s可发生轻度阵挛性抽动。晕厥持续在10～15s，可借自发性心室起搏点或窦性心律的折返而中止。如病因未除，往往再发或反复发作，亦可在睡眠中出现。心脏传导阻滞如为暂时性，发作间歇的心电图仅显示心肌缺血性表现。有的仅于压迫眼球或按摩颈动脉窦时引起P－R间期延长或单纯的心室内传导障碍。心脏传导阻滞多发生在有心脏病的患者，也可发生在无明显心脏病而来自食管憩室、纵隔肿瘤、胆囊结石、颈动脉窦病变、舌咽神经痛、胸膜及肺受刺激通过迷走神经所引起，也可由心脏传导抑制性药物［奎宁、利多卡因、锑剂、肾上腺素能β－受体阻滞剂（普萘洛尔）等］引起。反射性心动过缓则以窦房型较房室型为常见，心电图有助诊断。多数学者认为即使在完全性心脏传导阻滞者，其发生晕厥的直接机制还是由于缓慢心率所引起的心肌缺血而促发的室性心律失常（室性心动过速或心室颤动）所致。

（2）窦房结功能不全：基本电生理障碍是严重的窦性心动过缓或窦性停搏、窦房传导阻滞或快速心律失常，可引起重要器官特别是脑、心、肾的灌注不足。窦房结功能不全可由心肌供血不足、心肌病、心肌炎等引起。约2/3病例发病于50～70岁，有30%左右的病例发生晕厥。如窦性停搏时间较长，同时又无逸搏出现，可因心搏暂停而出现短暂的晕厥，甚至出现阿－斯综合征。合并有房性心动过速者又称为心动过速心动过缓综合征。心搏暂停可发生于心动过速发作刚止之后，有些患者可有持久的心房颤动或扑动。窦性频率不能随着运动、发热、剧痛而相应增加者，或在静脉注射阿托品（0.02mg/kg体重）或静脉滴注异丙肾上腺素后心率未能增至90次/min以上者，提示窦房结传导阻滞或窦房结功能不全，统称为病态窦房结综合征。

（3）Q-T延长综合征：Q-T延长综合征患者可发生扭转性室性心动过速而引起晕厥及突然死亡。先天性Q-T延长综合征有罗马诺-沃德综合征（伴先天性耳聋）及耶韦尔和朗格-尼尔森综合征（无先天性耳聋），初次发作多在2~6岁，至青春期明显，尔后随年龄增长而发作渐减。Q-T延长的机制可能与心脏交感性兴奋的不对称有关。晕厥发作时意识丧失的时间短，可伴有抽搐及尿失禁。发作间歇期神经检查与脑电图均无异常。40%病例最终可因晕厥发作而猝死。获得性病因包括药物性（奎尼丁、普鲁卡因胺、双异丙吡胺、胺碘酮、戊烷脒、吩噻嗪类、抗抑郁剂、SMZ或红霉素）、低钾血症、缺血、心肌炎、严重心动过缓及中枢神经疾病（蛛网膜下腔出血）等亦可延缓心脏复极化致Q-T间期延长，并促发扭转性室性心动过速。

（4）阵发性心动过速：阵发性心动过速或心房颤动引起的晕厥多发生于心律失常开始或终止时，开始时可能与心率突然增快有关，终止时往往伴有短时的心跳暂停。患者不一定有器质性心脏病，但也可伴有动脉硬化性心脏病、心瓣膜病或心肌病。晕厥前有突发的快而不规则心跳、出汗、眩晕、头晕、恶心等先兆，一般仅数秒钟，晕厥及其发作后症状则无特异性。心房扑动伴1∶1房室传导者心率较快，可达250次/min以上，常引起晕厥。室性心动过速或心室颤动反复发作时心排血量显著减少，也是发生晕厥的常见原因。

（二）反射性晕厥

1. 血管迷走性（血管抑制性）晕厥

又称普通晕厥，最为常见。多发生于体弱的年轻女性，可由激动、恐惧、焦虑、晕针、急性感染、创伤、剧痛等引起。在高温、通风不良、疲乏、饥饿、妊娠及各种慢性疾病情况下更易发生。常发生于立位或坐位时。起病前先有短暂的头晕、注意力不集中、面色苍白、恶心、上腹不适、出冷汗、心慌、无力等症状，严重者有10~20s先兆。如能警觉此先兆而及时躺下，可缓解或消失。初时心跳常加快，血压尚可维持；以后心跳减慢，血压渐下降，收缩压较舒张压下降更多，故脉压差缩小。当收缩压下降至6.7~8.0kPa（50~60mmHg）时，出现意识丧失数秒或数分钟，可伴有苍白、冷汗、脉弱且缓、瞳孔扩大，少数患者可有尿失禁，醒后可有无力、头晕等不适；较重者则醒后可有遗忘、精神恍惚、头痛等症状，持续1~2d而康复。发作间歇期直立倾斜试验阳性支持诊断。

2. 颈动脉窦性晕厥

或称颈动脉窦综合征。正常颈动脉窦对牵张刺激敏感，受刺激后所引起的感觉冲动，经舌咽神经分支传递到延髓，使迷走神经兴奋，引起反射性心率减慢与血压暂时下降。颈动脉窦反射过敏患者的一侧或双侧颈动脉窦受刺激后，即可引起显著的脉搏减慢、血压下降，导致晕厥，发作时多无先兆。颈动脉窦反射过敏多与颈动脉硬化、近颈动脉窦处外伤、炎症与肿瘤压迫及洋地黄与拟副交感神经作用的药物作用有关。发作可分为以下三种形式：①迷走型（心脏抑制型）：出现晕厥时并有反射性心动过缓（窦性心动过缓、窦性停搏或房室传导阻滞），可用阿托品对抗。②血管抑制剂：无心动过缓，晕厥全由于突然的血压过低和脑缺血所引起，可用肾上腺素对抗。③脑型：刺激颈动脉窦后3~4s即可发生意识丧失，但无明显的血压或心率改变，阿托品或肾上腺素都不能对抗。晕厥时可伴以对侧肢体感觉或运动障碍和一定的脑电图变化。突然转动头位或衣领过紧均可诱发。颈动脉压迫试验阳性有助于各种类型颈动脉窦性晕厥的诊断。

3. 舌咽神经痛所致晕厥及吞咽性晕厥

少数吞咽神经痛患者在疼痛发作时可伴发心动过缓、血压下降而致晕厥，甚至发生抽搐，一般约持续10~15s。可以自发，亦可由吞咽诱发，故称为吞咽性晕厥。其机制是冲动经孤束核的侧支，兴奋迷走背核构成迷走反射性心脏抑制。多数患者是由食管疾患如癌肿、憩室、狭窄等以及房室传导阻滞引起。给予阿托品或苯妥英钠及切除Ⅸ、Ⅹ脑神经的相应分支可终止其发作。其他形式的脑神经受刺激，如突然受冷刺激（冷风或入水）、眼球疼痛、突然的头颈运动，亦可通过迷走介导机制，导致心动过缓或心搏停止而发生晕厥。

4. 排尿性晕厥

多见于中年男性患者，偶见于老年人。多在夜间起床排尿时或刚排完后突然发生，多无先兆。晕倒约持续 1~2min，可自行苏醒。可能由于过度扩张的膀胱迅速排空时，通过迷走神经反射性地引起心动过缓与血管扩张，急促排尿时胸腔内压上升，夜起排尿而骤然转变体位及自主神经不稳定等多种因素，引致心排血量降低和暂时性脑缺血。在站立位作前列腺检查过程中发生的晕厥，称前列腺性晕厥。

5. 咳嗽性晕厥

由一阵剧咳所引起的瞬时意识丧失，多见于慢性支气管炎、慢性喉炎或百日咳者。是咳嗽时胸腔内压上升，回心血流受阻，心排血量降低；又因反射地引起脑脊液压力上升，影响脑血液循环，导致脑缺血而发生，亦可发生于大笑、用力大便、快奔上楼或举重等费力的活动时。

（三）直立性低血压晕厥

亦称体位性或姿位性低血压。正常人从卧位起立时，因重力作用引起躯体下半部血液淤积，但可通过下列作用而维持一定水平的血压及脑灌注区：①反射性小动脉及动脉收缩。②主动脉及颈动脉窦反射使心率加速。③肌肉活动及小静脉反射性收缩使静脉回流增加。④血浆儿茶酚胺浓度增高等。如上述代偿功能发生障碍，则由平卧或久蹲伴突然起立时血压急速下降，引起短暂的意识丧失。本病的发生，系以体位改变为其诱因，昏倒后取平卧位能使意识迅速恢复。本病与血管抑制性晕厥不同，发作时无先驱表现，发作间歇期卧位起立试验可呈阳性结果。

直立性低血压可由多种情况引起。原发性的为一种节前交感神经元的变性疾患。通常逐渐起病，以中年男性多见。患者于站位时头晕、腿软、眩晕乃至晕厥，轻者于直立时逐渐发生，重者可于直立时立即晕厥，甚至因不能维持直立位而长期卧床。患者常伴有阳瘘、无张力型膀胱、躯体下半部无汗等自主神经功能紊乱。晚期可发生锥体外系症状，如震颤、强直、共济失调等。自卧位直立时血压可降低 6.7kPa（50mmHg），但并不出现代偿性心动过速，不出现苍白、出汗、恶心等血管迷走性晕厥时的自主神经性反应，亦无去甲肾上腺素释放。自主神经功能不全亦可发生于进行性小脑变性、震颤麻痹及纹状体黑质变性等中枢神经变性疾病。

（四）脑源性晕厥

1. 脑血管病晕厥

由于脑动脉或主要供应脑血液循环的动脉发生病变、功能紊乱或受压，导致一时性广泛的或局限的脑供血不足所引起。动脉管狭窄或阻塞主要见于动脉粥样硬化与闭塞性大动脉炎（无脉病）；动脉受外来压迫或发生扭曲可见于肿瘤、颈椎病、上颈椎畸形或其他颅内外病变、颈动脉、椎动脉与基底动脉及其主要分支的受累是致病的主要病变部位。阻塞程度越重，越易发生晕厥。本病多见于老年患者，晕厥时可伴发偏瘫、偏身感觉障碍等局灶性神经征。站立、咳嗽等动作可使血压稍降而引起晕厥。无脉病患者在运动时可发生眩晕和晕厥，多见于年轻女性，其特别为桡动脉搏动消失，可有偏瘫、受累血管部位可闻及杂音。晕厥起源于颈动脉、椎动脉病变或受压，患者作转头动作或压迫颈部可出现颈痛、恶心、呕吐、眩晕、视物模糊，发作一般仅数秒钟，易于反复发作。

2. 延髓性晕厥

由于累及延髓的调节心率与血管运动中枢所致，见于延髓型脊髓灰质炎、狂犬病、血紫质病、吉兰-巴雷综合征（Guilain - Barre syndrome）或其他原因的上升性麻痹等急性神经系统疾病，亦可见于延髓、脑桥病变（如延髓空洞症、肌萎缩性侧索硬化或胶质瘤），以及应用地西泮剂、镇静安眠剂、抗抑郁剂与麻醉剂等血管运动中枢有直接抑制作用的药物等。因有神经系统病变的其他表现或用药史，诊断一般不难。

（五）过度换气综合征

过度焦虑和癔症发作可引起过度换气，导致二氧化碳减少及肾上腺素释放，呼吸性碱中毒，脑血管阻力增加，脑血流量减少。发作之初，有胸前区压迫感、气闷、头晕、四肢麻木、发冷、手足抽搐、神志模糊等。症状可持续 10~15min，发作与体位无关，血压稍降，心率增快，不伴以面色苍白，亦不因躺下而缓解。当患者安静后发作即终止。并可由过度换气而诱发。

（六）低血糖症晕厥

严重的低血糖症可由注射过量胰岛素、胰岛细胞瘤或晚期肾上腺、垂体功能不全或肝脏病等所致。早期表现为乏力、面色潮红、出汗、饥饿感，进而神志不清和晕厥，甚至惊厥与昏迷。晕厥多缓起，恢复亦缓慢。发作时血压与脉搏改变不多。轻症常发生于餐后 2~5h，可无意识障碍。诊断根据病史，发作时血糖降低；注射胰岛素或口服甲苯磺丁脲（或反应性低血糖患者进食高碳水化合物食物）可诱发；发作时注射葡萄糖可迅速解除症状。

（七）癔症性晕厥

常发生于有明显精神因素的青年妇女，发作都在人群之前。发作时神志清楚，有屏气或过度换气，四肢挣扎乱动，双目紧闭，面色潮红。脉搏、血压、肢体肤色均无变化，亦无病理性神经体征。发作历时数十分钟至数小时不等，发作后则情绪不稳，可与血管迷走性晕厥鉴别。如有昏倒，亦缓慢进行，不会受伤。常有类似发作史。

五、治疗

晕厥即将发生或已开始发生，应立即将患者置平卧位，以保证脑部供血，坐位可将上身俯前，将头置于双膝之间，仰卧时，则将双腿抬高，所有过紧的衣物及其他束缚均应解除，头偏向一边，以防舌后坠及呕吐物误吸，适当的外周性刺激可促进其尽早恢复知觉，如冷水浇面、冰敷头部，小心吸入一点氨水，体温过低时应注意保暖，在恢复知觉前不应经口腔给予任何食物、药物及饮料。除非觉得肢体无力已完全解除，否则不应立即站立或行走。

应给患者作好充分的解释，解除其惊恐及慌乱，同时应随时警惕有少数患者晕厥是由于体内大出血及急性心肌梗死等严重疾病，特别是后者，发作时可以完全不伴心绞痛，但可发现心律失常。老年患者即使一切检查均无异常发现，仍不能排除短暂心停跳所致晕厥，应进行认真检查，必要时准备随时进行紧急抢救。

血管扩张性晕厥史患者应避免长期身处噪声闷热的环境或处于情绪激动、疲乏、饥饿从而引起全身血管扩张。有体位性低血压史患者应避免快速从床上起身，而应该先平卧时活动双脚，慢慢坐起，放下双脚，慢慢站立，确定无头晕及眩晕再开始迈步，这类患者在睡眠时将枕头升高 20～30cm，另外平时穿着弹力腹带、弹力袜子等均有助于减少发作，还可使用麻黄素类药物，但副作用较大。

慢性直立性低血压患者可酌情使用口服皮质激素同时可适当增加水、盐摄入量以扩张血容量，另外上述睡眠时抬高枕头及弹力腹带、绑腿等都有助于增加有效血容量，减少发作。

部分夏伊-德雷格综合征患者可试用酪氨酸及单胺氧化酶抑制剂或 β-阻滞剂如 Propanolol 或 Pindoklog 等，可缓解症状。

直立倾斜试验阳性的神经性晕厥（如低血压-慢心律综合征、血管舒张性晕厥）可使用 β 肾上腺素阻滞剂或抗胆碱类药物预防发作。

颈动脉窦性晕厥的治疗应首先指导患者怎样避免摔伤，平时注意穿低领的衣物，向一侧注视时应全身转动，而避免急速转动头颈，如伴心律减慢或低血压时可采用阿托品或一种拟肾上腺素类药物，如果效果不良，而晕厥发作频繁，应考虑放置双腔心脏起搏器，而窦房结烧灼或外科手术在少数患者可取得明显疗效，但很少采用。脑动脉狭窄所致者应考虑行外科治疗。迷走反射性晕厥通常对抗胆碱药物反应好，可用普鲁苯辛 15mg，每日 3 次。

对于常有晕厥史的患者，平时应注意防止跌伤，住宅内应安装扶手，地板应铺放地毯，特别是浴室到卧房一段，是晕厥的好发处，外出散步应选择松软地面，同时应避免长时间静坐后突然站立。

第四节 认知障碍

一、失认症

认知某一事物就是能在众多事物中将该事物辨认出来，也就是将目前的知觉体验与过去的全部经验相对照的结果。对事物的认识是通过多种感觉的会聚加工而成，以视觉—体感的多种感觉会聚为主，并同样有听觉甚至嗅觉的参与。

失认症主要表现在视觉、听觉、触觉及自身躯体觉（体象）四个方面，临床统称为失认症。

（一）分类和病变部位

1. 视觉失认症

视觉失认症是指患者不再能够通过视觉来辨认，或辨认不清楚他不久以前无任何困难就能辨认的事物，尽管患者的视力、推理能力都毫无改变。患者对熟悉的场所，他周围的事物，各种容貌甚至他的亲人，有时对颜色的鉴别都变得困难甚至不可能。

（1）视觉空间失认症

空间性失认症的特点是与视觉空间感知障碍有关的一种地域性解体。患者不能辨别方向。患者不懂得观察四周，不懂得用有效的注意来进行探测。患者能掌握的若干视觉迹象都是孤立的，因此不能从这些视觉迹象来重建一个地域性结构。患者常常表现为在病区走廊里迷路，进入别人的房间，甚至在他住的房间里也不能辨别方向。

空间失认症的特点有二：①整个视觉感知有困难，患者不能把握每个细节所组成的整体；②不能利用目光对空间作系统的探测。

这种视觉资料的感知及再认的紊乱常伴有视觉记忆的障碍。一方面学习无效果，虽然反复进行试验，患者还是不能学会即便是原始的路线。另一方面，患者不再能够回忆熟悉环境中的地形图。

视觉空间失认症的病变主要涉及右半球顶-颞交界处皮质，按照病变范围的大小而造成不同程度的视觉认知及空间探测的障碍。

（2）面孔失认症

面孔失认症患者常表现为看到人时不能立即认出是什么人。严重病例连自己的亲人和密友也认不出，不能区别对象是男人还是女人，在镜子里不能从几个人的面孔里辩认出自己的面孔。轻度的面孔认知障碍需要通过专项测验检查出来。

面孔失认症可以合并有视觉内失认症的各种障碍，也有的患者是单独存在或至少是占优势。最常见于右侧中央后回病变。

（3）颜色失认症

颜色失认是患者得病后不再能认出他过去能很完善地识别的颜色。这一障碍很少被患者主动提出，而是通过一些特殊检查才发现此种障碍。临床表现有：

①不能认识颜色通过颜色配对检验来证明，患者能看清目标，看出是着色的，但认不出颜色。

②颜色命名的障碍患者对不同颜色的毛线的命名错误或说不出色的名称，因而常求助于一些迂回的说法："草的颜色"代表绿颜色，"血的颜色"代表红色。大多数病例中，这种颜色命名的障碍是整个失语症的一个组成成分。颜色命名障碍常见于中央后回病变，伴或不伴有右侧同向性偏盲。

颜色认识障碍多见于左侧颞-枕区病变，但右侧病变也可引起。另外在双枕叶病变引起的皮质盲恢复期中也可发现。

（4）内部影象加工障碍

①视物变形症患者对涉及物件的大小、方向、形状、位置及物件之间的相互关系等问题发生知觉异常，知觉异常可涉及看到的全部物品或仅为物品中的某一些方面。

②视幻觉包括：①几何性或原始性幻觉；②形象性幻觉；③双重人格幻觉：又名幻觉性自见症，患者看见另一个自己。视幻觉常为阵发性，如偏头痛发作时出现在一侧视野中的原始几何图形幻觉。形象性幻觉常见于"颞叶癫痫"，病变区域变化不定，皮质

颞－枕区是最常见的病变部位。双侧病变或弥散性病变（震颤谵妄）也可以引起。视幻觉本身没有大的定位价值，除非伴有其他神经系体征尤其是同向性偏盲。

2. 听觉认知障碍

音乐是一种很复杂的神经心理活动。颞叶在音乐的认知及加工中具有主要作用。对旋律（曲调）及韵律的认知及演唱来说，右颞叶是必不可少的。

（1）失音乐症

文献中报告的各种型式的失音乐症的研究主要是一些优势侧半球病变后出现失语症的音乐家患者。文献中报道过多种综合征：乐歌不能、音乐聋、音乐性失读症、乐器性失音乐症、音乐性遗忘、节律障碍等。大多数病例的病变部位在左侧大脑半球与音乐有关的皮质区。临床表现障碍的不同与所检查患者的个人音乐才能的不同是平行的，这就解释了各种失音乐症的缺乏一致性。至于失音乐症的分类问题尚无一致的意见，可大体分为表达性与感受性两大类。对失音乐症患者主要的是查明音乐功能发生了哪些障碍，以及病变的确切部位。

（2）声音辨认障碍

声音的辨别是一个复杂的过程，由于声音模式性质的不同，因而两侧大脑半球并非同等地参与了声音的辨别过程。假如声音模式通过反复运用并获得一种象征性的意义，它就成为一个特定的有意义的信息并由左侧大脑半球命名而如同一个言语信息一样；假如声音模式是新的而又复杂的，右半球就参与它的分析及辨认；假如这一声音模式再次出现，他就成为一个熟悉的认知对象，这一声音模式的大脑表象将在两侧大脑半球部位变得完善，两侧大脑半球将参与他的辩认及用词来表达。

3. 体象障碍

右侧顶－颞－枕交界区广泛病变最常引起躯体姿势性表象的障碍。常见的体象障碍包括：疾病感缺失、偏侧躯体失认症、动觉性幻觉及与后者可能并发存在的偏身疼痛失认症。

（1）疾病感缺失

又称病感失认症，是指有严重偏瘫患者的一种特别态度。患者拒绝承认疾病的存在。有时患者对疾病的无动于衷是相对的，并不真正的否认疾病，而只是不关心，称之为漠视疾病。

（2）偏侧躯体失认症

其特点是患者对他瘫痪的半身不认为是他自己的。当把患者的左手放在他保留的右侧视野中或放在他右手上时，患者把其左手说成是外人的。

（3）动觉性幻觉

患者印象中觉得左侧肢体发生了转变，转变可以是体积的改变，长度、重量的改变以及错觉性移位的印象。有时患者体会到在瘫痪的一侧有两个上肢或两条下肢。

（4）偏身疼痛失认症

特点是局限于患侧的对疼痛刺激的反应缺失，当给瘫痪半身施一伤害性刺激时，患者觉得痛，有痛苦表情，但无法排除不愉快的刺激，也不能指出及称呼疼痛的皮肤点以及确定刺激的性质。

（5）自体部位失认症

患者不能依照命令出示其身体的一部分或当他人触及身体的某一部分时说出其名称。

（6）异处感觉

患者不能测定皮肤刺激的位置，患者能感觉到刺激但定位很差，例如在脚上刺激而患者回答说是在手上或脸上或对侧脚上受刺激。

二、失用症

失用症（apraxia）是指运用手势技巧的障碍，其特点是患者不能很好地实施或不再能执行他过去无困难作出的手势，而患者并无任何初级运动障碍，没有瘫痪、肌张力不全、共济失调或运动性不协调。失用症只能在没有明显意识障碍、言语障碍的情况下被发现，而且患者也并非是严重痴呆的患者。

（一）分类和病变部位

失用症的表现形式是多式多样的，类型也很复杂。主要包括：观念运动性失用症、观念性失用症、结构性失用症和穿着失用症等。

1. 观念运动性失用症

观念运动性失用症的特征首先是简单的孤立手势或手势序列的一个片段发生损坏，患者不能做一些随意的、非习惯性的、无意义的手势；二是模拟空间使用物体的表演性手势不能做，如上螺丝钉，用梳子梳头等；三是象征性手势不能做，如行军礼、举拳作威胁样，挥手表示再见，用示（食）指划颊羞别人等。

观念运动性失用症的病变部位通常为双侧性，系左侧顶叶后份及下份损害或双侧大脑半球损害，特别是累及缘上回时所引起；单侧观念运动性失用症少见。

2. 观念性失用症

观念性失用症的特征是使用物件时复杂的行为及不太复杂的动作受到损害。行为越复杂或越不熟悉则失败越容易表现出来。分析发现，观念性失用症患者的行动在两方面易出现失败：①复杂动作的程序编制错误；②常用物件或不常使用物件的实际操作错误。

观念性失用症患者通常伴有较严重的观念运动性失用症，单独的观念性失用症少有报道。

观念性失用症的病变部位也常常为双侧性，大多数病例为双侧顶叶的局限性或广泛性病变所引起的，也可以由左顶叶的广泛性损害所引起，常累及顶－颞区后部尤其是缘上回。

3. 结构性失用症

结构性失用症常常要在绘图活动中及需要空间相互关系的操作测验中才容易显露出来。患者在自发性绘画或按照模型绘画时都可表现出结构性失用。患者可能不会自己作画或一个形状也不能临摹；相反，有的患者绘画错误只在临摹复杂图形时才显现出来（绞接错误、重叠等）。

分析结构性失用症发现患者的障碍出自两方面：①错误与不能

编制图画的程序有关，或与不能表示要绘制的图象或要构筑的物件的"内部模型"的表象有关；②视觉结构性资料适当配合的错误，有时是由视觉性共济失调因素所引起，但常见的是由视觉性或空间性的知觉或认知障碍所引起。

结构性失用症可由左顶区或双顶区或双侧顶叶后部病变所引起。

4. 穿着失用症

穿着失用症比结构性失用症要少见得多。其临床表现很明显，给患者造成的困难常引起周围的人吃惊，如放一件衬衣在患者手中，他将衬衣转过来，揉皱了还弄不清从那个方向穿进去，将衣服缠在身上就算了事。在卧床不起的左侧偏瘫患者可以发现，他将被单小心地拉盖在他的右半身上，而完全忽略了裸露的左半身。女性患者还可表现在她们的梳妆打扮上，患者将口红及眼影涂在颊部及额面部成为一丑角的脸谱，她不仅不能对镜纠正，由于对自己面貌的视觉理解不完全而不能对此进行批评。

穿着性失用症是由于涉及患者躯体和他周围的空间的特殊功能中手势的紊乱所引起。病变部位见于右侧颞 – 顶 – 枕联合区，当病变为双侧性时其临床表现更明显。

5. 其他失用症

（1）动力性失用症

表现为不能按计划行动，患者常常持续一个动作而不能做一系列规定的动作。这种失用症是由于额叶对编制序列性动作的程序发生障碍所引起。左侧额叶病变引起的动力性失用症其临床表现比右侧病变时明显，双侧额叶病变时临床表现更严重。

（2）口 – 面失用症

表现为不能在命令下或模仿下执行口 – 面部的随意运动如吹口哨、吹气、露齿、呶嘴、鼓腮等，但在主动作表情动作时又会出现这些动作。患者常常伴有一侧（常为右侧）中枢性面瘫，构音障碍及 Broca 失语症。口 – 面失用症是由中央回下端盖部前份或额下回后份病变引起，少数也可由额上回及额中回病变所致，一般为左侧大脑半球病变，也有过右侧大脑半球病变的报道。

（3）运动性失用症

①磁化性失用症　表现为视觉及触觉控制的抓握反应释放，即患者对看到的或触摸到的东西都抓住。有时表现为单侧的收集症，即一支手对所有接触到的东西都收下来。本症系额叶病变所引起。广泛的大脑半球病变也可出现收集行为。

②排斥性失用症　较少见。表现为手掌、足底、口部一接触到外物时就立即避开，与前一类型表现相反。见于顶叶病变。

（4）肢体-运动性失用症

表现为不能实施快速的、变替的或成系列的动作。常由对侧运动前区受损引起，特别见于大脑前动脉供应区的血管性病变。本症有时难以和动力性失用症区分开。

引起失用症的真正病变部位是顶叶，顶叶是结构性失用症，观念性失用症及观念运动性失用症的共同责任者。观念性失用症患者病变扩展到颞叶，结构性失用症则病变向枕叶扩展，更精确地说病变是涉及顶-枕区过渡的缘上回及角回。顶叶也同样导致排斥性运动性失用症。与顶叶无关的失用症有动力性失用症、口面失用症及磁化性失用症，均为额叶病变所引起。

引起失用症的病变很少是局限性，即使不是弥散性也常常是多发性及特别是双侧性，在观念性失用症或完全性失用症状尤其如此。

（二）主要病因

失用症在大脑半球弥散性病变时发病率高，而局限性病变时相对少见，故在脑萎缩性病变、炎症、血管性病变及早老性退行性病变时多见。阿尔茨海默（Alzheimer）病在病程不同阶段出现观念性及结构性失用症，最后出现严重的完全性失用症。局限性损害最常见于缺血性脑血管病。脑瘤患者也可见失用症。

三、忽略症

忽略现象可表现在运动、躯体感觉、视觉及听觉等几方面，往往以多型性出现，即患者同时有感官、体感、空间以及运动性忽略现象，有的患者也可以只有一个方面的忽略。

（一）分类及病变部位

1. 运动性忽略症

患者只用一支手往往是右手来做事及作手势，而另一支手通常是左手好象被忘记了而将之闲置在一旁那样，行走时患侧手臂不摆动或极少摆动，像半侧帕金森病患者一样，当患侧手臂处于很不舒服的位置时也长时间保持不动。下肢的忽略表现为行走时患侧常碰撞障碍物，在他面前放一双鞋请他穿上时只穿健侧的一只而忽略了患侧的一只。

运动性忽略症的检查方法是令患者作双侧重复运动，如要求患者同时做张开及握紧双侧拳头连续 20 次，正常人能无错误地做双侧同时的重复动作，患者则一侧连续做而另一侧不做或明显漏做。

当刺激忽略侧肢体时，不论是针刺、掐或捏皮肤，或用力屈曲该侧无名指时，患者会说痛，但却一点也不回缩这只手；由此看出患者并非对伤害性刺激的感知发生障碍，而是对伤害性刺激作出反应的障碍，这是运动性忽略症中常见的一个有价值的征象。

临床上纯粹的运动性忽略症少见，常合并一定程度的感觉性忽略症状，但总是以运动障碍明显而感觉障碍轻微。

2. 感觉性忽略症

感觉性忽略症又称作偏侧不注意，可以是体感性、视觉性或听觉性，此时患者对来自病变侧的刺激不能定向，不能作出反应或报告；患者的病变即未破坏感觉传入通路，也未损伤初级感觉皮质或丘脑感觉核。

感觉性忽略症通常以感觉消退的形式来表现。感觉消退的定义是同时给双侧以同等的刺激时，患者对一侧的刺激感觉不到；但分别给左、右侧刺激时患者都能感觉到。

3. 偏侧空间忽略症

又名偏侧空间不注意或单侧视觉忽略症。偏侧空间忽略症常伴有左侧同向性偏盲，但后者并非必不可少。

偏侧空间忽略症的患者表现为对一侧的事物往往是左侧视野中的事物不注意：请他读一张报纸上的通栏标题中，他只读右半而忽略了左半；请他数一数站在他病床前的人有几名，他只数了站在右边和前面的，而忽略了左边的人。

4. 垂直性忽略症

患者对正前方物体的下半部看不清，对垂直方向的木杆用视觉、触觉、视－触觉做平分测验，与正常对照者相比，患者所指中点均明显移向上方。双侧性顶枕叶损害可出现垂直面的多型式性忽略症。

（二）病因

忽略症系右顶叶病变所引起，运动性忽略症也见于额叶内侧面或背外侧面，以及颞区的皮质或皮质下病变，丘脑、尾核、壳核及内囊等处的病变也可引起运动性忽略症。感觉性忽略症及偏侧空间忽略症常由非优势半球顶下小叶或丘脑后部病变引起，也见于优势半球顶叶、额叶内侧面及背外侧面、基底节及内囊后肢等处病变。忽略症最多见的病因是脑血管疾病，也见于脑瘤，脑外伤及脑立体定位破坏手术后的患者。

四、记忆障碍

对记忆最通用的分类方法是按照记忆时程的长短分为瞬时记忆、短时记忆、长时记忆和永久记忆（也有人将永久记忆并入长时记忆而不单独列出）。

在心理学中通常根据记忆内容将记忆分为四类：①形象记忆——以事物形象为内容的记忆。②逻辑记忆——关于事物的意义、性质、变化规律等内容，或以抽象概念和判断推理为内容的记忆。③情感记忆——涉及某些情感体验及情绪变化为内容的记忆。④运动记忆——技巧和技能性的操作和运动或习惯性动作等方面的记忆。

（一）临床表现

记忆是一个比较复杂的问题，因为记忆过程包括信息的接收、编码－贮存和解码－检索等诸方面。临床记忆障碍的形式多种，可是：（1）记忆功能的不同程度的变化，包括：记忆亢进和记忆减退；（2）记忆空白或遗忘：遗忘症状只是记忆功能障碍的一种形式，其具体表现又有多种类型：①顺行性遗忘，②逆行性遗忘，③进行性遗忘，④系统成分性遗忘，⑤选择性遗忘，⑥暂时性遗忘，⑦短暂性遗忘。有的遗忘偏重于"获得"阶段发生障碍，有的遗忘主要是输入的信息不能正常贮存和巩固，也有的遗忘是学习记忆过程比较全面的障碍，但通常是回忆（再现）过程的障碍及全面受损。

记忆的病理学从两方面来研究：①器质性遗忘症：系继发于大脑病变的记忆障碍，属于神经心理学的研究范围。②情感性遗忘症：此时记忆的障碍依一个人生活经历中材料的性质及组织结构而定，大脑并无任何病变，属于心理病理学的研究范围。本章节主要讨论各种器质性遗忘症。

（二）分类及病因

1. 器质性遗忘症

1）轴性遗忘症

（1）由于上行性网状系统受损引起的轴性遗忘　调节警觉的上行性网状系统在记忆的机制中起着主要作用。不论是什么原因引起的昏迷，昏迷时上行性网状系统停止发挥作用，剥夺了全部记忆活动，患者不能保留对这一时期的任何回忆。这类记忆障碍包括：①癫痫全身性发作时及发作后一段时间的遗忘症。②电休克引起的遗忘症。③麻醉的遗忘症。

（2）由边缘系统病变引起的轴性遗忘　大脑病变以双侧性方式破坏位于大脑半球内侧面的大脑底部的某些结构，可导致这一很特别的综合征，特点为患者只有孤立的记忆障碍而其他高级功能及神经系统检查均正常。

轴性遗忘症的临床表现：①很严重的逐渐遗忘，即顺行性遗忘，导致进行记忆的重大障碍。学习新资料几乎是完全无能为力的。②往事的回忆不良，即一定程度的逆行性遗忘。在轴性遗忘综合征中回忆常常发生严重障碍。③与严重的逐渐遗忘及往事回忆困难相比，患者对现实生活的适应良好。

轴性遗忘症的病因学：不同病因引起的轴性遗忘综合征有各自不同的特征。

①营养不良性脑病　慢性酒精中毒是最常引起轴性遗忘症的疾病。慢性酒精中毒以间接方式导致 B 族维生素缺乏，特别是维生素 B_1 的缺乏而发病。此时记忆障碍伴有意识模糊，痉挛样肌张力增高，眼球运动麻痹及小脑综合征。

②遗忘性脑炎　是指在一些脑炎过程中观察到普遍性遗忘综合征伴有严重而快速的逐渐遗忘及回忆困难。此时记忆障碍的特点是：①在所有领域中都有严重的信息保存障碍；②回忆的不可能；③新事件时间上的严重障碍；④倾向于使用刻板的语句，说理贫乏；⑤虚构少见且内容贫乏。

这类脑炎的病因学不是单一的，这些遗忘综合征在伤寒、腮腺炎性脑炎、带状疱疹性脑炎，甚至在球菌性脑膜炎或结核性脑膜脑炎后见到。最常见于疱疹性坏死性脑炎，坏死病变位于颞叶皮质、皮质下白质，海马结构及杏仁核。

③大脑底部肿瘤　某些大脑底部肿瘤特别是三脑室及其附近的肿瘤记忆障碍常见并严重。

④脑血管病变　海马的双侧性梗死：由后交通动脉、脉络膜动脉及大脑后动脉分支的终末小动脉闭塞所致，此时记忆障碍常常淹没在痴呆症状中，表现为完全不能获得新事物。双侧丘脑梗死：此时患者无生气，主动性活动减退，运动始动性降低以及注意的障碍，后者附带有精神感觉性障碍。

⑤颅脑外伤　颅脑外伤都导致记忆障碍，系意识丧失所引起，遗忘综合征极为多种多样，其特征及类型取决于大脑病变的范围。虚构综合征是外伤后遗症中常见的症状，特别常见于涉及到意外发生时环境的想像性题材。

2）皮质性遗忘症

这类遗忘症的特点为回忆、应用及学会某些形式的认知困难。

可以归类为：①由优势半球额叶后部病变引起的局灶性遗忘症；②由非优势半球额叶后部病变引起局灶性遗忘症；③额叶性遗忘症。

（1）由优势半球额叶后病变引起的局灶性遗忘症这类言语障碍是由于词语储存的破坏而构成的局灶性词语性遗忘症，主要特点为找词的困难，可归于失语性遗忘项目之下。在言语区病变引起的这类局灶性遗忘症中，即时记忆能力经常低于正常。

（2）由非优势半球额叶后部病变引起的局灶性遗忘症非优势半球病变不论是广泛性或是局限性，所引起的局灶性遗忘都表现为后天获得的运用认知障碍。

（3）额叶性遗忘患者对处境的领会很差，以及联合策略的障碍导致认识及回忆功能不全或不适当。额叶病变患者的学习能力差而不规则。

3）完全性遗忘症

大脑的弥散性病变以不同的程度导致智能的缺陷及记忆能力的丧失，以致患者认知能力的积蓄不仅停止增加，甚至逐渐缩小及变坏。这类弥散性损害见于感染性、营养缺乏性及外伤性脑病的严重后遗症，也见于动脉硬化性、退行性、早老性及老年性痴呆。这类痴呆引起完全性遗忘；记忆障碍事实上涉及生活的各个时期并累及患者所有的后天获得的活动，包括言语、手势及全部智力方面的技巧。

2. 一过性器质性遗忘症

一过性遗忘症常见于代谢性脑病、急性中毒、大脑缺氧症。还见于以下两种情况：①全身性癫痫发作时的遗忘及发作后的遗忘。②一系列电休克后观察到的遗忘。

（1）遗忘发作

遗忘发作或称短暂性完全性遗忘，突然发生在没有任何特殊既往病史的患者。在通常是持续几小时的急性发作过程中，患者出现的遗忘使周围的人感到吃惊。患者好象生活在一种不变的现实中，而很快地忘记了他刚刚做过的和说过的事，这种顺行性遗忘表现为患者常常以刻板的方式提出问题；逆行性遗忘表现为患者忘了发作前几小时甚至几天当中发生过的事件。

大脑后动脉终末分布区的一过性血管闭塞、癫痫、偏头痛、低血糖等均可是遗忘发作的病因，不同的原因造成边缘系统，特别是海马结构的一过性损害，均可导致遗忘发作。

（2）外伤性遗忘症

多数伴有昏迷的颅脑外伤都导致记忆障碍。学习困难不仅涉及外伤后一段时期内经历的学习困难（顺行性遗忘），同样涉及对患者还完全正常的外伤前一段时期内经历的回忆困难（逆行性遗忘），两者构成了全部外伤性遗忘的空白。

（三）病理基础

最可能参与记忆痕迹形成的结构是小脑、海马、杏仁体和大脑皮质。海马、齿状回、下托在结构和功能上可视为一个整体，合称海马结构。海马结构的传入纤维主要来自内嗅区、前梨状区和杏仁体，其中内嗅区投射的纤维在数量上是最多的。海马结构的传出纤维，主要经穹窿出海马。

海马结构与大脑皮质和皮质下中枢有广泛的纤维联系。它是Papez（1937）在研究边缘叶后提出的。接受新皮质信息的海马，其传出纤维经穹窿至下丘脑乳头体，下丘脑发出乳头丘脑束后至丘脑前核，丘脑前核发出纤维至扣带回，而扣带回又发出纤维至海马。这样，海马、下丘脑、丘脑前核和扣带回间就形成了一个环路，海马是它的中心环节。后来称此环路为 Papez 环路。海马在学习和记忆活动中有重要作用。因而认为此环路可能与学习、记忆有关。

第五节　语言和言语障碍

语言和言语是人际交往和进行脑力劳动的工具。语言和言语的含义不同，语言是人们按照语法规则来运用和理解某种意义的符号（文字、标记、声音、姿势）用以表达和交流思想感情的大脑功能。言语是语言的表达功能，是思维的对外表达，系通过言语的感觉－运动器官来听、说、读、写，并借助大脑皮质的功能进行识记、存储、再现或回忆。语言障碍是指脑部（尤其是优势半球）的获得性病变所引起的语言和言语功能障碍或丧失等高级神经功能障碍，即因脑部病变而丧失了已获得的语言功能，又称为失语症。表现为语言表达障碍，或对口语、文字的理解障碍，或两者均有。言语障碍则指脑部或脑外病变引起的语言表达障碍，包括构音障碍和失音及其他言语发育方面的障碍。表现为鼻音过重，说话含糊不清，缓慢涩滞，发音不准，声响、音调、韵律、速度异常等言语听觉特性的改变，严重时言不分音，语不成句，甚至不能发音。表达思想的口语或书写以及对口语或文字的理解称为外部言语；对言语信号的处理和形成等大脑思维活动称为内在言语。

一、发病机制

语言和言语障碍是神经科学领域中最复杂的课题，特别是失语症，它涉及脑的解剖、生理和心理功能等，对它的机制论点纷纭，现从临床角度进行阐述。

（一）语言障碍

语言功能受一侧大脑半球支配，称为优势半球。人群中90%～95%为右利手，其中90%～99%的优势半球位于左侧大脑皮质及其连接纤维；左利手中50%～70%的优势半球位于左侧，余下的一半明确在右半球，另一半（约15%）的左、右半球同样地参与语言功能。优势半球有三个主要的语言区，均位于外侧裂周区：①对口语的知觉区位于颞上回后部（22区后部）和颞横回（41、42区）；Wernicke区包括22区后部和颞顶交界。②对书面语的知觉区位于视联络区（19区）的前方，即顶下小叶的角回（39区）。这两个语言接受区可能还包括介于听觉和视觉语言中枢的缘上回（40区）和视联络区前方的颞下区（37区），它们参与对视觉和听觉信息的整合作用。③对语言的表达或执行区位于额下回后部的Broca区（44和45区），可能还涉及相当于唇、下颌、舌、喉、面代表区的中央前、后回和额内侧回（6区）。此外还曾提出书写中枢（额中回后部）、阅读中枢（角回）、命名中枢（颞中回和颞下回后部）等。各个感觉和运动语言区不是孤立的，各区之间借弓状纤维、上纵束、下纵束等相互联系和影响，与顶叶的视知觉和体感皮质区、颞叶听知觉区、中央前回和后回、纹状体和丘脑等也有广泛的纤维联系，各个语言区还可通过胼胝体和前联合与对侧半球相应的区域相互联系。这是多数失语症患者语言功能的各个方面都不同程度地受到损害的解剖基础。而语言中枢外的脑部（包括小脑）病变（如痴呆、进行性核上性麻痹、脑炎后帕金森综合征等）亦可出现语言障碍，如缄默症、言语重复症和模仿语言等。对语言的解剖基础及其生理功能的了解几乎限于局灶性脑部病变患者死后尸检材料和脑外科手术中电刺激皮质的研究结果。事实上，所谓的语言中枢并无明确的组织学界限，镜下亦无法将之与周围皮质区区分开来。对语言的神经生理机制仍知之甚少，尚无定论。

（二）言语障碍

口语是通过发音器官的神经－肌肉高度协调一致实现的。喉部肌肉舒缩改变声带的长度和张力；呼吸肌收缩产生气流使声带振动而发出声音；借咽、腭、舌、唇肌肉收缩而发出各种不同的声音；鼻腔则作为共鸣器官发出鼻音。支配发音器官的神经来自Ⅴ、Ⅶ、Ⅸ、Ⅹ、Ⅻ脑神经和膈神经，颅神经的核团受双侧皮质脑干束支配。小脑、基底节或锥体外系参与上述肌肉运动的调节。当发音器官的肌肉、神经肌肉接头，以及支配的神经、小脑或基底节等发生病变时，均可引起发音肌肉肌力减弱或发音协调异常而出现构音障碍或失音。

二、分类和病因

（一）语言障碍（失语症）

1. 分类

失语症的分类有十余种，有待完善和统一。根据临床表现和神经解剖机制可分为：①运动性失语，又称为 Broca 失语、表达性失语、前部失语或非流畅性失语；②感觉性失语，又称为 Wernicke 失语、感受性失语、后部失语或流畅性失语；③全面性失语；④分离性语言障碍综合征，包括传导性失语、纯字聋、纯字盲、言语失用症、命名性失语和经皮质性失语（包括运动、感觉及混合性）；⑤失写症；⑥其他脑部病变所致的语言障碍。

2. 病因

失语症的病因很多，但其临床表现全要取决于病变部位。一过性失语症见于：①颈内动脉系统 TIA；②局灶性痫性发作；③偏头痛。非一过性失语症见于：①脑血管病；②脑肿瘤等占位性病变；③颅脑外伤；④脑部炎症如单纯性疱疹病毒性脑炎、脑脓肿、带状疱疹（眼支）等；⑤脑变性疾病：阿尔茨海默（Alzheimer）病、局灶性皮质变性疾病、亨廷顿（Huntington）病、克罗伊茨费尔特—雅各布病；⑥其他：非酮症高渗性昏迷、低血糖、CO 中毒及原因不明的 Landau—Kleffner 综合征（又称伴有惊厥性获得性失语）。

（二）言语障碍

1. 分类

根据病变部位，言语障碍可分为构音障碍和失音，前者又可分为：①下运动神经元性构音障碍，又称萎缩性球麻痹、弛缓性构音障碍；②强直痉挛性构音障碍；③共济失调性构音障碍；④获得性口吃。

2. 病因

言语障碍可见于：①声带及咽喉部病变，如声带息肉、肿瘤和水肿，急、慢性咽喉炎、喉部肿瘤等；②肌肉疾病与神经肌肉接头疾病，如重症肌无力、多发性肌炎、强直性肌营养不良、先天性肌强直、周期性麻痹等；③周围神经病变，如格林－巴利综合征、白喉性多发性神经炎、第 V、Ⅶ、Ⅸ、Ⅹ、Ⅻ脑神经麻痹、脑底（颅内、外）病变（肿瘤、炎症、先天性畸形或血管性疾病）；④脊髓病变，如脊髓空洞症和急性脊髓炎等引起的呼吸肌麻痹；⑤延髓麻痹，如慢性进行性延髓麻痹（延髓空洞症、延髓压迫症、肌萎缩则索硬化症等）、急性延髓麻痹（急性延髓灰质炎、脑干炎、延髓外侧综合征、椎－基底动脉系统 TIA）；⑥假性延髓麻痹，如大脑或脑干广泛性病变损害双侧皮质脑干束，可引起假性球麻痹，见于炎症、血管性疾病、多发性硬化、广泛性颅脑损伤、脑性瘫痪等；⑦小脑病变，可引起小脑共济失调性构音障碍，见于小脑变性疾病（如遗传性共济失调）、小脑肿瘤、脓肿、外伤、急性小脑炎、多发性硬化、小脑血管病变等；⑧锥体外系病变可引起锥体外系性共济失调性构音障碍，见于肝豆状核变性、手足徐动、舞蹈病、帕金森综合征等；⑨大脑病变，如额叶病变可引起皮质性构音障碍；⑩功能性疾病，如癔症、精神分裂症、神经官能症、抑郁症等。

三、诊断方法

根据临床表现区分为失语症、构音障碍或失音。临床上通过病史、咽喉部及神经系统检查，特别是失语检查；并有针对性地选择头颅 X 线平片、脑血管造影、放射性核素脑扫描、脑或脊髓 CT 及 MRI 检查等，常可进一步明确语言和言语障碍的定位和定性诊断。

（一）病史

对疑有失语症患者，先要了解其母语、利手和文化程度，以便进行失语症检查。了解失语症的起病方式、发展快慢、病程、伴随症状及过去病史有助于病因诊断。起病快者大多为脑血管病，急性期失语较明显，以后大多有恢复，常伴有偏瘫、偏身感觉障碍及同向偏盲，可有高血压、心脏病、TIA 或卒中史；起病隐匿，进行性加重者提示为脑瘤、脑变性疾病，前者常伴有颅内压增高症状及局灶性神经系统的症状和体征，后者常伴有学习、记忆等大脑高级功能障碍；脑外伤者都有明显的外伤史，严重脑外伤及脑部炎症所致者多伴有其他脑功能障碍；一过性失语者提示 TIA、癫痫及偏头痛，可有相应的病史；重症肌无力常有复视、肢体无力及异常易疲劳史；Landau－Kleffner 综合征则有癫痫史；格林－巴利综合征常先有感染及四肢瘫痪；肌萎缩性侧索硬化症在发生延髓麻痹前可先有进行性肢体肌肉萎缩、无力；脑干血管病者除构音障碍外，尚有咽下困难、眩晕、肢体的感觉及运动障碍和共济失调；小脑病变者则以肢体和躯体共济失调为其主要表现，而锥体外系疾病者常以不自主动作，肌张力改变为主要症状，构音障碍仅是其症状之一。

（二）体检

全面的神经系统检查可以发现中枢神经、周围神经及肌肉受损的体征，喉镜检查可了解咽喉部及声带有无病变，对语言及言语障碍者都有定位及定性诊断价值。

各种失语症患者均有不同程度的偏瘫（大脑前部病变）、偏身感觉障碍与同向性视野缺损征（大脑后部病变），以及失用、失认、失算、失定向、智能障碍等大脑高级神经功能障碍，对鉴别失语症的类型、脑部病变的定位及病因分析有重要意义。

构音障碍者口咽部检查可发现不同程度的唇、舌、软腭及咽后壁肌肉麻痹；失音者喉镜检查可确定声带有无麻痹及其他病变；有无舌肌萎缩、肌束颤动及病理征，咽反射是否正常，腱反射及肌张力是否增高等对鉴别真假球麻痹有价值。

其他脑神经功能障碍有助于脑干、颅底疾病等的诊断。

肢体、躯干的运动、感觉及反射等检查可以提供周围神经、脊髓、皮质脊髓束、锥体外系及小脑损害的临床依据。构音障碍的易疲劳特征常提示重症肌无力。

对于失语症患者可根据语言的若干不同特点来刻划失语症，这对失语症的分类和病因推测有重要意义。失语症检查包括自发言语（交谈）、复述、理解、命名、阅读及书写等。可循序加以检查，同时注意患者的精神状态、合作程度、情绪反应、言语的多少、应答的快慢及自知力等。

1. 自发言语

从患者陈述病史可判断其交谈与自发言语有无异常。词语输出常分为流畅性与非流畅性。非流畅性自发言语表现为说话费力，词语量显著减少，常减少到正常的10%以下（<10个字/分钟，正常为100～150个字/分钟），说话不流利，迟滞停顿，发音差（皮质

性构音障碍），严重者口齿不清，语句缩短，甚至呈电报式、口吃样、失韵律。谈话时，用词可表达适当意思，常伴有面部表情不自然，配合手势或躯体姿势。流畅性失语则表现为言语流畅，不费力，词语量在正常范围或增加，短语长度可正常（5~8个词），音韵正常，但内容空洞，有错误词义或错音性替代或创新字（由无意义词代替），使人难以听懂。错语亦可见于非流畅性失语，但是在构音障碍基础上的语音错误，实际上与其不正确的发音表达有关，故非真性错语症，而且患者可知觉自己说错。而流畅性失语者为明显错语且无自知力，以致交谈困难。

2. 复述

重复别人的言语是一个复杂的过程，包括听语的接受、口语表达、听语接受与口语表达之间的联系。检查可嘱患者复述单一语音、语句及一段文字。外侧裂周区病变，如 Broca 区、Wernike 区及连接该两区的弓状纤维等联络纤维受损可出现显著的复述障碍；而该区之外的病变，如各种经皮质性失语、命名性失语、皮质下失语，特别是混合型经皮质性失语可保留良好的言语复述功能。

3. 口语理解

测试患者对语言的理解能力，主要采取提问方式，由简到繁，由具体到抽象，以评价其是否理解及理解的程度。一般分为简单、稍复杂及复杂三个口语命令阶段。可利用数种日常用品来测试其对口语的理解。可有四种口语理解障碍：①感受性障碍：不能理解口语，但可理解书写的文字；②知觉性理解障碍：由听语理解中枢完全受损所致，具有感受性失语及经皮质性感觉性失语的特点，不能理解复述的口语及书面语；③词义性理解障碍：指不能理解特殊词或某些词的特殊含义，可见于传导性失语及部分 Broca 失语；④句法/序列理解缺损：对句子或短句的理解缺损，单词理解可以正常，由优势侧额叶病变所致。一个患者可以一种理解障碍为主，并同时合并其他理解障碍。

4. 命名

命名是语言发育过程中的基础语言功能。在各种失语症中可有不同表现及不同程度的命名障碍，可选用下列项目让患者命名：①颜色（红、黄、蓝、粉红、紫等）；②人体部位（左右侧、眼、腿、牙、拇指、关节等）；③衣服或室内物品（手表、衬衣、鞋、门、窗、天花板等）；④物品的某一部分（衣服的翻领、表带、鞋扣等）。不同病变部位可产生不同类型的失命名症。字词产生失命名症为构音始发困难，患者常不能称呼指定的物品，但给予提示或给予目标词的第一个词音，则可说出该名称，见于非流畅性失语，特别是 Broca 失语症。字词挑选失命名症又称为纯失命名症，患者不能命名所指物品，却能说出其具体用途，亦可在数个名词中立刻认出该物的名称，系颞枕结合部（37 区）或颞中回后部病损的结果。语义性失命名症为患者既不能命名，亦不能指出与名称相符的物品，即丧失了词与物品的关系，丧失了词的含义，虽能复述该物名称，却不知何意，见于经皮质感觉性失语症，由优势半球角回（39 区）及邻近的颞后区病变所致。感觉种类－特异性失命名症系患者不能通过某种感觉种类（视觉、听觉、触觉）的材料命名，但可通过其他感觉种类命名，如不能命名所见物品，但经触摸该物后即可称呼其各称。范畴－特异性失命名症系对某种范畴物品（如颜色、身体各部分）不能命名而对其他范畴的项目则可以适当地命名。后两类失命名症系病变累及后部语言联络区（即顶－枕叶或枕叶或其他传入途径）。经皮质性运动性失语时命名障碍可不明显。传导性失语者可回忆起命名，但有明显字词错语，称为错语性失命名症，常继发于优势半球顶叶前下部病变。

5. 阅读

测试患者的阅读能力（包括诵读及理解力），可以从以下两方面进行：①诵读单个或数个词、短句和一段文字；②默读一段文字，然后说出其大意，并评价其读音及阅读理解的程度。根据病变部位可以有以下阅读障碍或失读症。额叶病变者常引起 Broca 失语，其阅读障碍常为不完全性，以词与词的句法理解障碍为主要表现。颞－顶叶（缘上回或角回）病变可导致失读伴失写，患者既不会阅读也不会书写。枕叶内侧面及胼胝体压部病变常引起不伴失写的失读症，患者能自发地书写及听写，但不能读其所写语句，并常伴有右侧同向偏盲。

6. 书写

先要求患者自发书写，从最简单的字、数码、自己的姓名、物品名称到短句，然后让其听写和抄写。在某些失写症患者不能完成自发书写，但可保留一部分听写能力。失写症是写字能力丧失，有流畅性或非流畅性两类，罕见单独发生。失写症有三种临床 - 解剖类型：①优势侧额叶失写症最常见于右侧偏瘫者，用其非利手写的字大，凌乱和失文法，其本质与非流畅性词语输出相似；②优势侧顶颞叶失写症为书写技巧正常，笔迹结构也好，但用错词代替，写出内容空洞及不准确，其本质与流畅性失语一致；③非优势侧失写症常见于右半球损害引起的视空间障碍，为纯机械性书写障碍，写出的字词和行的空间定向失真，但笔画清晰。

（三）辅助检查

头颅 CT/MRI 以及 SPECT/PET 有助于提示失语症的临床病理相关性，对失语症的定位和定性诊断有重要意义。周围神经传导速度、诱发电位、肌电图与重复电刺激检查等对构音障碍诊断具有决定性的意义。可根据临床表现作针对性的检查。

四、鉴别诊断

（一）失语症

失语症患者能听到言语的声音和看见文字的形象，但有时不能理解其所代表的意义；发音器官无障碍，上肢无瘫痪，但不能说话、书写。患者亦无精神障碍，其失语乃由大脑优势半球局灶性器质性病变所致。

借助于失语症的症状，可作出失语症的定位诊断，根据失语症的病史、起病方式及伴随症状等可推测失语症的病因诊断。

1. 运动性失语（Broca 失语）

言语表达为非流畅性，即失文法性自发言语、发音紊乱或皮质性构音障碍、词量（10～15 个字/分钟）减少、韵律异常。复述明显受损，但经提示可以更正，而无复述障碍的非流畅性失语见于经皮质性失语。口语理解相对完好，但对句法性结构及序列性理解可有障碍。命名常有障碍，但可接受语言提示。阅读理解相对保留，但朗读明显受损。书写大多有障碍，笔迹模糊，拼写错误，听写困难，但抄写相对完好。多数患者有一定程度的右侧偏瘫及偏身感觉障碍，常以面、臂为重。视野缺损不常见，如有提示病变向后扩展。左上肢常有意念运动性失用症。

病变定位于优势侧额叶后下部，通常累及额－顶岛盖皮质及其皮质下广泛结构（一般包括 Broca 区），豆状核和岛叶多数受累，甚至达顶下小叶。但有的患者 Broca 区可不受损。属大脑中动脉（MCA）供血区，以脑血管病（栓塞、血栓形成、出血）、肿瘤、外伤多见。由于病变范围不定，症状可轻可重。

2. 感觉性失语［韦尼克（Wernicke）失语］

言语表达流畅，不费力，构音良好，但混杂有错语，字量可少于正常或过多（多言癖），句长正常，语法结构，发音及韵律亦正常。言语内容出现明显改变，如有特殊意义的词量相对减少，或常因找词有暂停言语，或常以语义性错误、语词新作或语音错语替代。错语性替代的量可以很多，以致难以听懂，故又称难懂性失语。复述有障碍，且与其理解程度相应。口语理解障碍，但程度轻重可不同，轻者可理解某些口语，重者几乎完全听不懂，以致答非所问。命名困难，提示亦无帮助。可伴有失读症和失写症。一般地，其读、写、命名及复述障碍与理解障碍的程度相当。若患者易理解书面语，但有明显的口语理解障碍，应称为纯字聋（pure word deafness）。可伴有面或上肢轻瘫（常为一过性）或轻度感觉障碍，特别是皮质感觉障碍。视野缺损较常见，可呈右上象限盲或右侧完全性同向偏盲。失用症难以证明，乃因不理解口语命令。

病变定位于优势半球颞叶的后上部（包括颞上回后部、缘上回、角回及岛回后部），如扩展至内侧可有字聋，扩及后部（顶下部）可伴字盲。属大脑中动脉（MCA）下支供应，以栓塞最常见，其次为颞顶区皮质下出血、肿瘤、脓肿，或豆状核、丘脑出血累及该区者。

3. 完全性失语

当大的病变累及优势半球的外侧裂周区时，起初患者可呈缄默，后来恢复到有相当的词语表达时，才被认为失语症。其特征是言语和语言的各个方面均受到影响，为非流畅性失语，理解亦有严重障碍，不能复述，失命名、失读或失写，常相对保留其非词语性语言，如姿势、韵律功能。语言的理解常较表达先恢复。绝大多数患者伴有不同程度的右侧偏瘫、偏身感觉障碍及同向性偏盲，若无偏侧体征则预后较好。

大多数病例病变广泛，累及优势侧外侧裂周区大部分的语言区，包括 Broca 区、韦尼克（Wernicke）区及侧裂周围区，甚至损及内囊、基底节及/或丘脑。常见于左侧颈内动脉或左侧 MCA 栓塞，也可由于出血、肿瘤或其他疾病（代谢病）引起。

4. 分离性语言障碍综合征

为非皮质语言区病变所致的失语症，是语言机制的传入、传出及其皮质间的联络纤维受损的结果。

（1）传导性失语

常由颞叶－缘上回的弓状纤维受损，或左颞叶后上部病变使语言接受区和执行区之间的联络纤维中断所致。因系内言语受损，表现集中于文字处理障碍，因此，亦称为中枢性失语，占临床失语症的 5%～10%。其表现与韦尼克（Wernicke）失语相似，表现为流畅性失语、语音错语症，复述、朗读及书写常明显受损，命名亦有障碍，构音障碍少见，词量正常或稍低，但对听语和书面语的理解几无困难，且有自知力。复述严重障碍而理解相对正常是其重要的临床特征。一般很少或无神经系统体征，早期可有轻瘫及（或）感觉丧失。常可完全或近乎完全恢复，可残留皮层感觉障碍。有象限盲或偏盲常伴有失用症。常见于 MCA 的顶升支或颞后支栓塞，也可见于该区的其他脑血管病、肿瘤、外伤等。

（2）纯字聋

常由双侧的颞上回中 1/3 受损使第一听皮质区（颞横回）与颞叶的上后皮质联络区的联系中断所致，偶见于优势侧（单侧）该区的病变。表现为听理解、复述及听写障碍，有错语，而阅读、自发书写及自发言语相对保留。常诉有听力障碍，但非语义性听力检查（如铃声）无听力缺陷。常见于 MCA 小的颞支栓塞所致的皮质及皮质下白质小栓塞。

（3）纯字盲

又称不伴失写的失读、词义性视失认。常由于左侧视皮质及其白质损害，特别是右侧视皮质至左侧语言区的联系纤维（胼胝体压部）受损所致。表现为不能阅读，不理解书面语及颜色命名丧失，而口语理解、复述、自发书写及听写、交谈均正常但不理解所写文字的含义（不伴失写）。伴有失读者听语理解及复述可有困难而与韦尼克失语相似。当病变累及角回及其周围白质时可无右侧同向偏盲，但失读伴失写、失命名及格斯特曼综合征，如左右失定向、失算及手指失认症等，称为角回综合征。

（4）言语失用症

又称纯字缄默症，常由优势侧额叶病变，特别是中央前回最下部，使 Broca 区与皮质下运动中枢联系中断，而 Broca 区可不受损。表现为丧失说话能力而书写能力、口语理解正常，默读正常，可有失命名及错语。常伴面 - 臂瘫痪，这种失语症持续时间短，恢复快而完全（数周至数月），恢复期可有不同程度的皮质性构音障碍，故有小 Broca 失语之称。

（5）命名性失语

不同程度的找词困难是语言障碍的最常见类型，无命名障碍的失语症少见。但只有当失语症患者突出地表现为找词困难和命名障碍时才称之为命名性失语。纯命名性失语少见，主要表现为对物品的命名能力丧失而无其他言语障碍，患者因措词而言语顿挫、迂曲以表达其具体的用途。对命名障碍常缺乏自知力。许多部位的脑病变可出现命名困难，主要是左颞下回后部病损使感觉语言区与海马的联系中断。此外，还可见于额叶、角回、顶枕交界区病变。常是其他失语症的后遗表现。

（6）经皮质性失语

常因持续低血压、CO 中毒或其他缺氧症造成分水岭区损害，或多发性脑梗死而使感觉和运动语言区与同侧其他皮质区相分离，即言语区的孤立所致的语言障碍。①经皮质感觉性失语（TCSA），可能是由于信息从脑的非语言区到韦尼克（Wernicke）区的传递障碍所致。表现为口语和书面语的理解障碍，书写和阅读也困难。言语流畅伴有明显的错语、失命名和空洞的赘语。与韦尼克失语和传导性失语不同，复述明显得完好。模仿言语突出。可有短暂的视觉失认及同向偏盲，右侧感觉障碍常较运动障碍突出。病变位于顶－枕或顶－颞交界区后部。此型预后良好。②经皮质运动性失语（TCMA），又称前部孤立综合征或动力性失语，可能是补充运动区与言语运动区之间的联系受损所致。表现为非流畅性，自发言语显著减少，发音困难亦可为突出症状。但复述明显完整，书写及口语和阅读理解相对保留，命名障碍不明显。大多伴有右侧偏瘫或单瘫，感觉障碍不明显，视野缺损不常见，可有左上肢意念运动性失用症。临床上见于 Broca 失语的恢复期，或与额叶损害所致的意志缺失和无动性缄默症相伴随。病变常位于左额叶皮层 Broca 区之前及上，而 Broca 区完整，或额叶之矢状或侧面病变。③经皮质混合性失语（MTCA）主要表现为言语输出和理解显著受损而复述保留，患者可对短的流畅词语起反应，表现为几乎直接重复检查者的词语，呈鹦鹉学舌样模仿言语；对口语不理解，甚至可全句不理解。完整的复述与其他语言功能包括命名、阅读及书写的全部丧失形成鲜明对比。病变大多累及大脑前、中、后动脉供血区间的边缘区（分水岭区），不但累及皮质，也累及白质。推测邻近外侧裂周围结构免受损害，得以通过听区接受言语信号，经弓状纤维传递到言语运动区从而保留了复述言语的功能。

5. 失写症

特异性的书写中枢位于额中回后部，但临床资料提示失写症的病变可位于后外侧裂区、角回、额叶运动区下的中枢半谷及额皮质下部。较常见的三种失写类型为：①失语性失写，如伴 Broca 失语的失写、伴失读的失写，常有拼写和文法错误；②结构性失写或空间失写由于空间和运用障碍，写出的字词和行的空间定向失真但笔画清晰，右顶叶病变者常忽略纸的左侧半，可有其他结构性障碍，如不能临摹几何图形或不会画钟、花草及地图等；③失用性失写表现为语言的式样及字的空间排列正常，但手却丧失书写技巧，写出的字形都很差。患者可能不会使用笔和纸，其他习得性的手部技巧可能同时丧失。纯失写症为书写的选择性损害而无其他语言功能障碍，极少见。而胼胝体失写只限于左手失写。

6. 其他脑部病变所致的语言障碍

①弥漫性脑病：如震颤谵妄和阿尔茨海默病，其语言障碍与韦尼克（Wernicke）失语或经皮质感觉性失语相似；②内侧眶回或额叶上部病变可出现意志缺失或无动性缄默；③哑的患者可发不出任何声音，轻者其自发言语趋于简练，言语顿挫，不能滔滔不绝地说话；④枕叶广泛性病变者常有阅读障碍；⑤大脑深部病变者可出现波动性疏忽及定向障碍，说话只言片语或呈多言症；⑥严重的精神迟滞者甚至不会说话，且仅能理解少数简单的口语命令；⑦优势半球丘脑病变尤其丘脑后核损害者可有失语表现，即丘脑性失语，早期表现为完全性或部分性缄默及理解障碍，以后表现类似流畅性的经皮质感觉性失语，包括自发性言语的流畅性减低伴错语，错语可很严重以至不能听懂，模仿言语，重复言语，阅读和书写障碍可轻可无。丘脑腹外侧核病变者可有失命名症。但复述正常。数周后常可完全恢复；⑧优势半球纹状体－内囊病变，特别是累及外侧颞叶的皮质下白质、脑岛、尾状核头部、内囊前支及壳核的前上部时常有失语症状，即纹状体－内囊性失语。表现为非流畅性言语、构音障碍、错语及不同程度的理解、命名和复述困难。以脑血管病常见，常伴有右侧偏瘫。其恢复较丘脑性失语缓慢且不完全；⑨脑室周围白质合并内囊及基底节区病变引起的失语症状较复杂。一般于脑室前上部周围病变引起轻度的 TCMA；脑室上部则出现构音障

碍；脑室前部周围白质病变所致失语为非流畅性；脑室后部及颞叶盖部病变导致类似韦尼克失语症；脑室前后部均受累则类似完全性失语；⑩交叉性失语是指右利手者在右侧半球病变后出现的失语症，约半数伴有左侧空间忽略症；或左利手者在侧半球病变后出现失语症，伴左侧偏瘫、偏身感觉障碍或同向偏盲。提示语言优势半球已转移，语言加工位于右半球内；或语言功能的混合性半球优势。临床表现常为不完全性或不同失语症状的混合，左利手者的失语症状（流畅性或非流畅性）较右利手者容易恢复，恢复程度亦较完全。

　　临床上约半数失语症患者不能按上述分类与定位，急性期大多为一过性混合性失语。很多右利手者无明确的语言优势侧，导致失语症状学难以确定。儿童期获得性失语症状常与上述症状形式不易符合，特别是流畅性失语罕见于年轻人失语者。在言语获得发育之前脑损害所致的言语发育迟滞，亦不适于用成人失语症状形式来评价，故对儿童的语言障碍应先排除言语发育迟滞。脑部血管性、损伤及肿瘤等都可引起多灶性损害，以致失语症状为混合性，亦使临床分类和定位遇到困难。

　　（二）言语障碍

　　构音障碍是指发音肌的肌力减弱或瘫痪、肌张力改变或协调不良，引起的字音不准、声韵不均、语流缓慢和节律紊乱。与语音正常而词意语法错误的失语症迥然不同，构音障碍无大脑皮质语言机制异常，其理解、阅读和书写正常。失音是指喉及其支配神经障碍所致的声带异常或呼吸肌麻痹及呼吸节律紊乱所致的声带振动障碍，引起的发音不清或丧失。对言语障碍的诊断主要是鉴别其类型以明确病因。

　　1. 下运动神经元性构音障碍或萎缩性球麻痹

　　又称弛缓性构音障碍。是由于发音肌本身的肌病，或支配发音肌的下运动神经元损害，引起发音肌的弛缓无力。当Ⅸ、Ⅹ脑神经所支配的咽肌－软腭肌无力或瘫痪时，对声母 g、k、h 的发音如说"高（gao）、亢（kang）、好（hao）"时特别困难，说话时鼻音很重，呼气发音时因鼻腔漏气而语句短促，字音含糊不清，伴咽下困难，流涎，进食呛咳，饮食常从鼻孔流出，软腭上升不全，咽喉反射迟钝或消失。伴有Ⅶ脑神经损害时，引起唇部肌肉的瘫痪或无力，影响唇音 b、p、m 如"包（bao）、抛（pao）、猫（mao）"和唇齿音 f 如"飞（fei）"的发音，在露齿鼓颊和吹口哨时可发现唇面肌的瘫痪。合并有一侧Ⅻ脑神经所支配的舌肌瘫痪时，引起舌音 s、z、r 如说"四（si）、十（shi）、紫（zi）、日（ri）"声音含糊，伸舌时可见舌偏向病侧，舌肌萎缩和肌束颤动。Ⅴ脑神经（运动支）损害时，引起咀嚼肌瘫痪和萎缩可使张口动作障碍而影响说话，双侧损害时不能张口说话。

弛缓性构音障碍多见于延髓麻痹，因疾病繁多，为便于概括，对其病因诊断，一般按起病急缓来叙述。

（1）急性弛缓性构音障碍

可因脑血管病（椎－基底动脉病变）、炎症（延髓型急性灰质炎、格林－巴利综合征、脑干脑炎等）、多发性硬化、中毒性疾病（有机磷中毒、肉毒中毒、有机汞中毒、蜂毒）等引起。可通过病史、临床表现及实验室检查来进行鉴别诊断。

延髓背外侧综合征是急性构音障碍的常见病因之一，多系椎动脉在小脑后下动脉分出处附近的闭塞，引起延髓背外侧及小脑供血不足与梗死。表现为突然的眩晕、恶心、呕吐、眼球震颤、吞咽及构音障碍（Ⅸ、Ⅹ脑神经麻痹）、Horner 征、小脑性共济失调、同侧面部及对侧半身交叉性痛、温度觉障碍。脑脊液压力、常规及生化检查多正常。头颅 CT 可无异常，MRI 常可证实延髓外侧梗死，并除外出血。格林－巴利综合征（延髓型）者起病时多有上呼吸道感染症状。多见于青壮年，常伴有其他脑神经支配的肌肉及四肢对称性瘫痪。脑脊液有蛋白、细胞分离现象。

（2）亚急性弛缓性构音障碍

多见于重症肌无力所引起的延髓麻痹，发病多在青少年。构音障碍呈波动性，疲劳时加重，休息后好转，并有晨轻暮重现象。疲劳试验和新斯的明或腾喜龙试验阳性。80% 的患者胸部 X 线平片或CT扫描常可见胸腺肿大或其他异常（如肿瘤），80%以上患者血清中乙酰胆碱受体（AchR）抗体阳性。四肢肌肉的重复电刺激（2~3Hz的低频和10Hz以上的高频）能使动作电位幅度迅速降低10%以上。

（3）慢性进行性弛缓性构音障碍常见于下列疾病：

①肌萎缩性侧索硬化症上下运动神经元同时发生变性，如病损以皮质延髓束为主，构音障碍常为痉挛性，如病损以延髓部核性颅神经为主，则为弛缓性。常在40~50岁之间发病，男性多见。起病缓慢，逐渐加重，有面、咀嚼肌、舌、咽、腭及四肢躯干肌肉无力和萎缩，腱反射亢进，病理反射阳性。下运动神经元瘫痪，肌肉呈进行性萎缩，有肌束颤动，无感觉障碍，肌电图检查有助于诊断。

②延髓空洞症：以年轻人多见，因损及延髓和上颈髓的三叉神经脊束和脊束核，出现支配区域的分离性感觉障碍，MRI有助于诊断。

③延髓肿瘤有后组颅神经受损和对侧肢体的交叉性偏瘫，可有颅内压增高症状。

④眼–咽肌型肌病眼睑下垂，咽下困难，眼–咽肌呈缓慢进行性萎缩，面部和四肢肌肉亦可轻度受累。

2. 强直–痉挛性构音障碍

因支配发音肌的双侧皮质延髓束（上运动神经元）损害，使口–舌–唇肌的肌张力增高、肌力减弱而引起，亦称为假性球麻痹。说话延缓，涩滞费力，音轻声低，鼻音较重。无肌萎缩，常伴强哭强笑，下颌反射亢进，掌颏反射阳性，可有吞咽困难，双侧肢体痉挛性瘫痪和舌、面肌瘫痪。最常见于双侧内囊、中脑、脑桥血管病变。亦可见于脑炎、脑缺氧后遗症、慢性酒精中毒等。根据病史一般可作出诊断。运动神经元病引起者多伴有双侧肢体进行性上、下运动神经元受损的症状和体征。

优势半球额叶病变可出现构音障碍，无强哭强笑、说话声音低沉、发音不清，表现类似部分性球麻痹，称为皮质性构音障碍，常见于轻度的 Broca 失语或其恢复期。详细的失语症检查，特别是书写检查，常可发现有其他语言功能障碍。

震颤麻痹及其他强直型锥体外系疾病引起的构音障碍，表现为说话缓慢、吐字不清、分节、音调逐渐降低、语句单调，常有颤音及第一字音重复，称为运动过少性构音障碍。伴有假面具表情，肢体联合运动减少，肌强直及震颤。

舞蹈症和肌阵挛患者，因发音肌的不自主运动，言语时快时慢，忽高忽低，长短不一，音调嵌叠，语句重复，可突然开始或中断，呈打呃样言语，称为运动过多性构音障碍。可伴有挤眉弄眼，呶嘴吐舌和其他运动异常。

3. 共济失调性构音障碍

为急性和慢性小脑病变所致。见于多发性硬化、小脑变性疾病、缺氧性脑病后遗症和中暑。因发音肌的协调动作发生障碍出现发音含糊、音调或高或低，因不能控制口语的间隔停顿，字音常突然发出而成为暴发性言语，或出现节拍样与吟诗样言语。常伴有眼球震颤、站立偏斜、步态不稳、四肢共济失调、辨距不良、轮替动作失常、意向性震颤、肌张力减低等小脑症状和体征。

4. 获得性口吃

表现为言语的正常节律中断，说话时不自主地重复字音，发音延长，语流停顿，吐字不清，常伴有情绪紧张，发音时呼吸动作不协调，可出现面部及躯体动作以帮助说话。口吃是常见的儿童发育障碍，一般随年龄增长而逐渐改善或消失，有的患者症状持续到成年。一般认为与神经素质、环境不良、遗传因素及强制左利手改用右手等有关。口吃也常见于儿童期无口吃的成人失语症患者的恢复期，与儿童期口吃不同，其言语重复、延长、停顿限于第一字音，无适应性变化及情绪紧张，无面部和躯体动作，可有句法错误和词的替代。此种获得性口吃大多持续时间短，如持续存在提示有双侧脑部病变，尤其是顶叶病变。可见于运动性失语和感觉性失语的恢复期。

5. 失音和发音障碍

可见于青春期声带发育障碍，其原因未明，可能与喉没有男性化，使声带发育（变长）受阻有关。脊髓灰质炎和格林－巴利综合征引起呼吸肌麻痹时，由于气流不足而影响声带的振动，可出现发音障碍或失音。锥体外系疾病由于呼吸节律紊乱可妨碍言语流畅性，患者常试图在吸气期说话而呈现低语（耳语）。低语还可见于脑肿瘤和脑震荡患者，但强烈刺激时音调可提高。肿瘤造成 X 脑神经麻痹或甲状腺手术使喉返神经损伤时，因声带麻痹而说话声音嘶哑，严重时造成失音。皮质脊髓束受损或锥体外系病变时偶可引起痉挛性发音障碍。表现为说话费力，逐渐地丧失说话能力。孤立性的痉挛性发音障碍常见于睑痉挛、痉挛性斜颈、痛性痉挛或其他节段性肌张力障碍，呈非进行性加重。吸烟、急性和慢性喉炎、喉及声带的肿瘤或息肉等是失音或发音障碍的常见病因，根据病史和喉镜检查大多可明确。对失音患者应注意与缄默症（mutism）相鉴别，后者可发生于：①患者不合作而拒绝说话；②癔病和重型精神病如精神分裂症和严重抑郁症；③脑部广泛性病变如脑炎、颅脑外伤、脑缺氧、代谢性脑病等；④第三脑室后部及中脑病变所产生的动作不能性缄默症；⑤发音肌肉的两侧神经、神经核或核上纤维的损害，如闭锁综合征；⑥优势侧额叶病变所致的纯字缄默症；⑦脑变性疾病如阿尔茨海默（Alzheimer）病和局灶性皮质变性疾病。

五、治疗

语言和言语障碍的治疗首先是原发疾病的治疗，失语症患者除了纯运动性失语外开始时几乎无自知力，但在恢复期大多有悲观失望等心理障碍，应进行心理治疗。语言和言语障碍患者大多有不同程度的自发改善，加上影响恢复的因素很多，以致各种疗法的效果难以评价。言语康复训练可能有一定的效果。但对严重的全面性失语和感觉性失语无帮助。言语康复训练计划是根据具体情况制订的教育锻炼方法，要有步骤、有计划地进行，需要医患双方的耐心与毅力。训练前需明确失语的类型及其严重程度。在训练中要充分利用失语症患者残存的言语功能。首先是练习发音，要求患者注意康复师发音示范时的唇舌动作，平时可面对镜子进行练习；接着是当患者看到日常生活环境中的用具时，教以物品的名称和发音；然后是将名称先与图画后与文字联系起来进行训练，由简单到复杂、循音、字、词、句、段落进行口语训练。书写训练与口语训练相似。家庭和社会的积极参与是取得进步的重要条件。即使是病后二三年，仍有好转的可能。

六、预后

影响语言和言语恢复的因素很多。一般地其母语恢复较快，左利手失语者较右利手失语者恢复较快，病前常用的语言先得到改善。脑外伤性失语较脑卒中所致的失语恢复快和完全。失语的类型和初始时的严重程度与预后有关：全面性失语和严重的 Broca 失语及韦尼克失语很少有改善；而分离性语言障碍综合征特别是纯字缄默症恢复快而完全。恢复期失语类型可有改变，如全面性失语变为严重的 Broca 失语，韦尼克（Wernicke）失语、经皮质性失语和传导性失语变为命名性失语，这常被误为言语康复训练的结果。失语症患者大都遗有不同程度的语言功能障碍。

第六节　眩　晕

眩晕或前庭系统性眩晕是人体对空间关系的定向或平衡感觉障碍，是一种自身或外景运动错觉或幻觉。发作时多数患者感觉周围事物在旋转、少数患者出现视物摆动或摇晃（他动感眩晕）；也可有自身在一定平面上转动、倾倒、沉浮或摇晃（自动感眩晕）。眩晕是一种临床常见的症状。常伴有平衡失调、站立不稳、眼球震颤、指物偏斜、耳鸣及听力下降等；并有恶心、呕吐、面色苍白、出汗、脉搏及血压改变等自主神经功能障碍症候。此种眩晕称为真性眩晕，系由前庭神经系统病变所引起。另一种并无明确的周围环境或自身旋转的运动感，只有头晕眼花、头重脚轻，也可有摇晃不稳，甚至跌倒，但不偏向一侧，不伴恶心呕吐等自主神经症状，也不出现眼球震颤，称为假性眩晕或头晕，亦称非前庭系统性眩晕，常由全身性疾病和精神疾患等所引起。

一、发病机制

　　人体平衡与定向功能有赖于视觉、本体觉及前庭系统（合称平衡三联）的协同作用来完成，以前庭系统对躯体姿位平衡的维持最为重要。前庭系统包括内耳迷路末梢感受器（半规管中的壶腹嵴、椭圆囊和球状囊中的位觉斑）、前庭神经、脑干中的前庭诸核、小脑蚓部、内侧纵束、前庭皮质代表区（颞叶）。现代研究表明，前庭系统中神经递质在眩晕的发生与缓解中起着重要作用。在外周和中枢前庭回路中，已证实均存在胆碱能、单胺能和谷胺酸能突触。谷氨酸是前庭神经纤维主要的兴奋性神经传导递质。它可能通过 N－甲基－D 天冬氨酸（NMDA）受体影响前庭代偿功能。在脑桥和延髓中发现乙酰胆碱 M 受体，涉及头晕的受体，推测主要是 M_2 型。GABA 是一种抑制性神经传导递质，它存在于二级前庭神经元和眼球运动神经元之间的连接处。在中枢前庭结构中发现有组胺弥散分布。组胺能受体定位于前庭细胞突触前和突触后。H_1 和 H_2 两个亚型均影响前庭效应。去甲肾上腺素主要调节前庭兴奋作用的强度，也影响前庭的适应性。近来发现多巴胺对前庭系统具有调节作用。

　　正常时，前庭感觉器在连续高强频率兴奋时释放神经动作电位，并传递至脑干前庭核。单侧的前庭病变迅速干扰了一侧紧张性电位发放率，从而引起左右两侧前庭向脑干的动作电位传递不平衡，导致眩晕。眩晕的临床表现、症状的轻重及持续时间的长短与起病的快慢、单侧或双侧前庭损害、是否具备良好的前庭代偿功能等因素有关。当病变刺激或损害一侧前庭时，由于左右两侧正常的前庭平衡系统被打破，严重的前庭失衡导致迅即出现眩晕。若起病急骤，自身的前庭代偿功能来不及建立，则患者眩晕重，视物旋转感明显。稍后由于自身调节性的前庭功能代偿，患者眩晕逐渐消失，故绝大多数前庭周围性眩晕呈短暂发作性病程。若双侧前庭功能同时损害，如耳毒性药物所致前庭病变，两侧前庭动作电位的释放在低于正常水平下基本维持平衡，故通常不产生眩晕，仅主要表现躯干平衡不稳和摆动幻觉；由于前庭不能自身调节代偿，症状持续较久，恢复慢。缓慢进展的单侧前庭损害，如听神经瘤，通常也可不产生眩晕，两侧前庭兴奋传递的不平衡是逐渐形成和中枢神经系统代偿所致。

由于前庭核与眼球运动神经核之间有密切联系，当前庭器受到病理性刺激时常出现眼球震颤。前庭诸核通过内侧纵束、前庭脊髓束及前庭－小脑－红核－脊髓等通路，与脊髓前角细胞相连接，所以，前庭病损时还可出现机体向一侧倾倒及肢体错物定位（指物偏斜）等体征。前庭核还与脑干网状结构中的血管运动中枢、迷走神经核等连接，因此损害时往往伴有恶心、呕吐、苍白、出汗，甚至血压、呼吸、脉搏等改变。前庭核是脑干最大的核团，对血供和氧供非常敏感。前庭及耳蜗的血液供应来自内听动脉，该动脉有两个分支，大的耳蜗支供应耳蜗和前庭迷路的下半部分，小的前庭前动脉支供应前庭迷路的上半部包括水平半规管和椭圆囊，两支血管在下前庭迷路水平有吻合，但在前庭迷路的上半部则无吻合；此外从耳囊到膜迷路并无侧支循环。因此，由于前庭前动脉的血管径较小、又缺乏侧支循环，故前庭迷路上半部分选择性地对缺血更敏感。所以当颅内血管即使是微小的改变（如狭窄或闭塞）或血压下降，均可影响前庭系统的功能而出现眩晕。

二、病因

（一）前庭系统性眩晕

1. 周围性

①耳源性：外耳及中耳病变，如外耳道盯聍、急慢性中耳炎、咽鼓管阻塞、鼓膜内陷等累及内耳时；内耳病变，如梅尼埃病、迷路炎、内耳药物中毒（如庆大霉素、链霉素等）、内耳耳石病变、晕动病、迷路卒中、内耳外伤及耳硬化症等；②神经源性：听神经

瘤、脑桥小脑角肿瘤、后颅窝蛛网膜炎、前庭神经元炎及脑膜炎。

2. 中枢性

①脑干病变：如脑干血管病变（椎-基底动脉缺血、延髓背外侧综合征、锁骨下动脉偷漏症、椎-基底动脉性偏头痛）、脑干肿瘤、脑干炎、多发性硬化、延髓空洞症、第四脑室肿瘤、扁平颅底及小脑扁桃体下疝。②小脑疾病：如小脑蚓部肿瘤、小脑脓肿、下部小脑梗死、小脑出血。③大脑疾病：如颞叶肿瘤、颞叶癫痫、脑脓肿。

（二）非前庭系统性眩晕

①眼性眩晕：如眼外肌麻痹、屈光不正、注视飞快行车或站立高崖俯视危壁等；②心血管疾病：如高血压病、低血压病、心律不齐（阵发性心动过速或房室传导阻滞）、心力衰竭、脑动脉硬化、偏头痛等；③全身中毒性、代谢性疾病，如糖尿病、过度换气、尿毒症等；④各类原因的贫血；⑤头部外伤性眩晕：如颅底骨折或脑震荡后遗症等；⑥颈椎病；⑦精神性头晕、神经官能症等。

三、诊断方法

（一）询问病史

询问病史应特别注意了解患者眩晕发作的特点、眩晕的程度及持续的时间、发作时伴发的症状、有无诱发因素和有无耳毒性药物及中耳感染等相关病史等。细致的病史询问有助于眩晕的诊断与鉴别诊断。①真性或假性眩晕：眩晕的特点为感觉周围事物或自身旋转的系真性眩晕，假性眩晕者仅表现头晕、头重等不适感。②周围性或中枢性眩晕：前庭周围性眩晕患者临床症状多数较重，持续时间较短（但药物中毒性可持续较长时间），常伴有耳鸣、听力减退等耳蜗症状和明显的恶心呕吐等自主神经症状，可有用耳毒性药物或中耳感染病史等。前庭中枢性眩晕患者大多症状较轻，持续时间较长，不伴有或仅表现较轻的自主神经症状，无耳鸣、耳聋等耳蜗症状，常伴有中枢神经及脑神经损害的症状，多数患者有高血压、冠心病、脑动脉硬化和颈椎病的病史（因多系血管病变所致）。③

位置性或颈性眩晕：患者起卧时或躯干转动时，在头与躯干活动相一致时出现的眩晕为位置性眩晕，常见于良性发作性位置性眩晕。当躯干不动而头转动或后仰时出现的眩晕称为颈性眩晕，常见于椎-基底动脉缺血。④单次发作或反复发作性眩晕：单次眩晕发作常见于前庭神经元炎，患者常有眩晕发作前的感冒病史，眩晕持续时间长。脑干与小脑的卒中则突然发病，大多有高血压和脑动脉硬化的病史。反复发作者常见于梅尼埃综合征和椎-基底动脉缺血等。⑤单侧或双侧前庭损害性眩晕：单侧前庭损害时眩晕程度重，常表现典型的自身或视物旋转，伴有明显的自主神经症状，发作时间短，患者喜避光、安静和不能活动。前庭双侧损害则眩晕很轻，主要表现为头晕、摆动幻觉和平衡障碍，故行走不稳，步履蹒跚，常由耳毒性药物所致前庭周围神经损害。⑥眩晕发作的持续时间：眩晕持续达一天或更长者常见于前庭神经元炎、椎-基底动脉（包括迷路、脑干、小脑或这些部位的联系结构）的缺血、脑干卒中和多发性硬化等；发作持续数小时或数分钟者可见于梅尼埃综合征、椎-基底动脉的 TIA、偏头痛、以及罕见的眩晕性癫痫和外淋巴瘘等；发作持续数秒者常见于良性发作性位置性眩晕等。

（二）体格检查

需进行下述检查：①神经系统检查须特别注意有无眼球震颤，及眼震的方向、性质和持续时间，是自发性或诱发性。伴有眼震者多考虑前庭、迷路、小脑部位的病变。检查眼底有无视神经盘水肿，以了解是否为颅内占位性病变。如有听力减退或消失，则需确定为神经性或传导性，迷路病变及听神经病变常伴听力丧失。有无指物偏向及倾倒现象，明确前庭有无受损。注意有无共济失调，有共济失调者多为小脑、脑干的病变。②耳科检查：外耳道有无盯聍、鼓膜有无穿孔、有无中耳炎或耳硬化症等，电测听、瘘管试验等。③前庭功能试验：包括变温试验（微量冰水试验或冷热水交替法）、旋转试验、位置试验（Hallpike 位置性试验，即患者坐位，头偏向一侧，保持偏侧头位使身体快速向下卧倒至平卧位，但头部后仰 30°）、直流电试验、视动性眼球震颤试验、眼跟踪试验，必要时作眼球震颤电图。④内科检查：应特别注意血压、心脏等情况。

（三）辅助检查

怀疑听神经瘤者应摄内听道平片；颈性眩晕可摄颈椎片；脑电图对眩晕性癫痫的诊断有帮助；脑脊液检查对颅内感染性疾病的确定尤为重要；考虑颅内占位性病变、脑血管病变等可选择作头颅CT或MRI。任何不能用周围前庭病变解释的位置性眩晕和眼震均应考虑中枢性病变，应建议作后颅凹的MRI检查。脑干听觉诱发电位对协助定位诊断前庭神经病变有一定帮助。头晕者应作贫血、低血糖、内分泌紊乱等相关检验。

四、鉴别诊断

（一）前庭周围性眩晕与前庭中枢性眩晕的鉴别

表 2 - 1　前庭周围性眩晕与前庭中枢性眩晕的鉴别

症状与检查 ＼ 名称	前庭周围性眩晕	前庭中枢性眩晕
眩晕性质	多为旋转性，或为向上下、左右摇晃的运动错觉	为旋转性，或为固定物质向一侧运动的感觉
眩晕持续时间	呈发作性，时间较短，数分钟、数小时至数天	呈持续性，时间较久，可数月以上
眩晕程度	多较重	多较轻
自发性眼球震颤	振幅细小，方向固定	振幅粗大，方向多变
眼球震颤与眩晕程度	一致	可不一致
倾倒（闭目难立征）	向眼球震颤的慢相侧，与头位有一定关系	方向不定，与头位无一定关系
听觉障碍	常有耳鸣或耳聋	不明显
中枢神经系统症状和体征	无	常用脑干损害症状，也可有晕厥、惊厥等
前庭功能试验或异常	无反应或反应减弱	不一定，可呈正常反应
迷走神经兴奋试验（恶心、呕吐）	常有，明显	较少，不明显
视动性眼球震颤检查	正常	异常
眼跟踪试验	正常	异常

前庭系统眩晕因损害部位不同而分为前庭周围性眩晕和前庭中枢性眩晕两类，前者主要由内耳前庭至前庭神经颅外段之间损害所引起，后者由前庭神经颅内段、前庭神经核及其纤维联系、小脑、大脑等病变所引起。其鉴别见表 2-1。

（二）眩晕的病因鉴别诊断

依据患者是单次或反复眩晕发作、单侧或双侧的前庭损害、症状与头位变化的关系等，可作病因鉴别诊断（表 2-2）。

表 2-2　前庭系统性眩晕的病因

单次眩晕发作：
（1）常见原因　①周围性：迷路炎、前庭神经元炎。
②中枢性：脑干卒中或小脑卒中、多发性硬化。
（2）少见原因　迷路梗死、Ramsay Hunt 综合征、梅毒性迷路炎、结核性迷路炎、莱姆病、结节病（肉芽肿）、胆脂瘤、听神经瘤。
反复眩晕发作：
（1）常见原因　①周围性：梅尼埃综合征。
②中枢性：偏头痛，椎-基底动脉缺血。
（2）少见原因　美尼尔病、外淋巴瘘、复发性迷路缺血、高黏状态等。
位置性眩晕：
（1）常见原因　①周围性：良性发作性位置性眩晕（后半规管）。
②中枢性：中枢性位置性眩晕。
（2）少见原因　良性发作性位置性眩晕（前半规管和水平半规管）、酒精中毒、Waldenstrom 巨球蛋白血症。
双侧前庭神经病变：
（1）常见原因　周围性：耳毒性前庭神经损害（氨基糖苷类抗生素）。
（2）少见原因　①周围性：耳硬化症、前庭神经元炎后遗症、双侧听神经瘤（神经纤维瘤病）、双侧梅尼埃综合征、特发性双侧前庭神经病、Paget 病。
②中枢性：韦尼克（wernicke）综合征。

（三）不同疾病引起眩晕的鉴别诊断要点

1. 前庭周围性眩晕

（1）良性发作性位置性眩晕（BPPV）

该病是引起眩晕的最常见疾病（约占眩晕患者的20%），可分为三种类型，即后半规管性BPPV、水平性和前半规管性BPPV、和水平半规管中的囊石病，但绝大多数属于后半规管性（占所有BPPV的80%以上）。

①后半规管性BPPV：患者常在头部位置改变，如在起床、卧床时或仰头时出现瞬间发作性眩晕，持续约几秒钟（一般不超过10s），当头部从动态恢复到某一固定位时眩晕迅即消失。故多数患者对头位的变动有一种恐惧心理，起、卧床时可呈电影慢镜头似的分段逐渐缓慢进行，借以减轻眩晕。Hallpike位置性试验时多数患者可诱发突发性眩晕和旋转性眼震（称位置性眼震），眼震方向朝头所偏方向（低的耳朵一侧），并与患侧相一致。本病为内耳耳石器病变，头颅外伤、耳病、老年、噪音性损伤或用链霉素等可使耳石变性，变性和破碎的耳石碎屑在半规内因头位变动和在重力的作用下而移位，引起内淋巴流动而激活后半规管的毛细胞受体，从而诱发眩晕和眼球震颤。该病经治疗预后良好，但后期易复发，平均随访18个月以后约1/3的患者复发。

②水平性和前半规管良性位置性眩晕：除后半规管外，现已逐渐认识到水平半规管或前半规管亦偶可引起良性发作性位置性眩晕。这种变异型的症状亦可由半规管内活动的耳石碎屑所致。患者既可以是以该种少见类型首次发病，更多是继发于后半规管性位置性眩晕患者作体位疗法之后的并发症。诊断水平性半规管位置性眩晕时，嘱患者仰卧位，将头偏向一侧时可迅速诱发出（无潜伏期）水平性眼震，眼震方向是朝向偏头时耳朵低的一侧，持续30~60s。

③水平半规管中的囊石病：此类患者均有后半规管位置性眩晕的病史，临床表现为无论头偏向哪侧均出现位置性眩晕，伴持续水平性眼震，方向朝转头后耳朵位置较高的一侧。症状持续数日后缓解，既可自发缓解或在体位疗法治疗后缓解。目前认为附着在水平

半规管上的碎屑是最可能的致病原因。尚无特别的治疗方法，但头部的震动和摇头锻炼可能有效。

（2）梅尼埃病

是迷路病变中有代表性的疾病，其特点是反复发作的眩晕，伴恶心、呕吐、耳鸣，随病变进展可逐渐发生耳聋。该病在眩晕中约占5.9%。

患者常突然发病，感周围事物和自身的转动和摇晃，故患者不能站立和走路。由于转头、甚至躯干的活动、灯光和声音的刺激均可使眩晕加重，故患者喜闭目静卧。多有耳鸣及耳充塞感，并在病变同侧有耳聋。发作时有不同程度的自主神经功能紊乱，如恶心、呕吐、面色苍白、出汗、腹泻等。急性发作期常有眼球震颤，呈旋转性或水平性，慢相向病侧。每次持续数分钟至数小时，长者可达数天，发作可一周数次，也可缓解数月至数年。随着病程的延长，眩晕发作程度逐渐减轻，而耳聋则渐呈跳跃式加重，当听力完全丧失时，眩晕发作也即消失。耳聋一般为单侧性，有10%可侵犯两侧。前庭功能试验示病侧前庭动能减弱或消失。除眼球震颤外，神经系统检查无其他异常。

该病男女均可罹患，以40～50岁最多见，但年轻人和老年人也可发生。病理变化包括内耳的淋巴液代谢失调、淋巴液分泌过多或吸收障碍，引起内淋巴腔积水、膨胀、压力升高，致使脆弱的耳蜗毛细胞变性，病理上未见炎症或出血。曾推测阵发性眩晕发作和膜迷路破裂有关，导致感觉受体破坏，并使含钾内淋巴倾入外淋巴，从而使前庭神经纤维麻痹。本病可能为变态反应所致，也有提出由循环障碍、代谢障碍、病毒感染等因素引起。由明显的内耳疾病，如炎症、动脉硬化、出血、耳硬化等所产生的类似内耳眩晕症临床表现，称为梅尼埃综合征。

（3）迷路炎

迷路炎是急性或慢性中耳炎的常见并发症，多因中耳化脓性炎症直接破坏迷路的骨壁引起，少数是炎症经血行或淋巴扩散所致（化脓性迷路炎）。部分患者迷路并无感染的直接侵犯，受到邻近化脓性中耳炎的影响，也能出现症状（浆液性迷路炎）。临床上中耳炎患者出现阵发性眩晕并伴恶心、呕吐时，提示合并迷路炎的可能。病情严重者眩晕甚剧，并有眼球震颤、听力丧失、平衡失调等。全身症状也很明显。外耳道检查发现鼓膜穿孔，有助于诊断，并可与梅尼埃病鉴别。如简单的瘘管试验法阳性（以指压外耳道口，反复数次，诱发眩晕），表示可能有瘘管存在，有助于本病的诊断。

（4）药物中毒性眩晕

多种药物可引起内耳及前庭神经损害，其中首推氨基糖苷类抗生素。该类抗生素通过对前庭毛细胞的不可逆损伤而产生耳毒性。硫酸链霉素对内耳前庭毒性较大，易引起眩晕，而双氢链霉素则易致耳蜗损害产生耳聋。急性链霉素中毒多在用药后数日内发生眩晕、恶心、呕吐。慢性中毒多见，常在用药治疗几周后患者出现摆动幻觉、运动失调和轻度眩晕，并在一周后病情达高峰。毒性的程度取决于抗生素治疗的剂量和持续时间。但也可因个体敏感性不同而有仅用数克，甚至用药一次后即发生眩晕者。老年患者和肾功能低下者更易发生。由于双侧前庭同时损害，患者仅表现轻度眩晕，更主要是一种周围环境摇晃不稳的摆动幻觉，即主要表现为躯干的平衡障碍，因此在行走、头部转动或转身时症状更明显，并在上述动作停止后似觉原来的动作仍在继续进行。躯干和头部不动时，上述症状明显好转甚至消失。少见眼球震颤。前庭功能试验示双侧前庭功能减退。眩晕持续数周至数月不等，个别在停药后可持续数年，前庭功能恢复更慢。药物使用史及其特征的临床表现为诊断的主要依据。

新霉素、卡那霉素也可引起眩晕，但较链霉素为轻；庆大霉素、万古霉素、多黏菌素 B 等引起者偶见。奎宁、水杨酸盐引起耳蜗损害较重，前庭症状较轻，停药后可消失。其他如三甲双酮、苯妥英钠、扑痫酮、口服避孕药、乙醇、尼可丁及长期滥用巴比妥类药物均可致眩晕。

（5）晕动病

或称运动病，即晕车、晕船。由于坐车、船、飞机等时，内耳的迷路受机械性刺激，引起前庭功能紊乱所致。主要表现眩晕，恶心及呕吐，常伴面色苍白、出冷汗、全身无力等。该病可能存在易感人群，但原因未明；睡眠不足、情绪不佳及不良刺激常为促发因素。

（6）迷路卒中

为突然发作的严重眩晕、恶心、呕吐，并有耳鸣或听力丧失，可发生迷路功能永久性损害。主要见于老年人内听动脉的闭塞，或迷路出血。患者年龄大、起病快，有身体其他部位的动脉硬化症及既往无类似发作史等有助诊断。

（7）听神经瘤

听神经瘤患者主要表现慢性进行性耳聋，极少数患者早期可出现眩晕。部分患者亦可在起病后数月或数年后才出现眩晕。除有第八对脑神经损害外，还有 V、Ⅶ、Ⅸ、Ⅹ 对脑神经麻痹，头痛、共济失调等。耳科检查可发现病侧有神经性耳聋及前庭功能减弱的表现。脑干听觉诱发电位患侧可有各种异常，脑脊液蛋白质增高，头颅平片有病侧内听道异常扩大或同时有骨质破坏，头颅 CT、MRI 在小脑桥脑角处显示占位性病变，则诊断可肯定。

（8）前庭神经元炎

指前庭神经元（包含前庭神经核、前庭神经节和前庭周围神经）的病变，是单次发作的急性单侧周围性前庭神经功能减退或丧失的最常见的病变，约占眩晕的4%。临床特征为急性起病的单次重症眩晕发作，伴有恶心、呕吐、不能活动，单耳无耳鸣和耳聋。躯体易向病灶侧倾倒，并有向对侧快速水平或水平旋转性眼球震颤，听力检查正常。多见于青、中年患者，儿童和老年偶可罹患。病因未明，多数患者病前有上呼吸道感染史，推测可能与病毒感染有关。检查可发现一侧前庭神经麻痹。本病为良性病变，患者的严重症状在数日内可逐渐减轻，但病程较长，症状常持续数周。少数患者眩晕发作呈反复性。

2. 前庭中枢性眩晕

本类眩晕主要属于脑干性，其损害包括前庭核及其联系，因前庭及耳蜗纤维在进入延髓和脑桥是分开的，故听力可不受累。脑干病变所发生的眩晕及伴发恶心、呕吐、眼球震颤及不平衡较迷路病损者顽固，其眼球震颤为垂直性，较粗大，向一侧凝视时较明显且持久。脑干病变的眩晕常同时有脑干其他结构（脑神经及各种传导束）的损害表现。

（1）椎 - 基底动脉缺血

眩晕为椎 - 基底动脉缺血性发作及其供应区脑干梗死的突出症状，50 岁以上有高血压及动脉硬化的患者突然出现眩晕，应考虑本病。眩晕为旋转性、摆动性，有站立不稳、行走有漂浮不稳感，常伴脑干受损的其他症状，如复视、延髓麻痹征、平衡障碍、共济失调及麻木等。若眩晕发作持续仅数分钟至数小时，最多在 24h 内完全恢复，并反复发作，则临床上称为短暂性脑缺血发作（TIA）。椎 - 基底动脉的 TIA 明显较颈内动脉系统的 TIA 发作频繁，可每日发作多次，亦可间断反复发作数周或数月，但一般并不是椎 - 基底动脉血栓形成的先兆。另外可有一特殊的倾倒发作，此因中脑红核区域或脑干网状结构的缺血，导致突发性四肢肌张力消失，使在站立或行走时发作倒地，迅即恢复，并无先兆，不伴有意识丧失。

（2）延髓背外侧综合征

又称瓦伦贝格综合征，是由各种病因引起的，病灶局限于延髓背外侧部位的一组临床症候群。在老年人绝大多数由小脑后下动脉或椎动脉闭塞所致；在中、青年人亦可由炎症、脱髓鞘病变、肿瘤、外伤等引起。临床表现眩晕、平衡障碍、呕吐、语言含糊不清及进食呛咳等症状，检查可见眼球震颤、病侧软腭及声带麻痹、交叉性或偏身性等各种类型的感觉障碍等、病侧霍纳征以及肢体小脑性共济失调等体征。根据典型临床表现和头颅 MRI 检查，一般不难诊断。

（3）脑干肿瘤

眩晕可呈持续性，可因头部转动而加重；病早期即出现脑干损害征如脑神经麻痹、交叉性瘫痪；有明显的眼球震颤及肢体共济失调。根据进行性发展、多见于儿童及头颅 CT 或 MRI 的发现可确诊。

（4）多发性硬化

约 1/3 患者有眩晕，其中部分为首发症状，是一种逐渐加重的、旋转性眩晕。眩晕程度一般较轻，但眼球震颤多见而且明显，多为水平性或垂直性。可伴有恶心、呕吐，耳鸣及耳聋少见。根据常有视神经、脑干、小脑、脊髓、其他脑神经及大脑半球损害的多个病灶，病程中有多次缓解和复发，各种诱发电位（脑干、视觉、体感）可发现亚临床病灶及头颅 CT 或 MRI 检查的典型异常表现，脑脊液中球蛋白增高，IgG 指数异常和有 IgG 寡克隆带等均有助于诊断。

（5）第四脑室肿瘤

由于肿瘤压迫第四脑室底部，刺激前庭核及迷走神经背核，常可引起剧烈眩晕、呕吐，尤其在第四脑室有可活动性肿瘤（如囊肿），当患者转动头部时可因突然闭塞脑脊液循环而发生严重眩晕，伴呕吐及剧烈头痛，称布伦斯（Bruns）综合征。如患者保持一定的头位，避免突然变动位置，可以完全没有症状。因在迅速改变头位时，可引起眩晕，此种情况易被误诊为良性发作性位置性眩晕，需注意鉴别。

（6）眩晕性癫痫

前庭系统的皮质中枢在颞上回后部或颞顶交界处，这些区域的病变（肿瘤、动静脉畸形、梗死、外伤性疤痕）均可刺激皮质而发生眩晕，患者有严重的旋转感，或感觉外界环境向一侧运动，伴有恶心，可有眼球震颤。有些在眩晕前或随之可见一侧耳鸣及对侧感觉异常。眩晕可为发作的先兆，时间很短，一般仅数秒钟，如放电扩散到颞叶其他区域，则随后出现颞叶癫痫的其他症状，或出现全身性发作。少数患者以眩晕为惟一表现，又称癫痫流产型发作，此时需与其他眩晕发作鉴别，脑电图检查发现棘、尖波及阵发性异常可助诊断。

4. 其他

（1）颈性眩晕

颈部突然活动时、特别是向一侧转动或头上仰时发生的眩晕称颈性眩晕。其确切的病因尚有争沦，可能是因为脊髓前庭传导冲动的改变，骨赘压迫引起的椎－基底动脉缺血，以及颈椎强直引起的交感神经丛受到刺激等所致。但主动脉弓综合征和锁骨下盗血综合征亦可发生颈性眩晕。由于老年人普遍存在无症状性颈椎病，故颈椎 X 线摄片对诊断并无帮助。诊断主要依据老年人在转颈或仰头时突然出现的眩晕，以及 TCD 检查结果。但由于椎动脉行程较长，颅外段与颈椎解剖密切相关，因此椎－基底动脉 TCD 检查除常规头位外，还应包括头部特殊位置如转颈试验，颈性眩晕的患者 TCD 转颈试验基底动脉血流速度下降 20% 以上则支持诊断。

（2）恐惧性位置性眩晕

是一种常见的主观平衡障碍性疾病，属于精神性眩晕，临床上易被误诊为器质性眩晕。本病约占眩晕就诊者的 16%，中年人发病较多见，男女均可罹患。临床诊断主要依据是：①尽管临床的平衡功能检查如龙贝格（Romberg）征、足尖足跟衔接行走（tandem-walking）、单脚平衡试验和常规姿势图示平衡功能正常，但患者站立或行走时有头晕和主观的平衡障碍。②持续数秒钟至数分钟的发作性起伏不稳感，或短暂的身体不适的错觉。③虽然恐惧性位置性眩晕可自发发生，但患者通常认为一些不可避免的不适刺激（过桥、上梯、独自在屋、上街）或社会刺激因素（在商店、饭馆、音乐会、人群拥挤）为诱发因素。④绝大多数患者在眩晕发作期间或发作后存在自主神经症状和焦虑。⑤有强迫观念和行为的个性特征，情绪不稳定，轻度抑郁。⑥发作常继发于特别的情绪紧张、重病后或器质性前庭障碍以后，如常可在良性发作性位置性眩晕或前庭神经元炎恢复后发病。

（3）颅脑外伤性眩晕

外伤后眩晕可由于损及内耳、前庭神经及其中枢联结引起。也有耳石终末器受损而出现短期的位置性眩晕。严重颅脑损伤病例在第四脑室及导水管周围可有点状小出血，以致伤及前庭核及其与中枢的联结。外伤性眩晕除伤及迷路和前庭神经外，少见自发性旋转性眩晕，其主要表现为头晕，常诉述其本身或周围环境有运动，同时觉得不稳，转动或向上看等动作常可使之加重。脑震荡患者出现的头晕较外伤的其他症状持续更长时间。

（4）眼球运动障碍性眩晕

新近的眼肌麻痹伴有复视时，因空间失定向而可引起短暂的眩晕感，伴有恶心、摇晃，当患者向麻痹肌肉方向注视时最明显。

（5）高空眩晕症

属生理性眩晕，是在高空向下看时由视觉诱发的眩晕综合征，表现为主观的体位和运动不稳。这是由于注视者和固定目标之间极大距离产生的一种"距离眩晕"。高空眩晕和体位有关，在立位时最明显，眼和目标间的距离是主要的因素而非凝视的方位。

（6）中枢性位置性眩晕

中枢神经系统的病变，特别是第四脑室及周围的病灶也可引起位置性眩晕。中枢性位置性眩晕发作没有潜伏期，发作后持续时间长，缺乏眩晕的典型表现，眼震方向变化不定，体位疗法不能缓解，以及中枢神经系统损害的其他症状和体征等可与良性发作性位置性眩晕鉴别。中枢性位置性眩晕的发病率极低，其常见病因有脊髓小脑变性、多发性硬化、Ⅰ型 Arnold – Chiari 畸形、以及小脑和脑干的肿瘤等。对疑诊中枢性位置性眩晕者，须进行详细神经系统体格检查和头颅 MRI 检查，以除外颅内占位性病变。

五、治疗

眩晕的治疗原则主要是通过用药物或物理的方法抑制健侧前庭功能或恢复病侧前庭功能，以及增强前庭代偿作用而消除或减轻症状。由于眩晕患者恶心、呕吐明显和担心症状再发而精神特别紧张，故需用药减轻眩晕伴随症状如自主神经症状和精神症状。

（一）一般治疗

眩晕患者宜安静休息，避免声光刺激，应减少头位变化以免加重症状。对眩晕症状重或反复发作的患者，眩晕发作停止后，由于精神高度紧张和担心再发，而易形成恐惧性眩晕，若单用药物等疗效欠佳，需辅以精神安慰和耐心解释工作。

（二）体位疗法

主要用于良性发作性位置性眩晕的治疗。Brant 疗法是嘱患者端坐床沿，头和躯干向一侧缓慢倾倒至床上，然后缓慢回复至原坐姿，再向另一侧重复相同动作；连作 5 次上述动作为一次锻炼，每天上下午各做一次，多数 BPPV 患者约在 2 天至一周后症状消失。对重症患者，特别是用 Brant 体位疗法后疗效不佳的顽固性 BPPV 患者，可用 Epley 体位疗法（1992）。该疗法是从 Hallpike 位置性试验演变而来。嘱患者端坐床上，头向一侧偏约 30°，向后平卧至头过伸 30°，再将头转至正中位（面部朝上），然后向对侧侧卧而头向下 30°，再缓慢起坐，最后头恢复至正常位。可上、下午各做一次。此外，Lempert（1997）报道用 360°旋转治疗仪治疗眩晕也有较好的疗效。

（三）手术治疗

梅尼埃病眩晕严重发作其时间超过 3 个月，或频繁发作而严重影响了患者的工作和生活，或眩晕虽不顽固但伴有迅速的进行性听力下降使听力丧失至少在 30dB 以上，语言辨别率少于 50%，用药物等保守治疗 1 年以上无效者，应采用手术治疗。手术原则是既要消除眩晕，又应保持听力和尽量减少并发症发生。经颅中窝或迷路后径路前庭神经切断术，可使眩晕消失且保存听力，但手术难度大，但须防止面瘫、脑脊液漏和脑膜炎等并发症。内淋巴囊减压术的有效率为 60% ~ 80%，亦不影响听力，但应注意前庭小管狭窄或闭塞以及囊小畸形等致手术失败。半规管开窗冷冻术治疗本病则疗效好，无明显并发症发生而深受欢迎。

（四）药物治疗

治疗眩晕的药物有两大类。首先是减轻眩晕发作的对症治疗药物，常用有抗组织胺药如苯海拉明、异丙嗪、倍他司汀，亦可用钙拮抗剂如氟桂利嗪，抗胆碱能药物如东莨菪碱，拟交感神经药如麻黄碱，抗多巴胺能药物如吩噻嗪衍生物等抗精神病药，其他还有地西泮类药物、乙酰亮氨酸和银杏制剂等。另一大类是针对引起眩晕的不同原因进行治疗，例如对前庭神经元炎可加用类固醇激素治疗；对椎－基底动脉供血不足可用钙拮抗剂尼莫地平或氟桂利嗪治疗；颈性眩晕可给予颈部牵引、理疗和按摩治疗等。

第七节　癫　痫

癫痫是一组疾病和综合征，以脑部神经元反复突然异常过度放电所致的间歇性中枢神经系统（CNS）功能失调为特征，临床可表现为短暂的运动、感觉、自主神经、意识和精神状态不同程度的障碍，或兼而有之。每次发作或每种发作均称为痫性发作。1%～2%的人在一生中有过一次痫性发作。癫痫是一种以反复痫性发作为特征的慢性临床过程，同一患者可有一种或多种痫性发作形式。约2/3的痫性发作始于儿童期，在儿童期是最常见的神经疾病，在成人中仅次于脑血管疾病。在国外，人群中癫痫的发病率为17/10万～100/10万，其中日本最低，澳大利亚最高；患病率为0.15%～1.5%，其中日本最低，坦噶尼克最高。我国癫痫的发病率城市为37/10万，农村为25/10万；患病率城市为0.457%，农村为0.366%。男性患病略高于女性。

一、分类与临床表现

癫痫的临床表现复杂多样，曾有多种分类方法，如按病因（原发性和继发性）、发作形式（全身性和部分性）、发作频率（孤立性、反复性、持续性）、脑电图及对药物治疗的效果（难治性）等。

（一）部分性发作

是指最先的临床表现和脑电图（EEG）变化始于一侧大脑半球的某个部分。约占癫痫总数的60%，15岁以上的占80%，其中绝大多数为症状性（隐原性）。部分性发作的进一步分类主要基于有无意识障碍以及是否发展成全身性发作。

1. 单纯部分性发作

不伴意识障碍，发作时及发作间期 EEG 痫性放电在症状对侧皮质的相应区域。临床表现取决于痫性电活动的部位，位于额叶时多为对侧肢体抽搐，如限性运动性发作、杰克逊癫痫、旋转性发作、姿势性发作、发作性失语等；位于顶叶时多为对侧肢体感觉障碍，如体觉性发作；位于颞叶时可有听觉性发作、味觉性发作、嗅觉性发作等特殊感觉异常，或自主神经症状，或精神症状（如语言、认识、记忆和情感障碍及错觉、幻觉等）；位于枕叶的为视觉性发作。

2. 复杂部分性发作

伴有意识障碍，可由单纯部分性发作转化而来。发作时及发作间期 EEG 显示一侧或双侧不同步的颞、额部局灶性痫性放电。常有错觉和幻觉等精神障碍，以及自动症，故称为精神运动性发作。是部分性发作的最常见类型。绝大多数由颞叶病变引起，少数见于额叶眶回、岛叶、顶叶和枕叶病变，故也称为颞叶癫痫（TLE）。约 1/3 的病例儿童期有严重的发热惊厥。临床上常有先兆症状，以错觉（错视）、（视、听觉）幻觉、认知障碍（似曾相识、旧事如新感）等多见，少数为眩晕、幻嗅、胃气上升感、恶心和情感障碍（伤感、孤独、恐惧、焦虑、性体验）。继而出现意识障碍或自动症。其意识障碍表现为意识模糊或精神错乱状态而非意识丧失。自动症是指在意识障碍时无意识、无目的性的不自主动作，多为机械、刻板、重复性动作，少数为复杂的动作，如梦游或漫游。事后不能回忆。可有多种形式，如口部自动症（吸吮、咀嚼等饮食动作）、肢体自动症（搓手、解扣、脱衣等拟态性动作）、姿态性自动症、游动性自动症（奔跑、驾车等）及言语性自动症等。颞叶痫性放电常伴有对侧肢体（上肢多见）肌张力障碍性姿势，具有定侧价值。

3. 部分性发作发展成全身性发作

单纯部分性发作可单独存在或演变成复杂部分性发作。当局灶痫性放电泛化时，单纯性和复杂性部分性发作均可转变成全身性发作，可表现为全身性强直-阵挛发作、强直性发作、阵挛性发作。约 2/3 的复杂部分性发作表现为继发性全身性强直-阵挛发作。

（二）全身性发作

全身性发作无论有无惊厥，临床表现均指示双侧大脑半球从开始即同时受累，以及 EEG 痫性放电开始即为双侧同步对称性。意识障碍可以是最早现象，可分为特发性（原发性）和症状性（隐原性）。特发性绝大多数始于儿童期和青少年，多为遗传性，药物治疗控制良好。智力正常，预后良好。常见的有：①良性新生儿惊厥，表现为生后一周内频发的反复阵挛性或呼吸暂停发作，此后不再复发，无精神运动缺陷。②儿童期失神癫痫，始于儿童期，以频发失神发作为特征，约 50% 在青春期偶发全身性强直－阵挛发作，成年以后逐渐缓解。③少年期失神癫痫，失神发作始于少年期，失神发作频率较儿童期类型低，而强直－阵挛发作频率较儿童期类型高。④少年期肌阵挛性癫痫，为现已认识的始于青春期的常见类型，表现为全身性强直－阵挛发作，但以往常有肌阵挛性抽动史。常可因剥夺睡眠及过量饮酒而诱发。偶有失神发作。常有遗传倾向。症状性可由弥漫性灰质病变所致，但最常见的是 West 综合征和 Lennox－Gastaut 综合征，这两型综合征药物较难控制，因智力损伤，预后差。

1. 全身性强直－阵挛发作

全身性强直－阵挛发作（GTCS）是最常见的全身性发作，在特发性癫痫中又称为大发作，以意识丧失和全身惊厥为特征。继发性者多有神经精神等前驱症状或先兆。主要表现为：①意识丧失；②全身骨骼肌强直性收缩（强直期），持续 10～20s；③四肢间歇性痉挛（阵挛期），持续 30～60s；④呼吸暂停，大小便失禁，浅反射消失，跖反射阳性，以及自主神经症状如心率增快，血压增高，汗液、唾液和呼吸道分泌物增多，瞳孔散大等；⑤惊厥后期，约 5min，呼吸先恢复，生命体征逐渐恢复正常，醒后头痛、疲乏及全身酸痛，对惊厥发作全无记忆，多伴有昏睡或短暂的精神错乱。自发作开始至意识恢复约历时 5～10min。原发性者，发作间期无阳性 CNS 的症状和体征。

2. 失神发作

以意识障碍为主，多见于儿童和少年期，占儿童期癫痫的绝大多数。据统计，2 岁半以前起病占 2.6%，4 ~ 8 岁占 54.7%，13 岁以前起病占 93.1%。约 40% 有阳性家族史。

典型失神发作又称为小发作，表现为无先兆的突然发作和突然停止的短暂意识丧失，患者双眼瞪视、呼之不应、活动停止，持续 2 ~ 10s，事后对发作全无记忆。无发作后精神错乱症状。仅有意识障碍者仅占 10%，绝大多数伴有轻微的肌阵挛成分，如眼睑、面肌、口角或上肢等 3 次/秒的同步性运动，或口部自动症，或肌张力轻度改变，但发作时跌倒罕见。EEG 以双侧对称性的 3Hz 棘 – 慢波综合节律发放，背景活动正常为特征。

不典型失神发作又称为小发作变异型，是指失神发作时意识丧失不完全，或伴有明显的肌阵挛，或 EEG 无典型的 3Hz 棘 – 慢波综合节律性发放（可为 2 ~ 2.5Hz 棘波或 4 ~ 6Hz 多种棘 – 慢波综合或无异常）者。

此外，约 30% 失神发作患者表现为对称或不对称性肌阵挛发作而无意识丧失，约 50% 的失神发作同时伴有全身性强直 – 阵挛发作，如儿童期失神癫痫、少年期失神癫痫、少年期肌阵挛癫痫、Lennox – Gastaut 综合征和 West 综合征等。

（三）特殊的癫痫综合征

包括部分性发作和全身性发作，或两者兼有。

1. 良性儿童期癫痫伴中央 – 颞部棘波

为儿童期特发性自限性局灶性运动性癫痫，属常染色体显性遗传，同胞中约 30% ~ 40% 为该型携带者，10% 有临床发作。均在 3 ~ 13 岁（5 ~ 9 岁最多见）起病，男性多见。多表现为一侧面部肌阵挛发作，少数为一侧上肢或下肢肌阵挛抽动发作，以夜间局灶起病的全身性强直 – 阵挛发作为突出表现，约占 70%，白天和晨醒时发作则表现为局限性运动性发作。智力正常。发作间期 EEG 显示对侧中央前回下部或中央 – 颞区高波幅棘波。药物（丙戊酸钠）易于控制发作。青春期发作逐渐减少，痫性发作和 EEG 异常大多在 15～16 岁时消失。

2. West 综合征

婴儿患病率约为 0.025%，均在出生后一年内起病，以 4～7 个月多见，男性多于女性。常见病因有围产期缺血缺氧、CNS 感染、代谢障碍、遗传性疾病（如结节性硬化）、脑发育不全等。部分为隐原性。以躯干或四肢的屈肌和（或）伸肌肌群反复、短暂（常少于 2s）的强直性痉挛（鞠躬样痉挛、点头样痉挛或闪电样痉挛）、精神发育迟滞和 EEG 显示高幅失律为特征，常连续发作数次到数十次，以睡前和醒后最密集。婴儿痉挛征是一种年龄依赖性恶性癫痫，随年龄增长发作逐渐减少，常在 4～5 岁时消失，但 90% 以上有智力低下，1/3～2/3 发展成其他发作形式，以全身性强直－阵挛发作或失神发作多见，故预后很差。

3. Lennox－Gastaut 综合征

占小儿癫痫的 5%～10%，以 1～6 岁起病多见，8 岁以后起病罕见，部分可由 West 综合征发展而来，部分有家族惊厥史。以多种发作形式并存（不典型失神发作、强直发作、无张力发作、强直－阵挛发作、部分性发作等）、精神发育迟滞和 EEG 显示广泛性慢波背景上有 <3Hz（1～2.5Hz）棘－慢波综合及多灶性异常为特征。药物难以完全控制，40%～80% 伴有相应的 CNS 症状和体征，60% 以上有智力低下，且常为进行性加重，预后很差。

4. 获得性失语伴抽搐

又名 Landau－Kleffner 综合征，为儿童期发生的获得性失语，可能与弓形虫感染有关。多在 3～9 岁发病。常以"词聋"为首发症状而听力正常，表现为词句的听觉认识不能和自发性言语锐减，常伴有智力损害和行为障碍（多动症多见）。80% 有痫性发作，以全身性强直－阵挛发作多见，可有部分性发作，或失神发作。EEG 示额、中央、顶区异常伴不稳定阵发性电活动。失语多为运动性，1/3 为感觉性，也有混合性失语。失语病程呈波动性，以缓解及加剧为特征，年龄越小，其语言恢复越差。痫性发作和 EEG 异常在 15 岁以前缓解者少见，预后较差。应与皮质语言区的痫性放电所致的单纯性或复杂性失语发作相区别。

5. Kojewnikow 综合征

分两种类型。一种与运动皮质病变有关，如肿瘤和血管病，表现为单纯性局限性运动性发作，发作后常有暂时性瘫痪，持续数分钟，最长不超过 2~3d，即托德瘫痪。EEG 背景活动正常和局限性阵发性异常（棘-慢波），见于各个年龄阶段。另一种又称为 Rasmussen 脑炎，为儿童期病毒感染所致，多于 2~6 岁起病，多为局限性运动性发作，但常伴其他发作形式，以后出现进行性偏瘫和痴呆，EEG 背景活动异常，但痫性放电活动并不严格限于中央区。

6. 反射性癫痫

是一种以特殊方式诱发发作为特点的癫痫，即仅在某种特定的生理性或心理性刺激下才发生痫性发作。多表现为全身性发作，也可为其他形式的发作。以视觉性刺激（如看电视）诱发多见，少数由听觉性或体感性刺激、阅读或书写、进食等诱发。在诱发的刺激因素存在时 EEG 显示有痫性放电活动。

7. 发热惊厥

是一种与年龄有关的疾病，仅见于 6 个月到 5 岁的婴幼儿，3%~5% 该年龄段的婴幼儿有过发热惊厥，以 9~20 个月最多见，是儿童期最常见的发作性疾病。本病具有明显的遗传倾向，预后良好。其特点为几乎总是在急性发热性疾病体温升高或上升达其峰值时出现单纯性全身性运动性发作，大多数历时短暂，一般不超过几分钟，完全恢复。约 1/3 的患者有复发倾向。以发作时 EEG 大多无痫性放电或特异性异常为特征。复杂性发热惊厥是指惊厥发作历时较长，或表现为局限性运动性发作，或反复发作者。发热惊厥转变成癫痫的危险性很小，一般不超过 4%，但复杂性发热惊厥者转变成癫痫的危险性较大，可达 49%。

8. 癔病性发作

又称心理性或精神性发作或假性发作，即不是由于脑部神经元异常放电所致的发作。多见于女性癔病患者。与痫性发作的运动障碍不同，发作时可表现为两侧肢体完全不同步的剧烈运动，反复摇头动作，咬伤手指，踢腿，挣扎，肢体震颤和抖动，角弓反张姿势伴骨盆带摇动，发作时发出尖叫声或说话，发作形式变换，持续时间长达几十分钟至数小时。但无咬伤舌头、大小便失禁、跌伤或发作后精神错乱等。虽然癫痫患者有时也可表现为假性发作，但癔病性发作常由精神因素诱发，患者多有病态人格，结合其歇斯底里的临床表现及抗癫痫药物治疗无效，一般不难鉴别。

（四）癫痫持续状态

参见本章第八节。

（五）顽固性癫痫

又称难治性癫痫，泛指抗癫痫药物不能完全控制痫性发作的患者，约占癫痫患者的 20% ~ 30%。分为医源性和真正难治性癫痫两种。前者是由于诊断有误，或分类不正确，或未选用适当的抗癫痫药物或剂量不足等因素而导致痫性发作未能控制；后者指诊断正确，选药和剂量适当，但癫痫仍发作，约占 10% ~ 15%。但目前对用药情况（剂量、单药或联合用药、用药时程等）和服药后发作频率等仍无一致的意见，故无统一的诊断标准。引起难治性癫痫的机制未明，可能与下列因素有关：①发作类型：以婴儿痉挛症、Lennox – Gastaut 综合征、复杂部分性发作等常见，一般继发性较原发性更难治。②发作情况：如发作频繁和每次发作持续时间较长者。③起病年龄：1 岁以内起病者较难治，2 ~ 3 岁比 11 ~ 19 岁起病者较易控制。④器质性脑损害：如伴有神经缺陷或精神发育迟滞。⑤EEG：如背景活动异常。⑥有癫痫家族史者。⑦单药治疗难以完全控制者。

虽然癫痫可于任何年龄起病，但不同年龄阶段的痫性发作类型各有其特点，有些发作类型或癫痫综合征仅见于或起病于某个特定的年龄段。而某种痫性发作类型在不同的年龄阶段其发作频率、发作持续时间、严重程度及对抗癫痫药物治疗的效果和预后等方面均可有差异。

二、实验室检查

(一) 脑电图

脑电图 (EEG) 在癫痫的诊断及其发作类型的鉴别、治疗和预后等方面极为重要。但由于受到多种因素的影响,在发作间期 EEG 异常率仅为 60% ~70%,痫性放电波 (痫性波) 的检出率仅为 40% ~50%。痫性波是癫痫 EEG 的特征性表现,包括棘波、尖波、棘 – 慢波综合、尖 – 慢波综合、高幅失律等痫性波波形和突出于背景的阵发性高波幅活动。各种痫性波形与临床发作之间都有一定的相关性,如 EEG 显示高幅失律,临床上 96% 为婴儿痉挛症;3Hz 棘 – 慢波综合节律发放,92% 为典型小发作;1.5 ~2.5Hz 棘 – 慢波综合节律发放,临床多为不典型小发作;棘波大多见于全身性强直 – 阵挛发作和复杂部分性发作;多棘 – 慢波综合节律发放大多见于阵挛性发作;阵发性高波幅慢波活动多见于自主神经性发作、大发作或小发作;局限性痫性波,80% 以上是部分性发作。理论上所有的痫性发作在发作时 EEG 均可记录到痫性波,但也有极个别部分性发作常规 EEG 正常。发作间期各型的 EEG 表现如下:

1. 部分性发作

(1) 单纯部分性发作

异常率为 50% ~70%,痫性波 (棘波或尖波多见) 检出率可达 40% 以上。异常表现可为:①局限性痫性波波形,约占 20%。②弥漫性痫性波波形,约占 7%。③阵发性高波幅节律,约占 11%。④局限性慢波,约占 21%。⑤基本节律慢波化,约占 30%。⑥癫痫波合并基本节律慢波化,约占 12%。

(2) 复杂部分性发作

异常率较低,痫性波检出率为 20% ~40%,若加以蝶骨电极记录可达 60% 以上。异常表现可为:①颞区或额区散发性棘波或尖波,以负相波为其特点,约占 58%。②颞区或额颞区棘(尖) – 慢波综合或阵发性高波幅节律,较少见,但预后差。③梯形波发放,即带有切迹、波幅 50 ~70uV,5 ~6Hz 或 4 ~7Hz 的节律性电活动，又称平顶波或锯齿波，多见于单极导联中，以中央顶区多见，具有较高的特异性。④14Hz 和（或）6Hz 的正相棘波，均在单极导联中出现，以右侧后颞区最明显，多在睡眠或疲倦时出现。因见于 2% ~8% 的健康儿童，其与癫痫的关系仍有争议。

2. 全身性发作

1）全身强直－阵挛发作

异常率可达 70% ~80%，痫性波检出率为 25% ~55%。异常表现可为：①非特异性异常，主要是局限性或弥漫性慢活动，约占 50%。②特异性异常，主要是阵发性棘波、尖波或棘（尖）－慢波综合和高波幅节律，其中双侧同步爆发性痫性波约占 49%，弥漫性或散发性痫性波约占 24%，局灶性痫性波约占 27%。

2）失神发作

（1）典型失神发作 异常率达 90% 以上，痫性波检出率达 80% 左右，且在 EEG 描记中常出现临床发作，无临床发作时的异常表现可为：①典型 3Hz 棘－慢波综合，即双侧对称、同步高波幅 3Hz 棘－慢波综合爆发，持续时间 5 ~20s（占 57%），最短可为 1s，最长的不超过 80s，以额、枕区最明显，背景活动正常，特异性高达 92%，约占 19%。②不规则棘－慢波综合，约占 22%。③基本节律慢波化，约占 59%。

（2）不典型失神发作 ①肌阵挛性小发作多为 3.5 ~4Hz 的多棘－慢波综合，少数为棘（尖）－慢波综合，常双侧对称同步出现，少数仅限于双额区。②无张力性小发作和 Lennox－Gastaut 综合征，多为 1.5 ~2.5Hz 棘－慢波综合，可以是双侧同步对称或不对称，或一侧半球或局限性（颞区占优），部分混有 lHz 或 3 ~4Hz 的棘－慢波综合。与典型失神发作不同，绝大多数背景活动为弥漫性慢波异常。

3）婴儿痉挛症

由于发作频繁（平均 4 次/h），异常率达 85% ~100%，发作间期也常有痫性波，异常表现可为：①高幅失律，即突出于背景活动的高波幅棘波、尖波、慢波在时间上和部位上无规律地结合出现，约占77%。②棘（尖）波或棘-慢波综合，约占9%。③非特异性异常，约占14%。高幅失律是婴儿痉挛症特异性的 EEG 表现，特异性高达96%，70%在1岁以内出现，4岁以后几乎不再出现，与严重的脑损害有关。

3. 其他发作类型

（1）良性儿童期癫痫伴中央-颞棘波

EEG 无异常者少见，表现为单侧或双侧阵发性高波幅频繁出现的单发棘波、尖波或棘-慢波综合节律发放，以中央-颞区最常见，约占50% ~70%，额-中央-颞区约占10% ~25%，顶枕区约占8% ~20%。背景活动多正常。青春期临床发作逐渐消失，EEG 亦渐趋正常，少数临床停止发作后 EEG 仍异常。

（2）发热惊厥和癔病性发作

单纯性发热惊厥在发作时 EEG 常无异常，发作间期 EEG 均正常，这可以与伴有发热的脑器质性损害疾病（如脑炎或脑病）所致的痫性发作相区别。癔病性发作本质上不是由于脑部神经元异常放电所致，间歇期 EEG 正常，发作时 EEG 未见报道（因患者不合作而难以描记）。

近年来，随着 EEG 的新技术和新方法在临床上的应用，大大提高了 EEG 对癫痫的诊断价值。如视频脑电图、动态脑电图和多导无线电遥测脑电图等使39%的患者找到痫性放电的起源（癫痫灶），47% ~57%的患者重新得到正确的分型，20%以上疑为癫痫的患者得以明确诊断。新的 EEG 分析方法（如小波变换）可提高对痫性波波形的识别，而非线性动力学（混沌）分析方法，则打破了传统的时域、频谱分析方法，EEG 混沌分析将使人们对脑电的生理意义和痫性放电的产生、传播和终止等获得新的认识。

（二）神经影像学检查

脑 CT、MRI、SPECT、PET 和脑血管造影等有助于痫性病灶的检出，在癫痫的病因诊断中有重要价值。在成人癫痫患者中，CT 异常率为30% ~ 50%，MRI 异常率为74%，SPECT 异常率为83%。颞叶癫痫（TLE）患者的 MRI 可显示海马结构萎缩，大多数为单侧性，MRI 诊断 TLE 的敏感性达 85% 以上，特异性达 90% 以上，是术前癫痫灶定侧的有效方法。

（三）脑脊液检查

对 CNS 感染性疾病，特别是脑囊虫病，脑脊液（CSF）常规和生化以及免疫学和分子生物学（PCR）检查对明确癫痫的病因有重要意义。痫性发作后，15% 的患者 CSF 细胞数和蛋白质轻度增高。癫痫持续状态患者 CSF 细胞数增多，可达 $80 \times 10^6/L$。

（四）其他

血糖、血钙、血镁、甲状腺功能、肝功能和肾功能等检查以及心理测验对癫痫的诊断和治疗也有一定的参考价值。

三、诊断与鉴别诊断

（一）诊断

癫痫的诊断主要依靠临床表现、EEG 异常波形和抗癫痫药物的效应。对于每一位患者来说，初步诊断并非要求三项条件必备，但在诊断过程中，对不同的患者，三项都是重要的，尤其是最后诊断的确立，对多数患者来说，三项条件都是必不可少的。

1. 临床表现

神经精神症状突然发生，突然终止，持续时间短暂，反复发作且临床症状大多定型，发作大多无明显诱因。虽然临床表现多种多样，但症状可归入某种发作类型。同一患者可有一种或多种发作类型。继发性者发作间期可有神经系统局灶性体征或精神发育迟滞。这些特征性的临床表现通常是癫痫诊断的首要依据。

2. 脑电图异常波形

痫性波具有特殊的诊断意义，EEG 有特征性的痫性波时，应考虑有癫痫的可能性。但临床没有痫性发作者（2% ~ 3% 健康人 EEG 为阵发性异常），不能单凭 EEG 有痫性波而诊断为癫痫，只能说明有痫性发作的危险性。反之，有典型的临床表现而 EEG 正常者不能排除癫痫。

3. 抗癫痫药物效应

正确的药物治疗可使 90% 以上的患者发作得以控制，其中 80% ~85% 能完全控制。对于临床表现不典型，而 EEG 又无痫性波的病例，抗癫痫药物效应常成为确诊的主要依据。

（二）诊断步骤

1. 是否为痫性发作及其类型

根据病史大多数可以明确，发作时若观察和 EEG 检查可进一步证实，如仍不能明确，可试用抗癫痫药物治疗，能控制发作者有助于确诊。

2. 判断是原发性或继发性癫痫

以下几点可资鉴别：

1）家族史有癫痫家族史者多为原发性。

2）起病年龄 青少年以前发病者多为原发性，25 岁以后起病者多为继发性。

3）发作类型 部分性发作除良性儿童期癫痫伴中央—颞棘波外均为继发性。全身性强直–阵挛发作可为原发性或继发性、失神发作除 Lennox – Gastaut 外为原发性，婴儿痉挛症为继发性。

4）发作间期的表现 有精神发育迟滞、局灶性脑损害体征、代谢障碍者为继发性。

5）发作间期 EEG 双侧对称同步痫性波发放者多为原发性，单侧或双侧不对称同步的痫性波发放者为继发性。

3. 寻找引起癫痫的病因

对于继发性癫痫，要进一步查明原因，主要依靠病史（包括生长发育史、现病史、既往史、家族史）、体检和实验室检查。但部分继发性癫痫的病因未明，如 West 综合征和 Lennox—Gastaut 综合征，称为隐原性癫痫。

（三）鉴别诊断

1. 不同类型癫痫的鉴别

根据发病年龄、病史、临床表现和 EEG 表现，特别要注意意识障碍、精神症状和痉挛或惊厥表现的细微差异。

2. 与其他疾病的鉴别

应进行鉴别诊断的非痫性阵发性疾患见表 2 - 3，4，5，6。临床上，不要把这些疾病误认为是痫性发作，应认真鉴别，更不应将它们称之为假性发作。

表 2 - 3　非痫性阵发性疾患

1. 晕厥	4. 惊跳（startle）
（1）血管迷走神经性晕厥	（1）惊跳反应
（2）惊厥性晕厥	（2）惊跳性疾病：hyperekplexia
（3）特定状态下的晕厥：排尿性、剧咳性、颈动脉窦过敏、舌咽神经痛	（3）惊跳法国人（Jumping Frenchmen）、马来人拉塔病（Malay-latah）
（4）心源性晕厥：阿 - 斯综合征、快速型心律失常、Q - T 间期延长综合征、主动脉狭窄、肥厚性心肌病	5. 偏头痛及头痛 （1）典型偏头痛（有先兆） （2）基底动脉型偏头痛 （3）丛集性头痛
（5）直立性晕厥：特发性直立性低血压、伊 - 德雷格综合征（Shy Drager syndrome）、自主神经	（4）慢性阵发性偏侧头痛（chronic paroxysmal hemicrania）
（6）体质衰弱性晕厥	（5）Ice - pick 头痛
2. 运动疾患	（6）三叉神经痛
（1）习惯性痉挛	6. 婴儿期和儿童期疾患
（2）抽搐	（1）发作性抖动（jitteriness）
（3）阵发性舞蹈手足徐动症	（2）发作性颤栗（shuddering）
（4）阵发性肌张力障碍	（3）sandifer 综合征（食管反流）
（5）阵发性共济失调	
（6）震颤	（4）屏气发作（breath - hodding attact）
（7）舞蹈病	（5）交替性偏瘫
（8）节段性肌张力障碍	7. 脑血管疾病
3. 非痫性肌阵挛	（1）颈动脉 TIA（肢体抖动发作）
（1）睡眠抽动	
（2）脊髓性肌阵挛	（2）椎 - 基底动脉 TIA
（3）网状结构性肌阵挛	（3）烟雾病
（4）腭肌阵挛	（4）某些部位的脑卒中：旁正中丘脑核、梭状回、右顶叶
（5）特发性肌阵挛	
（6）中毒 - 代谢病所致的肌阵挛及姿势保持不能	

8. 睡眠障碍
(1) 夜惊（梦惊）
(2) 夜间摇头
(3) 醒来意识模糊状态
(4) 梦行症
(5) 睡眠中周期性腿动（PLMS）或夜间肌阵挛
(6) 睡眠呼吸暂停综合征（SAS）
(7) 发作性睡病（包括猝倒症）
(8) 其他睡眠增多症
(9) REM 行为紊乱
9. 中毒 – 代谢或感染性疾患
(1) 酒精中毒性片断遗忘
(2) 致幻剂（麦角酸二乙酰胺、仙人球毒碱）
(3) 士的宁和樟脑中毒
(4) 破伤风
(5) 狂犬病
(6) 低血糖
(7) 卟啉症
(10) 嗜铬细胞瘤
(11) 类癌瘤综合征
(12) 肥大细胞增多症（mastocytosis）

10. 间脑和脑干疾患
(1) 去皮质和去脑姿势
(2) 间脑发作
(3) 非病性阵发性大笑
(4) 大脑脚幻觉症（peduncluar hallucinosis）
(5) 周期性瞌睡（Kleine – Levin 综合征）
11. 其他
(1) 老年人特发性跌倒发作
(2) 短暂性全面性遗忘症
(3) 氟马西尼反应性（Flumazenil responsive）复发性木僵
(4) 多发性硬化的阵发性发作
12. 精神病
(1) 心因性发作
(2) 人格解体
(3) 心因性遗忘症
(4) 心因性神游症
(5) 极度焦虑发作
(6) 焦虑性过度换气发作
(7) 间歇性暴发性疾患（间歇性失控）
(8) 精神分裂症

表 2 – 4　发作性异常运动的非痫性病因

双侧性运动异常	心因性发作、惊厥性晕厥、惊跳性疾病、非痫性肌阵挛、阵发性运动障碍、其他运动疾患、去皮质和去脑强直、睡眠倒错、REM 行为紊乱、狂犬病、破伤风、士的宁和樟脑中毒
局灶性或节段性运动异常（颤搐、抽动、抖动及姿势动作）	非痫性肌阵挛、运动疾患、睡眠中周期性腿动（夜间肌阵挛）、多发性硬化的强直性痉挛、颈动脉 TIA（肢体抖动）、儿童食管反流（Sandifer 综合征）、心因性发作
跌倒发作	老年人特发性跌倒发作、晕厥、猝倒症、椎 – 基底动脉 TIA、心因性发作
瘫痪	TIA、偏瘫型偏头痛、交替性偏瘫、心因性发作

表2-5 发作性感觉异常的非痫性病因

要素性视幻觉	眼部疾患、视觉通路疾患（光幻视和闪光幻觉）、典型性偏头痛（伴先兆）、枕叶病变、药物、催眠（安眠）幻觉、精神分裂症、心因性发作
要素性听幻觉	耳疾患（包括梅尼埃病）、颅（杂）音、腭肌阵挛、药物、心因性发作
眩晕	前庭疾患（包括梅尼埃病）、基底动脉型偏头痛、脑干疾患、心因性发作
感觉异常和躯体感觉障碍	TIA、多发性硬化、周围神经病、下肢不宁综合征（restless legs syndrome）、焦虑性过度换气发作、催眠（安眠）幻觉、精神分裂症、心因性发作
腹部感觉异常	偏头痛、药物（副作用）、胃肠遭疾患、心因性发作
自主神经异常（面部潮红、面色苍白、出汗、心悸）	极度焦虑发作、晕厥前期、低血糖、嗜铬细胞瘤、类癌瘤综合征、肥大细胞增多症、心因性发作

表2-6 发作性精神状态改变的非痫性病因

片段性黑矇	晕厥、脑震荡、睡眠发作、心因性发作
遗忘症	短暂性全面性遗忘症、幻想（daydreaming）、睡眠发作、乙醇性片段性遗忘、药物、心因性遗忘症和心因性神游症
精神错乱	药物和毒物、酒精、低血糖、卟啉症、其他中毒-代谢状态、睡眠增多症（睡眠酒醉状）、睡眠倒错、基底动脉型偏头痛、氟马西尼反应性复发性木僵、脑卒中、心因性发作
复杂性幻觉	药物和致幻剂、震颤谵妄、中毒性脑病、大脑脚幻觉症、催眠（安眠）幻觉、精神分裂症和其他精神病（包括癔症）
恐惧和暴怒	极度焦虑发作、焦虑性过度换气发作、间歇性暴发性疾患（发作性失控）、BEM行为紊乱、心因性发作

四、病因和发病机制

（一）病因

癫痫主要是由遗传因素和脑损害所共同决定的，前者是发病的基础（内因），后者是发病的条件（外因），只是不同患者两者作用的比重不同而已。

1. 内因

遗传因素是癫痫（包括原发性和继发性）发病的基础已毋庸置疑。体现在如下几方面：

（1）癫痫发病具有家族聚集性

据统计，癫痫亲属患病率为 3% ~ 17.8%，其中大发作为 3.2% ~ 3.4%，失神发作为 3% ~ 13.5%，不典型失神发作为 3.1% ~ 12.5%，婴儿痉挛症为 0.3% ~ 3.8%，单纯部分性发作为 1.1%，复杂部分性发作为 1% ~ 1.7%，混合型发作为 4.3% ~ 6.5%，均高于人群的患病率（一般为 0.2% ~ 0.7%），且原发性者高于继发性。目前认为典型失神发作和良性儿童期癫痫伴中央 - 颞棘波均为常染色体不完全性显性遗传，良性家族性新生儿惊厥为常染色体显性遗传，良性儿童期肌阵挛癫痫为常染色体隐性遗传，单纯性发热惊厥可能为多基因遗传或常染色体不完全性显性遗传。

（2）家系脑电图异常率

据统计，癫痫近亲 EEG 异常率为 46.6%，其中父母为 35.2%，同胞为 37.7%，子女为 58.4%。原发性近亲 EEG 癫痫波携带率为 27.7%，其中父母为 9.2%，同胞为 46.2%，而对照分别为 10.7%，5.9% 和 15.5%。癫痫家系 EEG 癫痫波携带率为 48%，明显高于正常对照的 2%。

（3）双生子研究

据统计，单卵双生子癫痫发病的一致率为 37% ~ 80%（平均为 60%），双卵双生子则为 3% ~ 32%（平均 13%）。而 EEG 异常的一致率分别为 69% ~ 80% 和 2% ~ 36%。

（4）染色体和基因研究

有报道，癫痫患者 3 号染色体短臂 1 区 4 带断裂率（染色体脆性）高于正常人。目前已经定位的癫痫基因有三个：即良性家族性新生儿惊厥（BFNG）定位在 20 号染色体上，良性少年型肌阵挛性癫痫（JME）定位在 6 号或 15 号染色体（常染色体隐性遗传）上，Unverricht - Lundborg 型进行性肌阵挛癫痫定位在 2 号染色体末端（常染色体隐性遗传）。

2. 外因

脑损害是癫痫的外因，外来因素可以是化学的、物理的或生物的；产生的脑损害可以是器质性的，也可以是功能、代谢性病损；病变可以是局限的，也可以是广泛的；可以是静止的，也可以是进行性的；同样的损害可以引起不同的发作类型；同一发作形式可以由不同的病因引起。较为常见的有脑发育异常、颅脑外伤、脑肿瘤、颅内感染、脑血管病、脑变性疾病、中枢脱髓鞘疾病、脑缺氧、代谢障碍、内分泌紊乱和中毒等。常见的颅外疾病如下：

（1）脑缺氧

如窒息、休克、急性大出血、一氧化碳中毒、吸入麻醉等。发热惊厥如反复发作可导致海马硬化，是隐原性（症状性）颞叶癫痫的常见病因，其中70%为难治性癫痫，其临床特点为：①婴幼儿发热惊厥史。②儿童期至青春期起病。③频繁的复杂部分性发作。④继发全身强直－阵挛发作罕见。⑤抗癫痫药物常难以控制。⑥颞叶切除术效果良好。

（2）代谢内分泌疾病

代谢内分泌疾病包括：①水电解质紊乱，如低血钠、钾、钙、镁及高血钠和高碳酸血症等。②维生素 D、B_6、B_{12}或叶酸缺乏症。③糖代谢障碍，如糖尿病、低血糖、半乳糖血症等。④脂质代谢障碍，如脂质沉积病。⑤氨基酸代谢异常，如苯丙酮尿症。⑥甲状旁腺功能低下。⑦肝、肾功能衰竭。⑧妊娠中毒症（子痫）。

（3）中毒

中毒包括：①急性酒精中毒。②氧中毒。③药物中毒，如中枢兴奋药（尼可刹米、樟脑、戊四氮、士的宁、印防己毒素）、抗精神病药（氯丙嗪、三氟拉嗪、氯普噻吨等）和抗抑郁药（丙咪嗪）等过量。④重金属中毒（铅、汞等）。⑤食物及农药中毒。⑥药物及酒精戒断，以及突然停用抗惊厥或中枢抑制剂。

（4）过敏或变态反应性疾病

如青霉素、普鲁卡因等药物过敏，青霉素直接刺激大脑皮质

（局部给药）亦可引起。

3. 诱发因素

癫痫的根本病因是遗传因素和脑损害，但痫性发作是多种因素相互作用的结果，某些因素如生理因素（如年龄、月经与妊娠）、感觉刺激、精神状态等均可影响癫痫的发作。常见的诱发因素有疲劳、饥饿、过饱、饮酒、缺睡、情感冲动、便秘、一过性代谢紊乱、过度换气、饮水过量、闪光刺激、发热以及突然停服或过快更换抗癫痫药物等。仅在经前期或经期内发作者称为经期性癫痫。仅在妊娠早期发作者称为妊娠性癫痫，而妊娠毒血症所致的痫性发作称为子痫。

（二）发病机制

癫痫的发病机制是一个很复杂的问题，它涉及到神经系统的内在性质，兴奋性和抑制性过程的平衡失调，发作的起点（癫痫灶），癫痫波的产生、传播和终止等。虽然已有许多发现，但确切的机制尚未阐明。

1. 痫性活动的产生

在脑损害因素的作用下可造成脑内局部结构改变和局部内环境失衡。遗传因素使脑内某些部位神经元膜电位不稳定或惊厥阈值降低等而对脑损害因素具有更高的易感性。在两种致病因素的共同作用下，局部神经元膜电位活动异常，即兴奋性活动与抑制性活动的平衡失调。已证实痫灶区的神经元兴奋性增高并持续处于部分去极化状态——阵发性去极化漂移（PDSs），这种膜电位异常可能与Ca^{2+}的跨膜运动有关。由于膜离子通透性的改变（增高），在轻微的体温升高、低血糖、低血钙、低血钠和感觉刺激（如闪光）及睡眠的某个时相等条件下，神经元容易被激活而兴奋性增高。当兴奋性活动增高而抑制性活动减弱达到一定的阈值（惊厥阈值）时，神经元进一步去极化而出现爆发性放电，此时 EEG 上可记录到痫性波。由于反馈性抑制通路的激活，痫性波被局限于癫痫灶内而不能向周围或对侧扩散，临床上无发作表现。在某种促发因素（内、外环境因素）的作用下，使兴奋性活动大幅度增强和（或）抑制性活动显著减弱或完全消失，痫性波活动得以向周围和（或）对侧扩散，从而出现临床发作。调控发作间期的痫性活动转化为发作期可扩布性的痫性活动的确切机制未明，可能与中枢起步点（pacemaker）的自发放电或同步性传入爆发有关。各种离子的跨膜运动和多种神经递质系统在癫痫灶神经元膜电位活动和痫性放电的产生、扩布及终止等方面发生微妙的变化，如癫痫灶区细胞外 K^+ 升高，细胞膜电压敏感性钙通道缺陷，抑制性神经递质 GABA 显著降低，5 – HT 亦降低而甘氨酸升高，兴奋性神经递质谷氨酸和乙酰胆碱升高或降低，神经调质牛磺酸升高等。但这些生化改变与痫性发作的因果关系尚有争议。

2. 痫性活动的传播

痫性活动的传播与癫痫灶的病因、部位和数量，以及神经网络系统（回路）和痫性活动触发的反馈性抑制作用等有关。痫性活动由癫痫灶局部扩布到邻近的脑区而不再扩散时，临床表现为部分性发作。阻止痫性波扩散的机制除了神经轴突侧支的反馈性抑制外，还有大脑皮质外（小脑和其他锥体外系）的抑制作用，当抑制作用不足时可扩散到丘脑和中脑网状结构，引起意识丧失，再经丘脑投射系统而扩布到整个大脑皮质而出现全身性强直 – 阵挛发作。偶尔痫性活动在皮质突触环内长期（数小时至数月）运转，而出现部分性癫痫持续状态。由于癫痫灶的部位、痫性活动传播途径和范围不同，部分性发作的临床表现复杂多样。源于中脑和丘脑的痫性活动经丘脑投射系统扩布到双侧大脑皮质，表现为原发性大发作。失神发作被认为是由中线深部结构（双侧丘脑室旁核、菱形核、板内核和上丘脑的外侧缰核）受累所致，至于该部位诸核之间及其与大脑皮质之间的联系未明。婴儿痉挛症可能与脑干（脑桥）的调控机制失衡有关。

3. 痫性活动的终止

取决于各层抑制作用，而与神经元的能源消耗关系不大，包括：①致癫痫灶周围的抑制性神经元（GABA 能神经元）作用。②胶质细胞对兴奋性物质的摄取。③黑质、尾状核和小脑的抑制作用。④痫性活动时脑部释放的一些物质，如内啡肽、腺苷、次黄嘌呤、肌酐、缩胆囊素等也有一定的抑制作用。

五、治疗

（一）一般卫生和注意事项

避免各种诱发痫性发作的因素，特别是睡眠不足和饮酒。要注意安全，不能参加有危险的工作和活动。一般认为，痫性发作完全控制 6 个月以后可允许患者驾驶车辆。但除发作过于频繁或有明显的精神障碍外，应让患者继续学习和工作，并鼓励和帮助患者享有正常人的生活。使用其他药物时除了注意其中枢作用外，还应考虑药物对抗癫痫药物的药代动力学的影响。

（二）病因治疗

积极治疗原发疾病，要特别注意对可能存在的颅外病因的治疗。脑肿瘤和脑脓肿等占位性病变手术切除后，因残余病灶和手术瘢痕形成，50% 以上的患者仍继续发作。在病因治疗的同时需服用抗癫痫药物。

（三）抗癫痫药物治疗

1. 药物治疗原则

（1）早期治疗

一旦癫痫诊断成立，即进行药物治疗控制发作。但发作稀疏，如一年或几年发作一次，而且 EEG 和 CT/MRI 正常及无阳性家族史者则属例外。

（2）坚持按时服药和长期用药

治疗开始时即应向患者及其亲属说明长期服药和用药的注意事项，以取得充分合作。

（3）药物的选择

主要根据发作类型选药，同时也要考虑药物治疗的具体效果、药物的毒性作用、患者的经济状况和药源。应选择疗效佳，毒性小，易购买而便宜的药物。

（4）给药剂量和方法

应个体化。口服药物均从剂量的低限开始，1～2周后无效再逐渐加量，直至完全控制或产生毒副作用。有条件者应通过血药浓度监测来调整剂量。达到治疗效果后剂量务必恒定，不能漏服，以免发作，但在有影响发作的因素，如发热、疲劳、缺睡、月经期等时可酌情加量。可根据发作的时间特点调整每日给药的时间。

（5）单药治疗

70%的患者单药治疗即可获得满意效果。单药治疗不仅有利于观察疗效和给药方式，还可减少药物间的相互作用、药物毒副作用和患者的经济负担。

（6）药物更换

使用某种抗癫痫药物时，对其疗效的观察不应少于1～2个月，如血药浓度已达高限而疗效不佳或毒性反应明显时应更换药物——次选药的单药治疗。换药时应缓慢一增一减，即必须待新药的有效血浓度达到稳定水平以后才全部减完原药。一般不应少于1周，切忌突然停药和换药，否则会使痫性发作频繁，甚至诱发癫痫持续状态。此外，不宜频繁换药，以免产生耐药性。

（7）联合用药

当单药治疗有效但不能完全控制时，或确诊为难治性癫痫的病例，或混合发作者可考虑联合用药，但用药力求精简，一般很少合用2种以上的抗癫痫药物，联合用药时应避免使用两种化学结构类同或作用机制相似，或毒副作用相似的药物，同时根据药物之间的相互作用调整剂量，一般应进行血药浓度监测。

（8）随访观察

了解药物的使用情况和效果，对服药期间痫性发作的原因进行分析，监察治疗药物的毒性反应，调整诊疗计划等。

（9）血药浓度监测

指征包括：①超过常规剂量仍不能控制发作者。②服用治疗量接近中毒量（治疗比低）的药物。③所用剂量和血药浓度不相匹配时。④出现中毒症状，或难以判断是否中毒，或不易区分过量或剂量不足时。⑤合并慢性胃肠道、肝、肾病变者。⑥联合用药者。⑦发作次数突然增加时。⑧妊娠期。

（10）用药时程和停药

用药时间长短取决于脑损害程度、病因、病程、发作类型、用药前发作频率和发作持续时间、EEG 的变化情况等多种因素。停药主要依据临床表现，而 EEG 正常只是一个重要的参考指标。服药时间长短尚无定论，一般认为原发性全身强直 - 阵挛发作和单纯部分性发作在完全控制 2～5 年后，失神发作在完全控制 1～2 年后，其他类型至少完全控制 3 年后方可以考虑逐渐停药，而复杂部分性发作大多需长期服药。据统计，单药治疗完全控制发作 2 年后停药，在成人和儿童期复发率基本相同，各约占 1/3，其中继发性全身性强直 - 阵挛发作和复杂部分性发作较失神发作和原发性全身性发作复发率高。有下列情况之一者停药后易于复发：①完全控制发作以前频繁发作者。②有部分性发作史。③联合用药方能完全控制者。④发作间期 EEG 有痫性波者。⑤CT/MRI 显示脑部病变者。⑥有明显的智力缺损者。⑦少年期肌阵挛性癫痫综合征的患者（需终生服药）。停药应缓慢进行，病程越长、剂量越大或联合用药时，减量越需缓慢。从开始减量到完全停药一般不应少于 3 个月。停药过程中可参考 EEG 的变化，最好在医生指导下进行。

2. 抗癫痫药物的特性

1）作用机制

（1）直接作用于癫痫灶神经元　抑制其异常的过度兴奋性放电，如非氨脂、拉莫三嗪和托吡脂等。

（2）增强脑内抑制系统的功能　脑内的抑制功能主要来自 GABA 能递质系统的作用，可通过：①增加 GABA 的合成和释放，如加巴喷丁。②抑制 GABA 的代谢，如丙戊酸钠、卡马西平、氨己稀酸等。③抑制 GABA 的重摄取，如丙戊酸钠、硫加宾（Tiagabine）等。④加强 GABA 受体部位的功能，如苯二氮卓类、巴比妥类、苯妥英钠、托吡脂、非氨脂等。

（3）增强神经元细胞膜的稳定性　主要通过激活 $Na^+ - K^+ -$

ATP 酶的活性，阻断 Na^+ 通道和 Ca^{2+} 通道，降低膜离子（Na^+）通透性，如苯妥英钠、卡马西平和氟桂利嗪等。

（4）减弱兴奋性传导的功能　脑内兴奋性氨基酸（谷氨酸和天门冬氨酸）在痫性活动的扩布中有重要作用，这类药物主要通过抑制兴奋性氨基酸（谷氨酸）的释放起作用，如拉莫三嗪、苯二氮卓类、加巴喷丁等。

2）药代动力学

抗癫痫药物同其他药物一样，其体内的基本过程是吸收、分布、生物转化和排泄，每个环节都受多种因素的影响。当治疗效果不理想时，应考虑各个环节上可能存在的影响因素，并予以纠正。当联合使用抗癫痫药物或与其他药物同时使用时，要注意药物之间的相互作用。

3）适应症和毒副作用

几乎所有的药物都是广谱抗癫痫药，临床应用时应根据患者的具体情况选择适当的药物。大多数药物的毒副作用与剂量有关。药物的毒副作用几乎涉及各个系统，包括皮肤、血液、肝脏、肾脏、肌肉和骨骼，联合应用时毒副作用更大。常见的严重副作用有：剥脱性皮炎、脱发、粒细胞缺乏症、血小板减少性紫癜、再生障碍性贫血、肝肾功能损害及眩晕、复视和共济失调。育龄妇女还应注意抗癫痫药物对口服避孕药、致畸和哺乳等的影响。有的患者在血药浓度尚未达到有效血浓度时即可出现严重的毒副作用。肝肾功能不全、血液病、重症肌无力、青光眼及孕妇等患者在选药时尤其需慎重。

4）新型抗癫病药物

已有多种新型抗癫痫药物应用于临床，据统计，单药治疗的有效率达 50% 以上。目前大多数作为二线药物使用或与常规药物联合应用，其中有些药物（拉莫三嗪）可作为一线药物。与常规药物相比，新药安全性更高，毒副作用更小，特别适用于儿童、妇女和老年人。应用较多的有如下几种：

（1）非氨脂　能抑制神经元反复放电，阻断 NMDA 受体上的甘氨酸位点，增强 GABA 的抑制效应，阻断 T 型钙通道。对各型痫性发作均有效，以部分性发作效果较好。由于可致严重的血液和肝脏副作用，现仅用于难治性癫痫的治疗，如婴儿痉挛症和 Lennox – Gastaut 综合征。据报道，再生障碍性贫血的发生率为 0.05%（1/2000），急性肝衰竭为 0.02%（1/5000）。

（2）加巴喷丁　其作用机制未明，可能与其促进 GABA 的合成或释放有关，或作用于某种钙通道。对单纯性和复杂性部分性发作（伴或不伴全身强直 – 阵挛发作）有效。该药毒副作用小，无肝脏毒性和药物间的相互作用，耐受性良好，是目前最安全的抗癫痫药。据统计，在 100 万使用者中罕见皮疹，无血液、肝脏、胰腺和肾脏损害及过敏反应等毒性作用。因几乎是原型从肾脏排泄，肾功能不全者慎用或禁用。成人每日 900～1800mg，分 3 次服。

（3）拉莫三嗪　能抑制兴奋性神经递质的释放，阻断钠通道而抑制神经元重复放电。对继发性全身强直 – 阵挛发作、儿童期和少年肌阵挛性癫痫、Lennox – Gastaut 综合征等有效。副作用较常见，开始治疗时大多有轻度短暂的神经毒性副作用，10% 的患者有轻、中度皮疹，1% 发生严重皮疹。肝功能不全者慎用。采用低剂量开始和缓慢增量可减少皮疹的发生，当与丙戊酸钠合用时应从 0.2mg/kg 开始，与苯妥英钠、卡马西平或苯巴比妥等合用时可从 0.5mg/kg 开始，单药治疗时从 0.5～1.0mg/kg（最大 25mg）开始，每隔 2 周逐渐增加，8～12 周时达到有效血浓度。

（4）托吡脂　能抑制神经元反复放电，阻断 AMPA 受体，促进 GABA 受体部位的功能（氯通道）等，还有弱的碳酸酐酶抑制效应，是一种广谱抗癫痫药，目前主要用于部分性发作、全身强直 – 阵挛发作和 Lennox – Gastaut 综合征。该药主要经肾脏排泄。苯妥英钠或卡马西平可使其血浓度降低 40%～50%，而托吡脂可使苯妥英钠血浓度增高约 25%。主要副作用为精神状态改变（认知损害）和体重减轻。成人每日 12.5～25mg，隔周增加 12.5～25mg，有效剂量为每日 400mg。有智能损害者慎用。有报道，1%～1.5% 的患者发生肾结石。

（5）噻加宾　主要是抑制胶质细胞和突触前末端对 GABA 的再摄取，使突触处 GABA 升高。主要用于各型部分性癫痫。该药主要在肝脏代谢：较大剂量时可能有肝损害和智力损害等副作用。成人每日用量 30~50mg。当与其他肝酶药如苯妥英钠或卡马西平等合用时，需增加噻加宾的剂量。

（6）氨己烯酸　能不可逆地抑制 GABA 转氨酶的活性，使脑内 GABA 增高 2~3 倍。对部分性发作、继发性全身强直－阵挛发作和婴儿痉挛症有效，但可加重肌阵挛和失神发作，成人每日 2g。主要副作用有精神症状和视野改变。失神发作、精神病和有抑郁症状者禁用。

3. 抗癫痫药物应用的临床实践

1）儿童期发作间期的药物治疗

（1）婴儿痉挛症　首选 ACTH，次选泼尼松，还可以选用丙戊酸钠、苯二氮卓类（地西泮、硝西泮、氯硝西泮）和新药氨己烯酸、非氨脂、拉莫三嗪、托吡脂等。泼尼松（每日 2mg/kg）与低剂量的 ACTH（每日 20~30U）效果相似，但较大剂量的 ACTH（每日 120~160U）差。氨己烯酸（每日 99mg/kg）单药治疗对伴有结节性硬化的婴儿痉挛症有良效，完全控制痉挛达 48%~68%（ACTH 约 74%）。非氨脂（每日 45~75mg/kg）有效率达 90% 以上，其中发作明显减少者亦达 72%。苯二氮卓类虽可短期内减少痉挛发作频率，但不能维持且副作用明显。

（2）Lnnox－Gastaut 综合征　首选丙戊酸钠，其次是苯二氮卓类，还可以选用 ACTH、泼尼松和新药拉莫三嗪、托吡脂和非氨脂等。丙戊酸钠常需较大剂量，常见副作用为震颤、神经毒性作用和血小板减少性紫癜及肝损害。有潜在性代谢障碍者发生肝损害更常见。苯巴比妥、卡马西平、苯妥英钠和氨己烯酸等对肌阵挛性发作或无肌张力发作无效，且有可能加重发作。拉莫三嗪可使 33% 的患者发作频率减少 50% 以上。为减少皮疹的发生率，拉莫三嗪宜从小剂量开始，当与丙戊酸钠合用时，开始每日 0.2mg/kg，2 周后加倍，维持量每日 1~5mg/kg。单药使用开始每日为 2mg/kg，维持量每日 5 ~ 15mg/kg。托吡脂开始每日为 1mg/kg，1 周后加倍，维持量为每日 25 ~ 50mg。非氨脂用量较常规剂量（每日 45mg/kg）大，为每日 75 ~ 90mg/kg 以获得疗效。

（3）失神发作　首选乙琥胺或丙戊酸钠，70% ~ 90% 可完全控制，次选苯二氮卓类（氯硝西泮或氧异西泮），还可以选拉莫三嗪、托吡脂和非氨脂。对失神发作伴有肌强直、肌阵挛或强直 - 阵挛发作者（如儿童期失神癫痫、少年期失神癫痫和少年期肌阵挛癫痫）以丙戊酸钠首选。单药治疗效果不满意者常合用乙琥胺和丙戊酸钠。苯二氮卓类对控制肌阵挛有效，但副作用常见且易产生耐药性，现大多作为急救用药。完全控制 2 年后可逐渐停药。复发者多发展成少年期失神癫痫或少年期肌阵挛癫痫（失神发作、全身强直 - 阵挛发作、肌阵挛发作混合存在），需终生服用丙戊酸钠控制。氨己烯酸禁用于此型。

（4）部分性发作　约占儿童期癫痫总数的一半，可为原发性或继发性，可为单纯性、复杂性或继发全身性发作。包括良性儿童期癫痫伴中央 - 颞区棘波、Landau - kleffner 综合征和 Kojewnikoff 综合征等，可首选卡马西平、苯妥英钠或丙戊酸钠，次选苯巴比妥和扑米酮（扑痫酮），还可以选用氨己烯酸、加巴喷丁、拉莫三嗪、托吡脂和硫加宾等。加巴喷丁的起始量为每日 10mg/kg，治疗量为每日 30 ~ 45mg/kg，难治性癫痫者每日用量可达 90mg/kg。

（5）全身性强直 - 阵挛发作　可以是原发性或继发性的。苯巴比妥、苯妥英钠、卡马西平和丙戊酸钠等均可为首选，但前者的毒副作用最多见。此外，各种新药均有用于控制此型发作的报道，但尚不宜作为一线药物来考虑。

（6）发热惊厥　目前尚无预防发热惊厥及其复发的有效措施。复杂性发热惊厥者易于复发。除此之外无需用抗癫痫药物预防，即每当发热时临时口服或灌肠给予苯二氮卓类药物预防，或惊厥开始时灌肠给药以缩短惊厥时间。

2）成人发作间期的药物治疗

（1）部分性发作　包括单纯部分性发作、复杂部分性发作和继发性全身强直-阵挛发作，部分性发作占成人癫痫总数的70%以上，其中50%以上患者表现为全身强直-阵挛发作。首选卡马西平或苯妥英钠，颅脑外伤或术后所继发的部分性发作以苯妥英钠较好。次选扑米酮、苯巴比妥、丙戊酸钠，还可以选拉莫三嗪，加巴喷丁、氨己烯酸、非氨脂、硫加宾和托吡脂等。卡马西平或苯妥英钠单药治疗时70%的患者可获得满意控制（用药第一年内，全身强直-阵挛发作完全控制分别达48%和43%，部分性发作完全控制分别为43%和26%），另外有10%~15%的患者需联用2~3种药物才得以完全控制，5%的患者外科手术治疗后可以完全控制，约10%~15%的患者不能完全控制（真正难治性癫痫）。常用的联合用药方案有：卡马西平或苯妥英钠加加巴喷丁，或加拉莫三嗪，或加扑米酮（50mg~全日量）或苯巴比妥（60~200mg/d）等。有报道丙戊酸钠、拉莫三嗪和非氨脂等单药治疗时效果与卡马西平无明显差异。丙戊酸钠不宜与苯巴比妥或苯妥英钠联介应用。

（2）原发性全身强直-阵挛发作　首选丙戊酸钠，次选拉莫三嗪和托吡脂，还可选用苯巴比妥、扑米酮、卡马西平和苯妥英钠。丙戊酸钠可使75%~85%的患者完全控制发作。儿童朗起病复发者，常需终生服药控制复发。

（3）育龄女性患者的药物治疗　着重考虑药物对月经周期、避孕方法、致畸危险性和哺乳等的影响。育龄女性癫痫患者月经异常和不育的发生率均较高。口服避孕药不会加重癫痫发作，但服用肝酶诱导的抗癫痫药物如苯妥英钠、卡马西平、巴比妥类、托吡脂和硫加宾等可降低口服避孕药的血药浓度，使避孕失败率增高4~5倍。25%~30%的患者孕期痫性发作次数增多，孕母痫性发作特别是全身强直-阵挛发作对母亲和胎儿均不利，故孕期仍以控制发作为重任。以单药治疗为主，如剂量较大应少量多次给药。多种抗癫痫药物均有致畸的危险性（约增高2~3倍），轻度发育异常的发生率为6%~20%，如眼距过宽、内眦赘皮、鼻发育不良、耳异常、发际过低、远侧趾（指）发育不全、趾（指）甲发育不全、头颅发育不全和精神发育迟滞等。严重畸形的发生率为4%~8%，以唇裂、腭裂、先天性心脏病和神经管缺陷多见。已证实孕期服用苯妥英钠、丙戊酸钠、卡马西平和巴比妥类药物均有致畸作用。神经管缺陷与叶酸缺乏有关，故育龄女性患者应常规每天给叶酸0.4mg，妊娠前后3个月每日增至5mg。服用肝酶诱导药物者应在孕期最后一个月每日补充维生素 K_1 10mg，以防新生儿维生素 K_1 缺乏所致的凝血功能障碍（新生儿颅内出血等）。如发生子痫应首选硫酸镁。母乳中抗癫痫药物的浓度与药物的蛋白结合率成反比。但除婴儿出现镇静、嗜睡、纳差或兴奋燥动等症状外，一般应正常哺乳。此外，服用丙戊酸钠者43%有多囊卵巢综合征，20岁以前即开始服用者高达80%。20%～25%颞叶癫痫女性患者发生多囊卵巢综合征。绝经后痫性发作可能增多，激素替代疗法（HRT）可能改变痫性发作形式及其严重性。

（4）老年癫痫患者的药物治疗　与成年期的治疗方法无差异。但应注意与年龄有关的一些生理改变，如胃黏膜萎缩，胃动力下降、肝肾功能下降，血清白蛋白浓度降低和体内脂肪比例增高等均可使药代动力学参数发生不同的改变。此外，老年人常因其他疾病服用多种药物，选药时除了要考虑合并的疾病外，应特别考虑药物间的相互作用。老年期癫痫绝大多数为继发性，以苯妥英钠最常用。对于老年期起病者，加巴喷丁可以作为一线药物来考虑。

3）病性发作时的药物治疗

（1）发作时的治疗　主要是支持治疗和防止意外。对于全身性强直-阵挛发作首先将压舌板或其他物品（如纱布、手绢等）塞入患者上下磨牙间以防止咬伤舌头；让患者平卧或侧卧，并在患者身体下垫以软物（如衣服、被子或草垫），使肢体与其他硬物隔开，以防止跌伤和撞伤；衣领和腰带要松开，以利呼吸通畅，抽搐时切忌按压患者肢体，以免发生骨折；抽搐停止后将患者头部转向一侧，使唾液和呕吐物易于流出，以避免造成吸入性肺炎或窒息。若抽搐停止后呼吸仍未恢复者，应进行人工呼吸协助其恢复。为缩短发作持续时间，有条件者首选地西泮（儿童每次0.25～0.5mg/kg，最大不超过10mg，成人每次10～20mg）静脉推注，速度每分钟不超过 2mg，以免发生呼吸抑制。如静脉推注过程中发作停止可不给予全量。次选苯巴比妥钠（儿童 1 ~ 5mg/kg，成人 0.1 ~ 0.2g）肌内注射。如发作持续时间超过 10min，应按癫痫持续状态处理。

（2）癫痫持续状态的治疗　详见第八节癫痫持续状态

（四）外科治疗

约 40% 的部分性癫痫患者需手术治疗，其中 70% ~ 80% 获得满意效果。

1. 手术适应症

（1）癫病灶切除

即单发致癫痫灶所致的部分性发作而药物治疗效果不理想者。如颅脑外伤或产伤的瘢痕所致者。

（2）难治性癫病

具备以下条件者应考虑手术治疗：①长期系统的抗癫痫药治疗无效。②病情 4 年以上。③发作频繁，每月发作 4 次以上。④因癫痫而影响日常生活、学习和工作者。如海马硬化所致的颞叶癫痫 70% 为难治性。

2. 手术方法

（1）颞叶切除术

适用于致癫痫灶位于一侧颞叶的癫痫患者。颞叶癫痫术后 55% 的患者发作得以完全控制，28% ~ 90% 发作频率明显减少，约 10% 无效，5% 加重，术后并发症较少。

（2）皮质切除术

适用于局灶性癫痫的癫痫灶切除，有效率达 59% ~ 67%。因手术本身的瘢痕形成，术后复发率较高，能完全控制发作的比例不高。术后可有失语、偏瘫等并发症。

（3）大脑半球切除术

即将致癫痫灶一侧的大脑皮质完全或次全切除，包括杏仁体和海马，仅保留基底节和丘脑。适用于学龄和学龄前儿童严重的单侧运动性发作伴偏瘫和行为异常者。术后控制发作的有效率可达

80%～100%，行为异常改善达93%，偏瘫不致加重，智力改变不明显。

（4）其他

如脑立体定向术、大脑连合（胼胝体）切开术和慢性小脑或丘脑电刺激术（埋置电极）等，但效果不尽理想。近年有报道慢性迷走神经电刺激可使31%～52%的难治性癫痫患者痫性发作频率减少50%以上，但迄今无一例能完全控制发作，其疗效尚待进一步证实。

3. 术前准备

拟进行手术治疗的患者，术前需作如下准备：①全面的神经功能和神经心理学评定。②脑电监测：表面电极、蝶骨电极或颅内电极记录的动态脑电图或视频脑电图监测。③MRI/CT，有条件需作发作间期SPECT/PET和发作期SPECT。目的在于明确癫痫灶部位，并有助于手术方法的选择和预后判断。

六、预后

约70%的癫痫患者单药治疗可完全控制发作，约10%～15%的患者需联合用药才得以完全控制。有些癫痫综合征（如少年期肌阵挛癫痫）80%可以完全控制，而另一些癫痫综合征（如Lennox - Gastaut综合征）虽联合多种药物治疗，预后仍很差。一般地，有下列情况者预后差：①1岁以前发病，发作频繁，发生癫痫持续状态，病程长，伴神经精神障碍（发育迟滞、神经缺损、痴呆等）。②发作类型为婴儿痉挛症、Lennox - Gastaut综合征、复杂部分性发作或混合性发作。③EEG异常或进行性恶化，特别是弥漫性异常或额颞区局限性异常，CT/MRI显示脑结构异常及停药后复发者。癫痫患者的死亡原因主要见于：①癫痫持续状态造成窒息及脑功能衰竭。②痫性发作造成的意外（人身伤亡）事故。③引起痫性发作的原发病。④抗癫痫药物的严重毒副作用，其中以前两者多见。有报道，全身强直 - 阵挛发作持续状态的病死率为20%～30%。

第八节　癫痫持续状态

癫痫持续状态或称癫痫状态（SE）系指频繁的癫痫发作，发作间期患者的意识未恢复或一次发作持续在 30min 以上者。癫痫持续状态发生率占癫痫患者的 2.6%～6%，死亡率约为 10%～15%。

癫痫持续状态年发病率大约为 41～61 例/10 万，年死亡率 9～17 例/10 万。其中 13.3% 反复发作，58% 以前无 SE 史。老年人发病率和死亡率最高。发病的高峰年龄为 1 岁前和 65 岁后，在这些年龄组发作持续时间有延长的趋势。

一、病因及促发因素

癫痫持续状态按病因分：发热占 8%，急性症状性占 50%，特发性占 42%。其中急性症状性主要包括颅脑外伤、颅内感染、脑血管病、颅内肿瘤、代谢性脑病、药物中毒、变性及脱髓鞘疾病等。常见促发因素分两类：原有癫痫发作史者，主要促发因素为抗癫痫药停服或忘服，药物减量不当，虽服足量抗癫痫药物而未控制者。首发癫痫即为癫痫持续状态者，主要为脑器质性病变所致脑细胞持续异常放电所致，常见促发因素为中枢神经系统感染、急性脑血管病、颅内占位、外伤等。

二、发病机制

癫痫持续状态与短暂的癫痫作的基本区别在于癫痫持续状态中癫痫发作终止失败。导致癫痫发作终止失败的病理生理机制主要包括：

（一）GABA 受体功能的改变

研究证明，海马的抑制性减少是癫痫发作的结果，而抑制性减少又是缘于 GABA 受体功能改变。在用地西泮治疗实验性癫痫持续状态鼠研究发现，经历持续状态的鼠 GABA 受体对地西泮和锌的敏感性下降，但仍维持对 GABA 和苯巴比妥的敏感性。这一研究证明，癫痫持续状态中海马齿状颗粒细胞 GABA 受体功能迅速发生变化，也确定了巴比妥酸盐在难治性癫痫持续状态治疗中的重要性。

（二）神经肽 Y 与 Galanin 的作用

神经肽 Y 有 36 个氨基酸，为胰多肽家族的成员之一。它可抑制突触前末梢的多种钙通道及神经递质的释放，研究证明神经肽 Y 可终止海马的癫痫活动，缺乏神经肽 Y 基因的鼠不能控制癫痫发作，其中 93% 最后死亡。Galanin 是有 29 或 30 个氨基酸残基的神经肽，它与经典的神经递质同时存在并抑制其释放，它通过抑制兴奋性神经传递而发挥对海马的抑制作用。边缘叶癫痫持续状态海马处 Galanin 的免疫反应减少，将 Galanin 注入海马可以预防边缘叶癫痫持续状态的发生，并能终止边缘叶癫痫持续状态。

（三）神经元特异性烯醇化酶的改变

神经元特异性烯醇化酶（NSE）被认为是反映脑内糖酵解能量代谢高低的一种重要的酶。研究发现癫痫持续状态患者脑脊液中 NSE 较正常对照组明显增高。假定 NSE 升高是由于神经元胞膜完整性的破坏和胞浆内容物溢出所致，这一研究证明，癫痫持续状态后存在神经元的损伤。

（四）遗传因素的影响

近年对人 42 对双胞胎的研究发现，13 对单卵双生的双胞胎中有 3 对同时发生癫痫持续状态（一致率为 38%），而 26 对双卵双生的双胞胎中无此现象。这一研究证明遗传因素对癫痫持续状态也有主要的作用。

三、分类及临床表现

任何类型的癫痫发作均可表现为持续状态，一般分为惊厥性和非惊厥性两大类。

（一）惊厥性癫痫持续状态

（1）全身强直－阵挛性癫痫持续状态（或称大发作持续状态）其临床表现为反复的全身强直－阵挛发作，两次发作间期意识不清，或一次发作持续在 30min 以上。这是最常见的一种癫痫持续状态，也是最需积极抢救的类型。常可造成脑缺氧、充血、水肿，重则形成脑疝，以及呼吸循环衰竭、电解质紊乱或继发感染而死亡。

（2）强直性癫痫持续状态　发生于儿童和少年的小发作变异型（即 Lennox－Gastaut 综合征）。此型较少见，每小时多次发作且可持续数天到数十天，意识障碍轻。

（3）肌阵挛型癫痫持续状态　较少见，多在婴幼儿期发生，婴儿痉挛症及 Lennox－Gastaut 综合征均可发生，表现为数小时，数日连续肌阵挛发作，常无意识障碍。

（4）偏侧性癫痫持续状态　多发生在婴儿时期，多数为一侧性阵挛状态，少数是一侧强直状态，可持续数小时至数日，多伴有意识障碍，在发作间歇时可见惊厥的半侧肢体有短暂或长久性瘫痪，部分病儿以后可成为半身瘫痪半身抽搐癫痫综合征（HH 综合征）。

（5）单纯部分性发作持续状态　主要有单纯部分性运动性发作持续状态（又称 Kojewnikow 癫痫），表现为身体一部分持续不停地抽搐，达数小时或数天，但无意识障碍，可发展为继发性全身性癫痫。发作终止后可有发作部位的瘫痪（托德瘫痪）。多由中央区附近病灶引起。

（二）非惊厥性癫痫持续状态

（1）失神持续状态（或称小发作状态）　表现为持续性不同程度的意识障碍达 30min 以上，多见于儿童。

（2）复杂部分性发作持续状态（或称精神运动性发作持续状态）　表现为长时间的精神错乱状态或神游，持续数日甚至数月，事后完全不能回忆或仅有模糊记忆，有时可紧跟在一次全身强直－阵挛发作之后出现，易误诊为全身强直－阵挛发作后状态。

四、治疗

癫痫持续状态尤其是惊厥性癫痫持续状态是神经科常见危重急症，如能及时正确处理，可降低病死率及致残率。其治疗原则为尽快控制发作，预防并发症，同时积极寻找病因且进行对症治疗。原则上应尽可能做到疗效快而安全。

（一）立即终止发作

尤其是全身强直-阵挛性发作持续状态、儿童偏侧癫痫持续状态应尽速终止发作，治疗越早越好。据文献统计发作平均 1.5h 内获得控制者可完全恢复，持续时间越长致残及病死率越高，导致死亡的病程平均为 13h。

（二）合理用药

1. 地西泮类

地西泮（DZP），劳拉西泮（LZP，氯羟地西泮），咪达唑仑和氯硝西泮均是快速有效止惊药物，尤其以前两者为首选。

LZP 较 DZP 脂溶性稍差，进入脑组织速率稍慢，但两者止惊的平均时间相差无几，分别是静脉注射后 2min 和 3min。二者对惊厥状态的控制率相近，分别为 79% 和 89%。此外，LZP 药效持续时间（12～24h）远较地西泮（15～30min）长。因此，近年都推荐首选 LZP。

此类药物静脉注射的副作用有呼吸抑制（3%～10%）、低血压（<2%）和意识改变（20%～60%）等。

2. 苯妥英钠

苯妥英钠（Phenytoin，PHT）的应用是在地西泮类药已将惊厥控制，为防止惊厥复发或后者无效时最先考虑的用药。小儿 PHT 首剂 20mg/kg。成人标准用量 15～20mg/kg，个别可用到 30mg/kg，但静脉注射的最大速率不超过 50mg/min。

PHT 的最大疗效出现于静脉注射后 20～25min。在成人按 50mg/min 速度注射时，约有 28%～50% 患者发生低血压，2% 发生心动过缓或异位心律。这在 50 岁以上老人或心脏病患者最为常见。减慢注射速度可减少其发生。

3. 苯巴比妥

有报告，苯巴比妥（PB）控制持续状态的疗效实际上与联合使用地西泮加 PHT 相似。然而，大剂量 PB 存在着呼吸和意识受抑制，以及血压降低等副作用。选用地西泮再用 PB 时更要警惕呼吸抑制的发生。因此，仍应争取先采用地西泮与 PHT 的联合用药。PB 的最大剂量可用到 20mg/kg。

4. 其他药物

其他药物如丙戊酸钠、利多卡因和副醛等也可配合应用。

癫痫持续状态初始治疗的两个进展是咪达唑仑鼻腔内给药和磷苯妥英钠（FPHT）的应用。咪达唑仑鼻腔内应用 0.2mg/kg，12min 可达血清最大浓度，生物利用度为 55%。在儿童可在 30s，2min 或 5min 内终止发作，成人在 60s 内起效，虽然作用短暂，却是静脉用药前的有效治疗。磷苯妥英钠是 PHT 的新型水溶性衍生物，无活性，进入体内可代谢成 PHT，半衰期为 8～15min，1.5mg 的 FPHT 相当于 50mg 的 PHT，按 150mg/min 静脉注射。

初始治疗失败后，必须尽快转入 ICU，因为惊厥性癫痫持续状态的后期常有高热、酸中毒、心律失常、低血压、肺水肿、低血糖、脑水肿、肾功能衰竭、肝功能损伤和 DIC 等。插管和机械通气不仅有助于这些症状的治疗，而且全身麻醉剂的使用还可有效地终止发作。

（三）具体实施方案

1. 方案一（表 2 -7，8，9）。

表 2-7　癫痫持续状态不同时刻处理建议

癫痫持续时间（min）	处　理
0-5	依据持续抽搐或抽搐再次发作对癫痫持续状态做出诊断。鼻导管或面罩给氧，使患者头处于最佳通气位置，如需辅助呼吸可考虑插管。定期记录并观察生命体征，纠正异常；开始心电监护，建立静脉通道；取静脉血样测血糖，生化，血细胞分析，毒理检测，AED 浓度测定，测血氧或定期做动脉血气分析
6-9	如出现低血糖或血糖无法测时，可给予葡萄糖。成人先静脉推注维生素 B_1 100mg，后用 50% 葡萄糖 50ml，静脉推注，儿童用 25% 葡萄糖 2ml/kg
10-20	给予 LZP 0.1mg/kg，以 2mg/min 速度静脉注射，总量 4mg；或 DZP 0.2mg/kg，以 5mg/min 速度静脉注射，极量 20mg。如果给予 DZP 后 5min 抽搐不能控制，可重复给药。继 DZP 后应立即给予 PHT
21~60	如抽搐持续，给予 PHT15~20mg/kg，静脉注射，成人给药速度不超过 50mg/min，儿童不超过 1mg/（kg·min）。给药过程监测 ECG 和血压。PHT 不能与葡萄糖液配伍，静脉推注时用生理盐水稀释
>60	给予 PHT20mg/kg 后抽搐持续，再给予 5mg/kg，其总量不超过 30mg/kg。如抽搐仍持续，给予 PB 20mg/kg，静脉注射，速度 60mg/min。在给予地西泮类药物后给予 PB，易发生呼吸抑制或窒息，需要辅助通气。抽搐仍持续，给予麻醉剂量药物，如 PB、硫喷妥钠、咪达唑仑或普鲁泊福（异丙酚，Propofol）等。必要时辅助通气与血管加压药物

表2-8 成人癫痫持续状态的处理（荷兰方案）

处所	癫痫持续时间（min）	处　理
家中		观察：DZP10~20mg 灌肠；物理查体，侧卧，给予 DZP10min 后，发作仍持续，送往医院
急诊室	1~10	观察，物理查体，保持呼吸道通畅，面罩给氧，CZP1mg 或 DZP10mg 静脉注射。处理呼吸、血压及体温
	11~30	静脉切开和动脉插管。动脉血气分析。AED 水平、血糖、电解质、肝肾功能、CPK、全血细胞及药物等检测。50% 葡萄糖 50ml，维生素 B_1 50mg 静脉注射，每 1~2min 静脉注射 CZP1mg，直至抽搐停止或呼吸抑制，或 DZP 达 20mg（2mg/min）。如果 CZP 用后 10min 仍无效，则给予 PHT15~18mg/kg 静脉注射，速度 <50mg/min。抽搐持续者送 ICU
ICU	30~60	气管插管；肌肉松弛剂，EEG 监护；机械通气（无自主呼吸时）；DZP3~4mg/（kg·24h），持续静脉滴注
	>60	硫喷妥钠：负荷量 10~30mg/kg（每 2~5min 5~100mg，静脉注射），维持量 5~20mg/（kg·h）；EEG 监护；颅内压监测（可能时）；需要时给予多巴胺；dobutamine（低血压时）；改善通气功（可增加 PCO_2）；低温（35℃）
	4h	4h 后逐渐减少硫喷妥钠用量；如果抽搐再发，加大其用量，直至出现暴发抑制，并维持 12~24h，如果必要，硫喷妥钠最后间隔 48~72h

表 2-9 癫痫持续状态不同时间的处理（美国方案）

癫痫持续时间（min）	药物治疗	非药物治疗
0		保持呼吸道通畅，必要时插管并给予低流量吸氧
2~3		建立静脉通道，抽血测抗癫痫药物血药浓度、血糖、肝肾功能、血细胞分类计数、电解质、Ca^{2+}、Mg^{2+}、血气、毒理检查，尿常规
5	LZP4mg/kg（0.1mg/kg）静脉推注，2min 以上推完	建立第二条静脉通道，用5%葡萄糖或生理盐水维持给第二种药
7~8	PHT20mg/kg（成人大多用量在1000~2000mg）生理盐水稀释，滴注速度不超过 0.75mg/（min·kg）（成人 50mg/min）	50%葡萄糖 50ml、维生素 B_1 100mg 静脉推注，维生素 B_6 100~200mg，静脉推注（18 个月以下儿童用），ECG 及血压监护
10	BZP 或重复使用	根据动脉血气分析结果，可给予 Tiocarbonate
30~60		开始连续脑电监护直至持续状态停止，患者意识清醒
40	PB 20mg/kg（成人大多用量在1000~2000mg 之间）生理盐水稀释，静脉滴注速度不超过 1.5mg/（min·kg）（成人 100mg/min）	
70	硫喷妥钠负荷量 3~4mg/kg，2min 以上给完，接着持续静脉滴注 0.2mg/（kg·min），每 3~5min 剂量增加 0.1mg/（kg·min），床旁监测 EDG	

2. 方案二

（1）即刻措施先以劳拉西泮 0.1mg/kg（速度 < 2mg/min）或地西泮 0.2mg/kg（速度 < 5mg/min）静脉推注。若首用地西泮，且 5min 后惊厥仍不止者，可重复相同剂量一次。在注入首剂劳拉西泮或地西泮后，常紧随静脉注射苯妥英钠或苯巴比妥一剂以防止惊厥再发。

（2）若惊厥持续　静脉注射苯妥英钠 15～20mg/kg（成人静脉注射速率应小于 50mg/min，小儿不超过 1mg/min），输注中注意EEG 和血压监测。若惊厥仍不停止，可另给一次苯妥英钠 5～10mg/kg。

（3）若惊厥仍不停苯巴比妥 20mg/kg 静脉注射，速度 < 100mg/min。注射中注意呼吸骤停，尤其先已用过地西泮者。一旦发生，立即气管插管人工机械呼吸，惊厥不停时可再给苯巴比妥 1次，5～10mg/kg。

（4）若惊厥始终不能控制　使用超大（麻醉）剂量苯巴比妥即按 5～10mg/kg 静脉推注，每 20min 一次，直到惊厥停止，或出现低血压等副作用。对后者可用血压加压剂纠正。近年日益增多的学者推崇使用新型麻醉剂咪达唑仑和普鲁泊福抢救难治性惊厥持续状态。前者先以 0.2mg/kg 缓慢静脉注射，再按 0.75kg/（kg·h）静脉滴注维持。使用普鲁泊福丙酚则按 1～2mg/kg 静脉推注，然后再以 2～10mg/（kg·h）静脉滴注维持。这类麻醉剂均有呼吸抑制作用，但在体内很少蓄积，且很少发生低血压。一般维持 12～24h，然后逐渐减量撤除。若惊厥复发，应重新滴注，直至不再发作。

（四）确保生命功能

脑水肿、酸中毒、高热、缺氧是癫痫状态极为严重的并发症，往往由于这些并发症得不到有效处理，成为癫痫状态顽固发作、心脏或循环衰竭引起死亡或造成后遗症的原因，须高度重视，积极处理。

（1）给氧、保持呼吸通畅　密切注意呼吸、血压及脉搏，保持呼吸通畅，清除口腔内分泌物，避免吸入分泌物，必要时行气管切开术。

（2）防治脑水肿　一般在起病 2h 即可达高峰。治疗脑水肿可用 20% 甘露醇 125～250ml 快速静脉注射，视病情可隔 4～8h 重复一次。同时给予地塞米松 10mg 静脉注射，以后 4～6h 重复注射 4～6mg。

（3）保持水、电解质、酸、碱平衡。

（4）预防继发感染，可早期给予广谱抗生素。

（5）对症治疗如出现高热应给予物理降温等。

（6）为减轻缺氧对大脑皮质神经细胞的损害和促进神经组织恢复，可选用 ATP、辅酶 A、细胞色素 C，维生素 B_1、B_6、C、E，吡拉西坦（脑复康）、γ-氨基丁酸等交替注射或胃管给药。

（7）注意营养，加强支持治疗，如发病后第 3 天仍昏迷，应鼻饲营养物或药物。

（五）针对病因及诱因

在迅速止惊厥的过程中应边治边查。原发病的不同病因是决定癫痫持续状态预后的主要因素。凡有癫痫史而脑电图和（或）神经影像有异常改变，包括部分发作伴继发性泛化和首次发作即表现为癫痫持续状态者，预后均不佳，癫痫持续状态容易复发。故对急性颅内感染、脑外伤和电解质失衡等能够治愈者应积极治疗，以免发展为上述预后不佳的症状性癫痫。特发性、停用抗癫痫药或单纯由发热引起的癫痫持续状态预后较佳。感染、睡眠障碍、低血糖、低钠血症或低钙血症均可诱发或加重癫痫持续状态，对这些诱因应及时诊治和预防。

第九节　睡眠及睡眠障碍

一、睡眠与觉醒生理

所有动物的生理节律均可分为交替的活动行为和不活动行为，

人类的睡眠时间占人生存时间的 1/4～1/3，睡眠是个复杂的节律性生理现象。正常人每 24 小时有一觉醒一睡眠周期；每个部分又可分为意识水平不同的阶段——觉醒中的兴奋、警惕和松弛状态，与睡眠中的倦睡、浅睡和深睡状态。尽管在 20 世纪前即有有关肥胖/肺换气不足综合征和发作性睡病的描述，但直到 20 世纪 30～40 年代，脑电图在临床的广泛应用才开创了睡眠研究的新时代。应用 EEG、眼电图（EOG）和肌电图对睡眠进行生理研究使人们认识了 REM 睡眠。1957 年首先提出了发作性睡病的定义。60 年代才首次有多相睡眠图（PSG）研究的报道。

（一）睡眠的生理学及睡眠－觉醒机制

1. 睡眠的阶段

最初由 Loomlis AL（1937）和 Aserinsky E（1955）等通过脑电图研究确定了睡眠周期。主要分为下列阶段：

（1）慢波睡眠（SWS）　又称慢波相或非快速眼动睡眠（NREM），可分为下列各期：

Ⅰ期：处于倦睡状态。α 波指数减少，节律变慢，逐渐形成低电位 2～7Hz 波。眼球可有缓慢飘移动作。此期轻刺激仍能使 α 波重新出现。

Ⅱ期：浅睡期。以梭波和 K 复合波的出现为特征。前者为短暂的低电压 13～15Hz 的规律性活动，每段持续 0.5～1s；后者为短暂的高电压慢波，先为负相后为正相，受环境刺激时较易出现。此外，可出现颅顶波，即顶中部间歇出现的高电位尖波或慢波。

Ⅲ期：深睡期。高电位（＞75μV）δ 波（1～2Hz）自额、中央部扩散，占各导联 20%～50% 时程。

Ⅳ期：高电位 δ 波可多达 50% 以上。

（2）快速眼动（REM）相　除眼肌外全身骨骼肌进一步松弛，虽眼睑闭合，但眼球呈爆发性的快速运动，此期对环境刺激的觉醒阈值最高，又称反常相。脑电图去同步化，例如呈低电压和高频放电模式，偶见 10Hz 的 α 波爆发。

在正常中青年人的睡眠中，睡眠经历Ⅰ至Ⅳ期，约 70～

100min 主要以Ⅲ、Ⅳ期为主的睡眠期后，身体活动的增加和 EEG 从Ⅳ期进入Ⅱ期往往提示第一个 REM 相的到来。如是为一周期。每夜睡眠大致经过 4~6 个周期。健康成人的 REM 约占整个睡眠的 20%~25%；儿童较长；在老年人中则Ⅲ期和 REM 期均见缩短，Ⅳ期更很少出现。

2. 睡眠中的生理变化

与清醒状态下 EEG 易出现非同步化放电不同，在 NREM 睡眠期皮层神经元易出现同步化的放电。REM 期，EEG 复去同步化。睡眠中的绝大多数精神活动和梦境均发生于 REM 期，此时受试者易被唤醒，唤醒后常可回忆梦中情景。而在Ⅲ、Ⅳ期则不易唤醒，且完全的清醒常需 5min 或以上。睡眠时机体生理活动发生一系列改变。对其他系统亦有影响。在 SWS 中，副交感神经系统占优：基础代谢率、心率、血压降低，呼吸加深、变慢，瞳孔缩小，胃液分泌增加。REM 时，交感神经系统占优：血压升高，心率、呼吸不均匀，瞳孔扩大，外阴充血。关于睡眠如何赋予脑部休息，尚无深入的认识，仅能从反面引证，即长期缺睡可以引致许多神经精神症状。此外，由于 SWS 早期生长激素分泌增多，可能促进蛋白质的合成，从而和记忆的储存有关。

3. 睡眠 – 觉醒机制

医学上对睡眠的探讨始于寻找"睡眠中枢"，位于下丘脑或第三脑室侧壁的病变能够产生持久的昏睡，但非生理性睡眠，亦不能解释醒 – 睡周期。当前认为和睡眠有关的解剖部位相当广泛，至少包括额叶底部、眶部皮质、视交叉上核、中脑盖部巨细胞区、蓝斑、缝际核、延髓网状结构抑制区，以及上行网状系统等。牵涉的递质包括乙酰胆碱、多巴胺、去甲肾上腺素、腺苷、γ – 氨基丁酸、5 – 羟色胺，以及神经肽类如 S 因子、δ 睡眠导致肽（DSIP）等。例如视交叉上核及其相联的视网膜 – 下丘脑束，具有自身节律性活动功能，在动物中为醒 – 睡周期的起步点，在人类可能为复杂的起步机构的一部分。又如缝际核含有 5 – 羟色胺能神经元，破坏脑桥的缝际核可以抑制 REM 的发生；同时破坏中脑的缝际核则

SWS 消失。蓝斑和蓝斑下区含有去甲肾上腺能神经元；在觉醒和 REM 中放电频率增加，而 SWS 中则减少。破坏蓝斑和蓝斑下区也可使 REM 消失。神经肽中 S 因子和 DSIP 已可浓缩成药剂；注射后能产生 SWS。

目前认为主要的"睡眠调节中枢"位于下丘脑腹前区，即视交叉上核，该区病变除导致睡眠 - 觉醒周期紊乱外，还可导致体温及进食活动的改变。

4. 年龄与睡眠的关系

人的睡眠时间与年龄关系密切，新生儿每日需 16 ~ 20h，儿童约 10 ~ 12h，10 岁时平均睡眠时间下降至 9 ~ 10h，成人 7 ~ 8h，80 岁以后复增至 9 ~ 10h。成人在睡眠时间和睡眠深度上个体差异甚大，约在 4 ~ 10h 之间，个别人每日睡眠仅需 1 ~ 2h，主要与遗传因素、早期生活条件，尤其是身体和心理状态有密切关系。

5. 睡眠剥夺

睡眠的主要作用在于促使体力恢复、易化运动功能、调节精神状态并促进学习和记忆活动。关于后者，尽管目前认为与生长激素等物质有关，但详细机制并不明确。实验发现，持续性剥夺睡眠的动物数周后将会死亡，而不管其饲养状态如何。尽管人类被剥夺睡眠后是否死亡还不清楚，但出现一些与失眠不同的症状已被公认。当人被剥夺睡眠 60 ~ 200h 时，将导致睡眠增加、疲劳、易激惹、精力难于集中，熟练的运动功能丧失，自我照顾能力和判断能力下降，工作能力衰竭；睡眠被继续剥夺时，将出现频繁的短促睡眠（microsleep），各种错误不断出现，最终会出现定向力障碍、错幻觉、妄想以及意识障碍。神经系统体征包括短暂的眼球震颤、眼球快速运动障碍、手部震颤、眼睑下垂、面部无表情、言语迟钝、错语。EEG 显示 a 波活动下降，闭眼时 a 波不再出现，痫阈值下降，或癫痫发作。血液中 17 - OH 和儿茶酚胺浓度增加。部分人在持续睡眠剥夺后可出现精神障碍。但不全睡眠剥夺则表现不同，如某些被持续性阻断 REM 睡眠的个体可表现为与 REM - 睡眠剥夺的动物相似的活动增多、情感旺盛、性功能增加等。其机制尚不明了。

长期睡眠剥夺后的人入睡时，迅速进入 NREM 睡眠阶段的第 4 期，并持续数小时，而第 2 期和 REM 期则很少出现。但在第 2 个夜间，则可出现 REM 睡眠期反跳，甚至可超过睡眠剥夺前的 REM 睡眠时间。说明第 4 期对于恢复由于睡眠剥夺所致的功能障碍至关重要。

二、睡眠障碍

（一）睡眠障碍的分类

国际上关于睡眠障碍的分类并不规范，各国诊断标准亦不统一。主要的分类包括睡眠障碍和深眠状态，前者包括内源性睡眠障碍如睡眠过度，失眠、睡眠呼吸暂停综合征、不宁腿综合征、周期性腿动和外源性睡眠障碍如不良睡眠卫生和睡眠节律紊乱如跨时区睡眠节律紊乱、工作变动综合征；后者包括非 NREM 睡眠相关梦行症，REM 行为障碍。

（二）诊断

为明确诊断睡眠障碍，临床医生必须具有高素质，详细询问病史，进行仔细的体格检查，借助于必要的辅助检查包括①各种量表测定，如 Epworth 睡眠量表（ESS），②夜间多相睡眠图（NPSG）记录，③多相睡眠潜伏期测定（MSLT）等。NPSG 最适用于评价内源性睡眠障碍如阻塞性睡眠呼吸暂停综合征和周期性腿动或经常性深睡状态如：REM 行为紊乱或夜间头动。对于失眠尤其是入睡困难为主的失眠的评价则无裨益。MSLT 常在 NPSG 后进行，用于评价睡眠过度。该法常可发现发作性睡病中的日间过度睡眠和入睡初期的 REM 期。MSLT 应该在患者正常的清醒周期中进行，并随后观察一个正常的夜间睡眠。

必须熟悉各年龄段个体的正常睡眠周期，在婴儿期，一昼夜大致可分为三个期，即清醒期、NREM 睡眠和 REM 睡眠；幼年期的睡眠则为间歇性；青少年的睡眠则变得很有规律：入睡后很少醒转，睡眠潜伏期短，日间睡眠质量高。在青少年这种正常的睡眠模式中，δ波睡眠出现频率最高，在前半夜的睡眠中约每45~90min出现一次。成年人中，睡眠质量和时间均可有下降，睡眠后醒转次数增加。老年人中，δ波睡眠可完全缺失，睡眠时间缩短，睡眠的坚实性丧失，入睡后醒转次数更多，但白天却有更多的小睡以补充足够的全天睡眠时间。

多相睡眠图记录能精确确定非特异性的临床症状来自何处。一般情况下，完整的NPSG研究比日间小睡研究更有参考价值。在总结NPSG研究的资料时，应归纳总卧床时间、总睡眠时间、睡眠潜伏期以确定睡眠的有效性，应具备REM睡眠、δ波睡眠的记录，亦应常规记录活动、警觉、清醒、呼吸暂停、换气不足、睡眠潜伏期和REM潜伏期。

诊断主要依靠病史，MSLT可发现患者在1d的数小时中可有数次小睡，总的日间睡眠时间增加，睡眠潜伏期正常或缩短，特征性的表现为以REM为起始的睡眠（SOREMPs），SOREMPs出现的越多，越有助于发作性睡病的诊断，发现两次以上的SOREMPs一般即可诊断为发作性睡病。但一次以上的SOREMPs对该病诊断的特异性不是绝对的。心律紊乱、无计划地变动工作、慢性睡眠剥夺、阻塞性睡眠呼吸暂停、睡眠中周期性腿动等均可出现两次或两次以上的SOREMPs，临床上均应注意鉴别。

三、失眠

为临床上最常见的主诉之一，可占人群的20%~40%，尤其常见于老年人和女性患者。包括入睡困难、时常觉醒及（或）晨醒过早。临床上常分为：

（一）原发性睡眠障碍

长期夜间睡眠障碍，无可解释失眠的神经病学症状、抑郁或其他精神障碍和躯体疾病。部分患者可为终身性，与夜间睡眠仅需3~4h即可满足的正常人群不同，该类患者常出现部分睡眠剥夺的症状，并且不惜采取各种药物或措施以保证睡眠时间。该类患者睡眠时间短，尤其第4期睡眠时间短，经常觉醒，唤醒阈值低，易伴发精神障碍，但精神障碍系原因还是结果不甚明确。

（二）继发性睡眠障碍

又称环境性失眠。常继发于疼痛或其他躯体疾病，或继发于药物滥用、抑郁。持续时间常较短暂。常见诱因为：

1. 躯体原因

不宁腿综合征常致患者入睡困难，关节或神经受累所致的疼痛、消化性溃疡或肿瘤所致的腹部不适、心肺疾病常致觉醒次数增加，甲状腺功能亢进伴发的心悸等，均可出现失眠。

2. 环境因素

由于工作或生活上的变化，如进出夜班，搬家、乘坐车船、航空旅行的时差，以及寝室中的亮光、噪音等均可导致失眠。一般均能在短期内适应。

3. 精神因素

兴奋和焦虑为短期失眠的主要因素，以入睡困难为主；抑郁症、焦虑症为长期失眠的主要因素，以时常觉醒、晨醒过早为主，EEG 记录可见散在的觉醒期明显延长和增多；神经衰弱者因为记得各个觉醒期中听到的或看到的各种环境刺激而烦恼，而正常人多能忽略。此外，患有脑部变性疾病的老年人也常有失眠。

4. 药物因素

苯丙胺、咖啡碱、麻黄素、氨茶碱、异丙肾上腺素等均可致失眠，长期服用一般安眠药常可致 REM 睡眠的相对减少，停药后可因反跳而产生恶梦。

（三）假性失眠

患者有足够的睡眠时间，但常主诉睡眠不足。

（四）治疗

对继发性失眠应针对病因进行治疗。应设法消除或减轻导致失眠的各种原发性疾病，改善生活习惯，注意劳逸结合，增进全身健康，对失眠有肯定的预防作用。对患者进行适当的解释工作或心理疏导，以减少其对失眠的顾虑，对上述三类失眠均具有不同程度的疗效。镇静催眠药物如地西泮应以短期治疗为主。不宜长期使用。

四、发作性睡病

是一种原因不明的睡眠障碍，主要表现为长期的警醒程度减退和发作性的不可抗拒的睡眠。大多数患者伴有一种或数种其他症状，包括猝倒症、睡瘫症和入睡性幻觉，故又称为发作性睡眠四联症。

（一）病因

病因不甚明了，目前研究认为系常染色体显性遗传性疾病，尽管在某些种族如日本人中发生率较高，但各种族和世界各地均有病例报告。在各种群中其遗传特征均与人 HLA 最小组织相关基因（DR 和 DQ 位点）密切相关。发病机制为 REM 睡眠的调节障碍，对紧随在 NREM 睡眠周期后的 REM 睡眠的控制丧失。不论在睡眠开始还是在清醒期，进入 REM 睡眠的倾向均增加。

（二）临床表现

起病年龄一般在儿童期至成年人早期，但在青少年期以前一般不被觉查。以 10～20 岁为最多，两性发病率相同，少数患者有脑炎或颅脑损伤史，但与本病关系未得到证实。个别患者有家族史。患者醒时一般处于经常而波动的警醒水平低落状态之下，午后更为明显。嗜睡程度增加时，即发生短促睡眠。大多数患者在发作前先感到睡意加重，仅少数患者自相对的清醒状态突然陷入睡眠。单调的环境，如在阅读和听课时，容易诱发，典型病例可发生于各种活动中，例如进食、发言、操作机器、驾驶车辆等。每次发作持续数秒钟至数小时，多数持续数十分钟。睡眠程度大多不深，容易唤醒。醒后一般感到暂时清醒。一日可发作数次。

1. 猝倒症

约 50～70 岁患者伴发，但常在起病 1 年至数十年后发生。在强烈的情感刺激下，例如喜悦、发怒、惊奇等情况下，突然发生短暂的肌张力减退和运动抑制。严重时全身肌张力下降，患者倾跌，不能动弹。轻微时运动障碍仅限于某一肌群，产生屈颈、屈膝、握拳不紧、面肌松弛，或睑下垂、复视等。症状在情感恢复正常或身体被触及后消失，一般持续1至2min。意识始终清醒。

2. 睡瘫症

约见于20%～30%的发作性睡病患者，亦可能单独出现。在睡醒后或入睡时（无论为午睡或夜间睡眠）偶然发生四肢弛缓性瘫痪。患者意识清楚，但不能出声或动作，往往伴有焦虑和幻觉。多在数秒钟至数分钟缓解，偶然长达数小时。他人碰及患者身体或对其讲话时常可中止发作，但缓解后如不行动可能复发。

入睡时幻觉可出现于30%左右的患者。常与睡瘫症同时出现。主要在倦睡期发生幻觉，以视、听幻觉为主，亦可能为触、痛觉等体觉性幻觉。内容大多鲜明，多为患者日常经历。

（三）治疗

兴奋性药物最常选用。利他灵10～20mg，2～4次/天口服，国外最大剂量为80～120mg/d，对日间过度睡眠效果最好，尤其用于病初之治疗；或安非他明，可加服Pemoline 37.5mg，2～3次/天口服以延长清醒期，增强安非他明的疗效。

治疗本病的"金标准"药物为右旋安非他明。

甲基安非他明作用较强，对用其他药物治疗无效的患者有一定疗效。

兴奋剂治疗无效时，应采取两种办法：①测定安非他明血浆浓度；②睡眠潜伏期测定以明确是否确实无效。其他的治疗措施给予睡眠卫生指导、调节生活节奏、按时午睡、药物假期、一定的心理刺激等。

猝倒症患者的治疗应引起重视，应选用效果强烈的REM睡眠期抑制剂。目前最为有效的药物为三环类抗抑郁药和SSRIs药物。

五、原发性睡眠增多症

和发作性睡病相似，但日间睡眠并非十分难于克制，亦无其他并发症状，一旦入睡却持续时间较长，24h内睡眠时间明显增加，发生率较发作性睡病少，多数患者有家族史。Bassetti C 等复习了42 例发作性睡病患者的临床特点，总结如下：仅 29% 的患者具有典型的原发性睡眠增多症的特点，没有迫切需要入睡的欲望，睡眠后多表现为长期不清醒的小睡，夜间睡眠时间延长，难于觉醒；32% 的患者具有与发作性睡病相似的临床特点，如：不可抗拒的入睡，短而清醒的小睡，觉醒相对容易，对刺激反应好，没有猝倒症及 REM 睡眠异常的指征；另外的 39% 为中间类型。与发作性睡病不同，人类白细胞相关抗原不增加。总之，3/4 的患者对刺激的反应较好，另 1/4 患者的睡眠可得到自发性改善。其中 10 例患者具有可能的病因如病毒性疾病，脑外伤和原发性情感障碍。

治疗同发作性睡病，亦可短期选用麦角酸丁醇酰胺，1~2mg/d 口服。

六、Kleine – Levin 综合征

Kleine – Levin 综合征为周期性睡眠增多的一个亚型，目前其病因尚不明确，精神生理因素可能为发病的主要原因，此外皮层调节功能障碍、皮质醇节律异常均可能为发病原因，但 Mayer G 报道 5 例 KLS 患者，并未发现皮质醇节律存在异常。

起病年龄多在 10~20 岁之间，男性多于女性，该病临床表现较为特异，主要方面包括周期性过度睡眠，食欲改变、易激惹、意识混浊及脑电图改变，其中 EEG 主要表现为睡眠时各期转换过快，即睡眠破碎；少数患者可有精神症状，如躁动不安、定向失常或冲动行为。

KLS 预后良好，不经治疗多在成年后自愈。药物治疗最佳选择为锂盐制剂。

七、睡眠相关性障碍

（一）睡眠呼吸暂停综合征（SAS）

多由于中枢性或阻塞性所致，多发生于中年以上男性，有上呼吸道狭窄，肥胖多见，入睡后有强烈鼾声，继之间歇短暂的呼吸暂

停，症状随年龄的增加而加重，呼吸暂停均发生于 REM 期，每夜
达数百次，每次持续十余秒至两分钟，多伴有氧分压下降、心律不
齐、甚至暂时性停搏。由于夜间睡眠质量下降，故白天睡眠时间均
有明显增加，既往的研究主要是多相睡眠图记录或定量 EEG，价
昂贵时不利于大样本研究，最近有人采用保持清醒试验进行研究，
发现平均睡眠潜伏期正常人为 39.8min，患者组为 10.5min。

颅骨测量学的一些研究发现，上呼吸道不同水平的狭窄是造成
阻塞性 SAS 的主要原因，对 44 例患者行悬雍垂腭咽成形术、下颌
骨切开术或舌骨肌切开术，测定术前后气道后间隙、最小气道后间
隙、悬雍垂后间隙、下颌骨 - 舌骨间隙和中央门齿 - 舌根间隙，发
现术后均有不同程度改善，但差异均不显著。改良 Muller 量表测
得的软腭萎陷程度与气道阻力指数测得的睡眠呼吸暂停的严重程度
呈高度正相关，与外侧咽壁的萎陷程度呈中度相关，与舌根部的下
陷无关。因此，测颅学参数可反应 SAS 者上气道手术后解剖学上
的改变，但不能作为评价手术效果的指标，相反，改良 Muller 量
表评价的效果更佳。

药物治疗主要以三环类抗抑郁药物如阿米替林 25 ~ 75mg，睡
前一次顿服，或 SSRIs 类药物，主要目的在于缩短 REM 睡眠期，
避免使用镇静剂，患者应以侧卧为主。或在睡眠期予持续性正压通
气。手术治疗消除主呼吸道的阻塞具有肯定疗效。

(二) 睡眠相关的进食障碍

青少年期发病，慢性病程，平均病程可达十余年。夜间进食次
数增加，最多可达 5 ~ 6 次，随后入睡。患者描述其进食"失去控
制"。90% 以上患者描述其夜间进食处于"半醒，半睡"或"睡意
朦胧"阶段。近 50% 患者经 PSG 诊断为梦游症。无有效疗法。

(三) 家族性睡瘫

为常染色体显性遗传性疾病。发作均在进入 REM 期时，除呼
吸肌和眼肌外，全身均瘫痪。可能伴有幻觉，但无其他睡眠障碍。
无特殊疗法。

（四）梦游和睡眠自动症

亦称为睡行症。是一种睡眠中的自动动作。患者往往在睡眠中突然起立行走，并呈现低于正常觉醒水平的意识水平，能对外周环境能做出简单反应。每次发作持续数分钟，事后常无记忆。虽称为梦游，但发作多在少梦的Ⅲ、Ⅳ期，清醒后患者常不记得有梦。发作前 EEG 可出现阵发性的高电位 δ 活动。儿童比较多见（平均年龄 4～6 岁），常与夜惊及夜间遗尿合并存在；据估计约 15% 儿童至少发生过一次睡行症，1/5 患者具有家族史，成年后多自愈。成年人梦游者，常伴有精神疾病，如精神分裂症或神经症。极少颞叶癫痫患者亦可出现梦游，但其自动动作仅见于日间。

苯二氮卓类药物能够抑制Ⅲ、Ⅳ期睡眠，发作频繁者可在临睡前服用。患者宜睡于楼下，卧室中的危险品应尽量去除，以防损伤和意外事故。

（五）夜惊

表现为睡眠中的发作性骚动、喊叫，伴有自主神经征象，如心跳、呼吸加速或流汗，以及强烈的恐惧、焦虑和窒息感，偶然伴有幻觉。每次发作约 1～2min，晨醒后一般无记忆。儿童患者多见，成年后多自愈。成年患者多伴有精神障碍。发作大多在第一个睡眠周期中的Ⅳ期，EEG 突然呈现觉醒状态。诊断前需排除躯体疾病。治疗可选用地西泮。

（六）睡眠中周期性动作（PMS）

又称夜间肌阵挛，为睡眠中重复的下肢肌肉收缩。每夜可达数百次，每次持续数秒钟。引起患者时常觉醒，但不能觉察下肢的动作。无有效疗法。

（七）不宁腿综合征（RLS）

为睡眠中下肢的感觉异常或疼痛，动作后暂时减轻。一般见于老年人伴有 PMS 者。有时为服用三环类抗抑郁或停服镇静剂所诱发。治疗可选用地西泮类药物或卡马西平。

（八）睡中磨牙（bruxism）

睡眠中咬肌的节律性收缩，导致牙齿磨动，常伴有身体转动和心律加速。患者自身常不能觉查，多被同室居住者发现。本病可能引起严重牙齿损害。任何年龄均可发生，但多见于儿童和青春期，常有家族史。本病病因不明，心理应激可能为主要因素，因为神经性紧张时肌电图发现咬肌和颞肌均过度收缩。但另一种观点认为系微小的抽动或自动症，若白天存在，则可能为迟发性运动障碍的一个片段。

（九）遗尿

可为器质性、功能性或生理性。器质性者见于泌尿系统的先天性畸形、感染或结石以及各种原因如脊柱裂所致的神经元性膀胱。一般均伴有日间的尿失禁或其他排尿障碍。生理性遗尿见于饮水过多、尿过酸、过浓、含药物或酒精，夜间保暖不够以致汗分泌过少、肾排泄增加，以及因膀胱附近器质性病变所致的排尿反射亢进，在睡眠中大脑对膀胱的控制减弱时发生遗尿。

功能性遗尿主要见于儿童。正常儿童 1~3 岁时即可控制排尿，但一部分儿童和个别成年人持续或间歇性地在睡眠中遗尿。少数患者病因为原发性，即神经系统对膀胱功能的控制存在着先天性迟缓，在迟于其他儿童的年龄时方可停止遗尿。其中一部分患者具有遗传史。大多数为继发性，即由于训练不良或精神所致，表现为长期遗尿，或在缓解后复发。发生遗尿多在睡眠中的Ⅳ期，与是否做梦无关。对儿童的治疗应以加强训练为主，具有精神因素者均应予消除。理疗或水疗有时收暗示之效。

第三章　脑血管的生理与发病机理

一、脑血管的生理

脑与其他器官一样，为了维持正常的功能，必须从血流供应中获得其代谢所需的氧气和营养物质，运走二氧化碳和代谢产物。脑是高级神经中枢，是人体最重要的器官，血液供应十分丰富，脑重量只占体重的 2%～3%，但是安静时心脏每搏输出量的 1/5 进入脑。人脑组织利用了全身氧耗量的 20%～25%，葡萄糖的 75%。脑组织的氧、葡萄糖和糖元贮备甚微，一旦完全阻断血流，6 秒钟内神经元代谢受影响，10～15 秒内意识丧失，2 分钟脑电活动停止，几分钟内能量代谢和离子平衡紊乱，这样持续 5～10 分钟以上，细胞就发生不可逆损害。所以脑血流供应正常是保持脑功能正常和结构完整的首要条件。

（一）正常脑血流量

正常每分钟约有 750ml 血液通过脑，其中 220～225ml 由基底动脉流入，其余流经颈内动脉。成年人平均脑血流量为 55ml/100g 脑组织/分（min）实际脑血流分布并不均匀，白质脑血流量为 14～25ml/（100g·min）；大脑皮质为 77～138ml/（100g·min）。脑血流量还随体位、活动、年龄而变化。

（二）影响脑血流量的主要因素

通过脑动脉的血流量 CBF 是由脑的有效灌注压和脑血管阻力 r 所决定。有效灌注压为平均动脉压（MAP）和颅内压（ICP）之差。正常情况下，颅内压约等于颈内静脉压为 0。平均动脉压等于（舒张压 + 1/3 脉压差），以公式表示：CBF =（MAP－ICP）/R。可见，脑动脉血流量最主要的影响因素是血管口径，它与 CF 是 4

次方的正相关；其次是平均动脉压和颅内压，最次要影响因素为血黏度。平均动脉压主要决定于心脏功能和体循环血压；血管口径则主要决定于神经、体液因素调节下血管壁本身的舒缩功能。在正常血流速度下，血黏度变化不大。这一公式是我们理解脑血管疾病发病机制的理论基础。当然，心脏功能和血压的维持还要有稳定的循环血容量。

（三）脑血流量的调节

正常情况下，当平均动脉压在 60～160mmHg 范围内变化时，可以通过改变血管口径（舒张或收缩）来代偿，使脑血流量保持不变，这种作用称为脑血流的自动调节功能。当平均动脉压下降至 60mmHg 时，血管舒张已达最大限度，再降低，脑血流量减少，这个血压临界值称为自动调节的下限；当平均动脉压升至 160mmHg 时，血管收缩已达最大限度，再升高，脑血流量增加，这个血压临界值称为自动调节的上限。慢性高血压患者。由于血管壁硬化。舒缩功能差，自动调节的上下限都高于正常人，较能耐受高血压，不能耐受低血压。

正常脑循环还能在血氧分压和二氧化碳分压明显变化时，通过血管舒缩调节，维持脑血流量不变，这一作用有人称为脑血管运动调节。

当脑血管极大扩张，脑血管容量（CBV）也相应极大增加，若仍不能保证有足够 CBF 时脑组织还有另一个代偿机制，因为脑血流减慢，脑血流通过时间延长，增加了脑组织对血氧的吸收，即提高氧摄取分数（OEF）。脑氧代谢率（$CMRO_2$）以及脑葡萄糖代谢率维持不变，脑组织的结构与功能还保持正常。

二、脑血管病的发病机理

脑神经细胞的代谢需求远较其他组织高，而能量储蓄极为有限，需靠不间断的血液循环随时供应。脑卒中的最后原因是神经细胞代谢所需的氧和能量（主要是葡萄糖）与局部循环所能提供的相距甚远，供求矛盾不可调和的结果。造成局部循环紊乱的原因常见有：血管狭窄、闭塞致血流中断。脑实质出血、蛛网膜下腔出血、以及其他颅内出血压迫局部造成缺血。缺血超过一定时间可发生脑梗死，而脑组织因缺氧还可发生水肿。脑水肿后，颅内压进一步升高，使脑血液循环更加不畅，使脑神经细胞病理生理过程呈恶性循环加重。

而血流动力学因素如血压的骤然升降，血流速度的缓慢和血液流变学因素如红细胞增多、血小板聚集性及血液黏度增高或降低，常成为脑卒中发病的激发机制。

另一方面，机体的代偿保护机制，如脑血流量的自动调节、侧支循环的开放、血液流变学因素的代偿调节，均有助于限制避免脑卒中的发生。

第四章　脑血管病的常用检查

第一节　脑脊液检查

脑脊液是分布于脑室系统和蛛网膜下腔的一种无色透明的液体，密度1.005，总量成人平均130ml，其生成速度约0.35ml/min。它的主要功能是减震，保护脑组织和脊髓，对维持颅内压力及保证脑组织的营养和代谢有重要作用。

脑脊液循环：脑脊液由侧脑室脉络丛分泌（95%）及脑内毛细血管内皮细胞滤过而产生（5%），经室间孔进入第三脑室、中脑导水管、第四脑室，经中间孔及两边的侧孔流至脑及脊髓表面的蛛网膜下腔及脑池。大部分脑脊液经蛛网膜颗粒及蛛网膜绒毛吸收，小部分在室管膜、软膜及沿脑和神经鞘进入淋巴管和血管周围间隙。

（一）方法

1. 腰椎穿刺术

患者侧卧，背部靠近床沿，低头屈颈，两膝贴近腹部，使脊柱成弓形。穿刺点一般在腰椎3~4间隙，也可选择腰4~5、腰5~骶1间隙。进针深度成人为4~6cm，儿童为2~4cm。进针方法：针尖垂直于皮肤缓慢进针，当感到阻力突然下降时拔出针芯即可见脑脊液流出，之后测压、留取标本，然后用碘酒消毒穿刺孔，并覆盖无菌纱布。如第1次穿刺失败，可以改在另一个间隙。

2. 小脑延髓池穿刺术

术前将后枕部与颈部皮肤的毛发剃干净，可采取侧卧位或坐位。患者头保持正中位，尽量前屈。穿刺点在枕骨粗隆至第2颈椎连线中点或两乳突连线中点。针头对着眉间方向缓慢进入。如针头触及枕骨，可稍微退出，并将针头转向下端。通常自皮肤至小脑延髓池的距离约 4.3 ~ 4.5cm，最多不超过 6cm。其后过程同腰穿。

（二）注意事项

1. 腰穿前注意事项

（1）怀疑颅内高压、颅内肿瘤、视乳头水肿者，一般不宜做此项检查。如果确有必要，可先预防性应用降颅压药物，而后穿刺。尽量做到少放、慢放脑脊液，防止诱发脑疝，导致死亡。

（2）穿刺部位有外伤、感染者，不宜做此项检查，容易诱发颅内感染。

（3）先天性畸形（小脑延髓下疝），禁忌做此项检查，极易出现脑疝，危及生命。

2. 腰穿后注意事项

（1）头痛：为低颅压性头痛，腰穿后脑脊液的分泌速度未能足够弥补缺失的脑脊液，使脑膜及血管组织受牵拉而导致。特点是平卧时消失，坐位、立位时加重。因此腰穿后应尽量卧床休息，以侧卧位为佳，防止脑脊液进一步由穿刺孔丢失，多饮水，必要时静脉补充等渗液体。

（2）出血：多在蛛网膜下腔或硬膜下腔，可对症处理；对有出血倾向的患者，应及时检查凝血指标，必要时药物止血。

（3）神经根痛：可能系穿刺针斜行进针时刺激所致，可以自然缓解，必要时可以应用神经营养药物。

（4）感染：操作时严格执行无菌原则，多可避免。

（5）其他：化学性脑膜炎、虚性脑膜炎、植入性表皮样囊肿、复视等。

（三）正常值及临床意义

1. 常规检查

（1）压力：穿刺成功后首先测定脑脊液压力。正常成人脑脊液压力为 0.785 ~ 1.766kPa（80 ~ 180mmH_2O）。压力测定应包括测初压（取脑脊液前）及终压（取脑脊液后）。正常情况下，每放出脑脊液 0.5 ~ 1ml，压力降低 0.098kPa（10mmH$_2$O）左右。压力超过 1.96kPa（200mmH$_2$O）提示颅压增高，原因有：颅内占位病变、炎症、出血、脑水肿、急性脑血管病、脑外伤早期、良性颅压增高及中毒性疾病等；压力低于 0.785kPa（80mmH$_2$O）时为低颅压，原因有：休克、脱水、脑脊液漏、低颅压综合征、椎管梗阻及药物影响等。

压颈试验：又称 Queckenstedt 试验，是临床上粗略判断脊髓蛛网膜下腔通畅与否的一种方法。试验前，先做压腹试验证实穿刺针头是否在椎管蛛网膜下腔内。方法是：用手掌深压腹部 15 ~ 20s，脑脊液压力迅速上升。解除压迫后，压力迅速下降。不管椎管有无阻塞，均有此反应，否则穿刺针不在或不完全在蛛网膜下腔内，并可能有低位椎管阻塞。

a. 简易压颈试验：用手掌压迫一侧颈静脉 15 ~ 20s，脑脊液压力迅速上升至 1.96 ~ 2.94kPa（200 ~ 300mmH$_2$O），解除压迫后又降至初压水平。

b. 正规压颈试验：用血压计气袋轻缚于患者颈部，在测定初压后，分别迅速充气至 2.67kPa（20mmH$_2$O）、5.34kPa（40mmH$_2$O）及 8.0kPa（60mmH$_2$O），每充气一次后隔 5s 记录脑脊液压力上升水平，至 30s，以后迅速放气，仍每 5s 记录压力下降水平 1次，至不再下降为止。此后再重复压腹试验 1 次，方法同上。将两组压力读数分别画于图纸上，得到一完整压力曲线。

c. 在穿刺部位以上椎管完全阻塞，压颈时不见上升，留取脑脊液后终压低于初压；部分阻塞时，压颈后脑脊液上升、下降缓慢。

d. 压颈试验一般只用于脊髓疾病的检查，腹部病变不应做该试验，有颅内压增高及脑出血的患者慎做此检查。

（2）性状：正常脑脊液为无色透明液体。如为血性或粉红色，可用三管连续接取脑脊液，前后各管为均匀一致的血色，则为出血病变；如前后各管红色依次变淡，则为穿刺损伤出血；也可通过实验室检查判定，出血性病变脑脊液内红细胞新鲜（少）及陈旧皱缩（多）红细胞混杂，离心后上清液黄色，潜血实验阳性；穿刺损伤脑脊液中红细胞均为新鲜，上清液无色，潜血阴性；如液体为黄色，提示为陈旧性出血性病变。脑脊液混浊或脓样，常见于各种细菌感染；脑脊液呈毛玻璃状，放置数小时后有薄膜形成，多提示结核性脑膜炎，也偶见于化脓性脑膜炎和病毒性脑膜脑炎；脑脊液呈黄色，离体后即自动凝固，为 Froin 综合征，可能是椎管梗阻的特征；脑脊液呈明黄色，也见于阻塞性黄疸、胡萝卜血症及大部分新生儿。

（3）细胞数：正常脑脊液的细胞数为 $(0 \sim 8) \times 10^6/L$（$0 \sim 8$ 个/mm³），多为小淋巴细胞及大单核细胞，两者之比为 7：3；$(8 \sim 10) \times 10^6/L$ 为界限状态，$10 \times 10^6/L$ 以上在成人即为异常。白细胞增多常见于脑脊髓膜的炎症，化脓性脑膜炎，白细胞最多，可达上千，以中性为主；结核性脑膜炎和新型隐球菌性脑膜炎白细胞较多但在 500 以下，急性期以中性为主，慢性期单核、淋巴细胞为主；病毒性脑膜炎白细胞数升高在 200 以下，以淋巴细胞为主；寄生虫感染白细胞升高以嗜酸细胞为主，白血病或脑膜白血病时，分类中可见幼稚细胞。另外，脑脊液涂片检查，也可发现细菌、真菌、寄生虫卵及肿瘤细胞等，有助于病原的诊断。

2. 生化检查

（1）蛋白质：正常成人腰穿脑脊液蛋白质为 0.15 ~ 0.45g/L（15 ~ 45ml/dl），约为血浆浓度的 0.5%。石炭酸试验（Pandy 试验）阴性。蛋白质增高多见于中枢神经系统急慢性感染、肿瘤、出血、脊髓压迫症、格林 - 巴利综合征等尤以脊髓压迫症导致椎管阻塞时增高明显。

脑脊液蛋白细胞分离指脑脊液中蛋白升高而细胞数正常这一现象，多见于各种原因所致神经系统免疫脱鞘性病变或肿瘤，临床最典型的疾病为格林 - 巴利综合征。

（2）糖：正常值为 2.2 ~ 4.4mmol/L（39.6 ~ 75mg/dl），为血糖的 1/2 ~ 2/3，儿童偏高一些。结核性、真菌性脑膜炎及脑膜癌病时脑脊液糖量降低，化脓性脑膜炎时明显降低。糖量增高见于下丘脑损害及糖尿病。病毒性脑炎时糖量正常或略增高。

（3）氯化物：正常值 120～130mmol/L（700～750mg/dl），较血氯为高。细菌性、真菌性脑膜炎及代谢紊乱时氯化物含量减少，结核性脑膜炎时减少尤为明显。病毒性脑膜炎、脑肿瘤等氯化物含量正常。其他非中枢神经系统疾病如大量呕吐、腹泻脱水时氯化物降低。尿毒症、肾炎、浆液性脑膜炎及呼吸性碱中毒时氯化物升高。

3. 特殊检查

（1）细胞学检查：为进行正确的细胞分类及发现肿瘤细胞，可进行细胞学检查。当肿瘤生长部位靠近脑脊液腔时，脑脊液中可检出肿瘤细胞。但因脑脊液标本量小，获得的细胞数量亦少，且脑脊液离体后细胞迅速变形消失，因此找到肿瘤细胞的机会不是很多。

（2）蛋白电泳：对诊断神经系统疾病意义重大。脑脊液蛋白电泳正常值（滤纸法）为前白蛋白 3%～7%，白蛋白 44%～70%，α_1 球蛋白 4%～8%，α_2 球蛋白 5%～11%，β 球蛋白 7%～13%，γ 球蛋白 7%～18%。前白蛋白增高多见于先天性脑积水、梗阻性脑积水、脑萎缩和中枢神经系统变性病变；白蛋白升高见于脑血管病、椎管梗阻、肿瘤等；α 球蛋白升高主要见于中枢神经系统感染的早期，α_1 和 α_2 球蛋白比例倒置有助于诊断严重的动脉硬化；β 球蛋白升高主要见于中枢神经系统硬化和退行性病变等；γ 球蛋白升高见于恶性肿瘤患者。

在多发性硬化、亚急性硬化性全脑炎和细菌性脑膜炎时，也有 γ 球蛋白升高，早期 γ 球蛋白区带中出现一个不连续的在外周不能见到的区带，即所谓"寡克隆区带"，是神经系统部分合成免疫球蛋白的标志，对多发性硬化早期诊断有很重要的价值。

（3）免疫球蛋白：正常脑脊液的免疫球蛋白含量极少，其中 IgG 为 10～40mg/L，IgA1～6mg/L，IgM 含量较少。IgG 升高见于多发性硬化、亚急性硬化性全脑炎等神经系统免疫性疾病。结核性、化脓性脑膜炎时 IgG、IgA 均升高。而 IgM 的检出提示中枢神经系统感染存在。免疫球蛋白的全面增高提示肿瘤的可能性大。

（4）髓鞘碱性蛋白：正常值 <8ng/ml，超过此值提示有活动性脱髓鞘病变。多发性硬化早期 90% 患者脑脊液和血液中髓鞘碱性蛋白升高，是活动期的标志之一，但不是多发性硬化的特异性指标。

（5）C 反应蛋白：正常脑脊液中无 C 反应蛋白，在化脓性和结核性脑膜炎时脑脊液和血液中 C 反应蛋白均升高。

（6）酶：血清中的转氨酶不能透过血脑屏障，故脑脊液中的转氨酶系来自脑组织的崩解。正常脑脊液中谷草转氨酶（GOT）值为 5~21U，升高见于颅内损伤、脑梗死等。乳酸脱氢酶（LDH）值为 20~55U，升高见于颅内肿瘤、脑出血、脑梗死、细菌感染等，病毒性脑膜炎时多在较低水平，有鉴别意义。正常脑脊液不含溶菌酶和腺苷酸激酶，若出现溶菌酶和腺苷酸激酶，且其他酶活性升高，高度提示原发性或继发性颅内恶性肿瘤。

（7）酶链聚合反应（PCR）：具有特异性高、敏感性高、快速、简单的特点，在诊断单纯疱疹脑炎时阳性率较高，应成为病毒性脑炎的常规检查项目。但注意采取标本应在抗病毒治疗之前。

（8）酸碱平衡：正常脑脊液 pH 值为 7.30~7.36，主要反映脑组织的血液供应及代谢状况，同时维持延髓呼吸循环中枢的兴奋性。如 pH <7.2，或 pH >7.4 时可导致脑血流下降，血氧含量下降，甚至癫痫、昏迷及死亡。

第二节　神经影像学检查

一、常用检查方法

（一）X 线检查

1. 原理

是用 X 线检查中枢神经系统病变的基本方法。通过对头颅及脊柱的 X 线检查，常能根据骨性结构的异常变化，间接地反映颅脑和脊髓的病理改变。

2. 方法

（1）头颅 X 线片：常规检查摄头颅正侧位片，必要时根据不同需要拍摄颅底片、蝶鞍正侧位片、内听道像、视神经孔像、30°前后位片、45°前斜位片及 53°后前斜位片等。主要观察头颅形态、大小、各种孔道结构变化及血管压迹等。由于颅骨的解剖结构比较复杂，两侧结构和前后结构重叠过多，摄片质量与投照技术关系很大，故有较大的局限性，只能作为一项基本检查。

（2）脊柱平片：可摄正侧位，必要时加摄斜位或分层片，主要观察脊柱的生理弯曲、椎管的形态和脊椎骨骨质结构。

3. 注意事项

（1）由于颅骨和脊椎骨的解剖结构比较复杂，两侧结构和前后结构重叠过多，因此要求有专业水平的技术人员实施此项检查，掌握各种特殊 X 线片的拍摄角度，了解各种特殊 X 线片的技术参数，是提高摄片质量的前提。

（2）头颅和椎管的形态、大小因年龄、性别、种族而有差异，注意参考有关的指标。

（3）X 线平片只能通过骨质的变化间接推测脑组织和脊髓的病变，有较大的局限性，必要时需要 CT 和 MRI 进一步明确病变性质。

4. 正常头颅和脊髓平片

（1）头颅 X 线平片

①颅骨：颅骨内外板在 X 线片上显示较清晰，儿童常不能分辨，老年人可以密度减低。②颅缝和囟：X 线片上表现为两颅骨间之透明区或影，大者称囟，小者称缝。约 5% 的正常人囟门可以终生不闭合。③颅壁压迹：常见以下几种：脑回压迹、血管压迹及蛛网膜颗粒压迹等，形成的局限性骨质减薄区分别与它们的形态有关。④颅底：结构复杂，常需特殊摄像方式方可显示清晰，侧位片也可显示前、中、后颅窝。⑤蝶鞍：位于颅底中央，其间容纳脑垂

体，侧位片上蝶鞍为椭圆形、扁平形或圆形，前界为鞍结节，后壁为鞍背，形态差异较大。其前后壁间最大水平距离为 7～16mm，深径为前后床突连线至鞍底的距离为 7～14mm，一般达最高限者少见。⑥生理性钙化：X 线片上可以看到。主要有以下几种：松果体钙化、侧脑室脉络丛钙化、硬脑膜钙化、蛛网膜颗粒钙化等等。

（2）脊柱 X 线平片

①椎管的形态：正位片反映在椎弓根的距离上，以颈和腰膨大处最宽。侧位片反映在椎体后缘和椎弓前缘的距离上，以颈 4～6 处较窄。②椎体和附件：侧位片椎体几乎呈正方形；正位片椎弓根显示为两个卵圆形的结构，横突位于椎体两旁，棘突向后方突起。③椎间孔和椎间隙：椎间孔在斜位片上显示为圆形或卵圆形，两侧应大致相等；椎间隙在正侧位片上均可显示，为上下两椎体间的低密度区。

5. 临床意义

（1）头颅 X 线平片

①头颅大小与形态异常：常见脑积水、肢端肥大症、狭颅症及畸形（舟状头、尖头、短头）等。②颅内压增高：颅内压增高时，头颅 X 线片不一定都出现阳性表现，多与颅内压增高的时间和程度有关。主要有以下表现：颅缝增宽、蝶鞍骨质吸收及扩大、脑回压迹增多、颅底孔道扩大及模糊、骨质吸收等。③病理性钙化：颅内肿瘤、炎症、出血、外伤或退行性变后经过一段时间都可以出现钙化，称为病理性钙化。主要有以下几种：肿瘤钙化、寄生虫钙化、炎症性钙化（结核、脓肿）、脑血管病钙化，它们大都不在生理性钙化的常见部位。④占位征象：头颅平片的一些征象可以间接地反映颅内肿瘤的可能，主要有：颅骨局限性破坏、蝶鞍骨质吸收、扩大及变形、颅底孔道变形及扩大、松果体钙化移位、病理性钙化等。

（2）脊柱 X 线平片

①先天畸形：脊柱裂。②脊柱结核：脊柱平片可以显示椎间隙破坏、狭窄，临近骨质破坏，形成脊柱后突，伴椎旁冷脓肿。③脊

柱肿瘤：可有椎体或椎弓根骨质破坏、增生，也可伴有软组织肿块。④退行性骨关节病和椎间隙病变：可见骨质增生肥大，椎间隙狭窄或椎间盘钙化。⑤脊柱外伤：可有骨折、椎弓根断裂、各关节脱位。

（二）CT 检查

1. 原理

CT（电子计算机断层扫描摄影）是应用 X 线束对人体的某一部位做一个断层扫描，由灵敏的检测器记录该层透过的 X 线量，经过电子计算机运算，计算出各断面各点的 X 线吸收系数，得出黑白相间的图像，即构成 CT 图像。由于人体各组织的密度不同，CT 值也不同，这样中枢神经系统的组织结构就可以显示出不同的灰度。对 X 线吸收值高于脑实质者则表现为高密度影，如出血、钙化等；对 X 线吸收值低于脑实质者则表现为灰黑色低密度影，如水肿、坏死、脓肿等。

CT 检查自 20 世纪 70 年代问世至 80 年代末螺旋 CT 的发明，使 CT 扫描技术得到了进一步的改善，提高了病灶的检出率和准确性，拓宽了 CT 的应用范围和价值，前景十分广阔。其主要优点是无痛苦、安全、快速、准确。目前主要用于颅内血肿、脑出血、脑肿瘤、脑梗死、脑积水、脑萎缩及脊髓病变的诊断。

2. 方法

（1）头颅 CT 扫描：自外耳道至外眼角划一直线（称"听眦线"）为基线，每 9～10mm 为一个层面，依次向颅顶部扫描，为观察后颅窝病变，必要时可用脑干减薄扫描；也可应用造影剂来增强组织密度。

（2）脊柱 CT 扫描：患者仰卧，颈段取屈曲位，腰段采取双膝屈曲位，检查椎体病变及椎管病变时，扫描层面与椎体平行；检查椎间盘病变时，扫描层面与椎间隙平行；根据病情需要决定扫描层厚。

3. 注意事项

（1）详细了解患者的临床资料，进行有目的的检查。

（2）患者应去除受检查部位的异物、金属物品，以利消除伪影，保证图像的精确性。

（3）需应用造影剂时，注意检查前的碘过敏试验，即使过敏试验阴性，在检查过程中仍应密切观察患者的反应。对有严重心肺功能不全、肝肾功能不全、甲状腺疾病及多发性骨髓瘤的患者慎用造影剂。

4. 正常头颅 CT

（1）颅骨：注意头颅形态，有无畸形和颅骨缺损。

（2）脑脊液腔：它们因含有脑脊液而显示为低密度区，CT 值 0~20Hu，与周围组织有明显对比。脑脊液腔幕上及幕下均有分布，幕下主要是枕大池、第四脑室、桥小脑池、桥前池、四叠体池及小脑上池，幕上主要是外侧裂池、鞍上池、第三脑室、侧脑室、大脑纵裂及脑沟。它们的变形、阻塞和移位对颅内病变的诊断有重大价值。另外，透明隔间腔（又称透明隔未闭、中间帆腔、第五脑室）为正常变异，临床上所见不少。

（3）脑实质：注意灰白质的分布，左右半球是否对称，其间有无高低密度影。重要的结构是基底节和内囊，是脑血管病的好发部位。幕下的小脑和脑干因后颅窝骨质影响不易观察，必要时可借助 MRI。

（4）生理性钙斑：CT 片上很容易发现钙斑，但要注意与出血鉴别。主要的钙化斑分布在松果体、基底节、脉络丛、硬膜及动脉血管。

（5）注射造影剂以后正常脑实质可以略有强化，这是由于有正常的血脑屏障。

5. 异常头颅 CT

（1）脑梗死：脑梗死造成脑组织水肿和坏死，CT 上呈低密度影。病初 6h 内，CT 扫描通常无异常发现。24h 内低密度影的检出率可达 50%，第 2 天可达 90%~95%。病后 2~3 周 CT 图像上病灶可呈现等密度影，称为模糊效应，是由于水肿的消退及吞噬细胞的浸润所致。

（2）脑出血：血红蛋白的 X 线吸收值高于脑组织，脑出血后脑内血肿在 CT 图像上呈现高密度影，CT 值在 +60 ~ +80，血肿周围可见低密度的水肿带；血肿也可破入脑室，亦可流入蛛网膜下腔。

由此可见，CT 诊断脑出血的特点是直接显示血肿在脑内的位置和其扩展的范围，方法简便，可重复，是临床医师诊断脑出血的首选检查方法。

（三）MRI 检查

1. 原理

磁共振是一种物理现象，近年来其成像技术开始应用于医学研究和临床实践。磁共振成像（MRI）是将人体置于特殊的磁场中，利用人体中的氢原子核（质子）和磁场互相作用，被激发的氢原子核在跃迁及复能的过程中产生的信号通过电子计算机处理成像，其复能的时间有两种，即我们常用的 T_1、T_2。各种组织的 T_1 和 T_2 时间均为固有的。

MRI 能从多方位、多层面提供解剖学信息，对人体无放射性损害，不出现骨质伪影，可显示 CT 不易检出的脑干、小脑及颅底结构，对脑灰质和白质可以产生明显的对比度。因此，在脱髓鞘疾病、脑变性疾病、脑白质病变的诊断优于 CT。

在临床上，SE 脉冲序列是 MRI 最常用的序列，是一连串交替的 90°与 180°射频脉冲。有两个技术参数应该记住：TE：指从其开始 90°脉冲到回波信号之间的时间。TR：脉冲序列在一定间隔后的重复时间。

由此两个技术参数进行加权后产生以下 MR 信号：（1）T_1 加权像：TE 与 TR 均短，T_1 长的组织信号低，呈黑色，T_1 短的组织信号高，呈白色。（2）T_2 加权像：TE 与 TR 的时间均长，此时组织的信号强度主要取决于其 T_2 值，T_2 长的组织信号强，呈白色，T_2 短的组织信号低，呈黑色。（3）质子密度加权像：TE 短，TR 长，主要取决于氢质子密度，T_1、T_2 意义不大。

MRI 造影剂：可以改变组织的局部磁场强度和 T_1、T_2 时间，使正常组织和病变组织之间的差异增强，达到对比的目的。

2. 注意事项

（1）带有心脏起搏器者禁止此项检查。（2）曾做过动脉瘤夹闭手术，颅内存留有金属夹者。（3）曾做过心脏手术，并带有金属人工心脏瓣膜者。（4）有眼内或耳内异物时慎作此项检查。（5）体内有多种金属植入物的患者。（6）妊娠期妇女。（7）癫痫患者。（8）幽闭症患者。

3. 正常 MRI 图像

（1）头颅

①皮质：成人脑灰质 T_1 及 T_2 时间均长于脑白质，对比较明显。T_1 加权像：脑灰质信号强度低，偏黑，脑白质信号强，偏灰白。T_2 加权像：脑灰质信号强度高，偏灰白，脑白质信号强度低，偏灰黑。质子密度：灰、白质信号接近。

②基底核团：核团的 MR 表现同大脑灰质，但一些含有金属离子的核团如苍白球、红核、黑质、齿状核等在 T_2 加权像上呈低信号区，生理性钙化区也呈现低信号区。质子密度加权像上，以红核区信号减低明显。

③脑脊液：T_1 及 T_2 时间均长于脑实质，故 T_1 加权像上呈低信号，T_2 加权像上呈高信号。

④头皮与颅板：头皮和颅骨板障含大量脂肪，所有序列均显示高信号；颅骨内外板、硬膜及含气颅骨结构在各序列 MR 扫描中均呈无信号或低信号区。

⑤血管：动脉因血流迅速，显示为无信号区，称"流空现象"；静脉血流缓慢，有时可见高信号。

4. 异常 MRI 图像

（1）颅脑疾病

①脑血管疾病：缺血性病变：MRI 显示脑梗死优于 CT，脑组织的缺血主要使 T_1、T_2 均延长，因此在 T_1 加权像上缺血区呈现低信号强度，在 T_2 加权像上呈现高信号强度。因其不受骨性结构的

影响，对脑干病灶的显示比较理想。弥散加权系列可以将脑梗死的诊断提早到梗死发生后的 30min，且该系列只对早期脑梗死敏感，可以鉴别脑出血、脑脓肿、脑肿瘤及陈旧性脑梗死。

出血性病变：急性期：T_1 为等信号，T_2 信号降低，周围水肿带为长 T_1 和长 T_2 信号；亚急性期：T_1 为核心等信号，外围高信号，水肿带低信号，T_2 为低信号，水肿带为高信号；慢性期：T_1、T_2 均为高信号，以后逐渐演变，含铁血黄素囊腔形成，T_1、T_2 均为低信号。

脑血管畸形：T_1 及 T_2 加权像上均表现为杂乱无章的低信号或无信号区，血流缓慢的在 T_2 加权像上可显示高信号。

（四）脑血管造影

1. 原理

脑血管造影是将水溶性含碘造影剂注入颈动脉或椎动脉内使颅内血管显影的一种检查方法。可以了解颅内血管的情况和病变的位置、性质。是检查颅内血管性疾病和颅内占位性疾病的主要方法之一。

数字减影血管造影（DSA）利用计算机处理数字化的影像信息，以消除骨骼和软组织影的造影技术，是新一代血管造影技术。

2. 方法

（1）股动脉穿刺术：所有物品用 1：25U 肝素液冲洗备用。常规消毒铺单，穿刺点在腹股沟韧带下 1.5～2cm 股动脉搏动最明显处，穿刺角度应与皮肤呈 30°～45°。局部麻醉，在穿刺点处切开 2mm，即可穿刺动脉，见动脉血喷出后，拔出针芯，放入导丝，随后可沿导丝放入导管，顺股动脉、髂内动脉、腹主动脉、主动脉进入主动脉弓，然后选择需要检查的血管进行造影。

（2）颈动脉穿刺术：患者平卧，肩下垫枕，颈部过伸。常规消毒铺单，穿刺点在甲状软骨旁开 2cm，胸锁乳突肌内缘，穿刺针与皮肤的夹角为 30°。当穿刺至有明显搏动性血液从针鞘内喷出时，顺势向血管内送入针鞘，立即将导管从针尾送入，在侧位透视下即可进行选择性血管造影。

3. 注意事项

（1）术前准备

①要进行术前谈话，对单位和家属应讲明手术目的，把可能发生的问题讲清楚。

②详细阅读患者的头颅 CT 片、MRI 片，了解病变的基本情况，对可能发生的意外有防范措施。

③应掌握患者的凝血指标、肝肾功能及心电图结果。

④术前必须做碘过敏试验。

⑤术前 4~6h 禁食、水。

（2）术后观察

①穿刺部位血肿：注意人工压迫的位置和力量，避免同一部位多次穿刺，注意复查凝血机制，必要时药物干预。

②血管痉挛：术中、术后均可出现，注意穿刺切忌暴力，且导管在血管内停留的时间勿过长，避免同一部位多次穿刺损伤。

③血栓形成或栓塞：术中、术后均可出现，注意了解患者的凝血机制，选择合适的导管，术中肝素化达标，并且用生理盐水维持冲洗导管。

④迟发性并发症：出血、血管痉挛、体温偏高、头痛、晕厥及下肢麻木等。

⑤其他：血管穿孔、破裂，假性动脉瘤、血栓性静脉炎等。

4. 正常脑血管造影 X 线表现

（1）颈内动脉：经破裂孔入颅后分 5 段走行，海绵窦前段（C_5）、海绵窦段（C_4）、虹吸段（C_3）、水平段（C_2）、升段（C_1）。其在前后位投影于眼眶内侧，先向上内行为 C5 段，$C_{4~2}$ 段为纡曲重叠影，其末端发出大脑前、中动脉水平段。

（2）大脑前动脉：从颈内动脉发出，前后位像可见大脑前动脉向内行至半球内侧面，折向上行。

（3）大脑中动脉：自颈内动脉发出后前后位像可见其向外水平走行，至外侧裂处折向上行，并继续向外走行至脑表面。

（4）椎动脉：入颅后向前行，在桥延交界处腹侧合成基底动脉，其主要分支小脑后下动脉向外下方走行，形成向下弯曲的血管襻。

（5）基底动脉：在脑干腹侧向前上行，其主要分支小脑前下动脉在30°前后位上水平向外行。

（6）大脑后动脉：系基底动脉末端分支，侧位片上先向下而后水平向后走行，先后发出后交通支（连通 willis 环）及脉络膜后动脉。

（7）静脉和静脉窦：侧位片可见额顶部大脑上静脉汇入上矢状窦，大脑中静脉汇入海绵窦，大脑下静脉汇入岩上窦和横窦；深静脉汇入大脑大静脉，后汇入下矢状窦。

5. 异常脑血管造影 X 线表现

（1）动脉瘤：可清楚显示动脉瘤的位置、大小、形态和脑血流的关系。但也可因动脉瘤出血或瘤内血栓形成而不显影或充盈缺损，造影剂外溢为动脉瘤破裂的直接征象。

（2）脑动静脉畸形：可确定其位置、大小及其与供血动脉和引流静脉的关系，由于动静脉形成直接交通，造影剂通过快，因此在动脉期即可出现静脉显影。

（3）颅内占位病变：可见其引起的继发性血管移位、增粗、变细或不充盈，可提供颅内占位病变的间接征象。

二、常见脑血管疾病的影像学表现

（一）脑血管疾病概述及分类

脑血管病是引起中老年人死亡的三种常见疾病之一，具有高致死率和高致残率的特点。脑血管病的危险因素包括高血压、心脏病、糖尿病、脑动脉硬化、高脂血症、高黏血症、感染、肥胖、吸烟、遗传、先天性因素等。脑血管疾病包括缺血性脑血管病、出血性脑血管病、高血压脑病、脑动脉炎、脑静脉炎及静脉（窦）血栓、脑动脉瘤等。其中较常见的有脑梗塞、脑出血、蛛网膜下腔出血、脑栓塞以及静脉系统血栓等。脑血管疾病根据其不同的病理机制分别有不同的临床表现和影像表现，主要为颅内压增高和局部神经受损的症状、体征。

（二）脑动脉闭塞性脑梗死

1. 病理与临床表现 脑动脉闭塞性脑梗死的基本病因是动脉粥样硬化，常伴有高血压。脑组织缺血、缺氧，最重的中心部分发生坏死，周围部分缺血相对较轻，神经细胞受损较轻，因此周围部分为可恢复性病理改变。

本病一般起病较慢，病情逐渐进展，数小时至数天达高峰，不少患者在睡眠中发病。起病时可有轻微头痛，意识多无障碍，但半球大面积梗死或椎基底动脉系统梗死可有意识障碍。神经系统局灶定位征取决于缺血的部位。颈内动脉系统范围内的梗死常表现为不同程度的偏瘫、偏盲、偏身感觉障碍，主侧半球的病变可有不同类型的失语。

2. 影像学检查方法的比较与选择 CT 检查以其方便、快捷、无创、价格较低而被首选，目前国内已普及。其次可选 MRI、DSA（数字减影脑血管造影）TCD（经颅 Dopplor）等方法进行，有条件进行介入性溶栓治疗时，CT 扫描后应急行 DSA 检查，以明确病变血管的具体位置。

上述检查方法中，对于梗死早期、幕下及微小梗死病变，CT 不如 MRI 清晰准确，DSA 可明确病变血管所在，TCD 可动态了解脑血流情况，接诊医师可根据具体情况选择某一种或几种方法为患者进行检查。

3. 影像学表现

（1）CT 表现动脉闭塞性脑梗死发生后，由于缺血引起的一系列病理改变，致使缺血区的神经细胞变性、肿胀、坏死等，在 CT 片上表现为缺血性低密度区，依闭塞的血管不同，低密度区的范围、大小、形状可各不相同。平扫所见：少数病例血管闭塞后 6 小时可显示大范围的低密度区，见于较大血管的闭塞，如大脑中动脉主干的闭塞，多数病例 24 小时内不显示密度变化，部分可有早期改变的征象。一般 24 小时后可出现与缺血范围相符的低密度区，是诊断脑梗死的依据。1～2 周期间，低密度区的密度变均匀并且边界较清晰。2～3 周可因脑水肿消退和缺血区吞噬细胞的浸润使之密度增高，而与周围组织等密度，称为"模糊效应"，以后密度持续降低，1～2 月后可低至脑脊液水平。增强扫描：梗死后 3 天，病灶可出现强化，多为脑回状，与梗死的皮层区分布一致，少数呈斑片状或团块状强化。

（2）MRI 表现：①超急性期（0～6 小时内）：MRI 主要反映氢质子密度，梗死后 6 小时缺血区水分增加，呈长 T1、长 T2 信号，而 CT 可无阳性发现。②急性期（6～24 小时）：细胞毒性水肿进一步加重，髓鞘脱失，脑细胞坏死，血脑屏障破坏，呈明显长 T1、长 T2 信号。③亚急性期（2～7 天）：脑水肿以第 3 天最重，1 周后开始消退，梗死区呈长 T1、长 T2 信号。④稳定期（8～14 天）：梗塞中心细胞坏死，由于周围血管增生，血脑屏障通透性增大，占位效应消退，仍呈脑回状强化，呈长 T1、长 T2 信号。⑤慢性期（15 天以后）：轻者逐渐恢复，T1 与 T2 值逐渐接近正常，重者因囊变和软化，T1 及 T2 值更长，边界清晰，出现局限性脑萎缩征象。⑥高场强 MRI 还可直接显示大动脉内的血栓，其中的正铁血红蛋白呈短 T1 灰白信号，而健侧血管呈流空黑信号。

（3）DSA 表现造影后病变血管表现为全部闭塞或部分分支闭塞，血管断端呈杯口状、笔尖状以及串珠状等，也可为斑片状缺损。动脉硬化的征象表现为血管腔狭窄、扭曲以及粗细不均、动脉内壁钙化、龛影等。最常累及颈动脉分叉处、大脑中动脉起始部、颈内动脉近端等。

4. 鉴别诊断　脑梗死临床上有时与脑出血鉴别困难，但影像学鉴别不难。另外需与脑肿瘤、脑外伤鉴别。

5. 诊断要点　有短暂脑缺血发作史，多在安静休息时发病。影像学检查可确诊。

6. 治疗方法的选择　溶栓治疗：发病时间不超过 6 小时且无溶栓禁忌症的患者可考虑溶栓治疗。此外可用抗凝药物及血液稀释疗法。

（三）、腔隙性脑梗死

1. 病理与临床表现　腔隙性脑梗死是指大脑深部小动脉发生闭塞而形成的微小梗死，梗死愈合后形成腔隙，其内径一般为 0.5~15mm，且多数为 5mm 以下，常多发。好发部位为基底节、桥脑、丘脑、内囊等。病理上表现为不规则腔隙，内含胶质、胶原纤维及吞噬细胞等。

由于梗死的部位不同，临床表现多种多样，常见的有五种：①纯运动性轻偏瘫；②纯感觉性卒中；③感觉运动性卒中；④共济失调性轻偏瘫；⑤构音障碍 - 笨手综合征。各种类型的腔隙性梗死反复发作，最后发展成为痴呆、假性球麻痹及不自主运动等，称为腔隙状态。

2. 影像学表现

（1）CT 表现显示为类圆形低密度病灶，边界清楚，直径在 15mm 以内，梗死区密度随时间逐渐减低，4 周后接近脑脊液密度并出现萎缩性改变。增强检查：于梗塞后 3 天~1 个月，可发生均一或斑片状强化，以 2~3 周为最明显。

（2）MRI 表现：MRI 显示腔隙性脑梗死灶比 CT 优越，主要表现为：①腔隙性梗死显示早，在 CT 显示低密度影前 1 周，MRI 即可发现长 T1、长 T2 腔隙灶。②MRI 显示的腔隙灶数目比 CT 多。③脑干腔隙灶在 CT 上不易显影，而 MRI 能清楚显示。④MRI 可显示血管周围间隙。

3. 诊断要点　高血压病史及动脉硬化、高脂血症、糖尿病等病史者，出现上述类型的临床症状且意识清楚，影像学表现符合腔隙性梗塞的改变，则诊断成立。

4. 治疗方法的选择　针对病因治疗及康复治疗，控制发病的危险因素。

（四）脑静脉或静脉窦血栓形成

1. 病理　脑组织可有水肿、点状出血及梗死后软化坏死等改变。

2. 临床表现 脑静脉系统血栓使脑脊液回流受阻，颅内压增高，脑水肿明显，从而产生一系列症状。

（1）上矢状窦血栓形成除颅内压增高外，还可有意识障碍、双下肢瘫痪或偏瘫、癫痫发作及排尿障碍等。

（2）海绵窦血栓形成多继发于眼眶周围、鼻部"危险三角"的化脓性感染，眼静脉回流受阻致使眼内淤血、眼球突出、结膜水肿，动眼神经、滑车神经、外展神经及三叉神经眼支受累，出现眼球活动障碍，瞳孔散大，眼裂以上皮肤感觉障碍。

（3）乙状窦、横窦血栓形成常继发于化脓性中耳炎或乳突炎，表现为颅内压升高和颅神经受累的征象及乳突压痛等。

3. 影像学检查方法的比较与选择 MRI 显示静脉窦血栓形成敏感而具有特异性，故可首选 MRI 检查，其次选 CT 检查。

4. 影像学表现

（1）MRI 表现急性期（1 周内）静脉窦流空效应的无信号影消失，证明血栓形成及静脉窦回流受阻，T1 加权像呈等信号，T2 加权像呈低信号。亚急性期（1~2 周）在 Tl 加权像上呈高信号，T2 呈明显低信号。慢性期（2 周后）患者常出现血流再通，重新出现流空的低信号影。

（2）CT 表现弥漫性脑水肿，相应静脉引流区出现双侧对称性或单侧性梗死，呈低密度影。增强扫描并采用适当的窗位可显示静脉窦内的血凝块影。

5. 诊断要点 有感染病史及全身中毒症状，颅内压增高而无其他原因可解释。影像学改变，尤其是 MRI 的改变具有较大价值。

6. 治疗方法的选择

降低颅内压，感染引起者要抗感染治疗，非感染引起者要积极处理原发病。

（五）脑出血

脑出血是指脑实质出血，约占脑卒中患者的 20%，其中约 80% 在大脑半球，20% 在脑干和小脑。

1. 病理与临床表现 脑出血的病理变化主要是脑血管（主要

为动脉）破裂出血，局部形成血肿，使脑组织受压、水肿、变性、脑细胞坏死等，产生一系列的病理变化，出现神经系统局灶性定位症状和体征。随着病程的发展脑水肿逐步消退，血肿被吸收，局部软化可形成囊腔。

临床上脑出血以高血压患者最易发生，起病急骤，数分钟至数小时内病情达高峰，如果出血过程持续时间长，病情可迅速加重。临床表现视出血部位、出血量、基础病因等情况不同而不同。一般多有头痛、呕吐等颅内压增高的表现，重者可有意识障碍直至深昏迷等，神经系统局灶定位以出血部位而定。

2. 影像学检查方法的比较与选择　临床疑诊脑出血的患者首选 CT 检查，若疑肿瘤内出血可强化扫描。在疑为脑血管畸形或动脉瘤时要进行 DSA 检查，因其有创伤性和风险大，亦不做首选。

3. 影像学表现

（1）CT 表现新鲜血肿表现为脑实质内边界清楚、密度均匀的高密度区，CT 值为 60～80Hu，血肿周围由低密度水肿带围绕，因血肿和脑水肿的占位效应使脑室、脑沟受压，中线结构移位。急性期脑出血可破入脑室或蛛网膜下腔。发病 3～7 天后血肿边缘变模糊，周边低密度区增宽，高密度灶向中心缩小。一个月后血肿的CT 值减低，成为等密度或低密度灶，两个月后血肿完全吸收，形成脑脊液密度的囊腔。增强检查：可出现血肿周围强化，发生于出血后 3 天～6 个月，90% 病例于出血后 2 周～2 个月明显，表现为血肿周围完整或不完整的高密度环影，环的大小与形状与原来血肿的大小形状相当。

（2）MRI 表现急性期呈等 T1 和短 T2 信号；3 天后表现为短T1、长 T2 信号，血肿周围有水肿征象；慢性期呈长 T1、长 T2 信号。

4. 鉴别诊断　脑出血囊变期需与脑梗死鉴别。

5. 诊断要点　临床诊断脑出血依据突然头痛、呕吐、意识障碍，不难做出临床诊断。CT 显示新鲜血肿呈均一高密度灶，边界清楚，可确定诊断。

6. 治疗方法的选择　包括内科保守、外科干预和病因治疗。①内科保守治疗：控制血压，脱水利尿，降低颅内压及支持疗法等。②外科干预包括血肿抽吸术（微创碎吸抽吸术）、血肿清除术及脑室引流术等。

（六）蛛网膜下腔出血

蛛网膜下腔出血（SAH）是临床常见的急症，患者突然出现头痛、呕吐。多因颅内动脉瘤、动静脉畸形（AVM）及动脉硬化等原因引起动脉破裂而发病。

1. 病理与临床表现　SAH 发生后，血液流注于蛛网膜下腔，由此产生一系列临床表现。患者出现突然剧烈的头痛、呕吐，部分患者可有意识障碍，其程度不等，重者可昏迷。

2. 影像学检查方法的比较与选择　CT 诊断 SAH 较为准确，虽然 CT 难以显示破裂的动脉瘤体或 AVM，但可显示蛛网膜下腔出血及各种合并症的征象，因此首选 CT 扫描检查来明确 SAH 的临床诊断，其次应进行 DSA 检查，以便尽早作出病因诊断。其后亦可选 MRI 检查。

3. 影像学表现

（1）CT 表现　平扫示脑沟、脑池内高密度影，如同非离子型造影剂进行脑池造影一样。合并脑血管痉挛时，可有相应的低密度灶存在。

（2）DSA 表现随着影像学技术的进展，DSA 技术已经逐步代替了传统的脑血管造影检查。DSA 检查可以确定动脉瘤或 AVM 的部位、大小、形状等，为进一步治疗提供依据。

（3）MRI 表现急性期（7 天内）出血呈短 T2 低信号，亚急性期（7 天~1 个月）为短 T1 高信号。动脉瘤与 AVM 破裂均会形成脑内血肿，MRI 能显示这些血肿，甚至可直接显示流空的动脉瘤及 AVM。梗塞灶呈长 T1、长 T2 信号，血凝块阻塞脑脊液循环通路可引起脑积水改变。

4. 诊断要点　依据突然起病、剧烈头痛、脑膜刺激征阳性，辅以腰椎穿刺脑脊液检查，结合 CT、MRI 影像检查等，诊断并不困难。DSA 检查能明确部分患者的病因。

5. 治疗方法的选择　　包括内科保守治疗和外科干预。①内科治疗：一般治疗如脱水利尿剂降低颅内压，卧床制动休息等。预防脑血管痉挛，应用钙拮抗剂解除脑血管痉挛等。②外科干预：DSA 或 AVI 检查证实动脉瘤时宜尽早行放射介入治疗或手术结扎治疗。

第三节　神经电生理检查

（一）脑电图

1. 常规脑电图

（1）原理

脑电图（EEG）是描记头皮两个电极间脑细胞群电位差的一种检查方法。通过记录人体脑细胞群自发的、节律性的电活动，并结合临床进行科学分析得出结论。

脑电图所见的节律性活动发生于大脑皮质的锥体细胞，脑电图的曲线代表大脑某一区域许多神经元在一定生理生化代谢情况下的同步化电位。由于大脑各区情况不同，同步的神经元数目也有差别，所以作为脑电活动信号的波率、波幅等就不一样。α 波是一种同步化波，有大量的神经元同步放电，其波形特点为低频率高波幅；β 波是一种去同步化波，神经元活动非一致时出现，其波形特点是高频率低波幅。

（2）方法

一般在头皮上放置 10~21 个电极，应用电子放大技术将脑部自发或诱发的生物电流活动放大 100 万倍，把头皮两点间的电位差、头皮电极与无关电极或特殊电极间的电位差描记出脑波曲线。还可应用诱发试验，如：过度换气、闪光刺激、睡眠诱发和睡眠剥夺等方法，使不太明显的异常电活动诱发出来，以供分析。

（3）正常脑电图

①α 节律：正常成人生理条件下，在觉醒、安静、闭目、无刺

激、无药物影响时的脑电图以 α 节律为主，频率 8 ~ 13Hz，波幅 20 ~ 100μV，主要见于枕部和顶部，左右可有差别，但枕部不应 > 5%，睁—闭眼试验：睁眼时 a 波可被抑制。

②β 节律：频率 14 ~ 30Hz，波幅 5 ~ 20μV，主要在额中央区，多不规则，在精神活动及睁眼时较多；约 6% 的正常人脑电图正常节律为 β 节律，称 β 型脑电图。

③慢波：部分患者在两半球前部可以见到少量频率 4 ~ 7Hz，波幅 20 ~ 40μV 的 θ 波，轻睡时可出现，不超过 10% ~ 15%。在清醒状态下几乎是没有的，只有在入睡后才出现的 δ 波，频率 0.5 ~ 3Hz，波幅 10 ~ 200μV，随着睡眠由浅入深而逐渐增多，时程延长。

④儿童脑电图随年龄而异，但又无确切的年龄界限。以慢波为主，随年龄增长，慢波逐渐减少，α 波逐渐增多，5 ~ 6 岁 α 波节律已较丰富，但仍不规则，10 ~ 14 岁可见恒定的 α 节律，仍不稳定，至 14 ~ 18 岁即接近成人脑电波。

（4）异常脑电图

主要表现在基本节律的分布、对称性、反应性异常和频率、波幅及形态异常。

②出现病理性脑波：a. 棘波：波的上升支和下降支均陡峭，20 ~ 80Hz，波幅 100μV 以上；b. 尖波：与棘波相似，周期较长，不如前者尖锐，80 ~ 200Hz；c. 棘 - 慢综合波：由棘波和周期为 200 ~ 500Hz、波幅为 100 ~ 200μV 慢波组合而成的一种发作波；d. 尖 - 慢综合波：是由尖波和周期为 500 ~ 1000Hz 的慢波组合而成。e. 三相波：< 3Hz，50 ~ 100μV 的大慢波，呈"正 - 负 - 正"或"负 - 正 - 负"型。

③脑电图异常程度判定：a. 边缘状态（界限性脑电图）：α 波节律不稳定，波幅变动大，两侧差异 > 30%；β 活动持续出现，波幅高于 α 波。b. 轻度异常脑电图：α 波节律不稳定，调节差，两侧差异 > 30% 或波幅差 > 100μV，对光无抑制，出现高幅的 β 活动，θ 活动多于正常，基线不稳。可见于 10% 的正常人。c. 中度

异常脑电图：α 节律减少，波率减慢，θ 活动占优势，过度换气可引发高幅的 δ 活动，出现自发或诱发的病理性慢波。d. 高度异常脑电图：弥漫性 θ 波和 δ 波活动优势，自发或诱发的病理性慢波，或出现暴发性抑制活动或平坦活动。

（5）临床意义

脑电图的最大价值在诊断癫痫，因为在发作间歇期约 50% 患者可以出现痫性放电。一般脑部疾病如肿瘤、炎症、血管性病变、外伤及变性性疾病可出现局限性或弥漫性的脑电图改变；对非中枢神经系统疾病如代谢性疾病、内分泌紊乱及中毒等所引起的中枢神经系统变化也有参考价值；非器质性精神病的脑电图系正常或偶尔轻度异常，故脑电图对鉴别器质性和功能性疾病有一定作用。

另外，脑电图检查还可以加用特殊电极，引导出某部位的异常脑波，如鼻咽电极（中线深部病变）、蝶骨电极（中颅窝或颞叶深部病变）、枕下电极（小脑病变）、皮层电极（皮层病变）及深部电极（手术时）等。

2. 动态脑电图

是在一个长时期内，将患者的脑电活动实时记录下来，记录时避开了人为的实验室环境，而是在正常的生活环境中从事着日常活动的情况下完成脑电活动记录。动态脑电图可将大脑功能的瞬间改变全部记录下来而后作详细的分析处理，亦可对癫痫进行鉴别诊断，以及有助于观察发作电位的频率特征和病灶波及的范围，特别是可用于识别睡眠时亚临床发作型癫痫及鉴别"晕厥"的病源。在一定时间内确认尖波发放的数量及其持续时间，起到定量化诊断的作用，这对指导用药更为重要。

3. 脑电地形图

脑电地形图（BEAM）是用电子计算机技术定量评价脑功能的检查方法，是对脑电进行定量分析和对其各种参数作统计学处理的一种新技术。它能将一段时间内的多导脑电图信息压缩而表现在一个头形上打印出来，直观、形象，还能使一些微细的、目测分析不易发现的脑电变化突出出来，可以更准确地显示病变的部位和程度。

（1）正常脑电地形图：①最高功率段是 α 节律，10μV 以上，分布同脑电图；②δ 及 θ 功率强度值应≤1/2α；③p 功率强度值应≤1/3α。

（2）临床意义：①颅内肿瘤：检出率高于 EEG，表现为局灶性 δ 和 θ 频带功率增高，范围常大于瘤体，与 CT 基本相符。②脑血管病：对一过性脑缺血 BEAM 大多有异常，δ 功率增高，θ 功率下降；对脑梗死发现病灶较 CT 早，表现为 δ 和 θ 频带功率增高，但慢性期功率不及 CT，脑出血则显示广泛的慢波频带功率增高。③癫痫：表现为局灶性慢波的功率增高，但较 EEG 有定位意义。④痴呆：全头 θ 功率增高，α 和 β 频带功率降低，后期 δ 频带功率增高。⑤精神病：不同类型患者 BEAM 异常的空间分布不同。

（二）肌电图

1. 原理

肌电图（EMG）是记录肌肉在静止状态、主动收缩和周围神经受刺激时的电活动，借以判断神经和肌肉的功能状态，从而对神经和肌肉疾病进行诊断的一种方法。它可以鉴别神经源性疾病和肌源性疾病，并能确定神经病变的位置。神经传导速度的测定，对于病变定位于脊髓或神经根、周围神经或肌肉、神经末梢或神经肌肉接头处都有意义，可以对周围神经损伤程度进行判断，并推测其预后。

2. 方法

检查时可应用轴针电极插入肌肉或片状电极置于肌肉表面的皮肤上，经过肌电图仪的放大器将其电活动显示在阴极射线示波器上，拍摄或记录下来，以供分析。

3. 正常肌电图

（1）静息电位：正常肌肉静止时没有电活动，肌电图为直线。

（2）插入电位：当检查的针电极插入肌肉时引起一串动作电位，每个波的时限为 1～25ms，持续 100ms 消失。

（3）运动单位电位

①肌肉轻度收缩：可以看到一个运动电位波，可能为单相、双

相或三相，波幅 200～3000mV，频率 5～10Hz，波宽 2～15ms。四相以上称为多相电位，在正常肌肉中约占 5%～12%。此时记录到的是一个运动神经元所支配的一群肌纤维所兴奋的电位。

②肌肉中度收缩：参与的运动单位数目增多，电极附近的其他运动单位的动作电位出现并混合在一起，但尚能区分，称混合相。

③肌肉用力收缩：每个运动单位的放电频率增加，而且引起肌肉的全部运动单位活动，各个运动单位的电位相互重叠，难以区分，称为干扰相。

（4）终板电位：是针电极插入肌纤维的终板区所记录到的电位，伴有海啸样杂音。

（5）神经负电位：是针电极插入末梢神经记录到的自发电位。

4. 异常肌电图

（1）插入电位异常：静息状态下，插入电位减弱、消失或延长。

（2）肌强直电位：插入电位或主动收缩后出现的高频放电，频率达 100～150Hz。

（3）纤颤电位：肌肉静息时出现的自发性电活动。

（4）正锐波：自发性电活动的一种，波形为双相，又称正相尖波，时限 5～20ms，最大可达 100ms，电压高，可达 50～2000μV，放电间隔较规律，波形恒定。

（5）束颤电位：自发性电活动的一种。分单纯性和复合性，单纯性时间 2～10ms，振幅<2000μV，复合性时间 5～30ms，振幅<1500μV。

5. 临床意义

（1）周围神经病（下运动神经元疾病）：肌肉静息时出现自发性电活动；肌肉轻度收缩时，多相性运动电位增多，肌肉强度收缩时运动单位的总数减少而呈单纯相，有时呈混合相。运动单位平均波幅在周围神经轴索病变时正常或减低而传导速度正常，神经传导速度下降提示周围神经脱髓鞘改变，但在严重轴索损害时也可有传导速度减慢；运动单位平均波幅在前角细胞损害时增高，肌电电位的平均时程增加。神经再生后，纤颤电位减少，最早期为新生运动单位电位，可在临床恢复前数周出现，有预后意义。

神经源性损害诊断要点：①肌肉大力收缩时，运动单位大大减少，伴有自发电位；②有广泛的束颤电位；③传导速度正常或稍有减慢；④感觉神经传导速度或感觉神经动作电位在正常范围。

（2）肌源性病变：肌肉静息时无自发电位活动或少量自发电位，但肌炎的急性期常能出现大量的自发电位。肌肉轻度收缩时，运动单位电位增多。肌肉强度收缩时运动单位电位的数量不减少，仍呈干扰相，但波幅低，频率高，电压低，无纤颤及束颤波，肌电电位的平均时程缩短。

（3）神经肌肉接头障碍：如重症肌无力表现为运动单位电活动的失节律性，用频率为30Hz以下的电刺激时即产生神经肌肉疲劳；肌无力综合征的患者给予低频刺激，电反应进行性递减，高频刺激时，先出现低波幅，随后波幅逐渐升高达2~20倍。

（三）脑诱发电位

原理：脑诱发电位（BEP）是中枢神经系统对内在或外在耨激反应过程中产生的特异性大脑电活动。脑诱发电位的刺激信号与产生的电位间有严格的时间关系，即需要一定的潜伏期后，在脑的特定区域出现电位反应。该电位的波幅很低（$0.1~0.2\mu V$），需采用叠加和平均技术将其作处理。由于刺激的感受器不同，临床上常用3种诱发电位：视觉诱发电位、脑干听觉诱发电位和体感诱发电位。

1. 体感诱发电位（SEP）

（1）方法：刺激电极放置于正中神经和胫后神经，采用低压脉冲电流刺激，刺激强度以拇指（趾）抽动但不能引起疼痛为宜，刺激频率2~5Hz，叠加1000次左右。记录电极上肢安放在C_3、C_4（C后2cm向左右旁开7cm处），C_7棘突，锁骨上点（Erb's点）；下肢安放在C_2，T_{12}棘突，参考电极置于Fz或耳垂。向上偏转的波为阴性（N），向下偏转的波为阳性（P）。

（2）正常值：可以记录到的波形及时间详见下文，其均值>2.5~3SD即为异常；波形应双侧基本对称，女性略短于男性；50岁以后潜伏期有所延长，波幅有所下降。

①上肢

Erb's 点（N_9）：起源于臂丛，（9.9 ±0.8）ms；

C_7棘突（N_{11}）：起源于颈髓后索，（11.7 ±0.7）ms；

G 棘突（N_{13}）：起源于颈髓后角，（13.1 ±0.9）ms；

C_3、C_4、（N_{20}）：一级体感皮层原发电位，为主要波，（19.4 ±1.2）ms。

②下肢

C_2（P_{40}）：起源于刺激肢体对侧大脑皮质中央后回上端，（39.2 ±1.6）ms；

T_{12}（LP）：起源于腰髓后角（部分患者），（21.3 ±1.5）ms。

③中枢传导时间

上肢 N_{13} ~ N_{20}（5.86 ±0.45）ms，P_{13} ~ N_{20}（4.32 ±0.41）ms；

下肢 LP ~ P_{40}。

（3）临床意义

①周围神经损伤：潜伏期延长、波幅减低。糖尿病及尿毒症患者随病程延长而 SEP 异常率上升。

②脊髓病变：脊髓空洞症常见 N11 波幅降低以及以后的波峰潜伏期延长；脊髓压迫症及脊髓损伤可致潜伏期延长、波形消失；亚急性联合变性，下肢 SEP 明显异常，上肢轻度异常或正常。

③脑部病变：缺血性病变部位不同，则不同位置的波潜伏期延长、波峰降低或波形消失，肿瘤可致两侧 SEP 对称异常，其余同上。

2. 脑干听觉诱发电位（BAEP）

（1）方法：以细小、节律性的声音分别刺激双耳，强度为听阈以上 60 ~ 80db，频率 10Hz，持续时间 100μs，叠加 1000 ~ 2000 次，分析时间 10ms，电极置于 Cz ~ A1、Cz ~ Az，如此可得到 5 ~ 7 个波。

Ⅰ：起源于耳蜗神经，代表听神经；

Ⅱ：起源于耳蜗神经核，代表脑桥下段；

Ⅲ：起源于上橄榄核，代表中桥交界；

Ⅳ：外侧丘系；

Ⅴ：下丘水平；

Ⅵ：内侧膝状体；

Ⅶ：听辐射。

Ⅰ～Ⅲ波代表周围神经传导时间，Ⅲ～Ⅴ波代表中枢传导时间，对病变定位有意义。

（2）临床意义

①脑干及后颅窝病变：后颅窝肿瘤早期同侧Ⅴ波消失，晚期Ⅰ波以后各波均消失，波间潜伏期延长。脑干病变时，病变水平以下的 BAEP 正常，病变水平以上正常波形消失，潜伏期延长，波幅异常，不对称。

②多发性硬化：对早期诊断有帮助，且异常情况可持续数年至数十年。

③昏迷的鉴别诊断：鉴别是否脑干器质性病变所致昏迷，BAEP 有很大帮助。

④脑死亡：许多国家将其作为判断脑死亡的标准之一，表现是先有Ⅴ波消失，Ⅲ波潜伏期延长，之后Ⅲ波消失，其后各波消失。

3. 事件相关电位

所谓事件相关电位系指大脑在对某一刺激信息进行认知加工时所产生的电活动，此时于头皮电极可记录到一系列的变化。与经典诱发电位不同的是：①要求受试者清醒；②必须使用两种以上的刺激编成刺激序列；③记录到的潜伏期较长的部分（晚成分）与认知过程密切相关，称为认知电位；这其中研究最多的是 P_3 电位，它在事件出现后 300～800ms 间被记录到，又称 P_{300}。

（1）方法：记录电极置于 Fz 及 Pz，参考电极置于双耳。检查时两种不同的刺激需有一定比例，且应互补。要求受试者注意其中一种刺激并作出反应，默记其出现次数，此种刺激称为靶刺激，一般靶刺激是低概率的；另一种为非靶刺激。两者触发的脑波分别叠加，即可得到明显不同的晚成分。

P_{300} 反映的是人脑从接受外界刺激到信息加工过程所需的时间。目前仍主要分析测定其潜伏期、波幅两参数。

（2）临床意义：主要用于研究认知活动为主的心理活动，可用于研究正常或异常的认知过程，也可用于各种原因所致智能障碍。由于其含有部分人类思维的成分，有学者亦将此方法用于自闭症的患者，亦有人用此作为测谎手段之一。

（四）经颅多普勒超声检查

1. 原理

超声波是超出人的听力感知以外的波，在其传播过程中遇到两种不同的介质时，根据介质的密度不同，可以产生不同反射、折射、绕射及散射，经过计算机处理形成图像，即为超声波成像原理。其强度随传播深度的增加而减弱，探头频率越高，衰减程度越快。

多普勒效应是指把探头既作为超声波的发射器，又作为接受器，接受器接受的频率与发射器发出的频率不同的现象。

经颅多普勒超声（TCD）是非损伤性颅内血流动力学检查方法。其原理是经探头发出一定频率、一定声强的脉冲超声，这些脉冲波被血管内流动的红细胞反射回来再由探头接收，通过回波信息反映颅内血流的状态。TCD 可显示血管中血流的特性，如血流速度、波形及波动次数等，并能很好地显示血管有无阻塞或狭窄，对脑血管病的诊断有一定的参考价值。

2. 方法

TCD 共有 3 个窗口可供检查，即颞、枕、眼窗。

（1）颞窗：是探查颅底动脉的主要窗口，患者取仰卧或侧卧，用 2MHz 探头，将探头置于耳屏和眼眶外缘之间，即可探查。成功率 85%～95%。

（2）枕骨大孔窗：患者取坐位或侧卧，颈部尽量屈曲，探头置于颈项正中，对准枕骨大孔区，即可探查。成功率 99%。

（3）眼窗：患者取仰卧位，两眼闭合，探头置于眼睑上，对准视神经孔、眶上裂，即可探查。因超声波可能导致白内障，所以此窗探查时间尽量缩短，功率减低。成功率 100%。

3. 结果判断

（1）血流速度：分收缩期（Vs）、舒张末期（Vd）及平均血流速度（Vm）。其中以大脑中动脉流速最快，依次为大脑后动脉、基底动脉及椎动脉。

（2）脉动指数（PI）：是反映动脉血管顺应性的指标。外周阻力增大，动脉弹性下降，脑血流减少，PI 升高；PI 下降可见于血管畸形。

（3）血流方向：当血流朝向探头方向时呈正相，否则为负相。

（4）音频信号：正常表现为圆滑的、哨笛样声音。血管有病变时可伴有杂音。

（5）血流频谱：正常为层流，异常为湍流和涡流。

4. 临床意义

主要用于脑血管病的诊断，常见以下几种异常：

（1）脑动脉狭窄：血流速度增高，频谱形态紊乱（涡流、湍流），呈节段性和局限性。

（2）脑血管痉挛：一支或多支血管血流速度普遍增加。

（3）脑动脉硬化：无硬化斑块处，表现为峰值后延，双峰融合，波峰圆钝；舒张期血流明显减低。

（4）脑动静脉畸形：由于动静脉直接循环，血流量高，阻力降低，因此供血血管的血流速度明显增高，脉动指数下降，频谱紊乱。

（5）动脉瘤：意义不大，有时可显示低血流速度。

（6）其他：a. 烟雾病：多支血管阻塞、狭窄。b. 颅压增高：病因不同，结果不同。可以有高阻力图形，舒张期逆行血流图形及无血流图形。c. 血管性头痛：血流速度轻度增高，不对称，可有血管杂音。d. 脑死亡：舒张期逆行血流图形或血流信号消失。

第四节　放射性核素检查

（一）单光子发射计算机断层脑显像

1. 原理

单光子发射计算机断层脑显像（SPECT）是用^{99m}锝（^{99m}Tc）

标记的放射性药物静脉内注射，通过血脑屏障，很快进入脑组织，并可以在脑组织内停留较长时间。它在脑内的分布与脑局部血流成正比，且与脑局部代谢活性有关。由于脑肿瘤部位的血管增生和血管壁结构的缺损及脑组织的反应性水肿，细胞代谢的增高等，均可造成放射性核素在病变部位的浓集，放射出来的 γ 射线用单光子发射计算机断层扫描重建图像，就可以发现病变部位的放射性浓度增高区。对颅内占位性病变的诊断阳性率为 80% 以上，尤其是脑膜瘤及血管丰富或恶性程度高的脑瘤。对急性脑血管病及癫痫等疾病的诊断也有帮助。对痴呆分型、脑生理功能活动的研究也有一定的价值。

2. 方法

（1）术前准备结束后，在肘静脉注射^{99m}Tc 标记的药物 20 ~ 30mCi，注射后 10 ~ 15min 显像。

（2）断层扫描及减影：以 OM 线（听眦线）为基线扫描，应用数字减影重建图像。

（3）三维显示，立体显像：有助于病变定位。

3. 注意事项

（1）注射显影剂前空腹口服氯化钾 400mg，封闭脉络丛和甲状腺。（2）受检者应带眼罩和耳塞。（3）严格按照标准摆正头位：鼻尖和枕骨粗隆连续与地面垂直。

4. 正常值

（1）脑显像：大小脑灰质、基底节、丘脑、脑桥等神经核团集中的部位浓集量明显高于白质及脑室，其中以枕叶浓集量最大，额叶次之，两半球对称。

（2）脑血流测定：正常人脑血流（CBF）因年龄、仪器和显像剂的不同而数值不完全一致。范围在 40 ~ 55ml/（100g · min），灰质约 50 ~ 70ml/（100g · min），白质约 23 ~ 30ml/（100g · min）。新生儿脑血流量最大，进入青春期后接近成人。

5. 异常影像

（1）异常脑显像：①脑萎缩：皮质浓集区变淡、变薄，两尾状核头间距增宽，侧脑室明显扩大。②局部放射性减低：缺血、癫痫间期、脑功能低下等。③局部放射性增高：肿瘤、癫痫发作、偏头痛等。

（2）脑血流测定

①TIA：可以发现亚临床的脑缺血，尚能估计缺血程度、病变大小及范围，对诊断和观察有重要价值。如使用负荷试验可使缺血区显示更清晰。

②脑梗死：对急性脑梗死来说，早期应用 SPECT 进行检查可以较头颅 CT 更早地发现病灶，并能在病情估计、疗效评价方面有较高的临床价值。

③癫痫：发作期高 CBF，发作间期同一区域低 CBF。

④Alzheimer 病：除弥漫性脑萎缩外，双侧顶、颞叶明显血流减低区。

⑤偏头痛：大部分为局部血流减低，小部分为局部血流增高，临床症状消失后仍有大部分患者局部脑血流呈减少表现。

⑥帕金森病：可见双侧基底节及大脑皮层弥漫的脑血流减少，治疗后可见基底节脑血流改善。

（二）正电子发射断层扫描

1. 原理

人体内众多的分子主要成分为 C、N、H、O，正电子断层扫描（PET）是用放射性 C、N、H、O 制备成示踪剂，不仅具有放射性，并且能够在体内参与一定的化学和代谢过程，起到示踪作用，使我们在体外即可获得相对定量的图像。PET、是一种非损伤性探索人脑生化过程的技术，十分适用于较精细的定位、定量研究。

2. 方法

给患者静脉注射由回旋加速器产生的 ^{18}氟脱氧葡萄糖（^{18}FDG）或吸入 ^{15}氧（$^{15}O_3$），一氧化 ^{11}碳（^{11}CO），^{13}氨（$^{13}NH_3$）等，这些物质能够通过血脑屏障进入脑组织内，参与脑部的代谢活动并发出 γ 射线，由探测器摄取，电子计算机处理后重建出不同脑切面的扫描图像，并可计算出脑的代谢、血流和耗氧量。

3. 临床意义

PET 用于研究某些正常人脑部活动的功能，可以反映两侧大脑半球解剖学上和神经生理代谢功能上的差异和不对称性。

（1）癫痫：不少癫痫患者没有脑部结构上和器质上的异常，而是脑功能障碍的表现，所以 PET 是研究癫痫的一种好方法，如在发作期癫痫灶的代谢增加，发作间歇期癫痫灶的代谢降低。

（2）抑郁症：未经治疗脑代谢率正常，经过治疗，病情好转，情感恢复正常，基底节区代谢率下降。

（3）帕金森病（PD）和亨廷顿病（HD）：PD 早期纹状体局部葡萄糖代谢率呈中等度降低，伴有痴呆的 PD，顶叶与丘脑、尾状核与丘脑的葡萄糖代谢比值下降；HD 尾状核头部局部葡萄糖代谢率明显下降，而形态完整，有研究证明，尾状核头部局部葡萄糖代谢率越低，痴呆程度越重。

此外，对脑瘤、脑血管病的研究，对脑内受体、递质、生化改变及临床神经药理学的研究都有一定意义。

因此，PET 被看作是活体人脑生化实验室。但因价格昂贵，一时不易推广，目前仅用于科学研究，但它在神经病学领域中的意义将逐渐显现出来。

第五节　　肌肉及神经组织病理学检查

一、方法

（1）脑活检：用环钻开颅，切开硬脑膜，在静区（额、枕或颞）取脑皮质一小块，分别固定于 4% 的多聚甲醛和 2.5% 戊二醛，备检。

（2）神经活检：取少数浅表、后遗症轻微的神经进行，沿神经走行切开皮肤，找到选定的神经，剪取神经 1～2cm，分别置于 4% 福尔马林、2.5% 戊二醛中，并入 -70℃ 冰箱保存备检。

（3）肌肉活检：一般选择在肌电图表现异常的部位附近取材。

另外一种取材方式为根据病变性质，肌源性病变在近端取材，而神经源性病变在远端肌肉取材。沿肌纤维方向剪出长条状肌肉 1 ~ 2cm，分别置于 4% 的多聚甲醛和 2.5% 戊二醛中备检。

二、注意事项

（1）采取标本前应详细询问病史，作到心中有数。

（2）严格掌握适应症。

（3）注意无菌操作，防止感染。

（4）术后严格观察，谨防并发症如出血、感染、反应性脑水肿，外伤性癫痫等。

三、临床意义

（1）肌肉活组织检查：为进一步明确某些肌肉疾病的性质，通过观察肌纤维的结构及特殊染色，检查有无包涵体、脂滴、细胞器异常及酶的异常，明确诊断结缔组织疾病并发肌炎、多发性肌炎、进行性肌营养不良症、重症肌无力、线粒体肌病和先天性肌病等，并可鉴别神经源性肌萎缩和肌源性肌萎缩。

（2）神经活组织检查：对周围神经的定性诊断有一定意义。注意观察神经纤维的结构，有无脱鞘，有无瓦勒变性。通过观察可以鉴别以髓鞘脱失为主的周围神经病和以轴索损害为主的周围神经病。对某些遗传性疾病的诊断也有一定价值。

（3）脑活组织检查：主要用于疑诊为亚急性硬化性全脑炎、脂质沉积病、脑白质营养不良、老年期痴呆等病的诊断检查。通过各种染色方法，达到不同观察目的，可以显示神经突触的结构异常及神经元的脱失、变性、胞浆内包涵体、核包涵体及神经组织中异常物质的沉积。

第五章　脑血管病的定位诊断

一、解剖概要

大脑半球包括深部的基底神经节，由内向外依次被白质（髓质）、大脑皮质包绕。

（一）大脑皮质

是覆盖于整个表面的一层灰质，在大脑表面，由中央沟、大脑外侧裂、顶枕沟将大脑分为四个脑叶和一个脑岛。这四个脑叶分别是额、颞、顶、枕叶。

额叶主要有四个脑回，即中央前回、额上回、额中回和额下回。中央前回是皮质脊髓束和皮质延髓束的起始区，额下回后部又叫布罗卡（Broca）区，为言语运动中枢所在。在额叶的内切面上可见旁中央小叶，在脑底面可见眶回。

颞叶由颞上、中、下回，颞横回，扣带回，海马回，海马沟回组成。颞上回的后部为感觉性言语中枢之所在。

顶叶包括五个主要的回，即中央后回、顶上小叶、顶下小叶、缘上回、角回。在皮质的内侧面尚可见顶叶的楔前叶。中央后回是大脑皮质的体躯感觉区。

枕叶主要由距状裂两侧的楔叶和舌状回组成，为视觉中枢之所在。

此外，在半球的内侧面可见位于胼胝体周围和侧脑室下角底壁的一圈弧形结构：隔区（包括胼胝体下区和终板旁回），扣带回、海马旁回、海马和齿状回等，它们属于原皮质和旧皮质，共同构成边缘叶。

（二）白质

亦称为髓质，在皮质下，有纵横神经纤维构成的半卵圆中心。

白质一般由三种纤维组成：投射纤维、联络纤维及联合纤维。

投射纤维皮质和其下级结构如丘脑、基底节、脑干及脊髓等连接的纤维称为投射纤维。其中以内囊最为重要。位于丘脑和豆状核、尾状核之间的投射纤维称为内囊。其前内侧为尾状核，后内侧为丘脑，外侧为豆状核。一般将内囊分为前肢、膝部和后肢三部分。①前肢：由额桥束和前丘脑放射通过。额桥束为额叶联络小脑的通路。前丘脑放射由额叶丘脑纤维、丘脑额叶纤维束、丘脑纹状体纤维、纹状体丘脑纤维组成。②膝部：有皮质脑干束通过，为皮质运动区到脑干运动核的纤维。③后肢：由前向后有皮质脊髓束、丘脑皮质束、额叶红核纤维、红核额叶纤维、皮质黑质纤维、皮质丘脑底部纤维、颞桥束、听放射和视放射纤维通过。身体各部在内囊的皮质脊髓束的排列由前向后为：颈、上肢、躯干和下肢。

内囊纤维愈向皮质愈扩散，形如鸡冠，故称为放射冠。由于内囊部有大量重要的运动、感觉和视觉等神经束紧密排列通过，故内囊部病变，以及丘脑和基底节病变侵犯内囊时，可出现对侧偏瘫、对侧偏侧感觉障碍和同向性偏盲的"三偏"症状。

联络纤维　为大脑半球同侧各部皮质之间互相联络的纤维包括短联络纤维和长联络纤维，前者为联络相邻脑回的纤维。后者将距离较远的脑回连接起来。

联合纤维　是连接两侧大脑半球结构的纤维束，其中有胼胝体和前联合，海马联合也属于此类纤维。

（三）基底节

基底节为大脑半球白质内的灰质核团。由于其位置靠近脑底，故称基底节。一般包括：尾状核、豆状核（两者合称纹状体）、屏状核和杏仁核。

尾状核和壳核在种系发生上是纹状体较新的部分，故称新纹状体。尾状核功能可能是抑制躯干肌的活动，使肌肉保持静止状态。

豆状核为苍白球和壳核所组成。

屏状核又称带状核，位于豆状核与岛叶之间，它与豆状核之间隔有一条白质为外囊。

杏仁核位于侧脑室下角顶的前端，与尾状核尾的末端相连接。功能上与情绪变化可能有密切关系。

二、大脑皮质的沟回和功能定位

(一) 躯体运动区

主要是额叶皮质，根据细胞构筑、纤维联系和功能分为中央前区和前额区。

(1) 中央前区

包括中央前回、中央旁小叶前部和额上中下回的后部。后部叫运动区即 4 区，前部叫运动前区即 6 区。又细分为第一躯体运动区、额眼区（额中回后部）、附加运动区（内侧面）和第二运动区（中央前后回最下端）。

(2) 前额区

包括三个额回的大部分及眶回和额内侧回。与人的抽象思维和高级智力活动有关。

1. 第一躯体运动区：

中央前区细胞构筑特点：皮质极厚，属无颗粒细胞，锥体细胞层很厚，又称 Betz 细胞（加入皮质脊髓束）。

4 区传入纤维有：丘脑腹外侧核中继的源于小脑的纤维；来自丘脑、下丘脑的其他感觉纤维；来自顶叶区的联络纤维；经胼胝体来自对侧 4 区的连合 f。传出 f 管理全身的躯体运动，形成锥体系、锥体外系、皮质脑桥束、皮质网状束等。

4 区的特点：对侧支配；具有精确的功能定位；功能代表区的大小与运动的精细复杂程度有关；刺激代表区所产生的运动相对简单，主要是单块肌的收缩。

锥体束的纤维始于 4 区者仅占 31%，始于 6 区者占 29%，还有 40% 来自顶叶的 3、1、2、5、7 区。

6 区——运动前区：为 4 区的辅助运动区，若切除 4 区，刺激 6 区不会产生运动。

2. 额眼区：位于额中回后部，位于面区与手区之间，与眼肌随意运动有关的皮质区，及与眼肌运动相关的头颈肌的协同运动也有关系。发出纤维经皮质核束下行，经网状结构中继，止于眼肌诸核。此区还接受视区传来的视觉冲动。

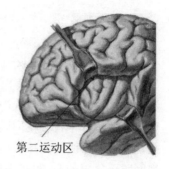

第二运动区

3. 附加运动区：半球内侧面6区和8区的一部分。此区为感觉运动区，有人称为第三躯体感觉区。

4. 第二运动区：中央前后回最下端，并伸入外侧沟。此区有双侧上下肢的代表区，无头面部代表区。

（二）躯体感觉区

主要是顶叶皮质，又分为中央后区、顶上区和顶下区。

中央后区包括中央旁小叶后部和中央后回，即3、1、2、4区及3、4区的过渡地带（中央沟底）。

中央后区又分为第一躯体感觉区（3、1、2区），第二躯体感觉区（中央后回最下部延伸到中央前回，深入到外侧沟上唇）、第三躯体感觉区（即附加运动区）、味觉区（顶叶岛盖部43区）。第一躯体感觉区管理躯体的浅、

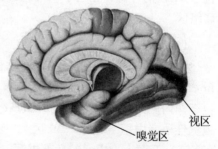

视区

嗅觉区

深感觉。如：①被动运动手指和足趾时的运动感觉和运动方向的感觉；②精确确定身体受刺激的部位及辨别两点间距；③感受三维空间的触觉能力；④物体的软硬、轻重等等。与躯体各部的感觉有精确的对应关系。第二躯体感觉区：中央后回最下部延伸到中央前回，深入到外侧沟上唇。与轻触觉及震颤觉有关。

顶上区包括顶上小叶，与对侧肢体精巧的技术运动有关，可对来自皮肤、肌腱、关节等刺激进行高级分析综合。

（三）视区

主要是枕叶皮质。分为纹体区（17区），第一视区、纹旁区（18区），第二视区和纹周区（19区），第三视区。第一视区（17区）：距状沟上唇接受外侧膝状体内侧半代表视网膜上象限的 f；距状沟下唇接受外侧膝状体外侧半代表视网膜下象限的 f；距状沟后 1/3 的上、

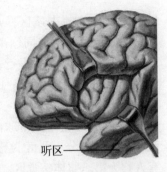

听区—

下唇接受来自外侧膝状体中央的代表黄斑的 f。18 区和 19 区对感知、整合视觉信息有重要作用，常称为视联络区。

（四）听区

主要是颞叶皮质，有第一听区（41区）和第二听区（42）区。第一听区位于颞横前回的中部和颞横后回的一部分；第二听区位于 41 区的外侧，相当于 42 区及其邻接的 22 区的一部分，为听联络区。

（五）语言区

位于左半球，前说话区（运动性语言中枢）即第一语言区。Broca 区相当于 44 区和 45 区的一部分，上说话区（补充说话区）位于额内侧回；后说话区（Wernicke 区），又称第二语言区，包括视觉性语言中枢 - 角回（39区）、听觉性语言中枢 - 颞上回后部（22区）及颞上、中回的后部书写区位于额中回后部（8区）。

（六）平衡区

位于中央后回下端面区附近。

（七）味区

位于中央后回下方的岛盖部。

（八）嗅区

位于钩附近 34 区。

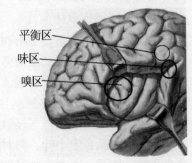

平衡区—
味区—
嗅区—

三、额叶损害的临床表现

额叶为运动区、运动前区、言语运动区等所在，因此额叶损害时可产生单瘫或偏瘫、失语、两眼侧视协同运动障碍等症状。除上述各个区域外，额叶的其余广大区域为它的联络区，通过联络纤维与大脑其他部位的各种感觉区域有着广泛的联系，还通过投射纤维与丘脑、丘脑下部、锥体外系、小脑等发生联系。有人认为额叶联络区的功能与记忆、判断、综合、抽象及推论等有关，并能抑制情感的冲动，因此额叶病变时可以出现精神症状。

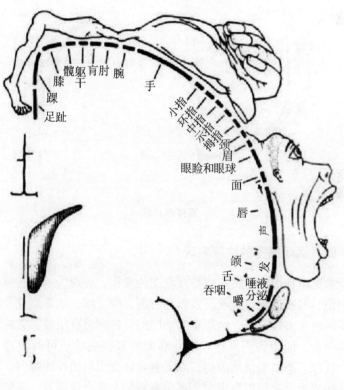

躯体运动区

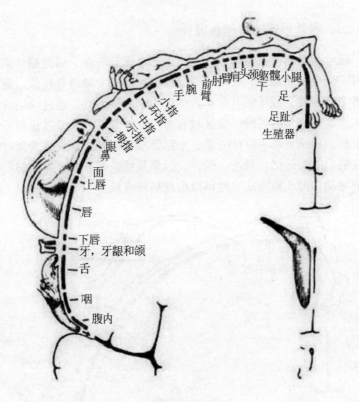

躯体感觉区

四、颞叶损害的临床表现

常见精神运动性癫痫或梦样状态的发作，表现为不真实感和似曾相识、旧事如新等症状。发作前有视、听、嗅、味等幻觉。视听幻觉的内容多较丰富，色彩鲜明。嗅幻觉的同时有咀嚼、尝味和吞咽动作者，即为钩回发作。颞叶病变的精神症状还可有焦虑、愤怒、忧郁、恐惧等情绪障碍，而无额叶病变引起的智能障碍。颞叶深部病变损及视辐射腹束时，可引起对侧上象限性偏盲。主侧受损能产生感觉性失语（颞上回后部）和健忘性失语（颞叶后部和顶叶下部）。

五、顶叶损害的临床表现

顶叶的功能接受来自丘脑的各种感觉，并进行综合、分析、统一和判断。因此顶叶损害主要表现在皮质感觉障碍及感觉失认。中央后回及其稍后区域受损，产生对侧局限性感觉性发作（刺激性病灶）或形体觉、两点区别觉和皮肤定位觉的障碍（破坏性病变），甚至对物体的各个特性亦不能确定，一般感觉（浅觉和深觉）障碍不明显，仅出现麻木、沉重感等，非主侧顶间沟附近损害引起患者丧失认识身体的部位及外界方位的能力，患者穿衣、刮胡子都用右手，认为左侧上下肢不是自己的，貌似瘫痪（自体认识不能），有时患者不觉得自己的缺陷，否认左侧偏瘫之存在（病觉缺失），有时对左半物体刺激（触觉、视觉、听觉）不加注意，这些体象障碍可能为非主侧（一般是右侧）顶叶区与丘脑间的联系损害的结果。主侧顶叶后部损害还可产生言语障碍，主侧角回损害引起失读、书写不能、计算不能、手指无辨觉能以及左右侧认识不能等症状（Gertmann 征），主侧缘上回损害引起两侧运用不能。

六、枕叶损害的临床表现

枕叶的结构及功能较其他大脑各叶单纯，其功能主要与视觉有关。枕叶距状裂两侧的纹区为视觉接受区，视觉接受区的作用为接受视觉（颜色、大小、形状、运动、照明、透明度等）。该区的刺激性病变发生不成形的视幻觉（如在视野相应区的暗点、闪光），破坏性病变发生相应区域的视野缺损，双侧 17 区破坏引起皮质性黑矇。纹旁区（即 18 区）接受并解释纹区传来的冲动，主要为认识和确定物体。纹区（19 区）与 17 区、18 区及皮质的其他部分都有联系，其功能则为接受更为复杂的视觉。18 区和 19 区合称为视觉心理区，该区的刺激性病变引起成形的视幻觉。破坏性病变引起同侧视野内注视和保持注意困难、实体视象丧失，视觉记忆障碍、物体的正确定位和辨别困难、视象的空间定向（特别是距离）紊乱，对大小、形状及颜色方面的辨别能力丧失，以及可有视物变形。

枕叶病变时最常见的特征性表现为同向偏盲而中心视力不受影响。两侧枕叶的病变可以引起两眼完全失明，但其瞳孔对光反射仍正常，因其反射通路系经外侧膝状体，这种失明称为皮质性黑矇。主侧枕叶病变可发生失读症。

七、半卵圆中心损害的临床表现

半卵圆中央主要是辐射冠的纤维，包括集中于内囊的锥体束、皮质脑桥束与经由内囊后肢投射至皮质的感觉纤维。该区的局限性病变以肿瘤多见，但早期并不引起颅压增高症，而只出现运动和感觉症状。位于前部的肿瘤引起进行性痉挛性偏瘫；位于后部的肿瘤引起对侧身体各种感觉的缺失，并伴有感觉性共济失调，如累及视辐射还可有同侧偏盲。

八、内囊损害的临床表现

内囊为大脑皮质连接丘脑、脑干、脊髓的所有传入和传出的投射纤维密集之处，因此，较小的病变即能损害整个内囊使对侧半身的运动及感觉发生严重障碍。大多数内囊病变只损害锥体束，因锥体束位于内囊膝部及后肢的前部，相当于内囊的中心区域，故较易受损。患者只表现对侧半身瘫痪，而无感觉障碍。如病变向后扩展而累及感觉纤维时，则合并对侧半身的感觉障碍。如内囊后肢后部发生病变而未累及前部时，则产生对侧半身感觉障碍、同向偏盲、对侧轻度听觉障碍。病变在一侧内囊的前肢，则其症状较轻而不明显。如双侧内囊膝部的皮质延髓束损害时则发生假性延髓麻痹。如病变位于放射冠时，锥体束损害之表现类似内囊病变，但不易出现整个半身瘫痪；感觉纤维受损时，出现皮质型感觉障碍。当主侧半球内囊或放射冠病变而损害额叶言语运动中枢的投射纤维时可发生运动性失语症。内囊不同部位损害的临床表现。

九、胼胝体损害的临床表现

胼胝体的功能是连接两侧大脑半球，其临床意义尚不明确。胼胝体损害引起的症状中某些可由于胼胝体本身病变所引起，另一些可以是由于邻近结构（例如放射冠及扣带回）受损的结果。胼胝体损害可以引起失用。胼胝体肿瘤时精神症状较明显，以及提示有额叶受损的其他症状，也可有双侧偏瘫及其他运动障碍。胼胝体损害的临床诊断决定于其附近部位脑病变症状的出现。

十、边缘系统损害的临床表现

边缘叶与网状结构、大脑皮质有着广泛的联系，参与精神（情绪、记忆等）和内脏等活动，损害时出现情绪症状、记忆丧失、意识障碍、幻觉（嗅、味、视、听）行为异常、智能减退等精神症状。现将边缘叶损害的定位症状归纳成下部供参考。请注意的是，由于边缘系统与其他脑部有密切联系，临床上不能孤立地进行定位。

十一、基底节损害的临床表现

基底节损害按其临床表现的不同。可分为二种基本类型：

（一）旧纹状体（苍白球）损害

形成肌张力增强－运动减少综合征，呈现肌张力增强，动作缓慢，静止性震颤等。这种肌张力增强不同于锥体束损害，是伸肌和屈肌都增强，严重时表现为肌强直，患者于静止时，恰似僵于原来的状态；呈特殊姿势，背弯、头低向前，胸、肘、腕、腰部稍曲；行走时步伐小且慢，不能立即起步或立定，呈现慌张步态。在做被动运动检查，其抵抗力自始至终保持一致，感到在均匀的阻力上有许多断续的停顿，故称为齿轮样强直；严重时像弯曲软铅管一样的感觉，称为铅管样强直。运动减少主要是由于肌强直所引起，表现为动作缓慢，表情呆板，语言单调而声音小；联带运动减少或消失，如行走时，两臂的摆动消失。此外还出现静止性震颤，呈现为

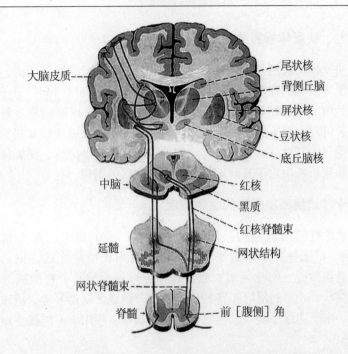

肢体远端的一种振幅小、频率快且有节律性动作，有的如搓丸样运动，最常见于震颤麻痹，多由黑质－苍白球系统变性所致。

（二）新纹状体（壳和尾状核）损害

发生肌张力减退。运动过度综合征，呈现肌张力减低，各种不自主的强制运动等。舞蹈样不随意运动，见于各肌群，多在肢体的近端和面部；在四肢为无目的、无定型、突发、粗大和挥动的急速动作，在面部则呈挤眉弄眼、努嘴歪唇等扮鬼脸动作。最常见于风湿病所致的小舞蹈症，此种病变较广泛，也常损害大脑皮质，但有人认为主要是损害壳核和齿状核红核系统的结果。手足徐动症或指划症，是手指或足趾间歇的、缓慢的、弯曲的、蚯蚓蠕行样动作，在间歇的时候，指趾形成不自然的姿势，肌张力时高时低是手足徐动症的特点，故又称变动性痉挛。扭转痉挛实为躯干的徐动症，表现为行走时躯干扭转或呈旋转形的运动，手足徐动症可能主要是尾状核损害的结果。

第六章　祖国医学对脑解剖及脑生理的认识

第一节　祖国医学对脑解剖的认识

一、脑的位态

"脑位于头颅之内，"其输上在于其盖，下在风府"、"为髓之海"（《灵枢·海论》），其结构是"头有九宫，脑有九瓣"（《金丹正理》），《道藏·谷神不死论》曰："是以头有九宫，上应九天，中间一宫谓之泥丸，乃元神所住之宫，其空如谷而神居之，故谓之谷神"。

二、脑的生成

脑的生成始于胚胎，由先天之精化生而成。如《灵枢·经脉篇》云："人始生，先成精，精成而脑髓生，骨为干，脉为营，筋为刚，肉为墙，皮肤坚而毛发长。"全元起注《黄帝内经·素问》第47篇说："人先生于脑，缘有脑则有骨髓。"所以《内经》认为脑是由父精母血结合的先天之精而化生，生成于诸器官的形成之前。脑髓既生之后，补给来源又分为二，首先，由肾精不断化生精髓以充沛。肾有藏精生髓的生理功能，肾精充盛，则髓海得以充养，脑也能发挥正常的生理功能，《素问·逆调论篇》云"肾不生，则髓不能满"，程杏轩《医述》曰"脑为髓海……髓本精生，下通督脉，命火温养，则髓益充……精不足者，补之以味，皆上行至脑，以为化生之源"，说明了肾精化生为髓，充沛脑髓的整个过程。其次，后天水谷之精不断补充，水谷之精是人体生长发育的物质基础，是人体生命活动的主要来源，脑也赖水谷精微之充养。

《灵枢·五癃津液别论》曰"五谷之津液，和合而为膏者，内渗于骨空，补益脑髓而下流于阴股"。王清任《医林改错·脑髓论》云："灵机记性在脑者，因饮食生气血，长肌肉，精汁之清者，化而为髓，由脊骨上行入脑，又名脑髓。"水谷是气血津液的来源之一，气血津液对脑髓的生成和营养均至关重要，《灵枢·决气篇》亦云"谷人气满，淖泽注于骨，骨属屈伸，泄泽补益脑髓，皮肤润泽，是谓液"，一旦水谷所化之津液严重缺乏，必致"色天脑髓消"。张锡纯《医学衷中参西录·论脑贫血治法》说："血生于心，上输于脑。"由上可知，脑髓是由先天之精所化生，又得肾精的转化为髓和后天水谷的补充以保持其充满。随着医学的发展，迨至清代对脑的生成过程又有了新的认识，如清·王惠源在《性原广嗣·胎孕化形生禀元质次序论》中，作了形象性的描述"子宫既感凝成孕……如酵水和面，置郁而热发也，遂成三泡，如雨水滴水之水泡，三泡既成，首成三支，心一，肝一，脑颅一，是胎质模形之兆发也。三泡发后，名曰人胚……夫至三泡，以结成脑颅与头之全体，所以须用多精质之体，与其德也……"。

脑的产生正如《灵枢·经脉》所说："人始生，先成精，精成而脑髓生，骨为干，脉为营，筋为刚，肉为墙，皮肤坚而毛发长"。《灵枢·天年》说："人之始生，……以母为基，以父为槽"。《灵枢·本神》云："两精相搏，谓之神。"说明男女交合，两精相搏，在胚胎形成之时，便开始形成脑髓，并且脑髓形成早于骨、脉、筋、肉，脑髓形成后神便藏于脑中。又靠后天水谷之精充养。如《灵枢·五癃津液别论》说："五谷之津液，和合而为膏者，内渗于骨空，补益脑髓。"清·王清任《医林改错》说："灵机记性在脑者，因饮食生气血，长肌肉，精汁之清者，化而为髓，由脊髓上行入脑，名曰脑髓。"

三、脑与脏腑经络肢窍的联系

脑与五脏六腑、气血、经络均有着密切的关系。正如《灵枢·邪气脏腑病形》云："十二经脉三百六十五络，其血气皆上于面而走空窍。"

虽然脑与五脏六腑都有联系，但与心、脾、肝、肾的关系尤为密切。心主血脉，心运血以养脑，脑方能主神明，而心的活动又最受脑所主精神活动的影响，如情志不遂，暴怒、大惊时，则心跳欲出；脾为后天之本，气血生化之源，脾气健运，气血生化有源，脾气升清，方得以养脑，脑之思虑过度，则劳伤于脾，则纳呆食少；肝藏血，主疏泄，有调节血量、调畅情志的功能。肝气调畅，脑之血量调节有度，情志和达，若肝气上逆，气血并走于上，则发大厥或薄厥；肾藏精，精生髓，髓聚于脑，关系脑的记忆与思维等，故有积精可以全神，肾壮则脑健等说法，而脑神活动又直接关系到肾精的藏与泄，脑本肾之伎巧，肾受神气而封藏，此脑肾相交之理也。

脑与孔窍的联系也十分密切。①目通于脑。如《灵枢·大惑论》说："裹撷筋骨血气之精而与脉并为系（眼系），上属于脑，后出于项中。"相当于现代解剖所指的被筋膜包裹的视神经、血管等组织从视神经孔进入颅内，与脑组织相连之意。清·王清任《医林改错·脑髓说》云："两目即脑汁所生。两目系如线长于脑，所见之物归于脑。"可见眼与脑通过目系直接相连。②鼻通于脑。鼻窍通于脑，《医林改错·脑髓说》云："鼻通于脑，所闻香臭归于脑。"《先醒斋医学广笔记》云："盖鼻为肺之窍，而为脑气宣通之路"，说明脑与鼻在生理上直接相通。③耳通于脑。耳窍亦通于脑，《医林改错·脑髓说》："两耳通于脑，所听之声归于脑。"④口舌通于脑。口窍、舌苗亦通于脑，清·王惠源《医学原始》云："耳、目、口、鼻之所导入于脑，必以脑先受其象，而觉之，而寄之，而存之也。"说明脑不仅与耳目鼻相通，而与口舌亦相通。

脑通过经络与脏腑肢窍有着广泛联系。《灵枢·经脉》就详细记载了经脉出脏腑后上行于脑，在脑部的分布与走行，并指出手、足三阳之经脉皆上注于头。其中主要阳经走行如下：①足阳明脉："胃气上注于肺，其悍气上冲头者，循咽，上走空窍，循眼系，入络脑，出颅，…此胃气别走于阳明者也"（《灵枢·动输》）。②足太阳脉："膀胱足太阳之脉，起于目内眦，上额交巅；其支者，从巅至耳上角；其直者，从巅入络脑，还出别下项"（《灵枢·经脉》）。③督脉："督脉者…与太阳起于目内眦，上额，交巅上，入络脑，还出别下项"（《素问·骨空论篇》）。《难经·二十八难》亦有记载："督脉者，起于下极之俞，并于脊里，上至风府，入属于脑。"

第二节　祖国医学对脑的生理的认识

一、脑为髓之海

《说文解字》说："脑．头髓也，脑指的就是头颅骨内的组织。而《灵枢·海论》记载有："脑为髓之海"，指出了脑与髓的关系。髓，除了脑髓外，还有脊骨内的脊髓、骨空内的骨髓这些内容在《内经》中都有相应的记载。风府穴以下脊骨内之髓称脊髓，脊髓经项后髓孔上通于脑，所以经常合称脑脊髓。后来的医生在此基础上有了进一步的认识。如明·李梴明确指出："脑者髓之海，诸髓皆属于脑。故上至脑，下至尾骶，皆精髓升降之道路也"（《医学入门》）。

"脑为髓之海"，还强调了脑为髓之主，也就是说，脑由诸髓会合而成，又对诸髓有一个主导作用。《素问·五脏生成》篇记载："诸髓者，皆属于脑"，表达了相同的意思。因此，我们在认识脑的同时，不能忽视或者分离对髓的认识。从脑与髓的共同点和差异中，来帮助我们研究和认识脑的生理病理，同时也提示脑与经络的联系，与其他脏腑与经络的联系存在明显的不同。

二、脑为奇恒之府

《素问·五脏别论》篇有一段关于脑的性质和分类的讨论："黄帝问曰：余闻方士，或以脑髓为藏，或以肠胃为藏，或以为府，敢问更相反，皆自谓是，不知其道，愿闻其说。岐伯对曰：脑髓骨脉胆女子胞，此六者地气之所生也，皆藏于阴而象于地，故藏而不泻，名目奇恒之府。"

从黄帝的问话中我们可以知道，在认识组织器官的脏腑归属时，当时出现过不同的意见和叙述观点。由于"脑"具有"地气之所生也，皆藏于阴而象于地，故藏而不泻"的性质，所以称为"奇恒之府"。或许是因为当时已经建立了以五脏为中心的脏腑体系，所以脑虽然具有脏的性质，也只能称"府"。也可能是这些组织器官无法用一般的脏腑理论来概括，所以就称之为"奇恒之府"。将"脑"归为"奇恒之府"，是由于其在人体的重要作用和地位，所以在五脏六腑体系之外，又增加一个"奇恒之府"。

而"脑髓"主藏肾精之精，为人体基本生命活动之所在，所以又贵为"奇恒之府"之首。其在人体生命的本源性意义和维持人体各种生命活动的功能是不言而喻的。

三、脑主神明

脑是神志活动的物质器官，是人精神、意识、思维活动的调控枢纽，主宰人的神志活动。《颅囟经·序》有"太乙元真在头曰泥丸，总众神也，"《黄庭内景经·至道章》曰"脑神精根自泥丸"，《本草纲目》指出"脑为元神之府，以统全身"，喻嘉言《寓意草》说"头者，泥丸宫。主一身之神明"之说。

脑主神明主要是指脑主精神、意识、思维活动。这里的"神明"相当于现代医学的"意识"，是指大脑的觉醒程度，即中枢神经系统对内外环境刺激做出应答反应的能力，或机体对自身及周围环境的感知和理解能力。包括定向力、感知力、注意力、记忆力、思维、情感和行为等。人处于觉醒、感知万物、充满情欲、支配肢窍于随意之间都属神（明）所主之列。脑主神明是脑的生理功用最基本、最重要的部分，是思虑、记性、司主肢窍的重要前提。若六淫、七情、金刃跌扑伤及脑神，轻则头痛、头晕，重则肢窍不遂、失忆，甚则神蒙、神昏、神呆（静而不动、睁眼若视、状若草木）、神脱（死亡）。可以说神明是生命的体现，伤及神明人就会神识昏蒙而不省人事、或状若草木而无知无欲，甚则阴阳离绝而死亡。正如元·赵友钦《金丹正理》云："头为天，欲以藏神……头有九宫，上应九天，中间一宫谓之泥丸……乃元神所住之"。"神存在则生，神去则死。"

中医学的脑学说始于《黄帝内经》。其中，在《素问·五脏别论篇》、《素问·脉要精微论篇》、《灵枢·海论》、《灵枢·经脉》、《灵枢·大惑论》等对脑主神明的生理功能进行了论述。《内经》认为，脑位于颅内，由髓汇聚而成，其生理功能主要表现为与神志活动和视觉、听觉有关，对于机体生命活动有重要的意义。这种脑主神明的生理功能理论在隋唐以后，明清以来不断发展完善，并为人们所接受。

（一）脑为神明之所

从脑的生成及解剖学而言，脑为神明之所。《灵枢·经脉》曰："人始生，先成精，精成而脑髓生，骨为干，脉为营，筋为刚，肉为墙，皮肤坚而毛发长。谷入于胃，脉道以通，血气乃行。"《灵枢·天年》也说："人之始生，……，以母为基，以父为楯。"《灵枢·海伦》曰："脑为髓之海"。《灵枢·脉要精微论》中提到："头者精明之府"及"头倾视深，精神将夺矣。"上述的记载，可谓是人类胚胎学的萌芽，脑与脊髓也由此而发生，并且还可以看出，在"人之始生"至"魂魄毕具，乃成为人"的胎儿孕育过程中，脑与脊髓最先发生，它先于骨、脉、五脏、筋、肉、皮。《灵枢·本神》云："两精相搏，谓之神。"说明男女交合，两精相搏，在胚胎形成之时，便开始形成脑髓，神已藏于脑。可见《内经》对脑、脊髓"始生"的认识，是以解剖实践为依据。人之精神为脑所藏，人之精明为脑所生。又《灵枢·经水》云："若夫八尺之士，皮肉在此，外可度量切循而得之。其死可解剖而视之，其藏之坚脆，腑之大小，谷之多少，脉之长短，血之清浊，气之多少，……皆有大数。"表明人们已能自觉运用解剖的方法，通过肉眼观察来获取知识，认识并阐释脑与脊髓的生理功能及病理变化。隋唐以后，特别到清代，中医解剖学家王清任致力于脏腑研究，他认为脑具有产生感觉和支配语言的功能，记忆功能，管理躯体运动的功能，有交叉支配的特点等。他的"脑髓学说"再一次阐明了脑为神明之所的论断。

（二）脑为神明之本

从功能的物质基础而言，脑为神明之本。中医学认为，任何功能活动必须有它的物质基础，而人的精神活动是以精、气、血、津液为物质基础。虽然心藏神，肝藏血，肺藏气，脾藏营，肾藏精，但脑为人身精髓气血阴阳之总会，五脏六腑之精微皆上注于脑。十二经脉，三百六十五络，其血气皆上于面而走空窍，神明由此而生故称"脑主神明"。《素问·脉要精微论篇》云："头者，精明之府。"神明，是指人的精神、意识、思维活动，是大脑的生理功能。脑位于颅腔之内，具有藏髓（精气）之功能，而外在神明的表现变化，必由内在的脑（所藏阴精）作为物质基础，是脑对外界事物的反映。神明之心归于脑，《灵枢·营卫生会》云："血者神气也。"血液是神志活动的主要物质基础。心主血脉，不断供给血液营充脑髓，从而发挥脑神的作用。正象现代医学所证明的，每分钟经脑组织的血液达 800ml 心脏血液的六分之一供给脑。从某种意义上讲，脑主神明涵盖了心主神明的功能。肾主骨生髓通于脑。肾藏精，精生髓，脊髓上通于脑，髓聚而成脑。髓以充养脑，脑为髓之海，以保证脑神之用。《体仁汇篇》云："肾受精气故神生也，传曰：聚精会神此也。"只有肾气旺盛，肾气充足，脑神才能正常。肝主疏泄，魂系脑。《素问》云："肝者，将军之官，谋略出焉""肝藏魂"，说明思维和精神活动与肝有密切关系。脑的正常功能的发挥也赖于肝疏泄气血以为用，因为"凡上升之气，皆从肝出。"与脑关系密切。正如张锡纯云："肝肾充足则自脊上达之督脉必然流通，督脉者又脑髓神经之所也。"他主张救脑之脱重在从肝论治。脾主运化，主统血，脾藏意系脑。《灵枢·五癃液别》云："五谷之津液和合而为膏者，内渗于骨空，补益脑髓。"脾主运化水谷精微，神即是水谷精微所化。故《灵枢·平人绝谷》云："神者，水谷之精气也。"再者，脾主升清阳，清阳之升实于脑，而头为诸阳之会，故脾藏意系脑。肺主宣发肃降，藏魄系脑。《灵枢·本神》云："并精而出入者谓之魄"。魄是人体与生俱来的某些本能动作和感觉功能，而这些功能活动是在脑神的主宰之下进行的。换言之，脑为生神之体（物质），脏（腑）为用神之脏（功能）。脑主神明涵盖五脏神。

四、脑在脏腑中的核心作用

一切精神、意识、思维、情感、记忆等活动皆受脑的支配。只有脑主神明功能正常，才能精神振奋，意识清楚，思维敏捷，机灵善变，记忆力强。"神藏五"语出《素问·六节藏象论篇》《素问·奇病论篇》等。《素问·宣明五气篇》云："五脏所藏，心藏神，肺藏魄，肝藏魂，脾藏意，肾藏志，是谓五脏所藏"。属于脑神的神，魂，魄，意，志之所以藏于五脏，是由于脑为有形，为器，为生化之宇，为神之所用的物质基础。此外，《内经》还对喜，怒，忧，思，虑，智的思维过程，提出了以五脏为本的归属认识。并与六腑，五体，五官，九窍等进行了广泛的联系，从而为临证时"观其象，察其病，观其象，辨其病"的辨证思维，以及确立脑病从五脏论治的原则，提供了充实的理论依据。再从《内经》中有关论述来看，《素问·脉要精微论》篇："头者，精明之府，头倾视深，精神将夺矣。"又云："夫精明者，所以视万物，别黑白，审短长，以长为短，以白为黑，如是则精衰矣。"《灵枢·海论》云："髓海有余则轻劲有力，自过其度，髓海不足，则脑转耳鸣，胫酸眩冒，目无所见，懈怠安卧。"可见人的精神，意识，感觉，认知运动，虽然在脏腑方面各有所主，但最根本的物质基础和控制中枢也是在脑髓，脑在脏腑中居首位。笔者认为，五脏虽然各有所藏之神，但不过是脑神在各脏的具体表现。虽然《内经》认为人的精神活动由心、肝、脾、肺、肾，乃至胆、膻中，以及作为"精明之府"的脑共同完成的。且心的作用更为突出，居于主导地位。是由于《内经》是基于整体观念来认识人的精神活动的，且深受阴阳五行学说的影响，同时限于当时的认识水平，人们对于脑的认识存在着严重的分歧，故"脑主神明"的观点没有被明确提出。《内经》以后，特别是隋唐以来，尽管心主神明的观点为多数医家遵循，但脑主神明的观点也逐渐被医家重视。隋·杨上善云："头是心神所居。"唐·孙思邈云："头者，身之元首，人身之所法。"汉·张仲景《金匮玉函经·卷一证治准则》："头身者，身之元首，人神所注。"明·喻嘉言说："头为一身之元首，穹然后上，乃主脏而不奉脏者也。虽目通肝，耳通肾，鼻通肺，口通脾，舌通心，不过借之为户牖，不得而主之也。其所主之脏，则以头之外壳包藏脑髓。脑为髓之海，主统一身骨中之精髓，以故老人髓减，则头倾视深也。"明·李时珍云："脑为元神之府"。清·陈梦雷云："诸阳之神气，上会于头，诸髓之精，上聚于头，故头为精髓神明之府。"另外，从脑主七窍感觉也能充分地说明之。《医学原始》云："人之一身，五脏藏于身内，止为生长之具；五官居于身上。为知觉之具，耳目口鼻聚于首，最显最高，便于接物。耳目口鼻之所以导入，最近于脑，必以脑先受其象而觉之，而寄之，而存之也。"《灵枢·大惑论》、《灵枢·寒热论》、《灵枢·口问》、《素问·脉要精微论篇》、《素问·生气通天论篇》中已对目脑与五脏六腑生理上的密切联系、病理上的相互影响，做了精辟的论述。又《医林改错·脑髓说》云："两目系如线，长于脑，所见之物归于脑。可见目与脑直接相连，是脑向外反应，视物之器。"故脑主目。《灵枢·海论》、《灵枢·口问》、《素问·生气通天论篇》、《素问·五脏生成论篇》中对耳、脑与五脏六腑病理上的相互影响做了论述。"两耳通脑，所见之声归于脑。"故脑主耳。鼻有主嗅之功能，当脑的功能正常时，鼻才能正确地辨别气味。《素问·解精微论篇》云："泣涕者，脑也。脑者，阴也。髓者骨之充也，故脑渗为涕。"王冰注云："鼻腔通脑，故渗者为涕。"王清任《医林改错·脑髓篇》云："鼻通于脑，所闻香臭归于脑。"后世医家张洁古等也从生理上的相互联系，病理上的相互影响论述脑主鼻的密切关系。脑与舌也有经脉沟通，如通过肾经，膀胱经可以和舌直接联系。《医林改错·口眼歪斜辨》曰："舌中原有两管，内通脑气，即气官也，以容气之往来，使舌能转能言。"《医林改错·脑髓说》云："小儿周岁脑渐生，舌能言一二字。"也从生理及病理论述了脑主口舌的机理。由上述可知，七窍感知均由脑主司。即通过目之视，鼻之嗅，耳之闻，口之味，把一些表面具体的、片面的现象反映于脑，由脑承受并加以综合。另外，躯体感觉包括肤觉的触觉、温觉、痛觉三类和机体觉悟的饿觉、渴觉等。中医学认为，这些感觉由魂魄主司，而魂魄又受脑髓志意调节。总之，脑髓为人体的最高主宰，志意是人体的最高调节系统。

脑在脏腑中的核心作用也体现于经络体系方面。人体脏腑、全身各部通过经络，上通于脑，脑也通过经络联络全身，调节全身的功能。如《灵枢·大惑论》云："五脏六腑之精气，皆上注于目而为之精，……而与脉并于系，上属于脑"，即指此意。"十二经脉，三百六十五络，其血气皆上于面而走空窍"，"五脏六腑之气皆上注于目而为之精……裹撷筋骨血气之精而与目并为系，上属于脑。"可见脑与脏腑经脉相连，气血相通，脑髓充盈与否与脏腑功能活动密切相关。如《灵枢·经脉》云："膀胱足太阳之脉，起于目内眦，上额交巅……其直者，从巅入络脑，还出别项，循肩膊内，挟脊抵腰中，入循膂，络肾属膀胱。"可见足太阳膀胱经将肾与脑直接联系。肾为先天之本，内藏精生髓，充于脑，是脑髓的重要组成部分。《灵枢·经脉》曰："胃足阳明之脉，……上耳前，过客主人，循发际，至额颅，其支者，从大迎前下人迎，循喉咙，入缺盆，下膈属胃络脾。"足阳明胃经络脾入额颅，将脾与脑相连。脾为后天之本，气血生化之源，主运化升清，主统血。饮食物消化吸收，气血精微物质化生、分布均赖于脾。脾为脑髓滋养补充的主要来源。《灵枢·经脉》云："肝足厥阴之脉，起于大趾丛毛之际，……连目系，上出额，与督脉会于巅。"肝脏贯通人体上下两端，与脑相连。肝主流泄，调畅气机，推动脏腑功能活动及气血津液的转化输布，肝调节情志，与脑主神明密切相关，相互协调，肝为血海，脑为髓海，血上荣于脑，以充髓海。肾、肝，与脑在生理上密切相关，肝肾同居下焦，肝藏血，肾藏精，肝肾同源；脾为后天，生化气血，三脏功能协调，以维护脑筋充盈。在病变过程中，多相互影响，以致"虚则同虚"。同时，由于脏腑功能失调，风、痰、瘀内生，或阻滞脑脉，脑髓失荣，或上扰清窍，脑失清灵，以促使脑病变的进展。再者，督脉、任脉等都和脑有着经络上的联系。总之，通过十二经脉、络脉、经别、经筋、奇经八脉等，脑联络全身脏腑器官，从而为"脑主神明"的理论提供依据。

　　总之，在中医的脑学说中，"脑主神明"的理论是建立中医的整体观念及辨证论治基础之上，只有充分地认识并掌握中医的基本理论及观点，才能真正感悟"脑主神明"的涵义。

五、脑主思维

　　思维是人类精神领域活动的重要部分，包括认识事物、分析事物、判断事物等。脑有主宰思维的功能古代就有认识，从造字"思"就可以窥其端倪，《说文解字》云："思、睿也。从心从囟"。"囟"即脑，从囟即从脑，说明思维与囟（脑）有联系。汪昂在《本草备要·辛荑》还对人的思维动态作了具体描述："今人每记忆往事，必闭目上瞪而思索之，此即凝神于脑之意也。"

　　在《内经》亦有相关论述，如《素问·调经论篇》云："志意通，内连骨髓，而成身形五脏"。这就是说，肾藏志，志连骨髓，脑为髓海。《灵枢·本神》指出："因志而存变谓之思。"李中梓注："志虽定而反复计度者，思也"。"反复计度"的过程，也就是进行细致分析、认识并作出相关判断的过程，也就是思维的过程。《灵枢·本藏》说："志意者，所以御精神，收魂魄，适寒温，和喜怒者也"。"御、收、适、和"都是思维的结果。表明大凡人的精神活动，动作、痛痒、适应外界寒温，情志变化等均由志意所统，也就是人体对客观世界认识、记忆、觉察、分析、判断等都由志意即脑主。

六、脑主记忆

　　脑主记忆在《春秋纬元命苞》记载："脑之为言在也，人精在脑"。《尔雅·释诂》云:"在,存也,察也。精,明也,神也。人之精明在脑因而存记忆功能"。清·汪昂《本草备要》云:"吾乡金正希先生尝语余曰:'人之记忆,皆在脑中。'小儿善忘者,脑未满也;老人善忘者,脑渐空也。凡人外见一物,必有一形影留于脑中"。人接受外界各种信息后,记忆刻于脑中,脑是记忆的物质基础。王学权《重庆堂随笔》说:"人之记性含藏在脑…水髓充足,则元神精湛而强记不忘。"不仅说明脑具有主记忆之功能,而且指出脑髓充足与否与记忆功能的强弱关系密切,髓海充足则记忆牢固,髓海不足则健忘。而且记忆功能随着脑髓充减变化,而出现随年龄增长自无到有、自弱到强,而后又逐渐减弱的自然变化现象。王清任《医林改错·脑髓说》亦有相关论述:"灵机记性不在心在脑……所以小儿无记忆者,脑髓未满。高年无记性者,脑髓渐空"。

七、脑主感知

对客观事物的感觉认知,属于人类认识客观世界的初级阶段。其认识过程中的感知活动中由感和知两部分构成。感觉是认识的开端,而知觉则是感觉的深化,人体最敏感的感知器官是耳、目、口、鼻、身躯等。《灵枢·大惑论》云"五脏六腑之精气,皆上注于目而为之精。精之巢为眼,骨之精为瞳子,筋之精为黑眼,血之精为络,其巢气之精为白眼,肌肉之精为约束,裹撷筋骨血气之精而与脉并为系,上属于脑,后出于项中。"《灵枢·邪气脏腑病形》云:"十二经脉三百六十五络,其血气皆上于面而走空窍。其精明之气上走于目而为睛;其别气走于耳而为听,其宗气上出于鼻而为嗅,其浊气出于胃走唇舌而为味"。《医林改错》云:"两耳通于脑所听之声归于脑……两目系如线长于脑,所见之物归于脑……鼻通于脑,所闻香臭归于脑。"《医学原始》说:"人之一身,五脏藏于内,为之生长之具。五官居于身上,为知觉之具。耳、目、口、鼻之所导入于脑,必以脑先受其象,而觉之,而寄之,而存之也"。这些论述表明眼、耳、口、鼻均通于脑,而这些感知功能都是脑功能活动的具体表现；而且从外界所接受的各种信息都必然要反映于脑，而产生知觉。可见五官窍通于脑，而每一窍都有赖于脑神的作用，这正如张洁古所言："视听明而清凉，香臭辨而温暖，此内受脑之气而外利九窍者也"。

脑主感知是否正常均依赖脑主神明功能的正常，脑神健则精神振奋，意识清楚，感知外界事物敏捷而能明辩之，否则精神萎靡，意识不清，反应迟钝，不辨人事，甚则昏不知人，状若草木。

八、脑司主肢窍

运动是生命存在的形式。生命的运动，五官九窍、四肢百骸的自如收放，均依赖脏腑功能的正常和气血的充养。《素问·五脏生成篇》说："肝受血而能视，足受血而能步，掌受血而能握，指受血而能摄。"举凡目之视，足之步，掌之握，指之摄以及躯体肢干各系运动，都与肝藏血有关，而其统领则由脑所司主。这是由于："脑颅居百体之首，为五官四司所赖，以摄百肢，为运动知觉之德（《医学原始》），由"脑散动觉之气"（《存斋医话稿》）而完成。若脑神不健，则司主肢窍功能不足，而见病态。如《灵枢·海论》云："髓海有余，则轻劲多力，自过其度。髓海不足则脑转耳鸣，胫酸眩冒，目无所见，懈怠安卧"。肢体轻劲多力与懈怠安卧均是运动的健与乏的表现形态。唐容川在《血证论》中亦指出："精以生神，精足神强，自多伎巧。髓不足者，力不强"，其意近同。王清任在《医林改错·脑髓说》中论述了小儿脑髓发育与语言的关系："看小儿初生时，脑未全，囟门软……舌不言。至周岁，脑渐生，囟门渐长……舌能言一二字。至三四岁，脑髓渐满，囟门长全……言语成句。"均说明运动不仅与脑有密切联系，而且由脑所主。从另一个侧面说明脑具有主运动，司主肢窍的功能。

九、脑与五脏的关系

在以五脏为中心的中医理论体系中，将人体大脑列为"奇恒之府"，但这并不是中医没有认识到大脑的重要地位及生理功能，相反，而是进一步把人的精神意识和思维活动加以科学分属，以探讨其与各脏生理活动及病理变化的关系。脑是人体最重要的脏器，与人体的生命活动息息相关。《医林改错》曰："脑为元神之府，以统全体"，明确说明了脑在人体中的支配地位。

（一）脑－肾关系

肾藏精生髓，"脑为髓海"。因此，脑与肾在生理病理上有着密切的联系。肾中精气充盈，则髓海得养，脑功健全，元神之府的生理功能得以充分发挥，反之，精气不足，则脑海失养，而形成髓海不足的病理变化；脑神的异常变化，同样可影响肾脏功能，造成肾的病变。而现代生理解剖学证明，脑是通过肾上腺对肾与膀胱予以功能调节的。上海第一医学院脏象研究组研究发现：肾阳虚患者尿中羟水平较正常人低下，且昼夜节律异常，认为可能与下丘脑－脑垂体－肾上腺皮质功能紊乱有关。临床上，我们所常见的如急性脑出血引起的一过性蛋白尿血尿、高血糖等脑病及肾功能障碍或尿毒症引起脑昏迷，皆为其例。"卫出下焦在 80 年代已为现代科学所揭示，如廖家兴研究发现下丘脑－垂体－肾上腺轴功能低下者，常有卫气不足的病理反应。脑与肾这种生理上、病理上的密切联系与影响，也常常反映在中医临床治疗上，诸如运用补肾填精法，治疗健忘、失眠、痴呆等。

（二）脑－心关系

心主神志，在志为喜。现代医学生理学则认为，人的精神意识和思维活动，是大脑的功能。而事实上，中医之脑是一个功能性单位，它不仅包括了现代解剖学的大脑，而且也包括了心脏的一部分功能，因而决定了心脑生理关系的特殊性。如素问·举痛论曰，"喜则气和志达，营卫通利，但喜乐过度，则可使心神受伤"，即《灵枢·本神》所说：喜乐者，神惮散而不藏"，《素问·调经论》又曰："神有余则莱不休，神不足则悲"。足以证明，中医脏象学说早就注意到异常的情志活动与心脏病的相互关系。据中医病理研究报道：因急性心肌梗塞发生心脏破裂者占 5%～10%，但在精神病患者中竟高达73%，有力地说明了精神因素与心血管疾病的关系。而临床中诸如心源性脑供血不足、心源性脑栓塞，脑源性心肌梗塞等也都客观地证明了脑心之间的密切关系。

（三）脑－肝关系

肝藏血主疏泄，在志为怒，为魂之处，《灵枢·本神》曰：“肝藏血，血舍魂，肝藏血功能正常，则脑中魂神，自有所舍。若肝血不足则魂不守舍，临床上可出现惊骇多梦，卧寐不安，梦游梦呓以及幻视幻听等神志症状。因此，脑与肝在生理上亦有着一定的联系，病理上则相互影响。余益强曾通过对170例肝阳上亢证患者进行研究发现，引起此类证候的主要病理生理基础是外周交感—肾上腺髓质功能偏亢，佐证了肝—脑间的病理联系。《杂病源流犀烛》云：治怒为难，惟平肝可以治怒，此医家治怒之法也”，现代临床上，如久怒抑郁导致肝病，大怒血压升高，甚或脑溢血，重症肝病致脑昏迷等每每可见，肝脑器官相互影响致病之案也是常见的。

（四）脑－脾关系

脾胃为“仓禀之官，五味出焉”，生理上，脾主运化、升清、统血，在志为思，机体生命活动的持续和气血津液的生化，都有赖于脾胃运化水谷精微。现代医学证明：大脑所需营养（血液）占全身20%，故大脑功能的正常则有赖于脾运化功能的正常，反之亦然。《灵枢·本神》曰：“因志而存变谓之思”。思虽为脾志，但脑为“元神之府”，因而脑－脾在生理和病理上有着密切的联系，如临床上思虑过度，常导致不思饮食，脘腹胀闷，头目眩晕等脾胃运化升清的障碍。据韩祥虚报道：脑出血致应激性胃溃疡性出血者占47%；魏睦瓶等人新近报道：用生理、生化、放免等方法对30例脾阴虚患者进行了多项指标观察，并且与健康对照组对比（P＜0.01），证明了脾阴虚证与植物神经机能的内在联系。脑－脾胃器官相距甚远，病理上为何如此密切，所有这些是否能提示我们：在脑－脾间存在着一个间接系统呢？

（五）脑－肺关系

陈修园《医学实在易》曰："气通于肺脏，凡脏腑经络之气，皆肺气之所宜。"生理上，肺主气司呼吸，在志为忧，且朝百脉而主治节。西医证明：脑细胞的需氧量超过全身任何器官。从经络学来看，手阳明大肠经与手太阴肺经自手部相连，尔后由手上行走头，从而构成脑肺间经络相互联系生理特征，而肺在志为忧为悲的生理特性又与脑主神明的功能紧密相关，脑－肺之间这种生理、病理上的相互维系及影响，在现在临床上也常常可见，如肺结核患者，若情志过度悲哀，则常加重病情，又如严重肺病致肺性脑病，脑出血继发肺部感染等等，皆提示我们脑肺之间存在着一种非常密切的联系。

总之，中医脏象学说虽与西医解剖学中的五脏等器官有着不同的内涵，但还是异中有同，因此，提出并探讨脑－脏腑系统这一假说，或许对于发展中医现代化，能起到抛砖引玉之效。随着科学由"分析时代"向"系统时代"的转变，伴随着系统论、信息论、控制论、耗散结构论、协同论、突变论、模糊数学等边缘学科的建立，人们正以新的世界观，重新发现和重新认识中医学，此正如1987年3月《光明日报》发表的一句断言：从根本上看，与其说中医落后于现代科学的发展，不如说现代科学落后于中医的实践。此论貌似悖逆，却有内在道理。《中医系统论》曰：如果说近代科学与西方传统相一致，那么现代科学与东方传统更为合拍。中医学在长期大量丰富的临床实践和观察中，建立起的一套较完整、系统的宏观科学理论体系，有待于广大中医科技工作者，利用现代科技手段去逐一验证，探讨中医脑－脏腑间可能存在着的系统关系，以及对此科学假说进行验证，将会在中医病因学、治疗学乃至整个人体医学中产生指导性作用。

十、脑与经络的关系

（一）与脑直接相连的经络

脑的认识，在《内经》中应该说是比较清楚的，尤其是其解剖学和生理功能等方面的认识。但是，由于经络理论与脏腑理论结合的过程中，主要联系了五脏六腑，而脑为奇恒之府，所以在《灵枢・经脉》中就没有脑的经脉络脉等的认识出现。当今也有一些学者试图填补这个空白，但是，由于对于经络的起源和形成没有十分明确的共识，所以相关的结论也就没有引起广泛的关注。

其实，《内经》中记载有一些经络，与脑存在有直接的通路。这些经脉与脑相连接，在一定程度上提示我们当时的医生对于脑与经络联系的一些认识。例如：足阳明脉"胃气上注于肺，其悍气上冲头者，循咽，上走空窍，循眼系，入络脑，出颅，下客主人，循牙车，合阳明，并下人迎，此胃气别走于阳明者也"（《灵枢・动输》）。足太阳脉："膀胱足太阳之脉，起于目内眦，上额交巅；其支者，从巅至耳上角；其直者，从巅入络脑，还出别下项，循肩髆内，挟脊抵腰中，入循膂，络肾属膀胱"（《灵枢・经脉》）。"足太阳有通项入于脑者，正属目本，名曰眼系。头目苦痛取之，在项中两筋间，入脑乃别"（《灵枢・寒热病》）。

督脉："督脉者……与太阳起于目内眦，上额，交巅上，入络脑，还出别下项"（《素问・骨空论》）。"从肝上注肺，上循喉咙，入颃颡之窍，究于畜门。其支别者，上额循巅，下项中，循脊入骶，是督脉也"（《灵枢・营气》）。值得注意的是，这里督脉与脑的联系是借助于足太阳脉的。而明确提出督脉与脑的直接联系是在《难经》。《难经・二十八难》有："督脉者起于下极之俞，并于脊里，上至风府，入属于脑。"

跷脉："足太阳有通项入于脑者……阴跷、阳跷，阴阳相交，阳入阴，阴出阳，交于目锐眦"（《灵枢・寒热病》）。从文字描述的实际意义上来说，与现在认识的督脉有关系，而文字本身提示了与足太阳经有关系。也许这个认识是在督脉与足太阳经没有明确区分的年代形成的。原文提示了经脉从颈项部经大脑到眼睛的一段路径。

从《内经》的上述记载可以知道，在当时的认识程度上，与脑直接联系的经络有4条：其中正经2条，分别是足阳明经和足太阳经；奇经 2 条，分别是督脉和跷脉。但是，进一步分析可以知道，督脉与脑的联系是与足太阳膀胱经一致的。在早期的经络文献中，足太阳经又称为"巨阳脉"，是包括我们现在所理解的督脉和足太阳经的部分在一起的；而跷脉与脑的联系实际上主要是脑内的经络分布。因此，事实上，与脑有直接联系的经络只有足阳明经和足太阳经，而前者在《灵枢·经脉》的经脉循行中还没有记载，只是在《内经》中其他文字讨论生理现象和病候的时候，体现到它们的联系。

（二）脑内的经络通路

探讨脑内的经络通路，对于进一步认识脑的功能和病候，探讨脑与颅外经络的联系，是有积极意义的。《内经》中论述出入脑的经络主要有 4 处，而在出入之间的部分可以理解为脑内的经络分布，除了前面所引用过的 3 条以外，《内经》原文还有："五藏六府之精气，皆上注于目而为之精。精之窠为眼，骨之精为瞳子，筋之精为黑眼，血之精为络，其窠气之精为白眼，肌肉之精为约束，裹撷筋骨血气之精而与脉并为系，上属于脑，后出于项中"（《灵枢·大惑论》）。从原文的记载可以知道，脑内的经络通路有以下几支：（1）眼系－脑－颅；（2）巅顶－脑－项；（3）项－脑（阴跷、阳跷）－目锐眦；（4）眼系－脑－项。尤其是跷脉在脑分为阴跷和阳跷，是比较详细而特殊的。跷脉主运动和睡眠的功能也应该理解为脑的部分功能的具体体现。当然，古代文献没有给我们留下更详细具体的脑内经络分布图。而从上述经络通路的叙述顺序来看，存在十分复杂的联系。不论是从项部还是眼系，进入的经络都走向多个方向，而且还接受多个方向来的经络联系。因此说，脑内的经络联系是非常复杂的，以致于无法认识得非常清楚和精确。

（三）脑与颅骨外的联络通路

从脑内经络通路的讨论中可以清楚地知道，脑与外界的联络窗口主要有以下 4 个部位。这 4 个部位，也是经络气血出入脑的主要通路和门户：

1. 眼系 眼系是眼睛与脑相连的组织，也是脑部信息与外界交流的重要通路。《内经》中多次提到"眼系（目系）"，眼系为气血出入脑的门户之一。《灵枢·大惑论》的一段论述"五藏六府之精气，皆上注于目……故邪中于项，因逢其身之虚，其入深，则随眼系以入于脑，入于脑则脑转，脑转则引目系急，目系急则目眩以转矣。邪其精，其精所中不相比也则精散，精散则视歧，视歧见两物。目者，五藏六府之精也，营卫魂魄之所常营也，神气之所生也。故神劳则魂魄散，志意乱。是故瞳子黑眼法于阴，白眼赤脉法于阳也，故阴阳合搏而精明也。目者，心使也，心者，神之舍也，故神精乱而不转，卒然见非常处，精神魂魄，散不相得，故曰惑也"，清楚地说明了，五脏六腑的气血要通过眼系进入颅内，营养大脑；而另一方面，颅内大脑的病理变化也可以通过眼系表达于外。

现代医学也经常通过眼睛瞳孔和眼底的变化来了解大脑的功能。"观眼识脑"是十分有效的方法。因此，《内经》中也多次提到，一些经脉的循行直接联系到眼系，例如足厥阴肝经、手少阴心经、足少阳经别、足阳明经别等，而手足同名经相合、表里经气血相互会注，更加进一步加强了脑与十二经脉、五脏六腑之间的联系。

2. 巅顶部 足太阳膀胱经和督脉都"从巅入络脑，脑为髓之海，其输上在于其盖"，提示了巅顶部为出入脑的重要门户。一般根据交会穴理论，将巅顶部注解为百会（百会为督脉、足太阳之会），这个认识是比较局限的，实际上可以理解为以百会为主的头顶部腧穴。同样依据与《内经》时代接近的交会穴理论，在头部的督脉与足太阳的交会穴还有神庭、脑户，而神庭是督脉、足太阳经、足阳明经 3 经的交会穴。另外，古人还认识到囟门也是了解脑的信息的重要部位。

3. 项部风府穴 颈项部的风府穴，既是足太阳膀胱经和督脉出脑的通路，也是足太阳膀胱经入脑的通道。虽然目前我们将风府定位在督脉上，而在《内经》的一些篇章中，风府曾经是足太阳经上的重要腧穴（曾经有过足太阳经与督脉循行路线存在部分重合的阶段）。同时，风府是脑为髓海的下输，也是脑髓与脊髓分界的一个标志，根据交会穴的理论，还是阳维脉的交会穴。因此，不论是外邪入侵大脑还是脑内气血表现于外，这里是一个重要的穴位。古今的认识也比较一致。

4. 颅　这个部位在颧骨弓的上方的颞部。在《灵枢·动输》中记载，足阳明脉气从目系入脑后，从此出颅，然后向下至人迎。这一段经脉循行路线在《灵枢·经脉》中没有记载，而换成了从大迎到头维的"出大迎，循颊车，上耳前，过客主人，循发际，至额颅"一段。因此，一直没有引起足够的重视。而依据三部九候脉诊，头角之脉动是古人了解头脑气血状况的主要脉诊部位，此处损伤，也可以出现一些对应的脑病变。《千金要方》中记载了一个"颅颔穴"，与此可能有关，也与我们现在认识的太阳、额厌、悬颅等有关。

从这里可以知道，脑的气血输注于体表主要有4处——眼睛、颅、头顶部和颈项风府穴。由于眼睛的特殊性，不能作为一个普通的腧穴来运用，但是，我们不能忽略它的诊断意义，也就是通过眼睛对于脑的气血盛衰的了解和判断的作用。依据脏腑气血输注于体表的所形成的特定穴原理，上述4个部位也可以看作是脑的气血表现于外的最直接部位或穴位。而头顶部和风府穴，现在主要落实到督脉上，认识和运用也比较多。而颅部（颞部），是一个值得重视的部位。

第七章　脑血管病的中医辨证论治

第一节　内因（七情）

七情，即喜、怒、忧、思、悲、恐、惊七种情志表现。这些表现虽然是心理活动的表达，但都是与外界事物接触后产生的，也就是各种事物作用于人的心理活动的表现。这些表现如果是正常而适度的，对人体就没有什么损害；如果超过一定的限度而不能节制，所谓七情过极，就会因此而影响正常的精神活动，即为七情所伤。如"过喜伤心"、"过怒伤肝"等。这些七情过激的因素，对于人体内脏都可能引起功能失调，而导致疾病。在脑血管病的病因上有着极为重要的意义。

一、喜

喜是心情愉快的表现，也是意气和畅的正常表现。如果喜乐无极，超越常度，则心气将会由徐缓而变为涣散，使心气耗散而伤神。因而出现心虚不眠，惊悸，烦躁。肾气乘虚上犯，形成恐惧不安的所谓"喜伤心"。

二、怒

怒是发脾气的表现。肝主怒，肝气旺盛的人，一旦遇到不合己意的事，就往往气愤不平，怒则气上，如《素问·生气通天论篇》说："大怒则形气绝，而血苑于上，使人薄厥。"肝藏血，大怒气逆，则肝血暴亡；肝主谋虑，谋虑不决，则肝血暗耗。因怒损肝耗血，致阴血亏虚不能濡肝，而肝失所养，则肝火愈旺，更益动肝，而肝血益伤，即所谓"怒伤肝"。

三、忧

忧是情绪低落的表现，或者称为忧愁。忧愁是情志沉郁的状态，如果长期闷闷不舒，气机活动就会受到影响。肺主气，气机闭塞，就会出现胸满心悸，气不畅达，所谓"忧伤肺"。

四、思

思是集中精神，运用智慧考虑问题。也就是集中精神反复思考，《素问·举痛篇》说："思则气结。"李中梓注："思则志凝神聚，气乃留而不散，故名气结。"脾主思，如久思则脾气不行，即谓"思伤脾"。

五、悲

悲是精神抑郁，内心痛楚的表现。如遭遇不幸，生活困难，疾病缠身，劳动条件恶劣等都是悲愁的根源。《素问·举痛篇》说："悲则气消。"肺主气，悲哀伤气，故气消矣。悲伤过度可以损伤肺气，所为"悲伤肺"。

六、恐

恐是惧怕的意思，是精神极度紧张所引起胆怯的表现。如遇突然的事故，惊险的遭遇，生活的剧变等，都是引起恐惧的原因。《素问·举痛篇》说；"恐则气下"，"恐则精却"。张介宾注曰："恐惧伤肾则伤精，故致精却"，"精却则升降不交，故上焦闭，上焦闭则气归于下"。引起恐惧的因素虽多，但是能影响机体的还是肾气先虚。肾虚精却恐惧乘之，所谓"恐伤肾"。

七、惊

惊与恐相类似，不同者恐自内生，惊是猝然遇到异常变故而引起精神突然紧张的表现。如陡临危难，突遭险恶，目睹怪异，耳闻巨响等，都可产生惊骇之感。《素问·举痛篇》说："惊则气乱。"

又说："惊则心无所依，神无所归，虑无所定，故气乱矣。"惊的致病，虽然由于意外事变而致心神气乱，但还是必须有心气先虚于内的因素。否则，虽猝然遇险境、危难，也能镇静自若。所谓"猝然临之而不惊"，亦不会产生惊骇或惊病。肝主惊，惊伤肝。

第二节　外　因

一、风

古人认为"风为百病之长"，是致病最广泛的因素。它不但可以单独使人发病，而且还可与其他五淫合而致病，如风寒、风热、风湿、风火、风燥等，这些都是属于外风的范畴。受风之后，多表现为头痛，头晕，口眼歪斜，半身不遂，体痛，恶风，昏迷，高热，抽搐，身重，骨节疼痛，咳嗽，口干，舌燥等症状。

还有一种内风症，多因痰火炽盛，风痰上扰，阴虚阳亢，肝风内动所致。该证多表现为昏厥、痉挛、眩晕、麻木、口眼歪斜、角弓反张等症状。亦能产生多种神经精神症状。

二、寒

寒属阴邪，易伤阳气而影响气血运行，人体的阳气不足，卫气不固密，就易受寒邪侵袭而致病。外感寒邪，由于寒邪侵袭肌肤，阳气不得宣通透泄，出现恶寒、发热、无汗头痛、身痛、骨节痛或腹痛泄再等症状。若人体阳气虚弱，出现形寒恶冷或容易感冒的病症。《素问·调经论篇》说："阳虚则外寒。"

内寒指人体阳气虚弱，脏腑功能减退，引起的水液运化障碍，浊阴潴留的病症。《素问·调经论篇》说："阴盛则内寒"。肾为人体阳气之本，故内寒多因脾肾阳虚所致。临床表现为吐泻、腹痛、手足逆冷、冷汗出等症状。《素问·至真要大论篇》说："诸病水液，澄彻清冷，皆属于寒。"凡患者的分泌物和排泄物，清稀而冷的，皆属于寒。

另外，很多痛证是因寒邪所引起，《素问·举痛论篇》说：
"经脉流行不止，环周不休。寒气入经而稽迟，泣而不行，客于脉
外则血少，客于脉中，则气不通，故卒然而痛。"因此，寒邪是引
起神经痛的一大因素。

三、暑

暑是夏天的主气，凡夏天感受暑邪气而发生的多种急性病，统
称为"暑病"。但狭义的一般多指暑温，即中暑、感暑之类的病
症。与神经病变有关主要有以下几种。

中暑：指夏季在炎热气温中，因为中于暑邪而发生的病症。表
现为突然昏倒、恶心呕吐、烦躁大汗（或无汗）、气粗、面色苍白
或昏迷不醒、四肢抽搐、牙关紧闭等。

暑风：其症较为严重，因热盛而出现突然高热、昏迷、面赤、
口渴，甚则角弓反张、牙关紧闭、手足抽搐。此症多见于"乙脑"
的高热昏迷期。

暑厥：是中暑患者出现神志昏迷，手足厥冷至肘膝部。需辨明
是热极似寒，或是阳气暴脱。

暑热证：此证多发生于婴儿，由于体质娇嫩，脾胃虚弱或阴气
不足，在盛夏炎热的环境中，感受温热之气。由于体质差异，临床
表现有两种类型：其一，脾胃虚弱的，主要症状是肢体无力，懒于
说话，纳呆便溏，迁延日久，患儿身体羸瘦，下肢逐渐痿软不能站
立。其二，阴气不足兼受暑热炽盛，主要症状身热午后增高，口渴
喜饮，小便量多，到后期身热稽留不退，消瘦、精神萎靡、肢体无
力。故又有"夏痿"之称。

四、湿

湿属阴邪，性质重浊而黏腻，它能阻滞气的运行，妨碍脾的蕴
化。临床表现：外感湿邪，常见体重腰沉，四肢困倦，关节和肌肉
酸痛，痛常限于一处固定不移；湿浊内阻肠胃，常见胃纳不佳、胸
闷不舒、小便不利、大便溏泄等症。与神经病有关者，莫过于湿

热。湿邪影响气机的流通，蕴久化热，如《素问·生气通天论篇》说；"湿热不攘，大筋软短，小筋弛长，软短为拘，弛长为痿。"说明湿热之邪留恋不除，影响运动神经，使大筋软短致使肢体屈而不能伸而拘挛；小筋弛长则伸而不能屈的痿症。湿热为病比较广泛，见于很多疾病，湿热蒸腾上逆，可内蒙清窍则令人神昏，上蒙清窍则令人耳聋，目瞑；湿阻廉泉则令人不语；湿热阻遏经络可致肢体不遂。

五、燥

燥气易伤津液。燥症的临床表现：为目干、口鼻干燥、唇焦、干咳、胁痛、便秘等。另外，燥气最易化火，燥火炽盛，重伤津液，轻则烦躁不宁，重则谵狂。肺恶燥，燥热最易伤肺，轻则干咳、咯血；重则也可产生四肢不用的痿证。故《素问·痿论篇》说："肺热叶焦，发为痿躄。"

六、火

火是热极的表现，为害最烈。火性炎上，最易伤津。诸凡一切伤津的症状，多是由火所引起。除自身热极之外，还可与其他五气化合，演出各种病变。如风火相煽可出现两目直视、四肢抽搐、角弓反张等症。温热病后期，火热灼津伤液，唇焦舌燥，神昏谵语，就是郁热化火所致。伤寒后期，舌绛心烦，咽痛不寐，就是寒邪化火所致。它如肺热灼津，咳嗽咯血等症，就是燥气化火所致。中暑烦心，面赤身热，大汗，口渴不止，甚至昏迷，就是由于暑邪化火所引起。此外，还有"五志化火"，如大怒气逆则火起于肝；醉饱逾度则火起于胃，房事无节则火起于肾；悲哀恸衷则火起于肺等。这些证候虽属于内因，但均由外因刺激所致。除五气化火和五志化火以外，尚有虚火与实火之别。如高热神昏，气粗口渴，大便秘结，小便赤涩，多为实火所致，心悸虚烦，骨蒸劳热，手足心热，两颧潮红，则多属于虚火。

第三节　不内外因

一、外伤

金刃、跌仆、外力冲击造成的颅脑外伤，最易引起精神神经症状。因为无论是脑震荡还是脑挫伤及脑干损伤，势必造成脑络和督脉的损伤。头为诸阳之会，督脉为诸阳之总督，在脑脉和督脉损伤这一病变的基础上，经络传导阻滞，神明无由传达，因而出现昏迷及各种谵妄状态。严重的脑震荡和脑挫伤患者，不仅脑络损伤，脑血管也受到不同程度的损伤，以致造成血瘀（脑膜内、外血肿）和水肿，而出现昏迷和谵妄，由于挫伤后的脑组织有瘢痕形成，还可引起外伤性癫痫发作。受气浪冲击的人，可发生听和语言功能障碍，以致产生耳聋和失语症。

如外力致脊椎受伤，根据部位的高低和伤势的轻重不同，致神经根受压迫，轻者可使伤侧产生神经痛，或肌肉萎缩，重者可出现不同部位的截瘫。

二、其他

人的生活中一切若失于节制都有可能导致神经系统的疾病，如《素问·上古天真论篇》所说："饮食有节，起居有常，不妄作劳，故能形与神俱……"若长期起居失常，劳逸不当，常可引起神经衰弱；饮食失节，常可引起胃肠功能紊乱。若房事无度，可引起肾气亏损，导致性神经官能症。

第四节　痰与脑血管病的关系

痰为多种脑血管病的原因之一，故在此特别提出而予以重视。痰是人体气化功能活动失调的病理性产物。它多由气机不畅，体液代谢障碍而产生。具体到脏腑，痰的产生多与脾失健运，肺失清肃有关。故有"脾为生痰之源，肺为贮痰之器"之说。水液不能正常运化，水湿留聚成饮，饮因气滞而黏凝成痰，形成对人体有害的物质。痰可能留滞于脏腑，也可能流窜于经络，并能与其他病邪结合而产生多种疾病。仅就与脑血管病有关的阐述如下：

痰可随气升降，无处不到。如痰蒙闭心窍，可使人昏迷不省人事；痰火蒙闭清窍，可使人狂妄；如气郁痰结，可致癫症、痴呆；风动痰升，可致癫痫发作；卒中发作以及各种瘛疭、痉挛、抽搐等症；痰阻经络，可致肢体麻木、不仁或半身不遂；气滞痰凝，可致梅核气、失音；痰浊上犯，则眩晕、恶心、呕吐；如痰流肌肤，可生阴疽；痰注关节，可使关节水肿。总之痰在人体内无处不到，《三指禅》说："痰生怪证。"在中医临床中很多疑难怪证皆从痰论治。

第五节　病　机

神经内科疾病的发生、发展与变化，与患病机体的体质强弱、受邪方式、致病邪气的性质等因素密切相关。总的来说，神经内科疾病的基本病机离不开邪正盛衰、阴阳失调、脏腑功能失调、营卫气血逆乱等。

一、邪正盛衰

在神经内科疾病的发生、发展过程中，由于致病邪气与机体抗病能力之间的抗争，就会发生盛衰变化：若正气增长而旺盛，则促使邪气消退而衰减；反之，邪气增长而亢盛，则正气必然耗损而衰退，这种关系称为邪正盛衰，它直接关系到神经内科疾病的发生、发展与转归。《素问·通评虚实论》中指出："邪气盛则实，精气夺则虚。"邪正双方力量对比的盛衰和消长变化，决定神经内科疾病病机或虚或实以及虚实变化。

1. 邪气实

邪气实是指以邪气亢盛为矛盾主要方面，而人体正气未衰，尚能积极抗邪的一种病理反应，临床上表现为实证。这里的邪气以六淫、疠气、以及痰饮、瘀血和饮食情志等引起脏腑、经络、气血功能失调的有害因素。在神经内科疾病的发生发展过程中正盛与邪实的程度关系到疾病的发生及病损的程度。如果人体正气强盛足以驱邪则不会发生神经内科疾病；如邪气亢盛，正气不足以抵御邪气，则邪气上犯巅顶，扰乱清窍或伤及脑髓，神经内科疾病就会发生。此时虽然邪气亢盛，但正气并未虚衰，故易形成邪正俱盛的争持局面，从而形成邪气壅滞，或闭阻经脉，或气机逆乱，或蒙蔽脑窍等多种多样的实性病理变化，临床上常表现为精神亢奋、躁扰不宁、二便不通等实性病理反映。如外感湿热疫毒之邪，热毒炽盛，传变入里，扰及神明就会出现高热、烦躁、谵语、抽搐，甚或昏迷等病变。

2. 正气虚

正气虚是指以正气虚损为矛盾主要方面的一种病理反应，临床上表现为虚证。导致正虚的原因很多，概括起来主要有先天与后天两方面。先天之虚，多源于禀赋不足，如孕妇失于调养，胎儿发育不全等；后天之虚，多因调摄不当，病后正亏，或邪气的损伤与破坏，致使人体气化衰减，精气血津液等精微物质生化不足；或由于气化亢进，而致使人体精微物质消耗过多，都可导致正虚，从而出现人体精气血津液亏损和脏腑功能衰弱，髓海空虚，脑失所养，遂发生脑病。临床上常表现为神疲体倦，声低息微，二便失禁，脉虚无力等虚性病理反映。虚的病理变化相当复杂，如正气不固，脏腑功能低下，气血生化不足，气化无力，以及气机升降不及等等皆是。例如禀赋不足，或年迈肾亏，或房劳过度，伤骨损髓，可致肾精亏损，髓海不足，脑失濡养，可见眩晕、头痛、失眠、多梦、痴呆、耳鸣、健忘等症。

3. 虚实夹杂

邪正的消长盛衰，不仅可以产生单纯的虚或实的病理变化，而且在疾病发展过程中，还可出现虚实之间的多种复杂变化。如邪气亢盛或病邪久留而损伤正气；或正气不足而致邪气变生者，均可形成邪盛和正衰同时存在的虚实夹杂病理状态。表现为以邪实为主兼正气虚损的实中夹虚证，或以正虚为主又兼实邪结滞于内的虚中夹实证。例如年迈体亏，积损正衰，肝肾阴虚患者，若水不涵木，肝阳上亢，而出现眩晕肢麻，耳鸣耳聋，心中烦热，多梦健忘，脉弦细数者，是因虚致实，以肝肾阴虚为主兼肝阳上亢，则治疗当以滋养肝肾治本为主，佐以平肝清热；若在此基础是突遇情志相激，而见半身不遂，舌强言謇，头痛目赤，口苦咽干，心烦易怒，尿赤便干，舌红，舌苔薄黄，脉弦有力等症者，乃五志过极，暴怒伤肝，导致肝阳暴张，风火相煽，血随气逆，上冲犯脑，发为中风。此时则以肝阳暴亢、风火上扰为主，肝肾阴虚为次，治疗当以平肝潜阳、熄风通络治标为主，兼予滋养肝肾。由此可见在神经内科疾病虚实夹杂的病理变化中，其邪盛正衰亦有孰多孰少、谁主谁次之分，故在神经内科疾病的病机分析中，尤当详辨虚实变化。

二、阴阳失调

阴阳失调是由于致病因素的干扰破坏，或疾病中病理变化的影响，体内阴阳之间失去相对平衡，形成阴阳或偏盛，或偏衰，或阴不制阳，或阳不制阴，或互损，或亡失，或格拒的病理状态。六淫、七情、饮食、劳倦等各种致病因素作用于人体，必须通过机体的阴阳失调才能形成脑病。脑为真气所汇之处，藏元神，源于先天父母之精，又赖后天肾精所养，由于肾气根源于命门肾间动气，而命门之气又本于父母先天脑髓所至真气，因而脑病产生的根本矛盾是阴精与阳气失调。由于脑为元神之脏，具有主宰人之精神活动的功能，因而脑病可以影响五脏阴阳，可导致他脏阴阳失调；同时脑有赖五脏功能正常而奉养，因而五脏阴阳失调为病，也必然导致脑之阴阳失调。因此阴阳失调是脑的根本病机所在，也是神经内科疾病的辨证总纲。

1. 阴阳偏胜

阴阳偏胜，是由于阴阳中的一方亢盛，而另一方不虚，从而表现为实寒或实热证候。阳偏胜，即阳盛，是指在疾病过程中出现的一种阳偏盛，功能亢奋，机体反应性增强，热量过剩的病理状态。形成阳盛的主要原因，多由于感受温热阳邪，或其他外邪从阳化热，也可由于七情内伤，引起气机郁滞化火，或瘀血、食积等郁而化热所致。多表现为阳盛而阴未虚（或虚亏不甚）的实热证。临床上可表现为烦躁、头痛、头晕、神昏、甚或惊厥等神经内科疾病症状兼有壮热、面红、目赤、便干、苔黄、脉数等实热证状。阴偏胜，即阴盛，是指在疾病过程中所出现的一种阴寒偏盛，功能障碍，产热不足，以及病理性代谢产物积聚的病理状态。形成阴盛的主要原因，多由于感受寒湿阴邪，阻遏阳气，从而导致阳不制阴，阴寒内盛。阴盛病机易于导致功能障碍，温煦气化不足，常可出现血脉淤滞，痰湿、水饮潴留，而发生神经内科疾病。

2. 阴阳偏衰

阴阳偏衰，是指阴或阳亏虚引起的病理变化。凡是精、血、津液等物质的质或量方面的不足，则属于阴精亏损；而脏腑经络等组织功能低下，及其气化作用减弱者，则属于阳气虚衰。由于阴阳相互制约，一方面的不足，必然不能制约对方，而引起另一方相对亢盛。阳偏衰，即阳虚，是指机体阳气虚损，功能衰退，代谢活动减弱的病理状态。形成阳虚的主要原因是先天禀赋不足，或后天饮食失养，或劳倦内伤，或久病损伤阳气所致。多表现为阳气不足，阳不制阴，阴相对亢盛的虚寒证。阳气不足多以脾肾阳虚为主。由于阳气虚少，温煦和气化功能减退，以致气血津液的运行迟缓，水湿痰饮潴留，出现精神委靡，畏寒肢冷，乏力嗜睡症状和水湿痰饮潴留证候。阴偏虚，即阴虚，是指人体阴气不足，精、血、津液亏虚，导致滋润、宁静、潜降功能减退，以及阴不制阳，阳相对偏亢的病理状态。形成阴虚的主要原因是阳邪伤阴，或五志过极，化火伤阴，或因久病伤阴所致。多表现为虚热证。临床上可见眩晕耳鸣，失眠多梦，五心烦热，潮热盗汗及腰膝酸软诸症。

在神经内科疾病的发展变化中，除上述阴阳的偏胜与偏衰外，必须注意到在阴阳的失调过程中，由于阴阳互根互用，阴或阳任何一方虚损到一定程度，势必影响另一方，从而导致阴阳两虚的病机。在神经内科疾病的垂危阶段，阴精或阳气的消亡，是阴阳亡失的表现，实际上是生命物质基础耗竭及其功能活动的严重衰竭。另外，阴阳失调还有一种比较特殊的病机，即阴阳格拒，主要是由于某些原因使阴和阳中的一方偏盛至极，或阴和阳中的一方极端虚衰，双方盛衰悬殊，盛者踞于内，将另一方格拒于外，迫使阴阳之间不相维系，从而出现阴盛格阳的真寒假热证或阳盛格阴的真热假寒证等复杂的病理现象。

三、脏腑失调

脑与五脏在生理上相互联系，病理上相互影响，尤其是五脏的功能失调必多反映于脑。

肾病及脑：肾主藏精生髓充脑，为先天之本，水火之脏，是人体阴阳之根。肾病最易耗伤精气，从而导致生长发育、脑等方面的功能不足。脑髓依赖肾精的充养，肾虚精气亏耗，脑髓空虚，精不养神，则见眩晕耳鸣，耳目失聪，健忘，精神呆钝，动作迟缓，小儿五迟、五软等症。肾阴亏虚，相火妄动，虚热内生，可见五心烦热、遗精等。肾病不能主水，小便不利，水邪上犯，神明失其主宰，可出现头痛、眩晕、失眠、烦躁，甚至昏迷抽风等症。至于脑髓（脊髓）病变，多有原发在肾虚者，因督肾阳衰，元气不能上升于脑髓而致脑病。

心病及脑：如心主血脉的功能不足，则血液运行失常，不能上荣于脑，就可出现脑部缺血而发生眩晕，头痛，健忘，痴呆，甚至昏厥等症。

肝病及脑：由于肝藏血、藏魂、主疏泄，对调节脑海血流量及疏达情志有着重要作用。因此肝病容易影响到脑。如肝火上扰清窍，可出现头痛、心烦、急躁易怒等；肝不藏魂，肝火扰神，可见惊狂、不寐、神呆等症；肝火动风，可见壮热神昏，手足抽搐，或颈项强直，角弓反张等；暴怒肝气上逆于脑，气血并走于上，可见中风、昏厥等病症；肝血不足，肝阴亏损而动风，可见偏枯、眩晕耳鸣、麻木不仁、手足蠕动、神倦瘛疭等症。此外，胆附于肝，主中正，若"胆热移于脑"，亦可见不寐、惊悸、怔忡、眩晕等症。

脾病及脑：脾主运化升清，主统血，为后天之本，气血生化之源。如果脾气虚弱或脾不升清，可导致大脑气血精髓的来源困乏而见神明紊乱。若脾失健运，可造成水湿停聚而为痰为饮，痰饮蒙蔽于脑，可致多种脑病的发生。宿食停滞，酿为痰热，胃气不和，痰热上扰可致心烦不寐，头重目眩，所谓"胃不和则卧不安。"

肺病及脑：肺主气，司呼吸，朝百脉而主治节。如果肺的宣发肃降功能失常，就可影响到脏腑间的气机升降运动，脑之气血精髓也无以得到补充，而使脑神失用。例如：肺的吸清呼浊功能受损，清浊升降失司，百脉失养，浊气潴留。甚至随血行而瘀滞于脑，轻则表现为注意力不集中，定向能力减退，神志恍惚，淡漠；重则出现精神意识障碍，类似现代医学的肺性脑病、各种肺部疾患导致的脑供氧不足等。

四、营卫气血失调

气和血都是构成人体和维持人体生命活动的物质基础。人体的气和血流行于全身，是脑进行生理活动的物质基础。如果脑的气血失常，必然会影响到它的各种生理功能，从而形成各种神经内科疾病。

1. 气虚

由于先天禀赋不足，后天失养，劳倦内伤，久病不复，或肺脾肾的功能失调而致气的生成不足，元气亏虚，不能上养于脑，致脑神功能失调，临床上可见各种神经内科疾病症状。王清任《医林改错·脑髓说》说："脑髓中一时无气，不但无灵机，必死一时，一刻无气，必死一刻"；又说："元气一亏，经络自然空虚。有空虚之隙，难免其气一边归并"而发生半身不遂。再者，津血赖气以行，元气虚又可致痰湿瘀滞，诸浊邪萌生，而出现多种神经内科疾病症状。

2. 血虚

血是机体精神活动的主要物质基础。《素问·八正神明论》

说："血者，人之神，不可不谨养。"人的精神充沛，神志清晰，感觉灵敏，活动自如，均有赖于血的充盛，血脉的调和与流利。正如《灵枢·平人绝谷》说："血脉和利，精神乃居。"由于失血过多，或因脾虚化源不足，或因久病消耗等因素均可致营血暗耗，导致血虚。血虚则脑髓失养，经脉失濡，而出现头痛，头晕，失眠，健忘，痴呆，肢体麻木等多种病症。

3. 气血关系失调

"血为气之母，气为血之帅"，气虚或血虚，最终可导致气血两虚，临证可见失眠、多梦、心悸、肢体麻木、行动不便等症。气能行血，气虚推动无力可致血瘀，气血瘀滞于脑可见头痛、偏瘫、半身不遂、癫、狂等病症。血能载气，大量失血，可致气随血脱，形成气血两脱，也可导致各种脑部病变。

4. 营卫气血逆乱

营卫气血逆乱能导致多种神经内科疾病的发生。《素问·调经论篇》云："五脏之道，皆出于经遂，以行血气。血气不和，百病乃变化而生，……血并于阴，气并于阳，故为惊狂。血并于上，气并于下，心烦善怒。血并于下，气并于上，乱而喜忘。"说明气血的逆乱能致多种神经内科疾病的道理。《内经》论述的多种厥证，如大厥、暴厥、尸厥、薄厥、阳厥、煎厥等，无不与气血逆乱于上（头）有关。而气之所以逆，多与情志失调密切相关，如《素问·举痛论》曰："余知百病生于气也，怒则气上，喜则气缓，悲则气消，恐则气下，……惊则气乱，劳则气耗，思则气结。"脑主五志，气逆与情志相关，而气逆又易致脑病，这就说明了气逆与脑病产生的因果关系。在温病中，气分证、营分证、血分证都会出现神志障碍，如神昏、谵语、心烦不寐，甚或惊厥，瘛疭等脑神被扰的症状。

五、神经内科疾病的病机特点

1. 易虚易实

脑为清灵之脏，至尊之地，邪不能犯，犯之则脑神失用，神机不运而变生诸多病变。由于"正气内存，邪不可干，邪之所凑，其气必虚"的缘故，故凡神经内科疾病之实证，非外感六淫之邪犯脑，即为痰、水、瘀、毒壅滞清窍。如痰瘀闭窍，风火扰神者，可见神昏烦乱、谵语狂言、抽搐肢厥等症。痰湿浊邪上蒙清窍，则可见表情淡漠，神识恍惚，甚则昏不知人。神经内科疾病之虚证，则多为髓海不足，元气亏虚。如年老精亏者，髓减脑消，常见头晕目眩，目光呆滞，痴呆等症。由于其喜宁静而恶燥扰，故性属娇脏，病理上易虚易实。因此，在神经内科疾病的发展过程中，必须注意到邪正盛衰的变化，区别虚多实少、实多虚少、虚实兼见之证。

2. 感觉失常

凡病变在脑，多有视觉、嗅觉、听觉、味觉、肢体觉等感觉功能失常之症。因为就生理而言，各种感觉皆赖脑神功能的正常发挥。《灵枢·邪气脏腑病形》云："十二经脉三百六十五络，其血气皆上于面而走空窍。其精阳之气走于目而为睛；其别气走于耳则为听；其宗气上出于鼻则为嗅；其浊气出于胃走唇舌于头，营于脑。"故感觉失常，皆责于脑。如脑病精脱髓亏则耳聋；邪热蒙蔽清窍则耳鸣、耳闭；胆热移于脑则鼻渊，嗅觉的异常；髓海不足，则"目无所见"等。神经内科疾病后也可出现舌不能言、木舌、重舌、舌肿等，并可导致味觉的异常。它如神经内科疾病导致四肢震颤、步态不稳、肌肤麻木，冷痛莫知等症。

3. 神机失用

脑为元神之府，脑病则神机失用，最主要的表现就是神志异常。脑病实者多见神志不清，如秽浊入中，热扰神明，痰迷脑窍，气血上逆，血阻脑络等。脑病虚证，则是神衰乏用，临床上可表现为神倦欲寐，失眠健忘，好卧，行动迟缓，感情淡漠，痴呆，抑郁寡欢，神思迷惘等。如果神失守位，不能保持神的充足，则见目光呆滞，精神萎靡，意识涸乱，反应呆钝，动作迟缓，独自言语，或癫狂打骂，不避亲疏等；严重者则神不内敛，就会出现神昏，不省人事，或循衣摸床，甚至会导致死亡。

4. 传变无序

疾病的传变一般都有一定的规律，如由表入里，表里脏腑相传，循经传，或按五行生克规律而传变。唯有脑病变化多端，表现不一，轻重虚实均有较大的差异。其最大特点是：不按次序相传。这是因为，脑病多由七情太过而发病，《素问·玉机真藏论》曰："忧恐悲喜怒，令人不得以其次，故令人有大病矣。"且脑为真气所汇之处，而真气无处不到，因而，若脑为病，真气或聚而不至，或亏而不至，其表现复杂多样。综上所述，神经内科疾病的变化机制，尽管内容繁多，形式复杂，但基本上可以从病变部位、性质、趋势、类别等几个方面加以概括。病变的部位有在气在血、在经络、在脏腑等之分；病理的性质有虚有实；病变的趋势有进有退；病变的类别不属阴便属阳。因此，阴阳、虚实、气血概括了所有神经内科疾病的病理变化特点。

第六节　治疗原则

一、治病求本

治病求本是辨证论治的基本原则。"本"与"标"是相对而言，包含多种含义，可用于说明病变过程中各种矛盾关系。从邪正双方来说，正气是本，邪气是标；从病因与症状讲，病因是本，症状是标；从疾病先后来讲，旧病、原发病是本，新病、继发病是标。

疾病的发生、发展总是通过若干症状而表现出来的，这些症状只是疾病的表象而非本质。只有充分的搜集了解疾病的各个方面，包括内在的全部情况，综合分析才能透过现象看到本质，从而确立恰当的治法。在临床运用这一治疗法则时又包括"正治反治"、"标本缓急"、"病治异同"三种情况。

（一）正治反治

因为疾病的病理变化不同，在临床上表现的证候甚为复杂，所以在治疗上也就有正治反治的区别。

正治法又称逆治，是针对疾病性质、病机，从正面治疗的常规治法，即采用与疾病证候性质相反的方药进行治疗。在运用时关键是要辨清疾病证候的病因、性质等。如病性属寒当用温热法；热病用寒凉法；若属脑内有坚积之病，如症瘕积聚之类，当用削伐之法；属于外邪侵袭脑络者用祛除外邪法；气血郁结于脑或痰浊、邪气内结等，用消散法；经络拘急痉挛引起的疼痛不遂应用舒缓法；精气耗散病证用收敛法；虚损怯弱之病用温养补益法；过逸运动障碍，而致气血凝滞如瘫痪，肢体不遂等当用行气之法。治法中的"寒者热之，热者寒之，……，坚者削之，客者除之，劳者温之，结者散之，留者攻之，燥者濡之，急者缓之，散者收之，损者温之，逸者行之，惊者平之……"等均属于正治法范畴。

反治法或称从治，是针对疾病所表现的现象而言，这种现象往往是疾病证候中所表现出的假象，所采用的治法方药是和这种假象相一致。本法多用于一些复杂病证的危重阶段，出现与疾病性质不一致甚至相反的征象。运用的关键要全面分析病情，辨清假象抓住本质，准确作出判断。常用的反治法主要包括"寒因寒用"、"热因热用"、"塞因塞用"、"通因通用"。即以热药治疗真寒假热证，以寒药治疗真热假寒证，因虚致痞塞的用补益法，大热内蓄、大寒内凝或积聚留滞而致泻利不止则以通法下之。对于疾病的本质而言，无论正治反治都是药证相逆的。因此，正治法和反治法仍然是遵循"治病求本"和"以寒治热，以热治寒趋"、"盛者泻之，虚者补之"的原则的。

（二）标本缓急

在复杂多变的病证中，常有标本主次的不同，治疗时就有先后缓急轻重的区别。标通常指疾病表现于临床的现象和所出现的证候；本是疾病发生的病机，即疾病的本质，也可相对的指先病的脏腑及其病理表现。标本治法的临床应用是"治病必求于本"，但在某些情况下，标病甚急，不及时解决可危及生命或影响疾病的治疗，则应采取"急则治其标，缓则治其本"的原则，若标本并重，则应标本兼顾，标本并行，即"间者并行，甚者独行"。

1. 急则治其标

在疾病的发展过程中，如果出现了紧急危重的证候，影响到患者生命安危时，必须先行解决，而后再治疗其本的问题。例如在脑系疾病中出现严重脑水肿并发脑疝时，必须优先予以治疗，待危重病情控制后再治本病。

2. 缓则治其本

是疾病变化比较平稳或慢性病的治疗原则。对急性病的恢复期、发作性疾病的缓解期和慢性病等都有重要指导意义。如中风病中的中脏腑，发生闭证时急宜祛邪，息风开窍，度过危重期神志清醒后再对留有的后遗症如半身不遂、语言不利、口眼㖞斜等进行虚、实、火、风、痰、气、血的辨证予以治疗。对癫痫的治疗也符合这一原则，发作期可针对不同的证型给予定痫息风、豁痰开窍以治其标、在发作间期应以补虚固本为主，以治其本，达到预防、减少发作的目的。

3. 间者并行，甚者独行

在标本俱急和标本并重的情况下，必须标本同治，若标急要治标，本急则要治本。在脑系疾病中，大多属本虚标实，故该治则尤为常用。如血管性痴呆在演变过程中以肾精亏损、痰瘀内阻为病变基础，治疗时应用补肾益精、活血通络、化痰降浊之法以兼顾标本。可以看出，标本的治疗原则既有原则性又有灵活性。临床应用或先治本，或先治标，或标本兼治，应视病情变化适当调整，重要在于辨清疾病的本质证候做到治病求本。

（三）病证异同

病证异同反映了中医学中"病"与"证"的区别，体现了辨证论治的优越性。病是有特定病因、发病形式、病机、发展规律和转归的一个完整过程。证是疾病发展过程中的某一阶段的病理概括。辨证论治是将四诊收集的资料、症状和体征，通过分析、综合，辨清疾病的原因、性质、部位以及邪正关系，概括判断为某种性质的证，根据辨证的结果确定相应的治疗方法。辨病论治是在疾病被确诊后，根据疾病确定治疗原则。中医对疾病的治疗，既辨病又辨证。对于病情相对简单，变化较少的疾病可采用辨病论治。但大多数疾病都呈现漫长的过程，每个阶段的病理变化又不尽相同，加之患者个体差异颇大，很难确定统一的治疗方法，这就要着眼于证的分辨，然后才能正确施治。由于辨证论治能辨证地看待病和证的关系，既可以看到一种病可以包括几种不同的证，又看到不同的病在发展过程中可以出现同一种证，因此治疗中又出现了"同病异治"和"异病同治"两种情况。

"同病异治"是指同一种疾病由于发病的时间、地区、患者机体反应性不同，或处于不同的发展阶段，表现的证不同，因而治法也不同。以中风为例，首先有中经络和中脏腑之分，中脏腑又有闭证、脱证之分，同为闭证又有阳闭和阴闭的区别，治疗也就不同。不同的疾病，在其发展过程中，由于出现了相同的病机即证相同或相似，也可采用同一方法治疗就是"异病同治"。如中风后遗症出现半身偏枯不遂和血管性痴呆，虽然二者病不同，但若均属于气虚血瘀证则都可采用补阳还五汤，属于以血瘀为主又都可用血府逐瘀汤。由此可见，中医治病主要着眼于病机的区别，相同的病机，可用基本相同的治法；不同的病机就必须采用不同的治法，正所谓："证同治亦同，证异治亦异"。针对疾病发展过程中不同的矛盾用不同的治法恰恰是治病求本治疗原则的体现，也正是辨证论治的精神实质。

二、扶正祛邪

疾病过程是正气与邪气矛盾双方相互斗争的过程。正邪斗争的胜负决定着疾病的进退。邪胜正则病进，正胜邪则病退。治疗疾病就要扶助正气，祛除邪气，改变正邪双方的力量对比，使之有利于疾病向愈。

扶正，即扶助正气，增强体质，提高机体对环境的适应能力、抗邪能力和康复能力。扶正多用补虚方法，还包括针灸、气功及体育锻炼等，另外精神的调摄和饮食营养的补充对于扶正也具有重要意义。祛邪，即祛除病邪，使邪去正安。祛邪多用泻实之法，不同的邪气，不同的部位，其治法亦不相同。实则泻之，虚则补之是扶正祛邪原则的具体应用。扶正与祛邪方法虽然不同，但两者相互为用，相辅相成。扶正使正气加强，有助于机体抵御祛除病邪；祛邪能够排除邪气的侵犯，有利于正气的保存和恢复。扶正祛邪在运用时要观察分析正邪的消长盛衰情况，根据正邪在矛盾中的地位决定扶正与祛邪的主次和先后。一般包括以下几种情况：

（一）扶正

适用于以正气虚为主要矛盾，而邪气不盛的虚性病证。扶正的补法主要有益气、养血、滋阴、助阳等法。具体运用手段除内服汤药外还包括针灸、推拿、气功、食疗和精神调摄。

《素问・五脏生成》说："诸髓者，皆属于脑"，《灵枢・海论》："脑为髓之海"，《素问・脉要精微论》："头者，精明之府"均说明脑由髓汇聚而成，而髓由精生，故肾气实则精足髓充，髓充则脑健。因此，对神经内科疾病之虚证应注重培补元气，养精益髓。

（二）祛邪

适用于以邪实为主要矛盾，而正气未衰的实性病证。解表、攻下、渗湿、利水、消导、化瘀、祛痰等都属于祛邪的泻法。

人的思维、记忆等精神活动均与脑密切相关，脑神的物质基础为脑髓，神经内科疾病又多在脑髓，脑髓乃肾精所生。若精气虚损，机体内环境失调，痰浊瘀血内生，风火痰瘀相互为患，痰瘀胶着不化，从而损伤脑髓。针对神经内科疾病的特点，临床上可灵活运用祛邪法。如豁痰息风开窍治疗痰湿内盛所致的中风阴闭神志不清；清肝泻火化痰法治疗肝火痰热的痫证。

（三）扶正祛邪兼用

二者同时兼用则扶正不留邪，祛邪又不会伤正，体现了攻补兼施，适用于正虚邪实、虚实夹杂的病证。在具体运用时，还要分清正虚邪实的主次关系，合并使用时亦有主次之别。正虚为主或较急重的应以扶正为主，兼顾祛邪。单纯补虚则易恋邪，单纯攻邪又易伤正。对中风后的气虚血瘀、脉络瘀阻的半身不遂证，治用补气活血、通经活络的补阳还五汤，重用黄芪大补脾胃元气，使气旺以促血行，祛瘀而不伤正。邪实为主或较急重的应以祛邪为主，兼顾扶正。

（四）先祛邪后扶正

先祛邪后扶正即先攻后补。适用于虽然邪盛正虚，但正气尚能耐攻，或同时兼顾扶正反会助邪的病证，则应先祛邪而后扶正。如久病体虚而骤见热毒内陷，痰热壅闭清窍，出现高热烦躁、神昏谵语、中风昏迷证，当急用开窍醒神法，以清热开窍、豁痰解毒之安宫牛黄丸，待患者神清病平，标去后再调补，则无留寇助邪之虞。

（五）先扶正后祛邪

先扶正后祛邪即先补后攻。适用于正虚邪实，以正虚为主，不耐受攻伐者，由于正气过于虚弱，兼以攻邪则反更伤正。另外，病情甚虚甚实而病邪不易扩散者，先扶正也有利于祛邪。如脑内有虫积的患者，正气虚弱不宜驱虫，应健脾以扶正，使正气得到一定恢复时再驱虫消积。总之，应以扶正不留邪，祛邪不伤正为原则。

三、调整阴阳

阴阳的相对平衡维持着人体正常的生命活动，而疾病的发生，从根本上讲即是阴阳的相对平衡受到破坏，出现偏盛偏衰的结果。对于阴阳的偏盛偏衰，要谨察其所在，补偏救弊，恢复阴阳的相对平衡，促进阴平阳秘。阴阳失调的病理变化可概括为阴阳偏盛、阴阳偏衰、阴阳互损、阴阳格拒、阴阳亡失等，因此，调整阴阳的治则也主要包括损其偏盛、补其偏衰、补益兼用等三个方面。

（一）损其偏盛

损其偏盛是对于阴阳偏盛，即阴或阳的一方过盛有余的病证可采用"损其有余"的方法治之。如阳热亢盛的实热证，应"治热以寒"，用"热者寒之"的方法以清泻阳热；阴寒内盛的实寒证则应"治寒以热"，用"寒者热之"的方法以温散阴寒。

另外，《素问·阴阳应象大论》指出："阴胜则阳病，阳胜则阴病。"即在阴阳偏盛的病变过程中，一方的偏盛可导致另一方的不足，阳热亢盛易于耗伤阴液，阴寒偏盛易于损伤阳气，故在调整阴或阳的偏盛时，应注意是否有相应的阳或阴偏衰的情况存在，若已引起相对一方的偏衰时当兼顾其不足，配合以扶阳或益阴之法。

（二）补其偏衰

这是对于阴阳偏衰，阴或（和）阳的一方虚损不足的病证，如阴虚、阳虚或阴阳两虚等，采用"补其不足"的方法治之。阴阳偏衰的差异可产生证候寒热的不同，采用的补虚方法也有差别。

阴虚不能制阳的阴虚阳亢虚热证，根据"诸寒之而热者取之阴"之理，当滋阴以制阳，即"壮水之主，以制阳光"。因阳虚不能制阴的阴盛虚寒证，根据"热之而寒者取之阳"的原则，应补阳以制阴，即"益火之源，以消阴翳"。若属阴阳两虚者则应阴阳双补。

阴阳是互根互用的，故阴阳偏衰亦可互损，因此在治疗阴阳偏衰的病证时，还要注意"阳中求阴"或"阴中求阳"，即在补阴时适当配用补阳药，补阳时适当用补阴药。

（三）损益兼用

由于阴阳的互根互用，在阴阳偏盛的病变过程中，一方的偏盛常会引起另一方的偏衰，在治疗中应损其有余，兼顾其不足。若以阴阳偏衰为主，同时存在阳或阴相对偏盛的病机，则应以补其不足为主，兼顾损其有余。

另外，由于阴阳是辨证的总纲，疾病的各种病理变化均可用阴阳失调来概括，故凡表里上下，出入升降，寒热进退，邪正虚实，以及营卫不和，气血不和等，无不属于阴阳失调的表现，因此从广义讲，解表攻里、越上引下、升清降浊、寒热温清、虚实补泻以及调和营卫、调理气血等方法也都属于调整阴阳的范围。如《素问·阴阳应象大论》所说："其高者，因而越之；其下者，引而竭之；中满者，泻之于内；其有邪者，渍形以为汗；其在皮者，汗而发之；其剽悍者，按而收之；其实者，散而泻之。审其阴阳，以别柔刚，阳病治阴，阴病治阳，定其血气，各守其乡"。说明了调整阴阳治则的具体应用。

四、调整脏腑功能

由于人体是一个有机整体，脏与脏，脏与腑，腑与腑之间在生理上相互协调，相互促进的，在病理上则相互影响。神经内科疾病会影响到其他脏腑，其他病变后又会影响脑，故在治疗神经内科疾病时不能单纯考虑脑，而应注意调整脑与各脏腑的关系。

脑居颅内，由髓汇集而成。脑为髓之海，元神之府，神机之源，诸神之会，一身之主。大经小络，贯布于脑，纵横交错而为脑脉，脑脉为血之隧道，灌注五脏精华之血和六腑清阳之气，以滋脑养髓，脑髓下行贯注腰脊之中，统脏腑经络、四肢百骸、气血、肌肉、皮肤。脑为诸阳之会，其气下降，以助肾之作强之用和伎巧之所出。所以，肾气实则精足髓充，髓充则脑健。"肾藏精、精舍志，志伤则喜忘前言"。脑为元神之府，精灵之地，神机之源。说明只有脑神正常行令，肾主之志才能正常发挥其功能。肝藏血主疏泄，气机条达，气血旺盛上奉于脑，肝肾同源，精血充足以源源不断地发挥脑神之用。在中医藏象学中将脑的生理和病理统归于心而分属五脏，更说明了脑与心的密切相关。因此，神经内科疾病的治疗中要根据脏腑间的生理联系和病理影响；调整其功能活动，使之各司其职，才能有利于脑髓及神机的功能正常，促进神经内科疾病的向愈。

五、调理气血

气血是各脏腑及其他组织功能活动的主要物质基础，是人体生命活动最基本的物质。脑与气血有着密切的联系。十二经脉三百六十五络，其血气皆上注于面而走空窍，头面诸窍又皆通于脑，血是神志活动的基础。

脑系疾病常与气血逆乱并见，如"大怒则形气绝，而血菀于上，使人薄厥"。因此，治疗脑系疾病应注意调理气血，以"有余泻之，不足补之"为原则，使气血关系恢复协调。

气能生血，气旺则血生，气虚生血不足，可致血虚，或气血两虚，治疗以补气为主兼顾补血，不能单纯补血。

气能行血，气虚或气滞可导致血行减慢，瘀滞不畅，是为气虚血瘀或气滞血瘀。治宜补气行血或理气活血化瘀。气机逆乱则血行也随之逆乱，如肝气上逆，血随气逆，导致昏厥，治疗则宜降气和血。

气能摄血，气虚不能摄血，可导致血离经脉而出血，如出血性中风，治疗时宜补气摄血。

血为气母，故血虚气亦虚。血脱者，气常随血脱。治疗应根据"有形之血不能速生，无形之气所当亟固"的原则先补气固脱。

气血失调多与脏腑功能失调相关，调理气血同时还要结合调理脏腑的功能。

六、异法方宜

异法方宜是要因时、因地、因人制宜。在治疗疾病时要根据季节、地区以及人体的体质、性别、年龄等不同条件制定适宜的治疗方法。由于疾病的发生、发展与转归受多方面因素的影响，如时令气候、地理环境等，尤其是患者个体的体质因素，对疾病的影响更大。因此，在治疗疾病时，必须把以上诸多因素考虑进去，对具体情况作具体分析，区别对待。

（一）因时制宜

四时气候的变化，对人体的生理功能、病理变化均产生一定的影响。根据不同季节气候特点，考虑治疗用药的原则即为"因时制宜"。

春夏季节，气候由温渐热，阳气升发，人体腠理疏松开泄，不宜过用辛温发散药，以免开泄太过，耗伤气阴；而秋冬季节，气候由凉变寒，阴盛阳衰，人体腠理致密，阳气内敛，当慎用寒凉药物，以防伤阳。其中，暑邪致病有明显的季节性，在暑热季节治病时往往加入清暑化湿之品；秋季气候干燥，可酌情配伍辛凉润燥之法，正所谓："必先岁气，无伐天和"。

另外，"非时之气"也是一种常见的致病诱因，如夏季应热反寒，冬季应寒反暖，临床用药时应根据实际的天气寒热具体分析用药。

（二）因地制宜

根据不同地区的地理环境特点考虑治疗用药的原则为"因地制宜"。不同地区由于地势高低、气候条件及生活习惯各异，人的生理活动和病变特点也不尽相同，治疗时根据当地环境及生活习惯而有所变化。

如我国西北地区，地处高原，气候寒冷干燥少雨，多食鲜美酥酪骨肉和牛羊乳汁，其病以燥寒内伤病为主，治宜辛润。东南地区临海傍水，地势低洼，温热多雨，病多湿热治宜清化。即使同患外感，西北以外寒内热为主，东南则以阳气外泄内寒自生为主，故治疗时西北应散其外寒，凉其内热，东南当收敛外泄阳气上温其内寒。

（三）因人制宜

根据患者年龄、性别、体质、生活习惯的不同进行处方用药的原则即是"因人制宜"。不同年龄的生理状况和气血盈亏不同，治法用药也会有区别。老年人脏腑气血衰退，患病多虚，或虚实夹杂、虚中夹实，治疗宜扶正补虚，有实邪也要慎用攻法，祛邪勿伤正。青壮年患者正气旺盛，体质强健，病变多为实证，可侧重攻邪泻实，用药量亦可稍重。

男女性别不同，生理特点各异。妇女有经带胎产等情况，治疗用药时应加以考虑，治法上应配合调理冲、任二脉。如百合脏躁等病证以女性居多，治疗时要注意结合女性特点。

体质有强弱寒热之偏，素体阳盛或阴虚之体慎用温热之剂；阳虚或阴盛之体慎用寒凉伤阳之药。异法方宜体现了中医治病求本的原则，反映了辨证论治的原则性和灵活性。

七、未病先防、既病防变

中医治病始终重视"治未病"的思想，强调防患于未然。医者就要在疾病的发生发展的整个过程中，及时洞察一切形诸于外的征象，做到未病先防和既病防变。

（一）未病先防

在疾病发生之前做好预防工作，防止疾病的发生。疾病的发生关乎正邪两方，未病先防就要从这两方面入手。

1. 精神调摄

精神活动与人体的生理病理变化密切相关。精神刺激使人体气机逆乱，气血阴阳失调而发病。情志因素影响过度则可导致全身气机失调，"怒则气上，喜则气缓，悲则气消，恐则气下，寒则气收，惊则气乱，……思则气结，……"。在疾病过程中，情志的波动又能使疾病恶化。精神的舒畅可使人体精神内守，各种疾病的发生率降低。

神经系统疾病与情志因素的关系尤为密切。大怒迫使气血上逆而致昏厥，中风尤其与之相关，故精神调畅亦尤显重要。

2. 加强锻炼

华佗创立"五禽戏"，模仿虎、鹿、熊、猿、鸟五种动物的动作进行锻炼，促进血脉流通，气机调畅，增强体质，防治疾病。后世不断演变的太极拳等多种健身方法不仅能增强体质，提高健康水平，预防疾病的发生，对多种慢性病的治疗也有一定作用。在脑系疾病中，加强锻炼对预防中风病的发生尤为重要。

3. 起居有节

保持身体健康应懂得自然变化规律，适应自然环境的变化，对饮食、起居、劳逸等适当的节制和安排。《素问·四气调神大论》曰："春三月，此谓发陈。天地俱生，万物以荣，夜卧早起，广步于庭，……夏三月。天地气交，万物华实；夜卧早起，无厌于日；……秋三月，此谓容平。天气以急，地气以明；早卧早起，与鸡俱兴；……冬三月，此谓闭藏。早卧晚起，必待日光……"。就是要顺从四时的生长收藏规律调整行动起居。

4. 防止病邪侵害

在提高正气抗邪能力的同时，还要防止病邪的侵害。如："虚邪贼风，避之有时"，"五疫之至，皆相染易"，应"避其毒气"等是避免六淫、疫疠的有效方法。

（二）既病防变

既病防变就是要在疾病发生后，早期诊断早期治疗防治疾病的发展与传变。

1. 早期诊治

疾病的发展往往是由轻到重，有比较单纯到错综复杂。疾病初期病情尚轻，正气较盛，抗邪和康复能力均较强，及时治疗能收到良好疗效。随着疾病的发展，病情复杂多变，虚实互见，寒热错杂，治疗相对困难。中风病往往会出现先兆症状，一过性的肢体麻木不遂、口舌㖞斜。语言謇涩等，若及时发现，在早期给予正确治疗则可避免重症发生。因此，在防治疾病过程中，一定要掌握疾病发生发展规律及其传变途径，做到早期诊断，有效治疗，才能防止传变。

2. 先安未受邪之地

疾病是不断变化的，而机体又是一个相互联系的整体，当某一部位发生变化时，必然向相关脏腑传变，并遵循一定的传变规律。在治疗时，掌握传变规律，从整体出发，以时空动态的观点采取治疗措施，阻断和防止疾病的进一步发展。在血管性痴呆的研究中发现，其自然病程分为 3 个阶段，即相对平稳的平台期、病情波动时好时坏或有加重趋势的波动期、病情加重倾向未及时治疗或突然加重的下滑期。了解该病的特点和动态变化规律，治疗时就可做到积极治疗早期轻重症，延长平台期，稳定波动期，防止下滑加重。

第七节　常用治法

治法是在辨清证候审明病因、病机之后，有针对性地采取的治疗方法。早在《内经》中已记载许多治法的理论和具体方法。至汉末，张仲景在"勤求古训，博采众方"的基础上，总结出较为系统的中医辨证论治体系，在治法的理论和方法方面进一步作了充实和发展，丰富和提高了治法的内容。其后，历代医家在临床实践中制定了许多新的治法。

一、清热法

清热法是通过寒凉泄热的药物和措施，清除火热之邪的一种治法，又称清法。适用于里热证的治疗。《素问·至真要大论》："热者寒之"、"温者清之"、"治热以寒"是清法的理论依据之一。由于里热证有热在气分、营分、血分、热甚成毒及热留于某一脏腑之分，因此清热法又有清气分热、清营凉血、气血两清、清热解毒和清脏腑热的不同。在神经内科疾病学中清热法的运用范围较广。凡发热性疾病除辨证用药外常可配合清热药。

（一）清气分热

适用于邪入气分，里热渐盛，阳明经证。常用方剂：白虎汤、竹叶石膏汤。常用中药：石膏、竹叶、知母。

（二）清营凉血

适用于邪入营分，神昏谵语，或热入血分，见舌红绛，脉数，及吐血、衄血、发斑等。神经内科疾病中若出现高热神昏谵语，发斑发疹证时均可采用本法治疗。常用方剂：清营汤、清官汤、犀角地黄汤。常用中药：水牛角、生地、玄参、丹皮、芍药等。

（三）清热解毒

适用于热毒诸证。常用方剂：清瘟败毒饮、黄连解毒汤。常用中药：黄芩、黄连、黄柏、连翘、玄参、麦冬等。

（四）清脏腑热

适用于邪热偏盛于某一脏腑，或某一脏腑的功能偏亢而发生各种不同的脏腑里热证。临床上的三叉神经痛、头痛等均可按照经脉的循行，清解相应脏腑之热。

　　常用方剂：肝经实火所致的眩晕头痛可用当归龙荟丸；肝火犯胃可用左金丸；肺有伏火郁热可用泻白散。

　　常用中药：黄芩、黄连、栀子、柴胡等。

　　注意事项：

　　（1）注意寒热真假，阴盛格阳的真寒假热证和命门火衰的虚阳上浮证均不可用清热法。

　　（2）由于热必伤阴，进而耗气，因此要注意清热和滋阴、益气等法配合使用，通常苦寒清热药多性燥，易伤阴液，不宜久服。

　　（3）如热邪炽盛，服清热药入口即吐者，可于清热剂中少佐辛温的姜汁，或凉药热服。

二、攻下法

　　攻下法是通过荡涤肠胃，泻出肠中积滞，使停留于胃肠的宿食、燥屎、冷积、瘀血、结痰、停水等从下窍而出，以祛邪除病的一种方法，又称下法。《素问·至真要大论》中："其下者，引而竭之"，"中满者，泻之于内"即为下法的理论依据。

　　攻下法适用于里实证，凡邪在肠胃，燥屎内结，或热结旁流，以及停痰留饮、瘀血积水等邪正俱实之证均可使用。

　　常用方剂：阳明腑实证见谵语狂言、狂躁妄动者可予大承气汤；水饮停蓄可辨证选用五皮饮、五苓散等。常用中药：大黄、芒硝、瓜蒌、莱菔子、枳实、厚朴等。

　　注意事项：

　　（1）凡邪在表或邪在半表半里一般不可下；阳明病腑未实者不可下；年高津亏便秘或素体虚弱阳气衰微而大便艰难者不宜用峻下法。妇女妊娠、产后及月经期皆应慎用下法。

　　（2）下法以邪去为度，得效即止，不宜过量，以防正气受伤。大便已通或痰瘀水邪已去，则停服下剂，故《素问·六元正纪大论》有："大积，大聚，其可犯也，衰其大半而止"之戒。

　　（3）药后宜糜粥调养，勿骤进油腻。

三、补益法

补益法是滋养补益人体的气血阴阳之不足，或补益某一脏之虚损的治法。《素问·三部九候论》："虚则补之"；《素问·至真要大论》："损者益之"；《素问·阴阳应象大论》："形不足者，温之以气，精不足者，补之以味"都指此而言。补益法重点在于，通过药物的补益，使人体脏腑或气血阴阳之间的失调重归于平衡，同时，在正气虚弱不能祛邪时，也可用补法辅助正气，或配合其他治法达到扶正祛邪的目的。

补益法在脑系疾病中应用广泛，如眩晕、痴呆、五迟、五软、解颅等。常用的补益法又可分为如下几种：

（一）补肾填精

适用于肾精亏虚所致的眩晕、痴呆、肢体痿弱等病证。

常用方剂：肾精亏虚所致耳目失聪，须发早脱，腰膝酸软可用河车大造丸；健忘痴呆可用补肾益髓汤；两足痿软可用鹿角胶丸。

常用中药：人参、鹿角胶、紫河车、龟甲胶、枸杞子、益智仁、何首乌等。

（二）健脾益气

适用于脾失健运，精微不布所致的痿软、瘫痪、眩晕等病证。

常用方剂：中气不足，脾胃亏虚，精微不运所致痿证可用补中益气汤；中气不足，清阳不升的眩晕可用归脾汤。

常用中药：人参、茯苓、白术、山药、黄芪等。

（三）滋补元阴

适用于肝肾不足，筋骨失养所致的肢体痿弱、瘫痪、拘挛麻木以及髓海失养引起的眩晕、耳鸣耳聋、脑鸣等病证。

常用方剂：偏于肝肾不足筋骨失养的可以用虎潜丸；肝肾精血亏损者可用左归丸；肝肾阴虚者可用杞菊地黄丸。

常用中药：熟地黄、桑椹、女贞子、旱莲草、首乌、龟板、鳖甲等。

（四）壮补元阳

适用于肾阳不足，肢体失于温煦所致的肢体拘挛，痿弱不用，以及嗜睡、精神恍惚等证。常用方剂：金匮肾气丸、右归丸。

常用中药：鹿茸、杜仲、寄生、补骨脂、益智仁、菟丝子、肉苁蓉、淫羊藿等。

（五）益气养血

适用于气血两亏所致的多种病证。

常用方剂：十全大补汤、归脾汤。

常用中药：黄芪、当归、白芍、熟地黄、何首乌、人参、白术等。

注意事项：

（1）辨清虚实真假，凡实证而表现虚证假象者，禁补。

（2）把握好邪正关系的消长变化，外邪未尽时不宜过早进补，以免闭门留寇。

（3）阳虚多寒者，补以甘温，清润之品非其所宜；阴虚多热者，补以甘凉，辛燥之类，不可妄用。

（4）补益药如需久服，应防滋腻碍胃，佐以理气和胃之品。

四、消导法（化痰法）

通过消导和散结的作用，对气、血、痰、食、水、虫等积聚而成的有形之结，使之渐消缓散的治法。

痰之为病，无处不在，胸膈胃肠心脑，经络四肢皆可有之。化痰法就是通过消除痰饮而治疗由痰引起的各类病证。由于痰饮停留的部位不同，兼夹的邪气也不尽相同，在治法上又有差别，可分为燥湿化痰、清热化痰、息风化痰、行气化痰等四种。

（一）燥湿化痰

适用于脾失健运，痰湿内阻的胸脘痞闷、呕恶眩晕、肢体困倦等症。可见于痴呆、眩晕、癫痫等病证。

常用方剂：痰涎壅盛，胸膈痞塞，头痛眩晕，呕不能食可用导痰汤；中风痰迷心窍，舌强不能语可用涤痰汤；胆胃不和，痰热内扰而见虚烦不眠、呕吐呃逆，惊悸不宁、癫痫等证可用温胆汤。

常用中药：半夏、陈皮、南星、茯苓、菖蒲、竹茹等。

（二）清热化痰

适用于痰热互结或痰郁化热上扰清窍所致的头晕、抽搐、躁动、失眠等症。常见于脑血管病、癫痫等病证。

常用方剂：痰热内结可用清气化痰丸；痰热上扰清窍发为癫狂惊悸，怔忡昏迷，胸脘痞闷或口眼蠕动，或梦寐奇怪之状可用礞石滚痰丸。

常用中药：半夏、陈皮、茯苓、竹茹、竹沥、天竺黄、黄芩、大黄、礞石等。

（三）息风化痰

适用于风痰证。以内风夹痰为主，素有痰浊，肝风内动，夹痰上扰，证见眩晕头痛、癫痫甚则昏厥。

常用方剂：风痰上扰可用半夏白术天麻汤；痰风内结，肝风夹痰上逆，壅闭经络，阻塞清窍可用定痫丸。

常用中药：半夏、白术、南星、竹沥、天麻、菖蒲、僵蚕、全蝎等。

（四）行气化痰

适用于气机郁结、湿痰阻络所致的眩晕、脘痞、梅核气等。

常用方剂：半夏厚朴汤，旋覆花汤。

常用中药：半夏、厚朴、枳壳、白芥子、木香、新绛等。

注意事项：

（1）阴虚火旺见咳嗽、咯血，不宜用温燥药，以免耗伤津液。

（2）本虚标实者应注意调护肺脾肾三脏，标本兼治。

五、行气法

行气法是调理气机的一种治法，适用于气机失调的病证，主要针对肝气郁结引起的气滞病证。适用于气机郁滞，尤其是肝气郁滞证所致的头痛，或情绪抑郁、哭笑无常。常见于头痛、百合病、脏躁、郁证等精神疾患。

常用方剂：肝气郁结、胁肋疼痛、寒热往来可用柴胡疏肝散；肝郁血虚而致头痛目眩，口燥咽干，神疲食少可用逍遥散；肝气上逆出现胸膈痞塞不通，甚至闭厥可用五磨饮子。

常用中药：柴胡、郁金、枳壳、陈皮、木香、川楝子等。

六、理血法

理血法是通过调理血分治疗瘀血内阻和各种出血证的一种方法。该法在神经内科疾病中运用广泛，如脑梗死，而对于脑出血、蛛网膜下腔出血则应酌情使用。其他疾病，如血管性痴呆、帕金森病、阿尔茨海默病、流行性脑脊髓膜炎均有一定疗效。理血法又分为活血化瘀、益气活血和止血法。

（一）活血化瘀

该法在临证时又有不同的具体方法，并且有其适应的范围。

1. 理气活血

适用于气滞血瘀证，或因瘀血而致气滞的血瘀证。

常用方剂：血府逐瘀汤。

常用中药：川芎、丹参、延胡索、桃仁、红花、纸壳、木香。

2. 破血逐瘀

适用于外邪侵犯太阳血分，上犯神明，瘀结在脑证。

常用方剂：轻者用桃核承气汤，重者用抵挡汤。

常用中药：水蛭、三棱、莪术、穿山甲等。

3. 活血通窍

适用于瘀血阻窍证。

常用方剂：通窍活血汤。

常用中药：川芎、郁金、丹参、延胡索。

4. 活血软坚

适用于气滞血瘀所致的颅内肿瘤。

常用方剂：宣明三棱汤。

常用中药：三棱、莪术、泽兰、海藻、鳖甲等。

（二）益气活血

适用于气虚无力运行血脉，而致血行瘀滞的气虚血瘀证。可见中风、痴呆、头痛等病证。

常用方剂：补阳还五汤。

常用中药：黄芪、丹参、川芎、地龙等。

（三）止血

适用于各种出血病证，如脑出血。

常用中药：三七、柏叶、艾叶等。

注意事项：

（1）血得温则行，遇寒则凝，活血化瘀法可配伍温经散寒法同用，以加强温经行血的力量。

（2）妇女妊娠期、月经期应慎用活血化瘀法。

（3）活血化瘀之品多有耗伤正气阴血之弊，故纯虚而无瘀不可妄用本法，虽有虚而兼瘀者，以选用活血化瘀轻品，但不宜长期使用。

（4）止血时尚须防止瘀血留阻，除突然大量出血以止血为当务之急外，一般运用止血法的同时可适当配合活血化瘀的药物，使血止而不留瘀。

七、安神法

安神法是通过重镇安神或滋养安神治疗神志不安疾患的方法，达到调整阴阳平衡、协调脏腑关系的作用。按照神志不安的虚实之别，又分为重镇安神和滋养安神两种方法。

（一）重镇安神

重镇安神法多针对神志不安的实证，按照"惊者平之"的原则，平调心肝偏盛之证，常与清热药配伍，达到镇心安神、清热除烦的目的。

适用于外受惊恐、肝郁化火、内扰心神所致的癫狂、躁扰不宁等症。

常用方剂：心火偏亢、阴血不足引起的心神烦乱、怔忡、失眠、胸中烦热可用朱砂安神丸；水不济火、心阳偏亢而致心神不交的失眠、耳鸣耳聋及癫痫等可用磁朱丸。

常用中药：朱砂、磁石、龙骨、牡蛎、珍珠母等。

（二）滋养安神

滋养安神法是养血滋阴、宁心安神相配合，针对忧思太过，心肝阴血不足，心神失养或心阴不足之证。以补为主，达到血能养心；阴承火降的目的。

适用于心肝血虚或心火偏亢引起心神失养所致的心悸失眠、烦躁不安等症。常见于脏躁、百合病、郁证等精神疾患。

常用方剂：百合病可用百合地黄汤；肝气抑郁或心血虚少而致的脏躁可用甘麦大枣汤；思虑过度、劳伤心脾可用归脾汤；心肾不交，阴虚火旺所致的心烦不得眠可用黄连阿胶汤。

常用中药：酸枣仁、远志、茯神、柏子仁、合欢皮、夜交藤、龙眼肉等。

注意事项：

（1）临床运用本法是按虚实分类，但二者又常是互为因果，症状上夹杂出现，遣方用药时需标本兼顾，重镇与滋养同时使用。

（2）重镇安神药多属金石类，不宜久服，以免有碍脾胃运化，素体脾胃虚弱者尤应慎用，必要时结合补脾和胃药并投。部分药物具有毒性，当慎用。

八、开窍法

开窍法是开闭通窍以苏醒神志为主的一种治法。主要治疗神经系统疾病的神昏窍闭证。具体运用时又分为凉开与温开两种。

（一）清热开窍

清热开窍法又称凉开法，通治热闭诸症，热入心包或痰热壅闭心窍。

适用于温邪热毒内陷心包或痰热痹阻心窍所致的高热、神昏、惊厥谵语等症。可见于全身感染引起的神经内科疾病、急性脑血管病、中毒性神经内科疾病。

常用方剂：热邪内陷心包，痰热痹阻心窍证可用安宫牛黄丸；神昏窍阻而见痉厥者可用紫雪丹；秽浊之毒尤甚又见痰盛气粗者可用至宝丹。

常用中药：麝香、冰片、石菖蒲、远志、郁金等。

（二）温通开窍

温通开窍法又称温开法，是温通气机，开窍、辟秽、化痰的治法。主要适用于中风阴闭、痰厥、气厥等所致的突然昏倒，牙关紧闭、神昏、苔白脉迟等症。

常用方剂：寒痰阻窍，蒙蔽尤甚可用苏合香丸；秽恶痰浊壅闭太甚可用玉枢丹；突然昏厥、不省人事，牙关紧闭、痰涎壅闭可用通关散吹鼻取嚏以通关开窍。

常用中药：麝香、苏合香、檀香、细辛等。

注意事项：

（1）开窍法多适用于邪实神昏的闭证，但临证还应结合病情适当选用清热、通便、凉肝、息风、化痰、辟秽等法。

（2）开窍剂剂型多为丸散剂成药，以便急救时立即应用，亦有制成注射液（如醒脑静），发挥作用更快，药物众多。含芳香挥发药，应吞服、鼻饲或注射，不宜加热煎服。

（3）本法为急救治标之法，且易耗伤正气，中病即止，不可久服。

九、镇痉法

通过平肝息风、祛风通络以解除四肢抽搐、眩晕、震颤、口眼㖞斜等病证的治法，又称息风法。息风有外风、内风之别。

（一）疏散外风

适用于治疗风邪所致的诸病，主要指风邪外袭，侵入肌表、经络、筋骨、关节，引起头痛、眩晕、手足挛痛、麻木不遂、屈伸不利、口眼㖞斜等。

1. 疏风止痛

适用于外感风邪所致的头痛。可用于血管性头痛、三叉神经痛等。

常用方剂：风寒上犯头痛可用川芎茶调散；风热上犯头痛用芎芷石膏汤。

常用中药：荆芥、防风、川芎、白芷、藁本、细辛、菊花、葛根、升麻、苍耳子、辛夷、桑叶。

2. 祛风解痉

适用于风痰阻络、筋脉痉挛所致的抽搐、口眼㖞斜等病证。见于面神经炎、面肌痉挛、三叉神经痛等。

常用方剂：风痰上犯见口眼㖞斜者可用牵正散；惊厥四肢抽搐可用止痉散或玉真散；太阳病见角弓反张、口噤不开，或仅项背强急者，柔痉用瓜蒌桂枝汤，刚痉用葛根汤。

常用中药：羌活、防风、蝉蜕、僵蚕、天麻、川乌、草乌、白芍、白附子、瓜蒌、胆南星。

3. 搜风通络

适用于风寒湿邪留滞经脉所致的肢体筋脉挛痛、屈伸不利或疼痛游走不定等，可见于痹症、周围神经病变等。

常用方剂：风寒湿痹用小活络丹。

常用中药：地龙、羌活、独活、秦艽、海风藤、桑枝、川芎、全蝎。

（二）平息内风

适用于脏腑病变所致的内风病，如高热昏迷、四肢抽搐、头目眩晕，甚至昏仆、口舌㖞斜、半身不遂、舌强不语等。

1. 镇肝息风

适用于肝阳上亢、肝风内动而见头晕目眩，肢体抽搐，震颤，甚至猝然昏倒，口眼㖞斜，半身不遂等证。可见于中风、前庭神经病变所致的眩晕及帕金森病等。

常用方剂：肝阳上亢的阴虚阳亢、上盛下虚证，症见眩晕耳鸣、面红目赤、头重脚轻、急躁易怒、失眠多梦、腰膝酸软，可用天麻钩藤饮；肝风内动见眩晕欲仆、头痛头摇、项强、肢麻震颤、步履不正、语言謇涩，甚或突发口舌㖞斜、半身不遂可用镇肝息风汤。

常用中药：龟甲、代赭石、龙骨、牡蛎、茵陈蒿、川楝子、寄生、牛膝、石决明、栀子、黄芩、玄参、白芍等。

2. 清热息风

适用于热盛风动而见高热神昏、躁扰如狂、四肢抽搐、项强等症。

常用方剂：羚角钩藤汤。

常用中药：羚羊角、石膏、竹茹、桑叶、菊花、钩藤、栀子等。

3. 养血息风

适用于邪热伤阴，血虚不能濡养筋脉，虚阳不能潜藏，虚风内动，而见手指蠕动、筋脉拘挛的病证。

常用方剂：血虚生风而见肢麻、筋脉拘急、抽搐可用阿胶鸡子黄汤合四物汤加减；阴虚生风，虚风内动，筋脉拘挛、手足蠕动，伴两目干涩、五心烦热等可用大定风珠；下元虚衰，虚阳上浮痰浊上犯发为瘖痱证见舌强不能言，足废不能用，口干不欲饮，可用地黄饮子。

常用中药：生地黄、熟地黄、白芍、阿胶、石斛、山茱萸、肉苁蓉、钩藤、石决明、络石藤、牡蛎、龟甲、鳖甲、石菖蒲等。

注意事项：

（1）风有内外之分，外风宜散，内风宜息，但外风可以引动内风，内风又可兼夹外风，临证时又当兼顾治疗。

（2）祛风药性多温燥，对津液不足、阴虚内热或阳亢者慎用。

第八章　脑血管病常见急危重症的处理

第一节　脑血管病常见急症

一、缺血性脑卒中

缺血性脑卒中（transient ischemic attack, TIA）是神经病学中的常见病、多发病、致残率高。脑的供应动脉狭窄或闭塞引起，严重者可引起死亡。主要包括短暂性脑缺血发作、动脉粥样硬化性血栓性脑梗塞和脑栓塞。缺血性脑卒中的发病率高于出血性脑卒中，约占脑卒中总数的 60% ~ 70%。颈内动脉和椎动脉都可出现闭塞和狭窄，年龄多在 40 岁以上，男性较女性多。

（一）短暂性脑缺血发作

短暂性脑缺血发作是指急性一过性脑局部供血障碍所引起的发作性感觉与运动障碍，起病突然，症状消失亦快，通常持续数秒、数十分钟或几小时不等，并在 24 小时内完全缓解，不留后遗症。但可反复发作。发病率随年龄增长而增高。约 1/4 患者在发病后两年内可导致完全性脑梗塞。

1. 病因与发病机制

（1）病因：是一种多病因所致疾病，一般可分为三大类：①心脏疾病：如瓣膜病变、心律紊乱、心脏手术与心肌梗塞等。②动脉疾病：是 TIA 的主要原因，绝大多数为颅外动脉粥样硬化，特别是粥样硬化斑较大或粥样硬化斑表面有溃疡者，更易发生，多伴有高血压（40%）、糖尿病（20%）与缺血性心脏疾病（50%）。③血液病：在动脉、小动脉、毛细血管与静脉均正常时，血液成分异常可引起 TIA，如红细胞增多症、镰刀细胞病、骨髓增生性疾病、白血病、血小板增多症与异常蛋白血症等均可减低脑血流量，引起 TIA 发作。

（2）发病机理：①血液动力学危象学说：认为在脑动脉粥样硬化、管腔狭窄的基础上，当全身和脑局部血压骤降引起脑局部血流量的减少时，导致局限性或全脑功能障碍。②微栓子学说：颈动脉和椎动脉因粥样硬化，使动脉内的脆性血栓或胆固醇结晶有时脱落而入颅内动脉腔，阻塞小血管而引起局部缺血发作。③颈动脉受压学说：有些一过性脑局灶缺血的患者在头颈过伸或突然向一侧移动时发生，多属椎 – 基底动脉系统缺血，因椎动脉颈段在骨质管道（椎动脉管）内走行，颈部活动时很易受到压迫。椎动脉有先天性纤曲、扭转，或一侧椎动脉发育不良，或因动脉粥样硬化后延伸，若伴有颈椎骨质增生、髓核变性脱出等，则在颈部运动时更易发生。颈部肌肉纤维发育不良患者在头位转向一侧时，可阻塞颈动脉并引起梗塞或 TIA。④脑部血流逆行学说：血流逆行也称盗血，多发生于动脉阻塞或狭窄时。脑部血因从交通支逆行至阻塞动脉远端，从而导致脑组织缺血。如锁骨下动脉或头臂动脉，主动脉弓甚至颈总动脉病变可逆转正常压力梯度引起血液离开脑部，其中典型者为锁骨下动脉盗血综合征。⑤血管痉挛学说：仅见于直接的血管刺激（外伤、出血与脑血管造影等）和高血压危象可以出现脑血管痉挛。

2. 诊断

（1）特点：本病好发于中年以后，以 50 岁 ~ 70 岁多见，男性多于女性。症状多样，但有共同特点：①发作性起病：起病突然，出现某一肢体感觉异常或运动失灵等症状，一般在 15 分钟内达到高峰。②症状持续时间：短一般为 5 ~ 30 分钟，最长不超过 24 小时，若超过 24 小时则不属于 TIA，而称为"可逆性缺血性神经损害（RIND）"或"可恢复的脑梗塞"。③缓解快：常在数分钟内症状消失，但可以再发作，一般每周发作 1 ~ 2 次，最多每天发作 12 ~ 20 次，也有的终生发作一次。④恢复完全：发作后症状一旦缓解，不遗留任何神经损害。

（2）临床表现：①症状：a. 颈动脉发作型：常见的症状为单侧运动和感觉障碍，可伴有失语和构音不清，如果伴有眼动脉缺血者，则可以出现同侧一过性黑矇与对侧偏瘫，以及同侧血管性头痛。b. 椎－基底动脉发作型：常见症状为眩晕、恶心、呕吐，此因前庭系统对缺血最敏感之故。亦可突然下肢无力，口周围麻木，共济失调，复视，偏盲，甚至交叉性瘫痪。猝倒发作是一个相当特殊的表现，发作时患者突然两腿失去张力，无法支持躯体的重量而突然摔倒。一般意识清楚，往往很快缓解。这可能因脑干网状结构缺血，无法维持下肢肌张力之故。②体征：锁骨下动脉－椎动脉连接部与椎动脉到乳突有杂音；双上肢血压不对称（锁骨下动脉盗血综合征）；臂动脉血压与眼动脉血压成比例的两侧降低（两侧锁骨下动脉盗血综合征）。

（3）病理

发生缺血部位的脑组织，常无特别的病理改变，部分患者脑深部有小梗塞灶。另外，在主动脉弓及其分出的大动脉、颈动脉处可见动脉硬化样改变、狭窄或闭塞。可见有颈动脉或椎动脉过长、扭曲或者基底动脉及其分支炎性浸润或闭塞。

（4）辅助检查：血液流变学检查可能发现异常，如血黏度增加，血小板聚集增加；心电图检查常示冠状动脉供血不足；透颅多普勒（TCD）局部脑血流量检查可查明血流障碍的区域；单光子发射计算机断层扫描（SPECT）检查可正确发现血流灌注减低的程度及缺血的部位；脑 CT 及磁共振成像（MRI）检查多无异常，部分患者可见小灶性脑梗塞灶；动脉造影及数字减影术可发现颈内动脉的动脉硬化性斑块、溃疡、狭窄、畸形等。

3. 治疗

（1）发作期的治疗与脑梗塞完全一样（见动脉粥样硬化性血栓性脑梗塞的治疗）。

（2）间歇期治疗：①血小板凝集抑制剂：当动脉粥样硬化斑的胶原组织暴露于动脉管腔内时，血小板迅速附着并释放二磷酸腺苷、前列腺素 G_2 与血栓烷素 A_2 等物质。后者又可引起血小板再聚集与再释放，终致血栓形成。目前抑制血小板原发性凝集或胶原组织诱导的继发性凝集作用的药物有：阿司匹林、潘生丁、苯磺唑酮等。②低分子右旋糖酐：具有降低血液黏稠度，增强脑缺血区的血流量，预防血小板及红细胞的凝集作用，适用于各种原因引起的TIA。一般用量 300~500ml，静脉滴入，每日 1 次，10 天为一个疗程。首次使用应注意过敏反应。③抗凝疗法：新双香豆素用于抑制TIA 发作已 20 多年，对其评价仍在争论中，由于发生出血性事故达 5%~24.2‰，且临床监测复杂，现已较少使用。④外科手术治疗：对颅外段颈动脉狭窄、血栓、扭结和溃疡性斑块，可采用手术治疗，如颈动脉内膜切除术、血管重建术或颅内外血管搭桥术，以清除微栓子的来源，使 TIA 减少或终止发作。对其效果目前仍有争议，应慎重使用。

（二）动脉粥样硬化性血栓性脑梗塞

动脉粥样硬化性血栓性脑梗塞是在颅内、外供应脑部动脉血管壁病变基础上，由于流变学等各种因素作用，形成血栓，致使供应范围脑组织梗塞性坏死，发生偏瘫，偏身感觉障碍，偏盲及其他神经系统症状与体征，或精神症状的一种脑血管疾病。动脉粥样硬化性血栓性脑梗塞是急性脑血管疾病之一，为常见病、多发病。该病死亡率较低，但致残率较高。

1. 病因与发病机制

脑动脉粥样硬化主要发生在供应脑部的大动脉和中等动脉，管径约 $500\mu m$ 以上，是全身动脉粥样硬化症的组成部分。脑动脉粥样硬化好发于颈动脉起始段、颈内动脉近分叉处和虹吸段，大脑中动脉起始段，椎动脉、基底动脉和主动脉弓。

脑动脉粥样硬化最严重的部位在颈内动脉近分叉处和基底动脉的上段，基底动脉的中、下段和椎动脉、大脑中和后动脉则较轻。虽然脑血管壁已有病变，但不是立即一定发生脑血栓形成。常常在其他因素的作用下，如睡眠、脱水、休克，血压下降，血流变慢，心律失常，血黏度升高，以及血凝固性增加等导致血栓形成。血管壁病变与诱发因子的存在，血小板及纤维素等有形成分粘附、聚集、沉着，形成血栓，并渐扩大，直至动脉完全闭塞，导致脑组织梗塞，其程度与动脉血管闭塞的快慢、部位与侧支循环情况等有关。

2. 诊断

（1）临床表现：局限性脑损害表现因阻塞的动脉不同而临床症状与体征亦各异，较为复杂，常见如下几种情况：①颈内动脉阻塞：并以大脑中动脉阻塞综合征形式表现出来，出现病变对侧偏瘫，包括面部与舌部肌肉，上、下肢瘫均匀；偏身感觉障碍，包括深、浅感觉；偏盲，为黄斑回避的同向性；精神症状，包括哭笑无常，言语无伦次，激动，烦躁，理解力、记忆力与定向力障碍；失语，呈运动性、感觉性或混合性。另外，可出现单眼失明，颈区闻到血管杂音，或有视神经萎缩等。②大脑中动脉阻塞：在颈内动脉分支出大脑中动脉起始处产生梗阻，其供血的皮层与深部结构全部遭受缺血性损害，多为进展型，历经 3～5 天，出现病变对侧完整偏瘫（包括面、舌肌中枢性瘫痪）、偏身感觉障碍与偏盲，若主侧半球受损时，出现混合性失语。有时精神反应迟钝。此类阻塞，梗塞广泛，脑水肿严重，出现头痛、恶心与呕吐等颅内压升高症状，并致脑疝，患者表现昏迷，一侧或双侧瞳孔散大（开始为一侧散大，两侧不等），呼吸障碍，呈潮式，或自主呼吸停止，逐渐加剧危及生命。③大脑前动脉阻塞：此动脉阻塞少见。当其皮层支阻塞致大脑半球内侧面梗塞，表现病变对侧不完整偏瘫（中枢性），下肢重，上肢轻或无瘫痪；下肢皮层感觉减退；膀胱、直肠功能障碍，失去控制，常有失用症。大脑前动脉深支阻塞，致苍白球、内囊前支梗塞，出现病变对侧面、舌肌与上肢中枢性瘫痪，感觉无明显损害。④椎基动脉系统阻塞：此系统血管阻塞较颈内动脉系统为少。其阻塞致大脑半球后部、底面、脑干与小脑梗塞。当其分支小脑下后动脉阻塞时致延髓外侧与小脑部分梗塞。表现病变同侧与对侧躯干、肢体感觉减退；病变同侧软腭麻痹；咽反射减弱与消失；病变同侧上下肢共济失调；病变同侧前庭功能障碍，向病侧倾斜；

病变同侧霍纳征阳性（睑裂变小，眼球后凹陷与瞳孔缩小）。椎动脉合成的基底动脉旁正中分支阻塞时，致桥脑腹内侧梗塞，表现病变侧外展、滑车与动眼神经麻痹与对侧上下肢麻痹，有时出现凝视。如为基底动脉主干阻塞时，致桥脑与中脑广泛梗塞，出现面神经、外展神经、三叉神经麻痹，四肢麻痹，昏迷、高烧，患者迅速死亡。椎动脉的分支小脑上动脉阻塞时，致小脑梗塞或伴有一侧桥脑梗塞，表现病变同侧肢体共济失调，肌张力降低，眼球水平性震颤等。有时表现急剧的颅内压增高，导致小脑扁桃体疝，引起迅速死亡。大脑后动脉阻塞致顶枕部梗塞，表现偏盲、一过性黑矇、体象障碍（对自身肢体或其他器官感知障碍）、失认与失用症等。如影响其深支供血，出现偏身感觉障碍与锥体外系症状。

（2）辅助检查：①CT和MRI扫描：常规的CT和MRI扫描可以鉴别梗死和出血，排除其他疾病，明确中风的部位。对于动脉粥样硬化性脑血栓形成脑梗死，CT的阳性发现明显低于MRI，尤其在脑干、小脑和静脉窦血栓形成。弥散MRI技术使临床能在超早期发现脑内缺血性损害，6h内弥散加权MRI阳性达100%，而常规MRI几无阳性。弥散加权MRI技术检查能够明确区分新旧病灶，同时应用灌注MRI可反映缺血损害区域的血流灌注，结合MRS检查了解病灶区的代谢物质变化（乳酸、谷氨酸等）。②脑血管造影检查：血管性疾病的证实须血管造影检查。通常，动脉插管血管造影检查可以选择用于怀疑有手术指征的颅外颈动脉病变，或鉴别颅内血管炎、颈或椎动脉内膜分层等疾病。临床嘲开始应用MRA检测颅内大血管的狭窄、动脉瘤和其他血管病变，但是其灵敏度仍不如传统的动脉插管血管造影检查。③超声血管检查：动脉粥样硬化性脑血栓形成是全身动脉粥样硬化的一部分，尤其是颈动脉系统的动脉粥样硬化（包括颅内和颅外血管）。应用传统的二维超声血管检查可以发现颅外颈动脉的狭窄或斑块，并测量血管管径和流速。对于颅内颈内动脉系统，选择多谱勒超声血管检查，但是仅仅间接反映颅内各大动脉的流速，无法了解血管的狭窄，必须结合MRA或脑血管造影检查。

3. 治疗

动脉粥样硬化性脑血栓形成的治疗除一般对症治疗外，结合病理生化变化的特点，国内外均集中在超急性期和急性期的治疗。

（1）无症状性颈动脉杂音/狭窄：国外报道老年人中无症状性颈动脉杂音或狭窄均较为多见。在 65 岁以上个体常规体格检查可以发现 7% 的无症状性颈动脉杂音，在 75 岁以上个体应用超声检查，近 30% 有无症状性颈动脉狭窄。大规模临床研究表明，75% 以上程度的无症状性颈动脉狭窄的个体，其同侧发生中风的危险是 2.5%，但是同时对侧中风发生亦增加，并伴心脏缺血的危险性增高，因此无症状性颈动脉狭窄和个体中风危险的相关性尚难于评价。针对无症状性严重的颈动脉狭窄而言，动脉内膜切除术是有意义的，但是其有效性尚有待于进一步的证实。目前，国外学者提倡应用阿司匹林抗血小板治疗无症状性颈动脉杂音/狭窄。

（2）短暂性脑缺血发作（TIA）：①抗血小板治疗：目前，针对预防非心源性中风的药物治疗，以抗血小板治疗有最佳的疗效/危险比率。抗血小板治疗通过抑制环加氧酶 1，达到阻断其催化血栓烷 A2 的作用。阿司匹林（Aspirin）可以减少 TIA 发作频率、减少中风发生和死亡率。并且能对心源性中风再发有预防作用，联合引用抗凝治疗的效果超过单用抗凝治疗。阿司匹林的治疗剂量因人种而异，国外临床研究应用口服 80 ~ 1300mg/d 的剂量范围是有效的，在北美区域一般应用口服 325mg/d，国内多主张口服 50 ~ 75mg/d。曾认为男性应用阿司匹林更有效，但是在 40 岁以上男性、无 TIA 和脑血管病史的个体，阿司匹林能减少心肌梗死的危险，而不降低中风发生的危险。阿司匹林的副作用主要有消化不良、恶心、腹痛、腹泻、皮疹、消化性溃疡和胃肠出血，国内多应用肠溶性阿司匹林则消化道副作用明显减少，但是是否影响治疗的效果不明确。噻氯匹定（Ticlopidine）（250mg 口服，2 次/天）被认为比阿司匹林更有效，但副作用多而严重，如腹泻和皮疹，偶见严重中性白细胞减少症（可恢复）。噻氯格雷（Clopidogrel）通过不可逆结合血小板表面的 ADP 受体，抑制血小板聚集，减少缺血性中风的发生。腹泻和皮疹副作用较阿司匹林多见，但中性白细胞减少和血小板减少症与阿司匹林相当。②抗凝治疗：主要应用在心源性脑卒中的 TIA 患者，而动脉硬化性血栓形成的 TIA 患者中的疗效尚不明确。肝素治疗为急性期的治疗手段，1000～2000U/h、静脉滴注。须每天监测活化的部分凝血活酶时间（aPTT），并根据 aPTT 水平调整肝素的剂量，保持 aPTT 延长治疗前水平的 1.5～2.5 倍。华法林主要做为长期抗凝治疗的药物选择，5～15mg/口服。急性期肝素静脉抗凝治疗使凝血酶原时间（PT）较治疗前延长 1～1.5 倍时（多在治疗的 5 天左右）应用华法林口服治疗。华法林治疗期间，需每 2 周监测 Prr 或国际规格化比率（INR），使 PT＝治疗前 1.5 倍或 INR＝3～4。在 TIA 患者应用抗凝治疗应该慎重，因为颅内出血的危险性很大，尤其是在 65 岁以上和伴高血压的患者中。③其他治疗：脑前循环的 TIA 症状的发生与颈动脉硬化中等狭窄（50%～70%）、严重狭窄程度（70%～99%）相关，动脉内膜切除术结合阿司匹林治疗较单独应用阿司匹林治疗有效，主要应用在颅外颈动脉病变患者，椎基底动脉系统、颅内动脉血管和完全性颈动脉阻塞患者不适用。其手术率在 1%～5% 左右，对微小颈动脉狭窄而形成溃疡的患者，治疗效果不清楚。另外动脉腔内支架治疗颈动脉狭窄的 TIA 患者尚有待于进一步临床试验的结果。部分 TIA 发作与颅内颈动脉系统动脉狭窄有关，希望应用颅外颅内动脉的分流术治疗，但是目前认为无效。

（3）完全性卒中：①溶栓治疗：t－PA 是丝氨酸蛋白酶，定位于人类 8 号染色体（8p12），促使纤溶酶原转化为纤溶酶，溶解纤维蛋白血栓。多数研究包括对照临床试验的结果提示，发病 3h 内应用 t－PA 治疗可以减轻神经缺失程度和减少中风的死亡率，理论上而言其中包括部分 TIA 患者。t－PA 治疗剂量是 0.85～0.9mg/kg，最大总剂量 90mg，以 10% 剂量静脉注射，90% 的剂量在 60min 内静脉滴注。超过 3h 使用，或应用其他溶栓剂和动脉内溶栓的有效性尚待证实。国内九五计划应用尿激酶溶栓临床对照研究正在进行中，使用尿激酶剂量为 150 万单位，静脉滴注。溶栓治疗的严重副作用是出血，可以是脑和其他部位组织出血，有报道出血比率在8%～12%左右。影响治疗效果和并发症的因素很多，治疗的选择应该慎重。②抗凝治疗：抗凝治疗急性缺血性卒中历史悠久，主要应用抗凝治疗心房颤动患者，预防缺血性卒中的发展。最近，有学者报道应用低分子量肝素可改善急性缺血性卒中患者的神经功能残缺程度的多中心随机双盲研究工作。但大规模应用肝素减少中风的再发率未显示有明显意义。临床应用低分子量肝素较安全，皮下注射4100U，2次/天，10天为一疗程。国内外的临床试验，主张应用在起病48h内。③抗血小板治疗：参照TIA治疗。④神经保护治疗：许多涉及脑缺血病理生化机制的药物均希望临床应用达到神经保护的目标。目前可用于临床的神经保护药物有巴比妥类药物和阿片拮抗剂纳络酮，一系列临床试验均未发现能产生预期的效果。实验研究提示钙离子通道的阻断能有效减轻缺血损害，但是临床应用电压依赖性钙离子通道阻断剂尼莫地平的试验仍是阴性结果，多中心试验提示早期应用大剂量尼莫地平（120mg/d、口服），并防止低血压副作用，可能改善预后。电刺激小脑顶核可抑制缺血脑组织的扩布性抑制，降低缺血神经元的去极化，抑制脑血管免疫炎性反应，抑制神经细胞凋亡，改善脑血流，促进神经功能恢复。可用于脑梗死急性期及恢复期治疗。⑤其他治疗：国内外使用降低纤维蛋白原药物治疗急性缺血性卒中有较多的报道，但是迄今尚无肯定的结论；近期国内对来自蛇毒的降纤酶的验证研究，提出降低纤维蛋白原可能对缺血性卒中有效，治疗剂量是治疗第1天10U、第3天和第5天各5U，静脉滴注。必要时可以根据血纤维蛋白原浓度，重复应用。抗高血压治疗是一个临床关注的问题，虽然高血压和中风的病理生理有密切关系，而且急性中风时多有血压的增高，抗高血压治疗的给予应根据血压的变化而定。脑组织缺血状态下，降低血压不利于梗死周围区域的脑组织代谢，将加重组织损害。参照WHO标准，急性脑缺血时，血压低于26.7/14.7kPa（200/110mmHg）水平，不予降压处理。临床上大面积脑梗死后可发生细胞毒性及血管源性脑水肿，常用的脑水肿治疗药物如甘露醇、皮质激素通常无效。可试用抑肽酶100万u/d静脉滴注，共5～7d。

在完全性中风中，手术治疗很少采用，仅仅是在大面积脑梗死影响脑干功能时，为抢救患者生命可以考虑采用大骨板减压术，可能提高此类患者的生存率。

（三）脑栓塞

脑栓塞是指来自全身各部位的栓子随血流进入颅内阻塞脑血管，引起相应的脑功能障碍。其发病率占全身动脉栓塞的50%，占脑卒中的20%。以年轻人为多。

1. 病因与发病机制

（1）病因：以风湿性的瓣膜病的栓子较多，常见于年轻成人，继发于动脉硬化的栓子见于老年人。①心源性栓子：风湿性心脏病，特别合并心房颤动时，尤易发生；急性或亚急性感染性心内膜炎，常在瓣膜病变的基础上发生；心律失常，特别是慢性或阵发性心房纤维颤动最为常见；心肌梗塞，心内膜表面易发生附壁血栓，脱落形成栓子；先天性心脏病伴发右心至左心短路，直接经左心房或左心室进入颅内动脉．形成脑栓塞。②大血管性疾病：主动脉硬化所致动脉血管内壁溃疡斑块脱落；动脉炎、无脉症与类风湿病等；颈动脉外伤、狭窄与闭塞；升主动脉动脉瘤。③全身其他疾病：败血症、肺部感染性脓栓子；空气栓子，如潜水员病、胸腔手术、人工气胸、肾周围充气及人工流产等；脂肪栓子，多发生在长骨骨折、长骨外科手术等；寄生虫卵栓子；癌性栓子。

（2）发病机理：脑栓子最易进入左侧大脑中动脉血管内，使其阻塞的动脉供应区域发生脑梗塞，引起急性脑缺血，若梗塞的血管范围少，仅引起局部脑症状。而大血管栓塞或复发性脑梗塞可以引起全脑症状。梗塞的脑血管因对管壁的刺激发生脑血管痉挛，症状加重。

2. 诊断

（1）临床表现：脑栓塞发病迅速。风湿性心脏病引起者年轻人较多，且女性多于男性。动脉硬化、心肌梗塞所致者多见于老年人。栓塞后脑局部症状有偏瘫、偏盲、失语及局限性抽搐，部分患者出现一过性意识障碍。若栓子较小，神经症状可以完全消失，重者可以留有不同的后遗症状；严重者可突然昏迷，全身抽搐，可因脑水肿或继发脑出血引起颅内压升高，形成脑疝而死亡。

（2）病理：脑栓塞的脑部病理所见类似脑血栓形成，梗塞动脉区发生急性坏死，周围为程度不同的脑水肿区，严重时可导致脑疝形成，坏死区神经元、轴索、髓鞘及胶质细胞破坏、坏死，软化组织被吞噬细胞清除，遗留胶质疤痕，坏死组织液化、吸收形成大小不等的囊腔。但许多有典型脑栓塞临床表现的病例，在尸解时找不到栓子，甚至动脉中也未发现栓子，仍可诊断脑栓塞。另外，栓塞血管的栓子移向远端时，因血管壁的损伤、通透性增强，血流重建时，可见到血管周围渗出性出血，称出血性脑栓塞，约 50% ~ 60% 脑栓塞性梗塞为出血性，几乎所有的出血性梗塞继发于栓塞，出血部位多在灰质。有的甚至发生蛛网膜下腔出血。

（3）辅助检查：腰椎穿刺检查脑脊液多完全正常。如有出血性脑栓塞，脑脊液可有红细胞，压力轻度升高。而炎性栓子造成脑栓塞，脑脊液白细胞增多，蛋白升高。EEG 可见局限性的异常慢波。CT 扫描在脑梗塞区表现低密度灶，MRI 可见异常信号。EKG 可明确有无心律失常。

3. 治疗

（1）脑栓塞的治疗：与脑血栓形成的治疗相同，但在急性期使用脱水剂，治疗脑水肿，要注意心脏功能。（2）治疗原发病，根除栓子来源，防止栓塞复发非常重要。如彻底治疗亚急性感染性心内膜炎，根除栓子的来源。对感染的栓子应给予抗生素治疗控制炎症及扩散；若有手术治疗指征的心血管病，应积极进行手术治疗等。脑栓塞病死率约为 25% 左右，大多因脑水肿、脑疝及心、肺并发症或心脏功能衰竭而死亡。在存活者中，有 50% ~ 60% 的栓塞复发率，再发者死亡率更高。多数患者留有不同程度的神经功能障碍，如偏瘫、失语等。

二、蛛网膜下腔出血

蛛网膜下腔出血（SAH）是指由各种原因出血血液流入蛛网膜下腔所致的临床综合征。SAH 可分为自发性 SAH 和外伤性 SAH。自发性 SAH 又分为原发性 SAH 和继发性 SAH。因各种原因引起软脑（脊）膜血管破裂血液流入蛛网膜下腔者称原发性蛛网膜下腔出血；因脑（脊髓）实质内出血血液穿破组织流入蛛网膜下腔者称继发性蛛网膜下腔出血。通常临床所谓蛛网膜下腔出血是指脑原发性蛛网膜下腔出血，引起蛛网膜下腔病因较多，本节主要涉及动脉瘤性与动静脉畸形蛛网膜下腔出血。

（一）病因与发病机制

原发性蛛网膜下腔出血的病因很多，而其主要原因是脑动脉瘤和动静脉畸形（约占 50%～90%）。

1. 脑动脉瘤

可见于任何年龄，以 40～60 岁多见，而以 50～54 岁发病最常见。婴儿及高龄期较少见。动脉瘤好发于组成颅底动脉环的血管上，尤其是动脉分叉处。动脉瘤破裂的频度，据报道颈内动脉占 38%，大脑前动脉占 36%，大脑中动脉占 21%，大脑后动脉占 0.9%，基底动脉占 2.9%，椎动脉占 0.9%，小脑占 0.8%。颈内动脉颈段的动脉瘤较少见，其蝶鞍床突下段海绵窦内的动脉瘤是在硬膜外，很少引起蛛网膜下腔出血。床突上段占 39.3%，其中 5.4% 在后交通动脉以下，25% 在与后交通动脉连接处，4.5% 在后交通动脉分叉处，4.4% 在颈内动脉分叉部。颈内动脉及大脑中动脉的动脉瘤以女性为多，而前交通动脉的动脉瘤则以男性多见。

2. 血管畸形

血管畸形也称血管瘤。分动静脉型和毛细血管型。动静脉型常见，毛细血管型比较少见。动静脉型是蛛网膜下腔出血的常见原因之一，占 6%～7%，与动脉瘤之比约为 1∶6.5，可发生于脑的任何部位，而以大脑凸面较多发，最常见于大脑中动脉系统。血管畸形 90% 以上在小脑幕上。血管畸形引起的蛛网膜下腔出血常伴局灶体征，发病前或发病时可有癫痫发作或精神障碍，有时可闻及血管杂音，可合并脑内出血。

（二）诊断

1. 临床表现

（1）头痛：在数秒或数分钟内即达高峰的突发头痛是 SAH 主要临床特征，常被患者描述为呈炸裂样或爆裂样剧烈头痛。通常患者描述头痛为生平最剧烈的头痛。头痛最初局限的部位常提示SAH 之出血部位，具有定位价值。额、枕部头痛提示出血源于后循环，头痛局限在同侧额部和眼眶者常提示前循环出血。头痛可很快蔓延到整个头部，并向颈项部放射。SAH 发病前数天或数周部份患者可出现一些预警性症状如头痛、痛性颈僵硬感、眼或面部疼痛、复视、视野缺损。警示性头痛是预警性症状中最常见的症状。约 20%～50% 患者在动脉瘤破裂数天或数周前有这种警示性头痛，症状的出现可能代表不同的病理生理状况如动脉瘤的急性扩张或栓塞，动脉瘤壁孤立性出血和动脉瘤预警性渗漏。渗漏性少量出血所致头痛可以很轻微或呈刻板式发作。有慢性偏头痛患者或其他原因头痛患者如出现突发的、性质与以往不同的头痛，或程度更重的头痛应考虑到 SAH 警示性头痛的可能。其头痛部位可出现在头部各处，无定位价值，大多持续数小时或数天。除头痛外，其他症状如面部或眼疼痛，视野缺损，复视及其他视觉症状常提示动脉瘤的急性扩张。

（2）意识障碍：SAH 后多数患者可出现突然发生的短暂或持续较长时间的意识障碍。意识丧失短暂者常述意识丧失前有剧烈的头痛。突发意识障碍与早期脑血管痉挛、脑血流量急骤减少、颅内高压等有关。

（3）脑膜刺激征：SAH 后多数患者于 12～48h 出现脑膜刺激征，多在 3～4 周后消失，颈强直常在起病后数小时或 1～2d 内出现。Brudzindki 征发生率约为 66%～100%，Kernig 征发生率为 35%～60%。

（4）脑神经麻痹：SAH 后脑神经麻痹以动眼神经麻痹最常见

（38.6%），一侧动眼神经受累常提示后交通动脉和颈内动脉连接处的动脉瘤；也见于床突下海绵窦颈内动脉瘤，此处的动脉瘤常伴外展神经、三叉神经受累和可能导致视力丧失的视神经受累。其余脑神经Ⅱ、Ⅳ、Ⅵ、Ⅶ、Ⅷ也可受累。

（5）其他：大脑中动脉动脉瘤破裂可产生偏瘫、失语、视野缺损或单纯性部分性痫性发作。前交通动脉动脉瘤破裂可引起视交叉压迫症状而出现双侧下半部视野缺损。眼底检查可发现视网膜前、玻璃体膜下出血和视乳头水肿（10%）。自主神经损害可出现心动过缓、暂时性血压升高或低血压、体温升高等。体温升高可能与小动脉痉挛致下丘脑损害，或血液吸收产生吸收热有关。

2. 病理

囊状动脉瘤发生于脑底部大动脉的分叉处，并破入基底池的蛛网膜下腔间隙中。动脉瘤的常见部位包括大脑前动脉的前交通动脉连接处；后交通动脉与颈内动脉连接处；大脑中动脉分叉处；基底动脉顶部；基底动脉与小脑上动脉或小脑下动脉连接处或椎动脉与小脑后下动脉连接处。近于85%的病例发生于韦利斯环的前部，10%~30%的患者有多发动脉瘤，10%~20%病例发生在双侧对称部位。由于动脉瘤的扩展，常形成一个带圆顶的颈。颈的长度和圆顶的大小对于决定是否显微外科手术是极为重要的。在颈的基底部动脉的内弹力层消失，中层变薄，结缔组织取代了平滑肌细胞。破裂部位（常位于顶端）壁厚不足 0.3mm，出血的破口常不足0.5mm 长。

3. 动脉瘤临床分级

现常用两种动脉瘤分级标准，Hunt 和 Hess 分级标准表 8-1。

表 8-1 Hunt 和 Hess 分级标准

Ⅰ级	无症状或仅有轻微头痛和颈硬
Ⅱ级	中度或严重头痛、颈硬，但无局灶性或偏侧的神经体征
Ⅲ级	嗜睡、烦躁、轻度局灶性神经损害
Ⅳ级	持续性昏迷或浅昏迷、去脑强直及自主神经功能障碍
Ⅴ级	深昏迷、去大脑强直

4. 实验室检查

（1）脑脊液：血性 CSF 是 SAH 最重要的诊断依据。此项检查只能证实 SAH，而不能判断出血的部位。对血性脑脊液首先要鉴别是穿刺出血或真性 SAH。现在广泛采用的连续收集三个试管 CSF，比较其红色色度的方法是不可靠的。正确的方法是将脑脊液离心后对其黄变上清液作分光光度检测。SAH4h 至 3 周均可检测到该黄变色素，故腰穿应在发病数小时后施行。在此之前如需与脑膜炎鉴别则仍需作腰穿。如在刚发病不久腰穿发现血性脑脊液，此脑脊液为穿刺出血的可能性较大。

（2）头颅 CT：头颅 CT 扫描不仅可以确诊 SAH，还可以明确 SAH 部位、体积、范围及脑室大小。CT 检出的阳性率与出血量和出血时间有关。如出血量少，5～7d 后 CT 确诊率就非常低；出血量大，1～3 周仍可检测到 SAH。因此，CT 检查应在 5～7d 内进行。Fisher CT 分级标准：Ⅰ级，发现血液；Ⅱ级，血液层厚 < 1mm，遍及整个蛛网膜下腔；Ⅲ级，血液层厚 > 1mm；Ⅳ级，脑内或脑室内积血。该分级有助于预测 CVS，利用 CT 预测 CVS 扫描最好在出血后 24～48h 进行。一般 Fisher CT 分级 ≥ Ⅱ级者，发生症状性 CVS 的可能性比较大。

（3）全脑血管造影或 DSA：脑血管造影或 DSA 能明确 SAH 的病因是动脉瘤、AVM 或其他血管异常，也能确定病变的部位、数量、形态，同时也是证实 CVS 的直接证据。如条件许可，主张尽早施行全脑造影或 DSA，理由：①早期诊断手术可避免 DVS 的发生或加重；②约 1/2 SAH 者，再出血发生在第 6 周内，大多数发生在最初 3 周内，早期诊断早做手术可降低再出血的机率；③造影有助于设计最佳治疗方案。

（4）TCD 和经颅彩色编码超声显像（TCCS）：通过测定血流速度，TCD 可以确诊大脑中动脉（MCA）的动脉痉挛。但对颈内动脉（ICA），大脑前动脉（ACA）、基底动脉（BA）血管痉挛无创判断的有效性较差，此时可借助 TCCS 来弥补其不足。TCCS 是一实用、无创、可在床旁操作的诊断方法，其对 MCA、ICA、ACA

动脉痉挛检测的敏感性和特异性均较常规 TCD 高。

（三）治疗

原发性蛛网膜下腔出血，其治疗目的是为减少出血后死亡及再出血，使损害的脑功能得到最大限度的恢复。对已发现动脉瘤或血管畸形者，若一般状况良好，应争取早期手术治疗。对不宜手术者，则应预防其发生破裂。

1. 内科治疗

（1）发病后应绝对卧床休息 4~6 周，防止再出血，适当应用镇静、止疼剂。（2）降低颅内压：20% 甘露醇 250ml，每 4~6 小时一次静脉点滴；地塞米松 5~10mg，每日 2~3 次。不仅能减轻脑水肿，降低颅内压，而且可改善意识状态，预防和治疗脑血管痉挛。其作用机制，目前认为主要系消除损害细胞膜的自由基。应用大量维生素 E，对预防脑血管痉挛有益。其他如速尿、甘油等，也可做降颅压的治疗。国产复方甘油注射液 500ml，每日静脉滴注 1~2 次，效果较好。（3）调整血压：目前尚有争议，一般认为急性期不急于调整血压。用降压疗法，预防再出血，不一定有益处，缺血引起的后果可能更严重。而伴丘脑下部损害者，血压的控制亦较困难，某些降压药如酚噻嗪类（冬眠灵等）易发生低血压休克，应列为禁用或慎用。（4）止血疗法：无肯定疗效，有的学者认为止血剂可促进凝血过程，增强小动脉壁的张力。大剂量应用可发生心肌梗塞，因而主张对高龄者及已有心电图异常者慎用或不用，但也有主张用 6-氨基己酸者，认为除止血外，还有解除血管痉挛，预防再出血的作用。另有报告用止血药者较不用者脑血管痉挛发生率明显增高。笔者认为对高龄、有动脉硬化、心血管疾病者小剂量用或不用，对青少年蛛网膜下腔出血、心电图正常者应采用。据报告 6-氨基己酸 18g，每日 2 次静脉滴注，效果最好。（5）抗脑血管痉挛：异丙基肾上腺素能激活腺苷酸环化酶，使血管平滑肌松弛，从而预防和缓解血管痉挛。异丙基肾上腺素 0.4~0.8mg，加入 5% 葡萄糖 150ml 内静脉滴注，每分钟 10~20 滴，每 8 小时一次。同时利多卡因 200mg，加入生理盐水 450ml，点滴，10~20 滴

/分输注。苯氨卡胺 50~100mg 颈内动脉注射，亦可用罂粟碱、氨茶碱。以上方法对因血管痉挛所致的缺血性神经机能障碍，可获得迅速改善。目前以钙离子拮抗剂尼莫地平最为理想，能进饮食者每日应用 30mg，每日 3 次，对意识障碍者需用尼莫通 5~25mg，静脉点滴。（6）腰穿放脑脊液：隔日一次，缓慢放出血性脑脊液可降低脑压、缓解症状及预防蛛网膜粘连。（7）侧脑室体外引流：对重症蛛网膜下腔出血出现深昏迷并已有脑疝征象者，本方法不失为一挽救生命的方法。

2. 手术治疗

根据病例的不同情况可采用颈总或颈内动脉结扎法，直视下动脉瘤或血管畸形结扎或切除法，此外尚有瘤颈夹闭法，瘤壁加固、凝固法，填塞法与栓塞法等。手术时机，多数主张出血后立即行脑血管造影，并争取及早手术。对有血管痉挛者，可在 7~10 天后，血管痉挛基本缓解时再手术治疗。对于年迈体弱、一般情况较差、深昏迷、生命体征受累，伴高血压及动脉硬化者，或动脉瘤位置不准确或多发性动脉瘤者，不宜行手术治疗。

三、原发性脑出血

原发性脑出血（PICH）是指由高血压等原因引起的原发于脑实质内的出血。可分为幕上出血、幕下出血。幕上者常见于壳核、丘脑、脑叶，幕下者则常为脑桥和小脑出血。原发性脑出血的发病率随受调查人群的民族、居住地域、性别、年龄、饮食习惯等不同而不同。目前，脑出血的病死率几乎均在 50% 以上。

（一）病因与发病机制

慢性高血压是 PICH 的最常见最直接的原因。由于高血压可导致小动脉的纤维素样坏死、脂质沉积、中层变性等病变，因而易于破裂。电镜研究发现高血压性脑出血患者出血动脉存在严重的动脉硬化及变性改变。

近年来，非高血压患者的急性血压增高与脑出血的关系备受瞩目。由于平时血压不高，患者的血管床对血压急剧增高缺乏良好的调节贮备，因此在极度情感刺激、屏气用力或使用拟交感药物等血压急剧升高的情况下，发生脑出血的危险性增加。寒冷时发生的脑出血（cold–related ICH）的机制亦可能类似。

脑过度灌注引起 PICH 的机制与血压急骤升高引起 PICH 相似，尤其在已有动脉局灶性病变或自身调节机制受损的患者。另外，血压骤升、过度高灌注亦可触发已有高血压病的患者产生 PICH。颈动脉内膜剥脱术等颈部血管手术患者较易发生高血压，其原因可能与手术导致颈动脉窦压力感受器反射丧失有关。颈动脉内膜剥脱术引起的同侧脑血流高灌注状态与术后高血压可能是该类手术引起 PICH 的重要机制。

脑淀粉样血管病（CAA）的发病率随年龄增长而增加。CAA 是 70 岁以上 PICH 患者的主要原因之一，CAA 所致脑出血患者的再出血率高，且可呈多灶性。动、静脉畸形（AVMs）和动脉瘤是 ICH 的重要原因。其发病年龄亦偏轻，是 14～45 岁的脑出血患者的头号病因（占 38%～67%）。

高血压不但是脑出血的直接原因，也是脑出血第一位的危险因素。高血压的控制则与脑出血发病率的下降呈平行关系。抗凝治疗与溶栓药物的使用者患脑出血的危险性增加。吸烟与脑出血的关系仍无明确结论。饮酒者发生脑出血的危险性明显增加。低胆固醇血症患者发生脑出血的危险性明显增加，低胆固醇血症与舒张压增高在促发 PICH 中相互作用。

（二）诊断

1. 临床表现

（1）起病形式：90% 以上 PICH 患者的首发症状为局灶性。2/3 患者的症状在起病初 10～30min 进行性加重，另 1/3 起病时即达高峰。由于出现活动性出血导致血肿扩大，部分患者症状可进行性恶化，甚至持续 24h 以上。

（2）意识障碍：起病时，仅少数患者有意识水平降低，但在整个病程中，大多数患者出现不同程度的意识障碍。血肿体积与意识水平的关系最为密切。幕上血肿常通过颅压增高或通过压迫上位脑干引起意识障碍，而脑桥出血可直接破坏上行性网状激活系统，小脑出血则可通过压迫脑干或通过影响脑脊液循环引起颅内压增高产生意识障碍。

(3) 头痛与呕吐：头痛是 PICH 的最重要的症状之一。脑叶与小脑出血的头痛最为突出，而少量出血与单纯脑深部出血可能完全没有头痛，或头痛并不为患者所注意，因为脑实质并不含痛觉神经末梢，只有当脑外血管受到机械牵扯、脑膜痛觉敏感纤维受到刺激或者颅底部三叉血管系统受溢出的血液成分刺激时才会引起头痛。呕吐常为病灶累及前庭结构或呕吐中枢的结果，提示颅压增高或继发脑室出血。虽然后循环支配区脑梗死亦常出现呕吐，但符合幕上脑血管病变特点的呕吐，PICH 可能性更大。

(4) 痫性发作：约 10% 的患者在脑出血急性期出现痫性发作，常为局灶性，脑叶出血患者更常见，丘脑出血少见，血肿大小与痫性发作之间似无明显关系；而血管瘤、瘤卒中出现痫性发作的可能更大。早期痫性发作除增加以后发生癫痫的可能性外，并不改变患者的生命与功能预后。

(5) 心血管与其他系统症状：PICH 后常可出现脑内脏综合征，主要表现为上消化道出血、中枢性肺水肿、中枢性心脏损害等。较重的上消化道出血可造成严重贫血、低血压甚至失血性休克；呼吸中枢受损与中枢性肺水肿合并存在，可迅速危及生命；中枢性心脏损害包括各种心律失常、心肌损害的表现，其所致心肌损害可类似心肌梗死，严重的心律失常可迅速致死；其他尚有高血压、中枢性高热等。以上改变常由于交感神经活性亢进、儿茶酚胺类物质增加所致，脑干受累时尤其突出。血压增高也常为颅压增高的伴发征象，但常与原发性高血压病并存而难于单独识别。

(6) 局灶症状：局灶症状与血肿部位密切相关。高颅压及远隔缺血亦可引起局灶症状。①壳核出血：为高血压性脑出血的最常见部位。中到大量壳核出血常常引起典型的严重的对侧面瘫，上、下肢瘫痪，感觉障碍常同时存在，但由于语言障碍、忽略症或意识水平下降，感觉障碍的确定常较困难，几乎所有中到大血肿患者均存在同向偏盲与凝视麻痹。皮质功能障碍如优势半球出血的失语、非优势半球出血后的忽略症与注意障碍均较突出。由于急性期存在较广泛的缺血、功能异常和代谢障碍，CT显示的病灶部位与失语亚型间的确切关系常常只有在急性期过后才较清楚。快速进行性出血时，则由最初局灶性症状如偏瘫发展至四肢瘫、昏迷甚至脑疝征象，整个过程可能仅有数分钟或数十分钟，此时鉴别出血原发于幕上亦或幕下较为困难。较小的壳核出血常只有CT或MRI才能检出。仅凭临床表现常误诊为脑梗死，尤其CSF为清晰透明、无红细胞时。纯运动、纯感觉等腔隙综合征中5%的患者可为小量壳核出血，需引起注意。②尾状核出血：起病常急骤，相继出现头痛、呕吐、意识水平下降、颈强直、定向障碍，可出现一过性记忆缺失。临床表现与蛛网膜下腔出血类似。大量出血时常伴一过性侧视麻痹及偏瘫。同侧霍纳（Horner）征可提示出血向外侧扩展。尾状核出血预后常较好，大多数可完全恢复。③丘脑出血：由于内囊后肢与丘脑的密切关系，几乎所有丘脑出血患者均有较严重的对侧肢体瘫痪，其程度亦与血肿的体积相关。但是仅累及丘脑背部时，运动障碍较轻。当出血位于侧后方，但偏瘫不重时，可出现丘脑性共济失调，此时通常伴有感觉障碍或感觉运动异常（如偏身共济失调、偏身感觉障碍或感觉障碍性共济失调性偏瘫），其他如对侧肢体运动减少，肌张力障碍性姿位异常、舞蹈运动和震颤等锥体外系症状亦可见到。感觉障碍常较重，并常同时累及浅、深感觉与皮质觉，小量丘脑出血常仅出现局限性感觉异常，或仅引起部分感觉障碍，但由丘脑出血引起的纯感觉性卒中非常少见。失语、行为异常在丘脑出血亦较常见，在优势半球丘脑出血的患者，半数存在语言障碍，常为经皮质感觉性或混合性失语；在非优势侧出血时，常可出现疾病失认、视空间忽略、语法运用障碍、触觉、听觉、视觉缺失等。④脑叶出血：脑叶出血是主要累及各脑叶白质，而基本不直接累及基底节的出血。脑叶出血起病亦较突然。局灶性神经体征常在数分钟或数小时内进行性加重。伴痫性发作者较其他部位PICH常见。血肿体积通常较深部出血的大，血肿体积＞60ml者接近半数。继发脑室出血少见，而更易发生继发性蛛网膜下腔出血。脑叶出血通常仅局限于一叶，但亦可同时累及毗邻的两叶白质。额、顶叶最常单独受累，联合受累时，以顶颞、顶枕叶出血多见。额叶出血以对侧运动障碍为突出表现，头痛、呕吐、痫性发作均较常见。头痛为双侧前头部疼痛，额叶下部出血常可引起偏瘫、偏身感觉障碍、侧向注视麻痹、意识障碍。优势半球出血时可引起失语症。优势半球的颞叶出血可引起流利性失语、语言理解困难，而非优势半球出血可引起意识模糊、认知障碍常与同向偏盲、上位象限盲并存。若病灶累及附近脑叶或基底节区则可见对侧感觉、运动障碍或忽略症。前外侧部顶叶出血时常有较特征性表现，如对侧肢体严重感觉障碍、偏瘫。同向偏盲，依照病变所在半球可有失语或忽略症。而前内侧部出血时，意识水平下降者更多见。在顶叶后部出血时，失语或忽略症较常见。枕叶出血引起对侧同向偏盲。有时可伴有感觉缺失、书写障碍、诵读困难，不伴失写或失读症等，肢体瘫痪不常见。外侧枕叶出血可能仅出现头痛，而无局灶性体征。⑤脑桥出血：典型脑桥出血的症状可在数分钟内达到高峰，主要表现为深度昏迷、四肢瘫痪、去脑强直、针尖样瞳孔，四肢瘫痪可不对称，针尖样瞳孔可与侧向注视麻痹共存。具有这些表现者，出血量较大，占全部脑桥出血的1/4，常于数小时内死亡。昏迷可在24h内逐渐加重，眼球沉浮、视幻觉亦可见到。大多数患者可出现不规则的长吸式呼吸。中枢性高热常为终末期表现。出血量较少的脑桥出血依其出血部位不同而有不同表现。单侧旁中央部出血，可为纯基底部、纯被盖部或二者混合。基底部出血可表现为纯运动性偏瘫或共济失调性偏瘫、同侧面部感觉减退、瞳孔对光反应减弱，可伴头痛。旁中央被盖部血肿少见，内侧血管受累后可出现对侧感觉缺失或"一个半"综合征。患者多可存活。脑桥背外侧血肿由长旋动脉深穿支破裂引起，患者除有感觉障碍外常无意识障碍。眼征较突出，主要表现为病灶侧瞳孔缩小、同侧注视麻痹、核间性眼肌麻痹、同侧外展神经麻痹、上视困难、眼球沉浮。所有患者均可出现病灶对侧严重的面部和偏身感觉、运动障碍，小脑体征缺如较轻且短暂，此型出血预后好，通常存活而无症状。⑥小脑出血：小脑出血起病亦较突然，但症状恶化过程大多持续数小时。由于天幕下压力缓冲空间小于幕上，因而较早出现高颅压征象。起病时头痛、呕吐较常见。眩晕、共济失调（如不能站立、行走、坐立）较为突出。头痛常位于枕部，但亦可出现或放射至其他部位，有时头痛较剧烈，类似蛛网膜下腔出血。小量出血时，小脑症状较为典型。主要为躯干及四肢共济失调、水平眼震、吟诗样语言、构音障碍。可能存在颈抵抗。当出血量增大时，可相继出现脑桥受压体征如外展神经麻痹，侧视麻痹，强迫性、分离性注视，分离性斜视，周围性面瘫，角膜反射减弱，霍纳（Horner）征，同侧或双侧病理反射，轻度偏瘫，意识水平开始下降。若第四脑室与导水管受压，可出现意识模糊。大量出血尤其蚓部出血时，患者表现类似脑桥出血，如昏迷、针尖样瞳孔、共济失调样呼吸和去脑强直。

2. 病理

（1）出血部位：壳核出血是最常见的出血部位，这一类型几乎占全部脑出血的3/5。在西方1810例脑出血中，各部位比例如下：壳核32%、丘脑18%、尾状核3%、脑叶36%、脑桥6%、小脑3%。日本5255例脑出血的部位分布为壳核61%、脑叶18%、丘脑12%、脑桥1%。

（2）出血方式：不同病因的ICH，出血方式亦有差异。因高血压病、CAA、AVM和动脉瘤等原因引起的ICH，出血方式常为血管破裂，一般出血量较大，症状出现快且较重；而因脑静脉血栓形成及其他原因所致的栓塞、血液病、感染等引起的ICH常表现为点状、环状出血，出血量一般不大，与出血相关的症状较轻。一支血管破裂导致PICH后，其附近血管亦可因机械压迫扭曲而破裂，或因缺血、缺氧坏死，从而导致瀑布或雪崩式出血，使血肿体积扩大或形成分叶状出血。

（3）活动性出血：CT问世以前，人们已知临床症状恶化的脑出血患者可有血管造影剂的渗漏，提示存在继续出血。近年来，系列CT研究已证实，入院后血肿体积扩大的患者约占全部PICH的

1/3 左右。

3. 辅助检查

（1）CT 检查：CT 的使用使小量脑出血的诊断成为可能。由于更多的非致命性 PICH 的检出，脑出血总病死率有所下降。增强剂的使用可为更多的非高血压性或非典型部位脑出血的病因（如肿瘤、AVM）诊断提供了明确信息。脑出血时，由于出血区存在高浓度血红蛋白（球蛋白）而呈现高密度影。根据以下公式可在床旁计算血肿量的大小：$V = abc/2$。本式中，a 为最大血肿层面的最长径，b 为与 a 垂直的最大横径；c 为血肿直接累及的层面数。以血肿体积增加 30% 为标准，2d 之内复查 CT 者，约 1/3 患者血肿扩大。血肿扩大常使患者的临床症状加重，近期与远期预后恶化。出血后血肿区及其周围组织经历一系列密度改变。病程中血肿体积减小为血肿吸收。而血肿区密度值的高低主要与血红蛋白的浓度及红细胞的完整性等有关。随着血肿周边 CT 值下降、血肿周围组织水肿形成，血肿区外界变得日渐模糊。只有结合其他参数如中线结构移位程度、血肿周边强化、MRI、SPECT 等才能准确判断血肿吸收情况。血肿密度的降低及高密度区的缩小与占位效应不呈平行关系亦说明了这一点。

（2）磁共振成像（MRI）：在幕上出血时，MRI 不如 CT 检出率高，而对幕下出血，MRI 则较 CT 有特别优越性。由于场强的不同，PICH 后成像特点有较大差异。一般认为，在 <0.5T 的低场强条件下，急性期血肿呈低信号，亚急性期或慢性期血肿呈高信号。MRI 除可观察 PICH 及其演变外，还可对动静脉畸形、肿瘤等作出病因诊断，对水肿的判断亦较 CT 敏感。

（3）单光子发射电子计算机辅助成像（SPECT）：SPECT 为目前广泛使用的可探测脑血流量（CBF）分布与变化的方法。脑出血后，血肿局部与远隔部位可出现不同程度的 CBF 下降，其持续时间亦不等。SPECT 在 PICH 的诊断及其鉴别诊断中的作用不大，但由于血流量降低在 PHT 水肿形成中可能起重要作用，因而 SPECT 在脑出血性水肿的研究中起着特殊作用。脑出血后早期，大多数患者的 PHT 存在明显的低灌注甚至无灌注区，这些低灌注区可出现于远离血肿的脑叶，甚至血肿对侧半球。一般在病后 3~6 个月可恢复相对正常水平，个别患者恢复正常时间可长达 1 年以上，其功能恢复亦更差。

（4）经颅多普勒检查（TCD）：将 TCD 应用于脑血管功能异常的检查已经较为广泛，但用于脑出血患者的研究较少。搏动指数、血流速度等参数可反映脑出血患者两侧半球血流动力学的变化。当血肿体积较大时，血肿侧搏动指数明显升高，而平均血流速度持续下降。无论血肿体积大小，同侧/对侧平均血流速度比均有相似的下降。双侧半球搏动指数均与脑室出血体积相关。相反，同侧/对侧搏动比与出血性损害总体积（血肿＋水肿体积）呈正相关，亦即搏动指数较平均速度的改变更可靠的反映了脑内损害体积。

（5）脑循环动力学检查（CVA）：近年来，利用超声波原理并以压力传感器为基础，综合运用血管输入阻抗理论、动脉弹性腔理论和脑循环动力学模型研制的脑循环动力学检查仪，已成为脑血管疾病的辅助检查手段。脑出血后，血肿侧脑血流量明显下降，反映血管阻力的参数明显增高。脑出血患者的 CVA 参数的异常程度与血肿体积有关。血肿体积愈大，CVA 参数异常愈明显，对血肿对侧脑血流量的影响亦愈明显。CVA 参数恢复较快者其临床神经功能评分亦较快恢复；反之，脑出血后第二周 CVA 参数仍无恢复迹象者预后较差。

（三）治疗

1. 急诊处理

应在接诊即刻得到体现。在对患者进行初步病史采集及简要体检的同时，对生命体征进行初步评价，保持气道通畅并及时给氧，包括采取适当的头位、及时吸去呼吸道分泌物、及时插管或气管切开等。气管插管应以急迫呼吸为主要指征，而 GCS 评分等人为标准可作为辅助判定依据。前者除呼吸频率与深度外，$PO_2 < 8.0kPa$（60mmHg）或 $PCO_2 > 6.7kPa$（50mmHg）为主要指标，为避免插管引起反射性心律失常，可先予以小剂量阿托品。插管者应予置鼻胃管，以免误吸。软质气管插管可保留 2 周以内。患者若有持续昏迷或有肺部并发症时，可选择性地行气管切开术。在完成上述处理的同时，应确立 PICH 的诊断，并采取进一步治疗措施。

2. 血压控制

血压过高可使血肿扩大，而不适当的降压则可能使脑灌注压降低，加重 PHT 损害，两者均应避免。血压的最佳水平应视 PICH 患者的既往血压水平、颅内压、年龄、出血原因及病后时间而定，总体上，对血压的控制要较脑梗死患者更积极。

在病后超早期（<24h），血压的控制可参考以下标准（若能测定颅内压，则应维持脑灌注压 >9.3kPa（70mmHg））：（1）间隔 5min 以上再次测压，如收缩压（SBP）均 >30.6kPa（230mmHg），舒张压（DBP）均 >18.6kPa（140mmHg），可考虑使用硝普钠（0.5 ~ 1.0μg/kg·min）；（2）间隔 20min 测压，SBP 23.9 ~ 30.6kPa（180 ~ 230mmHg）或 DBP 14.0 ~ 18.6kPa（105 ~ 140mmHg）或平均动脉压（MAP）>17.3kPa（130mmHg），可静脉给予拉贝洛尔、艾司洛尔、依那普利或其他易于调整用量的药物；（3）SBP < 23.9kPa（180mmHg）与 DBP < 14.0kPa（105mmHg），暂不给予降压药物。在 SBP <23.9kPa（180mmHg），DBP <14.0kPa（105mmHg）的患者，如何开始降压，以及何时降至正常水平尚无一致意见。我们的意见是，在无颅内压监测时，应于 2 周后，脑水肿形成的高峰期过后开始，根据脑水肿消退情况，在 1 ~ 2 个月后降至正常，当有颅压监护条件时，可在颅内压稳定下降后给予降压药物，并注意维持足够的脑灌注压，在病后 1 ~ 2 个月降至正常并予以维持治疗。

3. 降低颅内压

颅内压增高的两个主要原因为早期血肿占位效应及亚急期的 PHT 水肿，它们是引起患者死亡的两个主要因素。

颅内压（ICP）增高以间隔 5min 2 次测压均 > 2.7kPa（20mmHg）为标准。降颅压的目标是使之降至 2.7kPa（20mmHg）以下，且保持脑灌注压不低于 9.3kPa（70mmHg）。对于疑有 ICP

升高及意识水平下降（GCS <9）的患者均应考虑监测颅内压，存在脑积水或脑积水高度危险者亦应脑室引流，并应注意避免感染，必要时可预防性使用抗感染药物。引流管留置不宜超过 1 周。

病后 2d 内，控制颅内压最好的办法是清除血肿，减少血肿的占位效应，具体方法请参见外科手术部分。发病 2d 之后，颅内压升高的最重要原因是血肿周围组织水肿。使用渗透性药物如甘露醇是治疗由水肿引起的高颅压的最重要药物之一。但甘露醇不利于出血部位止血，因而不宜用于活动性出血者。另外，由于甘露醇分子量较小，很易透过受损 BBB 进入水肿区，因而反复使用可在局部蓄积，反而加重局部水肿。同时，现已证明小剂量甘露醇的效果并不比大剂量差，且有更少的副作用，因而其使用应遵循以下原则：病初 24h 不预防性使用，除非针对脑疝及脑疝危险者；剂量0.25 ~ 0.5g/kg，每 4 ~ 6h 1 次；可同时使用速尿（10mg/次）以协同维持渗透梯度；治疗过程中，血渗透压不应高于310mOsm/L；总使用时间不应超过 5d，以减少副作用。

白蛋白可提高胶体渗透压，从而有效降低脑水肿及颅内压。白蛋白对抗渗透性水肿效果较好。因其分子量较大，故具较少的反跳作用。推荐剂量为 100ml/d，使用 3 ~ 5d。根据脑出血后病理生理变化，激肽释放酶活性升高在脑水肿的发生中起重要作用。为此，我们对脑出血患者早期使用激肽释放酶抑制剂抑肽酶，每天 50 ~ 100 万 U，取得了减轻水肿、改善症状的效果。

低碳酸血症可引起血管收缩，脑血流量下降，从而降低颅内压。理论上，过度通气时，随着 CSF 与血液 pH 达到稳态，其降颅压作用即告终止。但实际上，这一过程持续时间可能较久。调整潮气量，使 PCO_2 下降至 4.7 ~ 4.0kPa（35 ~ 30mmHg），可降低颅压25% ~ 30%。停止过度通气治疗也可产生反跳作用，因而需缓慢停用，使 PCO_2 在 24 ~ 48h 后恢复正常。

在经上述措施治疗效果均不佳且颅压增高特别明显时，可审慎考虑使用巴比妥昏迷疗法。巴比妥盐可降低 CBF，减少脑的容积，并可能通过降低血压或自由基清除作用改善水肿。其剂量安全限度为 10mg/（kg·d）。为避免持续给药产生耐受造成药效降低，可分次少量给予。

4. 改善组织缺血

血肿周围组织缺血是诱导组织水肿、加重神经损害、引起症状恶化的重要原因。因而，改善缺血在脑出血治疗中的作用应引起重视。由于起病 48h 内存在血肿扩大可能，因而在 48h 后谨慎使用抗缺血药物较为安全。可选择尼莫地平，2～5mg/d，静脉缓慢滴注，使用中应及时调整滴速，严密监测血压，避免血压过度下降。药物使用控制在 3～5d 为宜，之后改口服制剂。

5. 细胞保护

脑出血血肿周围组织神经元损害是近几年倍受关注的问题之一。目前认为脑出血后，除血肿自身对组织的机械压迫作用外，血肿周围组织的水肿和神经元损害是与患者预后密切相关的重要因素。

血肿周围组织的神经元损害的机制尚不清楚。血细胞破坏及各种蛋白降解后产生的细胞因子、各种组织蛋白酶、血红蛋白、高渗透/大分子物质对神经元都有直接或间接的毒性作用。血肿直接压迫及血管活性物质大量释放，引起血肿附近或其远隔部位血管闭塞或痉挛，造成神经元缺血性损害。目前认为，这种血肿周围的缺血性损害与缺血性脑血管病时的神经元损害的机制基本相同，有人认为它就是后者的一种类型。

血肿周围组织神经元损害的细胞保护治疗并不像缺血性脑损害进行过广泛、系统的研究。现有的研究多是简单模拟既往缺血性脑损害的研究而设计的，如钙通道阻滞剂、自由基清除剂、兴奋性氨基酸拮抗剂等在脑出血细胞保护中的作用的研究都是如此。随着对脑出血血肿周围组织神经元损害认识的逐步深入，直接针对脑出血病理生理过程进行的细胞保护研究会逐步增多。

国内可供临床试用的脑保护剂不多。目前主要有尼莫地平、神经节苷脂 GM1、灯盏花素、镁制剂、银杏制剂等。中药（尤其含黄酮组分者）、针灸、亚低温等可能通过不同机制发挥脑保护作用，可以有选择的使用。

6. 止血药物

是否使用曾引起广泛争论。目前的观点是，当有明确的凝血障碍、肝功异常、存在长期饮酒或合并消化道出血时，应积极使用止血药物，以有利止血，使用以不超过1周为宜。1周以后是否使用，应对凝血功能仔细评价后再决定。

7. 维持水、电解质平衡

急性期每日测定血 K^+、Na^+、Ca^{2+}、Mg^{2+}、尿量、血渗透压、血气、进食量等以决定补给量。液体补给总量为最近1天尿量 +500ml 非显性失水。若有发热，应按每上升1℃增加300ml 计算；存在电解质异常、酸中毒或碱中毒时应及时纠正。

8. 其他

体温增高者应予以药物或物理降温。若疑有感染，应及时行微生物培养与涂片（如气管分泌物、血液、尿液）；有脑室引流者，应定期分析 CSF，必要时使用抗感染药物。病程早期的精神障碍与后期的心理问题均应积极处理，以加快恢复。康复治疗应视患者的实际情况，尽早开始。

9. 外科治疗

目前主张超早期手术，尤其尾状核、外囊出血。一般在发病后 6~12 小时内，血肿量在 30~40ml 以上适合手术治疗。另外有人主张稳定期（发病10天后）手术效果最好。外囊、额叶或颞叶皮质下血肿，清除血肿有利于瘫痪的恢复。如果出现脑疝，手术与否对预后差别很大，因此越早越好。在瞳孔散大前或散大后均可进行手术。出现凝视麻痹者，如同向偏视消失而意识程度并无好转，此时已影响脑干，也是手术的适应症。手术效果除与手术的时机及出血的部位有关外，还与全身情况、血压、对侧半球是否病变、以及血肿是否位于主侧半球等有关。严重昏迷伴有高氮血症、高血糖、高热、高血压以及呼吸和循环衰竭等患者禁止手术。

第二节　中枢性高热

体温升高不超过 38℃ 为低热；38～39℃ 为中等热；39～40℃ 为高热；超过 41℃ 为过高热。中枢性高热为由中枢神经系统体温调节功能受损，导致体温达 39～40℃，持续居高不退的一种严重临床症状。

一、发病机制

视前区－下丘脑前部是体温调节的基本部位。下丘脑前部的热敏神经元和冷敏神经元既能感受它们所在部位的温度变化，又能对传入的温度信息进行整合。因此，当外界环境温度改变时，可通过：①皮肤的温、冷觉感受器的刺激，将温度变化的信息沿躯体传入神经经脊髓到达下丘脑的体温调节中枢；②外界温度改变可通过血液引起深部温度改变，并直接作用于下丘脑前部；③脊髓和下丘脑以外的中枢温度感受器也将温度信息传给下丘脑前部。通过下丘脑前部和中枢其他部位的整合作用，由下述三条途径发出指令调节体温：①通过交感神经系统调节皮肤血管舒缩反应和汗腺分泌；②通过躯体神经改变骨骼肌的活动，如在寒冷环境时的寒战等；③通过甲状腺和肾上腺髓质的激素分泌活动的改变来调节机体的代谢率。

当颅脑感染、出血、外伤、手术和中毒等病因损伤以上有关体温调节神经时，可因散热机制受到抑制而出 39℃ 以上的高热。如损害严重可导致下丘脑体温调节中枢功能衰竭，以致丧失通过呼吸和心率增快以及大量出汗等反应机制促使机体高热下降的能力时，可因极度高热而危及患者生命安全。

二、临床表现

临床常有严重的脑部病变、同时伴有高热（体温达 39～40℃以上，持续不退）、深昏迷、去大脑强直、全身性痉挛发作或持续痉挛发作、无汗、应用解热药无效、血压时高时低、血糖升高等表现，常可因循环、呼吸功能迅速衰竭而死亡。

三、治疗

除病因治疗外，主要是降温疗法。

1. 物理降温　因本病对退热药无效，故可先试行物理降温，使中枢性高热获得暂时性下降。如冰枕、冰敷、冰毯等，可降低脑和全身的基础代谢率，减少脑组织耗氧量，并减少脑组织乳酸堆积、防止细胞内酸中毒、抑制内源性毒性产物对脑细胞的损害作用、减轻脑水肿、降低颅内压、保护血脑屏障。

物理降温时要防止冻伤发生。做到勤观察，用冰枕前应先检查冰枕的质量，有无渗漏，冰枕外面用布套套好，侧卧时可用棉花垫在耳下，以免耳廓冻伤。冰敷处应经常检查皮肤，防止冻伤。

2. 药物降温　如病情十分严重，在严密观察下可用小剂量吗啡（2mg 皮下注射）或 4℃ 的 5% 葡萄糖注射液缓慢地静脉点滴。低温液体的输入，可以吸收体内大量的热量，从而使温度下降，而其余生命体征均无明显变化。

3. 亚冬眠疗法。

4. 全身支持疗法　应给予营养丰富易消化的流质或半流质饮食，鼓励患者多饮水，并做好口腔护理等。

5. 保持室内空气新鲜　每日通风 2 次，15~30 分钟/次，并注意保暖。保持室温在 18~22℃，湿度 50%~70%。夏季炎热季节，可采用空调或放置冰块，使室温下降。

6. 输液　颅内高压者不可输入过多的液体，要求输入低温液体 500~1500ml。

7. 多巴胺能受体激动剂　溴隐亭，5mg，3 次/天，口服，用药后均有效。

8. 硝苯呋海因　用法为 0.8~2.5mg/kg，肌注或静注，每 6~12h 1 次，缓解后改为 100mg，肌内注射，隔日 1 次。

第三节　中枢性尿崩症

中枢性尿崩症（CDI）是由于下丘脑－神经垂体功能缺陷或遭到破坏，引起抗利尿激素（ADH）即加压素（AVP）分泌不足导致肾小管对水的重吸收功能障碍的一种疾病，临床上表现为以多尿为主的一系列症候群。

一、病因

1. 特发性尿崩症　临床上往往无明显的病因可找，影像学检查下丘脑垂体未发现明显占位或病变的 CDI 患者，临床上多都归于此类型。部分患者进行尸体解剖发现下丘脑视上核与脑室旁核神经细胞明显减少或几乎消失。少数特发性 CDI 有家族史，其发病可能和遗传缺陷有关，也可能是 DIDMOAD 综合征的部分症状之一，其表现为尿崩症、糖尿病、视神经萎缩、耳聋，又称 Wolfran 综合征。

2. 继发性尿崩症

（1）下丘脑垂体占位或病变：大多为下丘脑垂体新生物肿瘤侵入或病变所致，包括颅咽管瘤、松果体腺瘤、第三脑室肿瘤、转移性肿瘤；其他的如脑膜脑炎、白血病、结核、结节病、梅毒及血管性病变所致。

（2）物理性损伤：常见于严重的颅脑损伤、颅骨骨折或脑垂体下丘脑部位的手术、同位素治疗等出现 CDI。这类患者往往在物理性损伤后出现多尿，随着病情好转或缓解，自行恢复，有的永久性消失，有的复发或转变为慢性或永久性。严重颅脑外伤尤其是意识障碍患者病情发展为尿崩症和高血糖症，此后出现脑死亡，其机制可能与脑垂体受损及大脑对葡萄糖利用下降有关。

（3）妊娠期 CDI：个别患者妊娠期出现 CDI，分娩后尿崩症减轻或消失，这原因可能与胎盘产生抗利尿激素酶，使抗利尿激素降解灭活加速，而出现 CDI。

二、发病机制

抗利尿激素即精氨酸血管加压素（AVP）由下丘视上核、室旁核神经元内合成，释放到外周血中与肾脏远曲小管、集合管内皮细胞结合，促进水从管腔内向间质流动，起到浓缩尿液、维持渗透压和体液的容量作用。本病主要机制是抗利尿激素合成释放调节异常，以及其他因素对抗利尿激素的影响所致。

（1）AVP 的释放调节受多种刺激的因素影响，主要由下丘脑的渗透压感受器调节，渗透压的变化刺激 AVP 的产生与释放。

（2）体内血容量能刺激心房和肺静脉的张力感受器，来调节 AVP 的释放。即容量减少可使 AVP 浓缩减少，容量增多可使 AVP 增多。

（3）颈动脉和主动脉压力感受器也能刺激 AVP 的浓度。失血，血压下降时 AVP 浓度升高，使血管收缩，血压升高。

（4）下丘脑许多神经和神经多肽具有调节 AVP 的释放功能，乙酰胆碱、血管紧张素 II、组胺、缓激肽、γ - 神经肽等均有刺激 AVP 的释放作用。

（5）有些药物对 AVP 有调节作用，如烟碱、吗啡、氯贝丁酯、氯磺丙脲、环磷酰胺、长春新碱、部分三环类抗忧郁药、乙醇、氯丙嗪、苯妥英钠、糖皮质激素。

三、病理生理

当 AVP 的生成、释放、调节任何一个环节发生障碍时均可出现病变。如下丘脑 - 垂体原发性或继发性病变及颅脑重度外伤、手术创伤等物理性的损伤都有可能使 AVP 的合成、释放减少；或由于神经调节异常，致使血浆的 AVP 浓度改变。这些都是造成 CDI 的原因。

四、临床表现

CDI 可发生任何年龄，中国医学科学院协和医科大学北京协和医院内分泌科 408 例 CDI 患者的统计结果，儿童少年时期的 CDI 发病多在 8～12 岁，成人 CDI 的发病多在 25～35 岁。CDI 病因中特发性尿崩症占 52%。儿童少年期鞍区肿瘤占 33%，其中以生殖细胞瘤为主，占 65%；而成人鞍区肿瘤占 22%。成人外伤导致的 CDI 占 11%，明显高于儿童少年时期（占 5%）。组织细胞增生症多见于儿童少年时期，占 3%。

CDI 的主要临床表现为多尿、烦渴、多饮。起病可缓可急。24h 尿量多达 4L，有的可达 18L 或更多。尿的渗透压 50～200mOsm/L，尿比重在 1.001～1.010。尿色淡如水。

CDI 由于低渗多尿，血浆渗透压轻度升高，如有足够的水分供应，患者一般健康不受影响。如饮水量不足或限制饮水时会表现由此带来水代谢紊乱的一系列神经精神症状，此时可产生头晕、头痛、疲乏、肌肉疼痛，甚至精神失常及休克等。如饮水过多，患者可发生水中毒，出现头痛、恶心呕吐、烦躁不安、精神错乱，严重者可痉挛及昏迷。颅脑损伤、手术、麻醉的患者，往往处于意识不清的状态，如不及时发现 CDI 的症状，不及时补充水分，可出现严重失水，血浆渗透压与血清钠浓度明显升高（血钠可达到 175mmol/L），可出现谵妄、痉挛、呕吐等。CDI 合并垂体前叶功能不全时尿崩症状反而会减轻，糖皮质激素替代治疗后症状再现或加重。

继发性尿崩症除尿崩症本身症状外还有原发性疾病的症状与体征。

五、辅助检查

1. 血浆渗透压和尿渗透压测定　在临床上测定血浆渗透压和尿渗透压来诊断中枢性尿崩症和肾性尿崩症的常见手段，具有参考价值。一个多尿的患者数次同时测定血尿渗透压，并进行比较，有协助诊断作用。CDI 患者尿渗透压在 50～200mOsm/L，血浆渗透压早期（轻症）患者轻度升高，严重者失水过多，血浆渗透压显著升高，大于 330mOsm/L。

2. 禁水-加压素实验　正常人禁止饮水一定时间后，体内水分减少，血浆渗透压升高，促使抗利尿激素分泌增加，因而尿量减少，尿液浓缩，尿比重及渗透压升高。CDI患者由于抗利尿激素分泌不足或缺乏，禁水后尿量仍多，尿比重及渗透压仍低。

（1）方法：禁饮后测体重、血压、尿量、尿比重、渗透压。禁饮时间6~16h（一般8h），禁饮时每小时排尿1次，测尿量、尿比重、渗透压，待连续2次尿量变化不大，尿渗透压变化小于30mmol/kg·H_2O时，用皮下注射AVP 5U后1h排尿，测尿渗透压。如果患者排尿多，体重下降3%~5%，或血压明显下降，应立即停止实验，给患者饮水。

（2）结果：正常人禁水后血压、渗透压变化不大（小于295mOsm/kg·H_2O），尿比重超过1.020，尿渗透压可大于800mOsm/kg·H_2O。注射AVP后，尿渗透压升高不超过9%。精神性多饮者接近或与正常人相似。CDI患者在禁饮后体重下降大于30%，严重者可有血压下降、烦躁等症状。注射AVP后，尿渗透压可以进一步升高，较注射前至少增加9%以上，抗利尿激素缺乏的程度越重增加的百分比就越多。

禁水-加压实验鉴别CDI与精神多饮，而且可以提示体内AVP缺乏，了解肾脏对AVP的敏感性，区别完全性和部分性尿崩症，本法简单可靠，目前广泛应用。但实验中应注意严密观察病情，以免出现严重脱水及AVP带来的血压升高、诱发腹痛、心绞痛与子宫收缩等。

3. 高渗盐实验　正常人静脉滴注高渗盐后，血浆渗透压升高，兴奋抗利尿激素，并大量释放，随即抗利尿激素减少，尿比重增加。CDI患者由于抗利尿激素缺乏，注射高渗盐水后，尿量不减少，尿比重不增加。但注射AVP后，尿量明显增加，尿比重明显升高。此方法在诊断尿崩症时很少使用，需要证明AVP释放的渗透压阈值改变时可用此方法，对低钠、高钠血症有一定的应用价值。

4. 血浆AVP测定　应用放射免疫法测AVP。正常人血浆AVP

值为 1～5pg/ml，禁水后可高达 15pg/ml 以上，有时可达 30pg/ml 以上。本病患者则不能分泌到正常水平，禁水后也不增加或增加不多。但肾性尿崩症患者往往较正常偏高。

5. 影像学检查　包括蝶鞍正侧位摄片、气脑造影、脑血管造影、CT 及 MRI 检查。各种影像学检查的目的在于查找蝶鞍区结构有否异常，有否肿瘤存在。CT 与薄层 MRI 检查目前认为对此颇有诊断价值，而 MRI 成像更优于 CT 的检查。这是因为后颅窝和枕骨斜坡骨性结构限制了 CT 对蝶鞍区尤其是细微病变的显示；再则，MRI 可以三维成像，能清晰显示下丘脑、垂体柄、垂体腺及其邻近的结构，对软组织的分辨能力很强，对垂体邻近组织受侵细节能显示。一般认为观察到垂体后叶 T1 高信号消失，可协助诊断尿崩症。对初诊不能明确 CDI 患者，应在 3～6 个月后复查 MRI，有 66% 的患者两年的随访可以明确病因。

6. 垂体前叶功能检查　甲状腺轴功能（T_3、T_4、TSH）；肾上腺皮质激素轴功能；性腺轴功能（FSH、LH、E_2T）；两项 GH 兴奋剂试验（胰岛素低血糖，左旋多巴或精氨酸 GH 兴奋试验）；血清泌乳素 PRL（上午 10 点钟休息 0.5h 左右）水平，这些检查有助于对 CDI 的诊断与鉴别诊断。

七、诊断

多数患者病因学的诊断是根据临床的表现、影像学的动态变化、垂体前叶功能检查、诊断性治疗、手术病理以及长期随访病情转归可得到最终的诊断。在诊断初期病因不能明确的患者，对其进行影像学检查及垂体前叶功能的检查（一般表现为低下）是最终作出正确诊断与治疗的关键所在。

八、鉴别诊断

CDI 主要与以多尿为主的疾病鉴别。

1. 精神性烦渴　主要表现为烦渴、多饮、多尿与低比重尿，但 AVP 不缺乏，可伴有其他神经官能症，诊断性试验可以鉴别。

2. 肾性尿崩症 是一种遗传性疾病，抗利尿激素不缺乏，对 AVP 无反应，多为男孩，这是因为抗利尿激素受体缺陷，大多数患者在 X 染色体的短臂上 V2 受体异常。此类患者注射 AVP 后，尿量不减少，尿比重不增加，血浆抗利尿激素浓度明显升高，但无效应。

3. 慢性肾病 肾小管病变，尿路梗阻后单侧肾动脉狭窄，肾移植术后低血钾、慢性高钙、甲状旁腺亢进、原发性醛固酮增多症，均可以影响肾脏浓缩功能而引起多尿、口渴等症状，但均有存在原发病的症状与特征。

4. 糖尿病 糖尿病也有多尿烦渴，但血糖尿糖浓度升高。

九、治疗

1. 激素替代治疗

（1）精氨酸加压素（DDAVP）：DDAVP 是目前治疗 CDI 最有效的药物，在世界范围内广泛应用，是治疗 CDI 首选药物，欧美各国应用比较广泛，国内也有上市，DDAVP 是天然的人精氨酸抗利尿激素 N 端 1 位的半胱氨酸，去氨以增加抗利尿活性。DDAVP 主要增加了抗利尿作用，而缩血管作用只有 AVP 的 1/400。抗利尿激素作用与升压作用之比为 4000：1，作用时间达 12～24h。

目前常用两种剂型，一为 DDAVP 点鼻液（1μg/ml）每次滴 5～10μl，2 次/d，抗利尿作用 4～6h，对意识丧失的患者较合适；另一种称为弥凝片，每次 0.1mg 或 0.2mg，1 次/8 小时，个别患者每次需要用 0.4mg，顿服弥凝片后时间可持续 10h，用药 1h 即能发挥作用。两种剂型疗效相似，后者比前者持续时间略长。弥凝片无不良反应，循环中也无抗 DDAVP 抗体，孕妇服用安全，它可提高尿崩症患者的生活质量。

（2）长效尿崩停：也称鞣酸加压素制剂，每毫升含 5U，深部肌内注射，每次 0.1～0.3ml，作用可持续 3～4 次/d。如不足 3d，可逐次加量，用时要摇匀，慎防用量过大，以免发生水中毒。

2. 其他抗利尿药物 由于 DDAVP 与长效尿崩停的应用，非激素抗利尿药物的应用逐渐减少。

（1）氢氯噻嗪（双氢克尿噻）：该药主要通过促进钠的排泄从而引起利尿，使血容量减少，进一步刺激 ADH 分泌，增加近曲小管对水分的再吸收，使进入远曲小管尿量减少；药物还使细胞外液钠丢失和细胞外液容量减少，细胞外液容量减少对肾素－血管紧张素－醛固酮系统影响，口渴感减退。对轻型和部分尿崩症患者有效，用药期间应限制钠盐摄入，2~3 次/天，每次 25mg，长期用药时注意血糖和尿酸升高、低血钾及肌无力。

（2）氯磺丙脲：此药可刺激垂体释放 AVP，加强肾小管对 AVP 的敏感性，睡前 1 次口服 100~500mg，可起到抗利尿作用，吸收后数小时起作用，可持续 24h。此药可恢复渴觉，对渴觉缺乏的患者有一定的作用，对肾性尿崩症无作用。因氯磺丙脲属第一代磺脲类降糖药，可引起低血糖，即白细胞减少、肝功能损害等不良反应。可与氢氯噻嗪合用。

（3）安妥明：第 1 代贝特灵降甘油三酯药物，它可刺激 AVP 的分泌，每次 0.5~0.75g，3 次/天，口服。对肝功能有损害，使转氨酶升高。

（4）酰氨脒嗪：又称卡马西平，属抗惊厥药，可通过刺激 AVP 的释放，产生抗利尿的作用。每次 0.2g，2~3 次/天，口服。用药早期有头晕、嗜睡、乏力、运动失调、意识模糊，长期用药可出现粒细胞减少、血小板减少。

（5）吲达帕胺：是一种具有钙离子拮抗作用的口服利尿降压药，据报道它可使 CDI 患者尿量减少，机制是对电解质的作用，使血钾、钠、氯下降，引起血浆渗透压下降，口渴中枢对渴感减退，使饮水量减少及尿量减少。另外检验结果肾素血管紧张素 Ⅱ 较用药前升高。推论该药应用后是启动了肾素－血管紧张素－醛固酮系统，此系统参与了抗利尿与减少尿量作用。吲达帕胺可成为治疗 CDI 的一种新的选用药物。但由于其具有降低血钾作用，故应用过程中注意补钾。用药方法每日 2.5~7.5mg。

3. 基因治疗　CDI 除了应用药物治疗外，目前对基因治疗也有动物试验的报道：通过注入正常 AVPm RNA 到 CDI 大鼠下丘脑内，发现 1h 后翻译成成熟的 AVP，mRNA 注入后 2h 尿渗透压开始明显升高，5d 后接近正常生理 AVP 的血浓度。人类常染色体显性遗传垂体性尿崩症（ADNDI）基因缺陷位置已定位在 20 号染色体短臂 13 位点（20P13），即 AVP 运载蛋白（NPⅡ）基因内部已发现 4 种类型点突变及一种类型密码缺失，由变异 AVP 基因表达异常，AVP 前体蛋白在神经细胞内蓄积而引起细胞凋亡。这些实验与研究发现将对 CDI 的治疗带来进展。

4. 病因治疗　CDI 患者在下丘脑 - 垂体肿瘤存在时可通过手术、放射、珈玛刀等治疗。由颅内外伤、脑膜脑炎、白血病及血管性病变等可通过原发病的治疗，改善、缓解或根治 CDI，妊娠期 CDI 随着分娩后可以消失，或成为永久性尿崩症。

第四节　脑心综合征

各种急性颅脑疾患（急性脑血管意外、急性颅脑损伤、脑内各种炎症及其他引起颅内压增高的疾病）造成继发性心脏损伤，类似 AMI、心肌缺血、心律失常及心肌酶谱的改变称为脑心综合征。临床症状往往是在脑病转好时心脏损伤也随之好转；脑病加重时，心脏损伤也随之加重。

一、发病机制

脑心二大脏器往往具有共同病理基础，如：高血压病、高血脂、高凝状态、糖尿病等。一旦其中之一脏器发生病变，极有可能影响到另一脏器。在急性颅脑损伤时，心脏在电生理、生化、血流动力学和器质上的改变，发生脑心综合征。发生脑心综合征的机制可能与以下因素有关：

1. 神经调节紊乱　在急性颅脑病变时，如出现血肿、缺血、损伤、水肿、炎症等，对颅内神经组织往往起到局部受压或损伤作用，病变累及丘脑下部、网状结构和脑干等重要的神经核团时，造成中枢神经系统功能紊乱。中枢神经系统对心脏具有直接调控功能，下丘脑受到刺激时，可引起交感、副交感神经功能紊乱，交感亢进，儿茶酚胺分泌增加，产生心动过速、ST 段偏移；副交感亢进产生心动过缓、异位心律、心房颤动和心肌受损的心电图改变；延髓网状系统及脑干受损，产生各种心律失常和心电图异常改变。

2. 神经体液调节紊乱　各种急性颅脑病变时脑内血液循环障碍，致使丘脑 - 垂体 - 肾上腺轴功能障碍，儿茶酚胺分泌增多，肾上腺素、去甲肾上腺素水平升高，此时可导致心肌自律性增高和异位起搏点增加，造成心肌损伤和心律失常；另外血浆内皮素（ET）升高，ET 是内皮细胞释放的一种多肽，为体内最强的缩血管物质，它能造成心肌细胞因缺血而损伤，电生理及心功能异常，ET 参与了脑心综合征的病变过程；此外，急性颅脑病变还可以引起氧自由基、血栓素 A_2、前列腺素 IG、内源性阿片肽升高，这些物质可作用于心肌细胞，使心肌受损、冠脉痉挛及心肌细胞去极化受限，引起各种心律失常与心肌缺血改变。

3. 颅内压升高　急性颅脑病变时大多数出现脑内水肿、颅内压升高，直接作用于脑内神经元组织与颈动脉压力感受器及化学感受器，促使血流动力学改变，造成心脏心肌损伤与心律失常。

4. 其他因素　颅脑病变时血流动力学改变（如血压升高、外周循环阻力增加、血容量改变）、水电解质、酸碱紊乱等也可诱发心律失常与心肌损伤。

二、临床表现

脑心综合征主要表现一方面为本身颅脑急性损伤的症状，如神经精神功能障碍、脑水肿、颅内压升高、血压升高或下降，严重时脑疝形成等改变；另一方面表现由颅脑损伤带来的心脏损伤，表现为心电图、心肌酶谱、肌钙蛋白、ET 改变。

1. 心电图异常

（1）脑性假性心肌梗死（FMZ）：是指急性颅内病变当时或数日内出现类似心肌梗死的心电图改变，如 ST 段抬高、甚至出现异常 Q 波。随着原发病的好转，心电图（EKG）也好转。EKG 改变多见于 1~3d 开始恢复，1~2 周恢复正常。经动态观察，可排除真性急性心肌梗死。

（2）心律失常：脑源性心律失常呈多样性：窦性心动过缓、心动过速、房性心律失常（房性早搏、心房纤颤、室上性心动过速）；室性心律失常（室性早搏、室性心动过速、心室纤颤）；传导阻滞、P-R 间期缩短、交界性心律或房室传导阻滞。

（3）心肌损害改变：ST 段抬高或压低；T 波增大、尖耸或倒置；显著性 U 波、Q-T 间期延长。

脑心综合征患者 EKG 异常，可以出现以上各种单一的改变，也可出现多种异常混合图形。一般在发病后 12~2d 出现，约占 80%~90%。随着原发病的好转，EKG 异常随之改善。

2. 心肌酶谱改变　脑心综合征患者心肌酶谱谷草转氨酶（AST）、磷酸酶（CK）、同工酶（CK-MB）、乳酸脱氢酶（LDH）均见升高，其中 CK-MB 升高被认为特异性反映心肌受损情况。一般心肌酶谱升高在病后 72h 之内最为明显。随着病情好转酶谱下降。此项也可以作为脑心综合征病情程度的判断与预后的估计。

3. 心肌肌钙蛋白 cTnI 与 cTnT 的改变

肌钙蛋白 cTnI 是心脏肌钙蛋白成分之一，其以两种形式存在于心肌细胞内，小部分（5%）游离于胞浆为可溶性，大部分（95%）以结构蛋白形式固定于肌原纤维上，为不可溶性。其具有心肌损伤特异性表达意义，在急性心肌梗死时升高，是诊断心肌梗死重要指标之一。其与 cTnT 相比较更有意义，单纯的 cTnT 升高可考虑为脑心综合征所致。脑心综合征时部分患者肌钙蛋白 cTnI 升高时，可考虑存在心肌梗死的可能，这二项指标也作为判断脑心综合征心肌损伤的程度与有否心肌梗死的存在。

4. 血浆内皮素 ET　ET 是内皮细胞释放的多肽，为体内最强的缩血管物质，广泛存在于血管平滑肌、心、脑、神经等组织中。当这些组织受到损伤时 ET 释放到血液中，引起组织的重复损伤。有人报道急性脑血管意外的患者 ET 水平异常升高。ET 可能在脑心综合征的发生机制中起着重要的作用。

5. 血流动力学的改变　脑心综合征的患者往往出现或伴有血流动力学（外周循环阻力、血容量、血氧饱和度等）改变。连续性血流动力学的监测对观察判断病情与预后有着重要的意义。

三、诊断

根椐有急性颅脑病变（包括脑血管意外、急性颅内损伤、颅内急性炎症等）引起急性颅内压升高的原因、EKG 异常改变、心肌酶谱升高，肌钙蛋白 T 的变化即可作出确诊。血浆内皮 ET 升高与心脏彩超检查结果有助于诊断。

四、鉴别诊断

（1）心电图改变需与原有存在的心脏疾病心电图异常作鉴别，这要了解原先有否心脏病史、原先是否存在心电图异常、本次 EKG 异常是否与以前类似。如有新的 EKG 改变，应考虑与本次颅脑病变有关；如与原先的类似，即可认为不属脑心综合征。

（2）急性颅脑病变与真性心肌梗死同时存在　急性颅脑病变患者，个别患者同时存在真性心肌梗死，切不可忽略。这种人除本身存在的颅脑病变症状、体征外，还出现 EKG 心肌梗死图形，心肌酶谱、肌钙蛋白升高（特别是 cTnI 成倍升高）；颅脑损伤症状好转，心脏的症状、体征、EKG 异常（包括急性心肌梗死图形等）、心肌酶谱仍升高。由此可判断同时存在着急性心肌梗死。

五、治疗

充分提高对脑心综合征的认识，及早诊断、早期干预、早期治疗对预后有着重要的作用。

（1）积极治疗原发急性颅脑损伤性疾病，降低颅内压，稳定血压。

（2）密切观察心脏情况，判断心脏损伤程度，及时应用营养心肌药物，酌情强心、抗心律失常。

（3）注意水、电解质、酸碱平衡、补液速度、补液量。

第五节　脑耗盐综合征

脑耗盐综合征（CSWS）是指脑内疾患导致肾脏对钠及水丢失过多，造成低血钠、高尿钠、低血容量的一组综合征。严重者出现休克、意识障碍和癫痫发作。

一、病因

自 1950 年以来先后由 Peters、Nelson、Ogawasanav 提出报道，近年来 Lzumr、At－kin、Zafonte 也相继报道，认为 CSWS 的病因是因为颅内疾患包括急性重度颅脑损伤、急性脑血管意外（蛛网膜下腔出血、丘脑、脑干出血）、颅内转移瘤、垂体瘤术后等引起颅内神经受压（特别是下丘脑受压）、损伤、缺血，造成利钠多肽释放，从而使肾脏丢失水与钠，导致严重的低血容量症状。

二、发病机制

现已知利钠多肽主要包括心房利钠多肽（ANP）、脑利钠肽（BNP）和 C 型利钠肽（CNP）。

ANP 是一种循环激素，对神经体液的调节起到重要的作用。其具有强大的利尿、利钠、舒血管、抑制肾素－血管紧张素－醛固酮系统的功能，维持着体内水电解质平衡。ANP 主要由心肌细胞分泌，但在大脑与脊髓组织中也有分布。研究已证明在颅内 ANP 活性细胞以下丘脑和隔区最多。

BNP 主要分布于脑、脊髓及垂体部位，其氨基酸排列与 ANP 大致相同。CNP 是 ANP 的类似物质，在脑组织和脑脊液中浓度比 ANP 和 BNP 高。

中枢神经利钠肽对水盐代谢的调节作用主要通过两种途径：一是直接作用于中枢神经系统；另一种作为神经递质，调节外周利钠肽的释放。

当利钠肽升高时，主要作用于肾脏，肾血流增加，肾小球滤过率及滤过分数增加，从而抑制近曲小管对钠与水的重吸收；抑制盐的摄入及 ADH 释放。已有研究表明：重度颅脑损伤、蛛网膜下腔出血、蝶鞍肿瘤、脑肿瘤术后等并发低钠血症患者的 ANP 含量明显升高，这是因为大脑组织特别是下丘脑、蝶鞍区受到压迫缺血等刺激后，颅内利钠肽升高，此后其又作用于外周，使心脏 ANP 释放，血中的利钠肽升高。

三、临床表现

1. 颅内原发性疾病的病史与体征　这类患者往往存在严重颅脑损伤、脑血管意外（如蛛网膜下腔出血、丘脑、脑干出血）、颅内肿瘤（尤其蝶鞍区肿瘤）占位或术后的病史与体征。

2. 存在低血钠、低血容量的神经症状与体征的患者往往在原发病或颅脑术后 2~14d 内再度出现嗜睡、昏迷、意识障碍加重等改变。尿量增加多达 3000~6000ml。并见恶心呕吐，全身脱水，血压下降，甚至抽搐、癫痫大发作等。

四、辅助检查

1. 低血钠　一般 <135mmol/L，多为中、重度低钠血症，存在明显的负钠平衡。

2. 高尿钠　>20mmol/L，大量的钠从肾脏排出，使尿钠升高。

3. 血浆渗透压　在 218~252mmol/L。

4. 尿比重在 1.010~1.015。

5. 血浆 ANP 浓度　升高，一般 2~3d 后出现，持续 10d 以上，有的重度颅脑损伤在 2 周以后升高，ANP 持续升高导致钠水丢失，引起负钠平衡。

6. 其他　血浆中尿素氮、肌酐含量往往升高，呈氮质血症。

五、诊断

主要根据有明确的颅内重症疾患病史；在病变的 2~3d 后，或

2 周后出现严重的多尿，尿量大于 3000ml；并恶心呕吐，全身脱水，血压下降，精神神经出现症状，如意识障碍加重，嗜睡或昏迷等，或出现抽搐、癫痫大发作；实验室检查血钠低于 135mmol/L，高尿钠（大于 20mmol/L），或 BUN、Cr 升高；即可诊断 CSWS。有条件的可测定中心静脉压与肺毛细血管嵌压。当中心静脉压小于 $6cmH_2O$、肺毛细血管抗嵌压小于 $8cmH_2O$ 时可协助诊断。

六、鉴别诊断

该病主要与抗利尿激素分泌异常综合征（SIADH）相鉴别。SIADH 是由于抗利尿激素（ADH）异常分泌增多或其活性作用超常，使水潴留，而发生稀释性低血钠并细胞外液容积增大体液增多的综合征。其诊断特点：

（1）血钠小于 125mmol/L。

（2）血浆渗透压小于 270mmol/L。

（3）早期高尿钠大于 20mmol/L，随着尿钠排泄增多，尿钠则下降，后期出现低尿钠，其与 CSWS 所引起的尿钠持续性升高不同。

（4）中心静脉压也是升高的。

（5）但无周围组织脱水，无低血压改变。

六、监测与治疗

1. 电解质与生化监测　血清钠、尿钠、尿比重、血与尿渗透压，有条件者做血 ADH 浓度测定。

2. 一般监测　包括生命体征监测、心电图监测、中心静脉压等监测。

3. 补钠　应用 3% ~5% 高渗氯化钠，静脉输入或口服氯化钠溶液。补钠速度不宜过快，应该小于 0.7mmol/（L·h），每天血钠变化小于 20mmol/L。补钠过快会造成脑功能损害，也会加重心脏负担，严重者会造成死亡。

4. 适当应用盐皮质激素　有助于肾小管对钠的重吸收，改善症状。

5. 其他 注意保护肾脏、脑、心脏的功能，避免补钠不妥造成这些脏器的损害。

第六节 抗利尿激素分泌不当综合征

抗利尿激素分泌不当综合征（SIADH）属抗利尿激素（ADH）分泌不按血浆渗透压浓度调节而异常增多，导致体内水分潴留、尿排钠增多、稀释性低钠血症等一系列临床表现的综合征。

一、病因与发病机制

1. 异位性 ADH 分泌

（1）体内某部位的恶性肿瘤：肺癌（小细胞肺癌、支气管类癌）、淋巴肉瘤、霍奇金病、胸腺癌、前列腺癌及消化系统癌（胰腺癌、十二指肠癌）、颅内肿瘤等。有调查表明肿瘤引起的占 SIADH50%～75%，其中以肺部肿瘤最常见，小细胞肺癌引起 SIADH 发病率最高。现已证明肺癌细胞可以合成一种血管加压素前体，后者可以解离血管加压素及其载体蛋白——神经垂体素 I 而分泌到血循环中去。

（2）肺部感染性疾病：如肺炎、肺气肿、肺结核、肺脓肿。已知肺炎或肺结核可直接分泌 ADH。

2. 中枢危重性病症导致 ADH 释放过多 在重度颅脑损伤、蛛网膜下腔出血、硬膜下血肿、脑出血、脑梗死、脑脓肿、颅内感染、脑萎缩均可以引起颅脑移位，下丘脑受到刺激，使 ADH 释放过多。也有报道急性的颈髓损伤后出现 SIADH，并表明颈髓损伤越重，SIADH 发生率越高。急性颈髓损伤诱发 SIADH 的原因可能为异常冲动上传，刺激下丘脑有关神经和（或）垂体后叶有关细胞，使 ADH 分泌增高。这可说明为什么胸腰段脊髓损伤患者不发生 SIADH 的原因。

3. 药物促进 ADH 释放或增强其作用

氯磺丙脲、氯贝丁酯、三环类抗抑郁剂、全身麻醉药、巴比妥类等药物有刺激 ADH 的释放；氯磺丙脲类还可增强其活性；噻嗪类利尿剂通过排钠利尿，促使 ADH 释放；抗癌药物长春新碱、环磷酰胺也可刺激 ADH 的释放。

4. 其他 当左心房压力骤减时可刺激容量感受器，反射性地使 ADH 分泌增加。如二尖瓣分离术后。

任何原因促使 ADH 分泌增加、过度释放时，血中的 ADH 也增加，此时 ADH 增加了肾脏对水的重吸收，引起细胞外液量增多，造成水潴留稀释性低钠，继而使肾脏排钠增多，表现出低血钠和低渗透压；体液增多，细胞外液向细胞内液转移，产生细胞内水肿，引起细胞代谢障碍，造成神经细胞水肿—脑水肿，由于上述的各种不同原因产生了一系列的临床症状。

二、临床表现

SIADH 的临床表现往往存在于原发病的基础上，有时被原发病的症状所掩盖，未引起临床医生的高度重视，或误诊。有报道确诊 SIADH 最短时间为 7d，最长 66d，平均 40d。SIADH 病情轻重取决低钠血症的程度，初期出现乏力、倦怠、恶心呕吐，当血钠 < 125mmol/L 时，症状进行性加重，出现神志模糊、嗜睡；当血钠降至 110mmol/L 以下时。可有延髓麻痹，呈木僵状态，锥体束征阳性，甚至昏迷、抽搐，严重者可致死。患者体内水潴留于细胞内，故体重增加而无水肿。

三、辅助检查

（1）血钠 < 125mmol/L。

（2）血浆渗透压 < 270mOsm/（kg·H_2O）；尿渗透压升高 > 血浆渗透压。

（3）尿钠 > 20mmol/L，可达 80mmol/L。

（4）BUN 轻度降低。

（5）水负荷 ADH 抑制试验：方法：于 30min 内按 20ml/kg 体重饮水。正常人 ADH 释放减少，大量排尿，5h 排尿量等于饮水量的 80%。尿渗透压可低于 100mOsm/（kg·H_2O）。SIADH 患者排尿小于饮水量的 40%，尿渗透压 > 血渗透压。本试验具有一定的危险性，限于血钠 >125mmol/L，无明显症状患者。

四、诊断

（1）具有原发病病史或应用过使 ADH 升高的药物依据。

（2）血钠小于 125mmol/L。

（3）血浆渗透压小于 270mOsm/（kg·H_2O），尿渗透压比血浆渗透压升高达 100mOsm/（kg·H_2O）。

（4）早期尿钠大于 20mmol/L，后期尿钠下降，出现低尿钠。

（5）无肾功能、肾上腺功能、甲状腺功能异常。

（6）中心静脉压升高，无血压下降、脱水及血容量减少症。

五、鉴别诊断

（1）与脑耗盐综合征（CSWS）鉴别：CSWS 是指颅内疾患导致利钠多肽大量释放，肾脏对钠及水丢失过多，造成低血钠、高尿钠、低血容量的一组综合征。与 SIADH 的鉴别在于两者的原发病有所不同；SIADH 血中 ADH 升高，CSWS 血中 ADH 正常；两者同样有低血钠，但 SIADH 属稀释性低血钠，早期高尿钠，后期尿钠降低；SIADH 无低血容量、无脱水，而 CSWS 全身脱水，低血容量症；中心静脉压测定 SIADH 升高，CSWS 下降。

（2）肝硬化腹水、心力衰竭伴低血钠。其有原发病的表现，并有低血钠、尿醛固酮升高、水肿明显。

（3）胃肠道失水失钠，可出现血容量减少、低血压并伴氮质血症。

（4）失钠性肾炎和慢性肾上腺皮质功能减退，也可出现低血钠及高尿钠，但伴有血容量不足和低血压。有关实验室检查可以帮助鉴别。

六、治疗

1. 病因治疗 尽早找出病因，有针对性的对病因进行治疗，如肺部疾病引起的，需对肺部病变进行治疗；药物引起的，停用药物。

2. 限制水摄入 除正常饮水外基本上不能额外饮水，对轻症患者只用限水就可以奏效。每日液体入量 800~1000ml，造成负水平衡。通常限水治疗 2~3d，血钠水平回升。

3. 利尿补盐 对严重低钠血症、低渗透压患者，当血钠 < 125mmol/L 时，须给予利尿剂，排出水分。可应用呋塞米、利尿酸、甘露醇等利尿，及早给予补生理盐水或高渗盐，以纠正血钠浓度和血浆渗透压，控制精神神经症状。不可用5%葡萄糖溶液。

第七节 脑水肿

脑水肿是指脑的水和钠的增加，以致脑的体积和重量增大即为脑水肿。很多疾病可以引起脑水肿：如脑肿瘤、脑外伤、颅内炎症、脑血管病等。它也可继发于周身疾病。急性而严重的脑水肿时，由于颅内压的急剧升高和脑疝形成，可以造成严重的后果。故对脑水肿的发病原理、病理生理变化及临床治疗方面应有所了解。

一、发病原因

1. 颅脑损伤 各种颅脑伤及颅内血肿、脑手术创伤、广泛颅骨骨折、全身损伤、爆震伤、气浪剧烈冲击或胸部挤压伤，引起上腔静脉压急剧上升所致脑毛细血管广泛弥散性点状出血。

2. 颅内占位性病变 脑瘤压迫周围脑组织而肿胀，静脉回流障碍导致颅内压增高。脑脊液回流吸收障碍、脑瘤的毒性作用使血脑屏障破坏，脑血管通透性增加，出现脑水肿。脑转移癌、恶性脑胶质瘤水肿更明显。

3. 脑血管疾病 脑血栓、脑栓塞、脑出血、蛛网膜下腔出血、高血压脑病以及脑动脉供血障碍、血管痉挛等均可继发脑水肿。

4. 颅内炎症　脑炎、脑膜炎、脑脓肿、病毒、真菌感染等均可继发脑水肿。

5. 脑缺氧　如呼吸道梗阻、窒息、癫痫持续状态、心搏骤停、长时间低血压、各种中毒等缺氧伴发脑水肿。

6. 脑的放射性损害　脑肿瘤的放射治疗引发脑水肿近年来也不断出现。有人对放射线敏感或剂量差错、剂量过大以及电磁场损伤，如微波、红外线、α射线、β射线、γ射线、快中子等均可造成严重脑水肿或放射性脑病。

二、分类

早在1904年有人将脑水肿分为两类：一类脑切面软而湿润、称为"脑水肿"；另一类为脑切面硬而干燥，称为"脑肿胀"。二者常混合存在，并以其中一种为主。1967年Klatzo仅分血管源性和细胞毒性脑水肿两类。以后Miler与Go又将脑水肿分为血管源性、细胞毒性、间质性、渗透压性、流体静力压性脑水肿五类。目前，国际上将脑水肿分为血管源性、细胞性、渗透压性及脑积水性脑水肿四类。

1. 血管源性脑水肿　主要是血脑屏障破坏、血管内皮细胞损害，血管通透性增加。一些蛋白物质随水分经血管壁渗透到细胞外液中，使细胞外渗透压增高、水分渗出增多致脑水肿加重。水肿的特点是细胞外水肿、水肿液中蛋白质增多，细胞间质增宽。

2. 细胞性脑水肿　脑缺氧影响细胞代谢，细胞膜系统功能障碍，细胞渗透调节紊乱。钠、钙离子进入细胞内，钾离子渗出到细胞外，与正常生理状态相反。钠、钾泵能源（ATP）减少，不能维持正常运转。钠、钙在细胞内潴留，水随之进入细胞内造成细胞内水肿。钙通道开放，大量钙进入细胞内危害更大。此类脑水肿血脑屏障可能不受破坏，血管周围间隙无明显扩大。细胞源性脑水肿多见于中毒、缺血、缺氧等。

3. 间质性脑水肿　又称脑积水性脑水肿。因脑脊液循环障碍引起脑积水后，脑脊液通过受损的室管膜进入到脑室周围的白质，特别是额叶白质。在 CT 扫描时可以看出扩大的脑室额角前方有大片的低密度区，具有诊断价值。所以间质性脑水肿的特点是脑脊液聚积在室管膜周围白质的细胞外水肿。病理状态下，颅脑损伤影响丘脑下部垂体轴的功能，使 ACTH 分泌减少，ADH 释放增加则血浆渗透压降低引起脑水肿。急性中毒、急性低钠血症、不适当的抗利尿激素的分泌，糖尿病酸中毒时血糖降低过快，以及尿毒症患者过急的血液透析使血液尿素消除过快等。由于血浆与细胞外渗透压先后降低，水分进入细胞内形成细胞内水肿。

三、发病机制

关于脑水肿发病机制研究很多，各家意见仍未统一，仍有很多问题尚未弄清。各种病因不同，脑水肿发病机制也不同。如血脑屏障、脑微循环障碍、脑缺血及缺氧、脑自由基增加，神经细胞钙超载以及血栓素、前列环素的变化等，影响脑水肿的发生与发展。现将主要因素叙述如下：

1. 血-脑屏障功能障碍　血-脑屏障是脑内一种特殊结构，对脑起保护作用。血-脑屏障包括三种屏障：血-脑屏障、血-脑脊液屏障及脑脊液-脑屏障。对脑保护作用最强的是血-脑屏障。

血-脑屏障位于脑毛细血管的内皮细胞，为脑的毛细血管腔与脑实质之间的屏障，主要是内皮细胞的紧密连接与通过胞饮小泡的运转，有选择地透过某些物质。紧密连接的开放则毛细血管的通透性增加。因此脑与血液之间的物质交换必须通过这一血-脑屏障。血-脑脊液的屏障主要是脉络丛上皮和内皮细胞间的锁小带。脑损伤、脑瘤、炎症等发生时，血脑屏障破坏，使血浆大分子物质能够由血管腔内通透到脑细胞间隙。因此，血脑屏障的破坏是血管源性脑水肿的基础。

2. 脑微循环障碍　脑缺氧一定时间后毛细血管周围星形细胞迅速肿大，压迫邻近的毛细血管使其变扁，毛细血管内皮肿胀，血管内阻力增大。当发展到一定程度，血管失去调节时，血流速度既减少也减慢，甚至出现血管阻塞。血液内纤维蛋白凝块形成。血液黏滞性增加和血管内凝血等改变，因此出现微循环障碍，从而进一步加重该部脑组织缺血、缺氧形成恶性循环，造成钠泵失调脑水肿。

3. 脑细胞代谢障碍 脑组织中被氧化的物质主要是葡萄糖。经氧化分解为二氧化碳和水，并释放出能量。部分以高能磷酸键形式（在脑内主要为三磷酸腺苷）储存起来，以维持脑细胞通透性正常和生理功能所必需，同时也是维持钠泵运转的动力。

缺氧时有氧代谢变为无氧代谢，葡萄糖分解为酸性代谢产物如乳酸和丙酮酸等，同时释放出的能量减少。由于三磷酸腺苷的缺乏致细胞膜的功能受损，并引起通透性的改变。同时钠泵也因缺乏能源而影响其运转，导致电解质分布紊乱。正常细胞内以钾离子为主，细胞外以钠离子为主，钾钠均能透过细胞膜弥散。细胞内钠升高，水即进入细胞内，形成细胞内水肿。另一方面酸性产物增加，细胞内 pH 值下降使细胞通透性增加，也是加重脑水肿的原因，即细胞内水肿。

4. 颅内静脉压升高 颅内压增高，脑静脉回流受阻，脑静脉压升高，因而脑内动静脉压差减少，脑血流量也逐渐降低，这样就造成脑组织缺氧，毛细血管内淤血等加重了脑水肿。

5. 自由基 在脑组织中存在一定量的自由基。自由基是一种含氧基团，化学活性较高，主要含超氧离子 O^{2-} 和氢氧自由基 OH^- 在体内参与氧化还原反应，有杀菌和药物降解等作用。在脑组织受损时，自由基产生过多，它能破坏细胞膜系统，破坏血脑屏障，引起脑水肿。正常情况下脑内有过氧化物歧化酶、能清除自由基、二者保持平衡。当脑组织缺血、缺氧受损时自由基产生过多，因而加重脑水肿。

6. 神经细胞钙离子过剩 正常时脑内存在少量钙离子以维持中枢神经细胞信息的传递、神经递质的合成与释放和神经细胞轴浆的运转等功能。当脑组织缺血、缺氧或中毒时，细胞膜钙离子通道异常开放，钙离子迅速进入细胞内并释放出更多的钙离子，可达正常的 200 倍，它能破坏蛋白质和膜质，进入小动脉内壁引起小动脉痉挛，改变其通透性加重缺血、缺氧。还可激活 ATP 酶、蛋白酶、磷脂酶，并使其代谢增加，损坏细胞骨架系统和膜系统、影响 DNA、破坏细胞。钙通道开放和神经细胞钙离子过剩是引起脑水肿的重要环节之一，因此用钙拮抗剂来阻断钙通道开放可能是预防脑水肿的发展方向。

四、病理

1. 肉眼观察大体标本　脑体积增大、硬膜紧张度增加、脑回增宽、脑沟变浅、软脑膜充血、脑表面呈黄白色、灰白质界限不清。以细胞外水肿为主者，脑组织较软，切面白质湿润而疏散；以细胞内水肿为主者，则脑质较实韧，脑室变扁。局限性水肿者，一侧半球较重，可有透明隔及中线移位；严重水肿者有颞叶钩回疝和枕骨大孔疝。

2. 光镜　①细胞和血管周围间隙明显扩大，血管周围有粉红色絮状物，为蛋白质染色；②白质疏松而呈海绵状结构；③少突胶质细胞肿胀增殖。其他如轴索解离和退行变性如含珠状、破碎成段、成锁球状、髓鞘早期肿胀或变细，神经细胞肿胀或呈缺血改变，星形细胞变形，小血管扩张，内皮细胞肿胀。

3. 电镜　毛细血管周围间隙明显扩大，星形细胞及突起肿胀，胶质细胞内质网肿大。线粒体改变，胞膜胞核破坏。髓鞘排列紊乱，晚期神经细胞出现水肿、退变。

五、临床表现

脑水肿是颅内或全身等多种疾病所造成的一种继发性改变，其临床表现也与原发病相关连。较局限的脑水肿，一般无严重的颅内压增高的症状。往往只表现为某些程度上加重原有的症状及体征。如脑挫伤或脑手术后，由于脑水肿，可使原有的瘫痪症状加重，经数日脑水肿消退后，症状又明显减轻。弥散性脑水肿可在一开始就有明显的颅内压增高症状，表现为头痛加重、呕吐、嗜睡，甚至到昏迷，眼底有视盘水肿。此外生命体征可出现代偿改变，如脉搏及呼吸减慢、血压升高等。如继续升高可出现脑疝。如血压下降，呼吸不规则，最后停止，继之心跳停止而死亡。

　　脑水肿发生的时间一般在脑外伤后（如脑挫伤、脑出血等）30min 即开始有水肿，一般 3 ~ 4d 达高峰，经治疗可停止发展，1 ~ 2 周逐渐消退，个别患者持续时间较长达数周之久。由于造成脑水肿原因不同，脑水肿的范围及发展速度也不一样：如特重型颅脑损伤、鞍区、第三脑室或脑干附近手术，脑水肿可迅速出现，甚至数小时危及生命。

六、诊断分析

　　1. 根据临床表现　原有疾病的症状体征逐渐加重：表现头痛剧烈、呕吐频繁、嗜睡或轻度昏迷、眼底视盘水肿、血压升高，脉慢而有力等。

　　2. 颅内压监护　根据颅内压监护记录动态变化曲线，可以分析颅内压高低，采取适当措施。

　　3. CT 或 MRI 扫描　是直接提示脑水肿可靠的诊断方法，原病变定性、定位及脑水肿轻重情况都比较准确。病灶周围的白质或不同范围的低密度区均可显示。MRI 在 T1 与 T2 图像，水肿为高信号，比 CT 图像更准确。

七、治疗要领

　　1. 病因治疗　除去引起脑水肿的病因。

　　2. 阻断颅内高压的途径　降低颅压，打断恶性循环。①脱水疗法；②激素治疗；③减压手术，双侧或单侧颞肌下减压。

　　3. 纠正脑缺氧及脑代谢障碍　①给足够氧或高压氧；②呼吸道管理或气管切开；③改善微循环障碍；④低温冬眠（亚低温脑保护如冰毯、冰帽等）；⑤纠正酸中毒，给碳酸氢钠或乳酸钠；⑥应用改善细胞代谢药物，如能量合剂、胞磷胆碱、B 族维生素等。

　　4. 控制液体输入量和防止快速输液　一般每日不超过 1500 ~

2000ml。

第八节　颅内压增高

颅内压（ICP）增高是因颅内容物［脑、脑脊液、脑血容量］体积增加，或颅内占位性病变等因素引起的一种综合征，可见于多种神经系统疾病。主要临床表现为头痛、呕吐、视乳头水肿"三主征"，严重时可致脑疝而危及生命。本节讨论 ICP 的生理、ICP增高的病理生理变化及有关其诊断、处理上的原则。

一、正常颅内压

一般以人的侧脑室内液体的压力为代表。在椎管蛛网膜下腔通畅的情况下，与侧卧位时行腰椎穿刺所测得压力大体相等，因此可用后者来代替。成人的正常 ICP 为 $0.67 \sim 1.8kPa$（$5.0 \sim 13.5mHg$，或 $70 \sim 180mmH_2O$），平均为 $1kPa$（$100mmH_2O$），女性略低；儿童为 $0.4 \sim 1.0kPa$（$3.0 \sim 7.5mmHg$ 或 $40 \sim 100mmH_2O$），平均为 $0.7kPa$（$70mmH_2O$）。上述压力是被测者平卧时，经颅骨钻孔穿刺侧脑室，或侧卧时作腰椎穿刺，再以内径 $1mm$ 的开放玻璃测压管测得的。该方法由 Quinke 于 1891 年创用，简便实用，其缺点是破坏了颅脊腔的闭合性，并造成了部分脑脊液（CSF）流失，从而影响了 ICP 测量的准确性，ICP 越高误差越大。后人将其改进为闭合测压法，即颅骨钻孔后将专用压力换能器置于颅内，将压力转化为电动势进行测量及记录。随着仪表误差的减小，能比较正确地观察 ICP 的实际情况，并能作持续观察。因换能器放置部位不同，并因各颅内结构的弹性及顺应性不同，而引出不同的压力数据。在脑室内压（IVP）与脑脊液压（CSFP），传感器均接触 CSF，因此两者数据基本相同。在硬脑膜下压（SDP），传感器接触的是顺应性与CSF 不同的脑皮质，故测得的压力有轻微的偏差。在硬脑膜外压（EDP）接触的是弹性较大的硬脑膜，故此压力较 IVP 高。在脑组织压（BTP），传感器接触的是四周脑组织。由于脑组织中的血容量、含水量可影响 BTP，故 BTP 与其他几种的结果有较大不同，常用以反映脑水肿情况。当颅内出现病变时各部间压力差将更明显。

1. 颅内压的组成

ICP 由多种压力因素维持。第一是液静压，即 CSF 本身液位高度产生的压力。坐位时腰椎穿刺的 CSF 压比胸段高，胸段又比颈段高，说明了液静压的参与。但坐位腰椎穿刺测得的 ICP 低于脑室顶的压力，又说明 ICP 并非单纯由液静压决定的；第二为血管因素，从颅外大动脉至颈静脉间有相近 90mmHg 的压力差，颅内动静脉及毛细血管将其中的部分血压传递给脑组织和 CSF，这也构成了 ICP 的一部分。正是心脏的搏动导致颅内血管的扩张及脑室内脉络丛的搏动，造成了测压时脑脊液在玻璃测压管中随脉搏跳动。呼吸运动也可造成胸腔内压力的改变而影响颅内静脉压，从而造成 CSF 的周期性波动。由于动脉管壁坚韧，弹性大，传递压力能力差；而静脉管壁薄、弹性小，易受压扩张，影响血管床的总体积，故影响 ICP 的主要是静脉因素。压迫颈静脉或挤压胸腔相应引起的颅内静脉窦及上、下腔静脉的压力上升，都可使 ICP 随之上升。咳嗽、喷嚏、用力、屏气等由于可增加静脉压也会产生相同结果。正常 ICP 与颅内大静脉窦压力非常接近，可互相代表。ICP 相同于血压是一波动的压力，故临床上 ICP 都用平均压（MICP）表达，MICP = 舒张期 ICP + 1/3 波幅压。

2. Monroe - Kellie 学说

该学说是认识 ICP 生理的基本原则，它指出：颅腔为一由颅骨构成四壁的体积固定的体腔，腔内 3 个内容物［脑组织、脑血容量（CBV）、CSF］体积均不能被压缩，总体积必须保持恒定。如果其中一项体积增加，则必有另二项的体积缩减进行代偿。这种灵敏的生理功能由精细的调节机制来保证。以下分别讨论各项内容物是如何调节 ICP 的。

3. 脑脊液

脑脊液（CSF）是颅腔 3 项内容物中最易变动的成分，因此在颅腔空间代偿中作用较大。CSF 大部分由脉络丛及室管膜分泌，每 24h 达 500ml，由大脑凸面的蛛网膜粒及脊髓蛛网膜下腔吸收。其分泌取决于平均动脉压与 ICP 间的压差，其吸收则取决于 ICP 与上矢状窦间的压差，其分泌与吸收处于相对的平衡状态，当 ICP < 0.67kPa（5mmHg）时吸收基本停止，分泌压增大，使 CSF 增多而阻止 ICP 继续下降。当 ICP > 0.67kPa 时，发生相反的过程而延缓 ICP 的增高。当颅内有占位病变时，部分 CSF 可经枕大孔被挤入脊髓蛛网膜下腔，在那里被吸收，以降低 ICP。但 CSF 在正常情况下仅占颅腔总体积的 10%，因此 CSF 的总代偿能力只有 10% 左右。

4. 脑血容量

脑血容量（CBV）指脑内所含的血液总量，相当于开放的血管床的总体积。脑血流量（CBF）是指流过颅内动脉、静脉及毛细血管的总流量，其中脑动脉及微动脉由于管壁中有平滑肌，能调节 CSF 而被称为脑阻力血管，其余的脑静脉、静脉窦及毛细血管的管壁则只能被动扩张。而脑血管阻力（CVR）指每毫升血流能在 1min 流过 100g 脑组织时所需的压力，正常值为 0.17 ~ 0.21kPa（1.3 ~ 1.6mmHg）/（100g/min）。CBF 是保证脑的正常生理功能和代谢活动的必要条件，其大小取决于脑的灌注压（CPP）和 CVR，表达公式为：$CBF = \dfrac{CPP}{CVR} = \dfrac{mABP - mICP}{CVR}$ 并由脑自动调节功能来维持，包括压力自动调节及代谢自动调节。压力自动调节是指当 CPP 下降时，阻力血管壁上的平滑肌受到的压力减小，血管舒张，管腔扩大，CVR 减小，血流量增加，反之亦然。代谢自动调节则是由 O_2、CO_2 张力变化及代谢产物含量变化引起，当脑代谢增高，脑组织耗 O_2 增加，CO_2、乳酸等代谢产物积聚，可使腺苷积聚而使脑血管舒张，CVR 减小而血流量增加，以利于带走代谢产物、能量物质。一般而言，压力自动调节对全脑血流量的稳态起保证作用，而脑代谢自动调节则对 CBF 的合理分配起调节作用。

但脑血管的自动调节功能是有限度的。就压力自动调节作用而言，其调节的上限相当于：CPP16 ~ 17.3kPa（100 ~ 130mmHg），此时再提高 CPP，CBF 将随 CPP 的增加呈线性递增，产生脑过度灌注现象，脑的非阻力血管被动扩张、充血，血管渗透性增加，血脑屏障受损害，有血内液体甚至细胞渗出，导致脑肿胀，使 ICP 增高。其调节的下限相当于 CPP 为 6.7~8.0kPa（50~60mmHg），低于此限则 CBF、随 CPP 的下降而线性减少，产生脑缺血甚至脑梗死。脑损伤、脑肿瘤、长期脑缺血、$PaCO_2$、$PaCO_2$ 的异常均可不同程度地影响脑自动调节的正常发挥，此时如发生 CPP 的突然升高也会导致脑过度灌注的现象。

总之，CBF 影响 ICP 是通过脑内血管床的容量变化来引起血容量的变化而实现的。

5. 脑实质

成人半固体脑实质的体积是恒定的。ICP 增高时它不会迅速缩减体积来适应。但在慢性 ICP 增高如在缓慢发展的脑积水病例中，还是能发现脑实质的可逆性减缩。当颅内发生脑缺氧、中毒、代谢紊乱、损伤、肿瘤、脑卒中（脑血管意外）、炎症等病变时，都会发生脑组织内异常积液而致脑体积较快增大的脑水肿，而导致 ICP 的增高。

6. 血气含量

脑动脉血内的氧分压（PaO_2）与二氧化碳分压（$PaCO_2$）与 ICP 关系密切。其中 PaO_2 的正常限阈为 8~18.7kPa（60~140mmHg），在此限中 CBF 即稳定不变。当 $PaCO_2$ 低于 8kPa（60mmHg）时脑血管即扩张，血管通透性同时增加，水分进入脑组织造成脑水肿使 ICP 增高；这种作用在 PaO_2 低至 2.7kPa（20mmHg）时达到最大。而 PaO_2 超过 18.7kPa（140mmHg）时，脑血管即开始收缩，CBF 减少，ICP 即下降。临床上常用过度通气，或高压下吸入 O_2 的方法来提高 PaO_2，以降低 ICP。

$PaCO_2$ 则有更强的调节脑血管的能力。$PaCO_2$ 从 5.3kPa（40mmHg）的正常值开始，每升高 0.13kPa（1mmHg）可使脑血管容积增加 3%，即能显著升高 ICP。当 $PaCO_2$ 超过 9.3kPa（70mmHg）时脑血管的自动调节功能即不复存在，血管极度扩大，血管通透性大增。$PaCO_2$ 的升高是脑血管扩张的最强刺激源。

上述影响 ICP 的各因素可因患者年龄大小、有无血管硬化及神经系统病变，病变部位、性质、大小、扩张速度的不同，有无伴发脑继发性病变和 CSF 通路阻塞的情况，而会产生不同的影响效果及调节功能。

二、颅内压增高的病因

ICP 增高的关键是 ICP 生理调节的失控。常见原因如下：①颅内占位性病变的体积超过了机体代偿的限度；②颅内病变破坏了 ICP 的调节功能；③病变发展过于迅速，来不及代偿；④病变堵塞 CSF 通路使 CSF 的颅内空间代偿不起作用；⑤全身因素导致颅内调节功能衰退。详见表 8-2。

表 8-2 引起颅内压增加的各种原因

引起颅腔狭小的原因	引起颅内容物体增加的原因			
	脑组织本身的体积增加（脑水肿）	脑血供增加的原因	脑脊液增加的原因（脑积水）	颅内占位性病变
1. 先天性颅骨病变 (1) 各类狭颅畸形 (2) 颅底凹陷或扁平颅底 2. 颅骨的异常增厚 (1) 向内生长的颅骨骨瘤 (2) 颅骨纤维结构不良	1. 脑组织间隙内的水分增加（又称血管源性脑水肿） (1) 脑损伤的反应： 1) 急性颅脑损伤 2) 颅脑手术后 (2) 脑的炎症性反应：包括各种生物原性颅内疾病，如病毒、细菌、真菌、原虫及寄生虫性病变所引起者	1. 各种原因引起的高血压 2. 颅内血管性疾病如毛细血管扩张症、颅内血管瘤、动静脉性血管畸形等	1. 婴儿先天性脑积水 2. 由于先天性畸形引起的脑积水：如良性导水管狭窄、脑膜膨出、先天性延脑及扁桃体下疝畸形、第四脑室闭锁征群、脑室穿通畸形、脑发育不全性脑积水等	1. 损伤引起的各类颅内血肿，包括硬膜外、硬膜下、蛛网膜下、脑内出血及血肿 2. 各种自发性颅内出血（脑出血、蛛网膜下腔出血等） 3. 颅内新生物 (1) 原发肿瘤：包括各种胶质瘤、

（3）畸形性骨炎 3. 颅骨损伤颅骨广泛性凹陷骨折	（3）脑卒中：如脑出血、蛛网膜下腔出血等 （4）各种脑肿瘤引起的静脉压增高的血管源性脑水肿 2. 脑细胞内水分的增加（又称细胞中毒性水肿） （1）各种原因引起的脑缺血、缺氧 （2）各种原因引起的毒血症，包括尿毒症、肝昏迷、药物中毒、职业中毒、食物中毒，包括各种原因引起的酸中毒等 （3）物理因素，如放射性坏死 3. 混合性脑水肿 （1）脑部疾病的晚期 （2）全身性水肿的一部分，包括心、肾功能衰竭、营养不良性水肿及神经血管性水肿等	3. 胸腹四肢等处的严重挤压伤后引起的脑血管扩张 4. 各种原因引起的碳酸血症	3. 后天性脑积水： （1）阻塞性：各种原因引起的①室间孔的阻塞；②第三脑室的阻塞；③大脑导水管的阻塞；④第四脑室的阻塞；⑤第四脑室正中孔与侧孔的阻塞；⑥小脑延髓池的阻塞 （2）交通性：①各种原因引起的脑蛛网膜粘连如各种脑膜炎、蛛网膜炎的后遗症、损伤或自发性蛛网膜下腔出血后；②脑脊液的吸收障碍，如静脉窦的血栓形成、耳源性脑积水；③脑脊液的分泌增多，如脉络丛乳头状瘤、某些药物的作用；④由于血脑屏障破坏后引起的组织间液渗出过多（见于严重颅脑损伤及各类晚期疾病中的中毒症） 4. 假脑瘤征群（良性颅内高压征群）：可由于静脉窦阻塞、内分泌失调、血液病、维生素A增多、药物反应及代谢性疾病引起，也有无原因可查者	脑膜瘤、神经瘤、颅咽管瘤、巨大的垂体瘤、松果体瘤、皮样及上皮样囊肿、脊皮样囊肿、脊索瘤等 （2）继发性肿瘤：包括各种转移癌、肉瘤、中耳及鼻咽部侵入的肿瘤、白血病等 4. 颅内脓肿：耳源性、血源性（包括先天性心脏病引起的）、鼻源性及损伤性等 5. 颅内肉芽肿：包括结核瘤、树胶瘤、真菌性肉芽肿、嗜酸性肉芽肿、结节病、黄色瘤病等 6. 颅内寄生虫病：脑血吸虫病、脑囊虫病、脑包虫病、脑肺吸虫病等

三、颅内压增高的病理生理

(一) 压力体积关系

最早研究该问题的 Lanfitt（1965）在猕猴硬膜外放置球囊作间断加压试验，每隔 1h 向囊内快速注入 1ml 液体，并在对侧侧脑室插管记录 ICP。发现最初 4~5 次注射后 ICP 上升很少，待 ICP 上升到某一高度后，再同样向囊内注射 1ml 液体，ICP 上升即很多。

(二) 两种颅内压增高

根据发病原理的不同，可将 ICP 增高区分出两种不同的类型：一种是弥漫性增高，在颅内各处没有明显压力差及脑移位，压力解除后即可见神经功能较快恢复，常见病因有蛛网膜下腔出血、弥漫性脑膜炎等；另一种是局限性 ICP 增高，在颅内各部位间有明显的压力差及脑移位，而病变所在区压力最高，并构成一个压力源，后者的调节功能较差，超过一定时间后即使解除压力但神经功能的恢复也较慢。这与脑的移位，尤其是脑干的轴性移位及其局部受压引起的脑血管自动调节功能损害所致的脑实质出血、血肿有关。各种颅内占位性病变均属此类。识别不同的 ICP 增高有助于临床诊断、治疗及估计预后。

(三) 脑疝

颅内组织对占位性病变的适应能力受坚固的颅腔限制，颅内支持性的硬膜分隔（如大脑镰、小脑幕）虽可保护脑组织在平时活动时不致有很大的位移，但同时也降低了其对异常情况的适应能力。当颅内某一分腔发生占位性病变时，该分腔内压力高使脑组织向压力低的部位移位，这就是脑疝。脑组织移位的方向、速度取决于各分腔间的压力差、病变的位置及小脑幕裂孔的大小。脑疝时其移位方向有两种：①偏性移位，脑组织由一侧挤向对侧；②轴性移位，脑组织经小脑幕裂孔由上向下或由下向上移位，脑干也跟着作同方向的移位。其中轴性移位表现更严重。

临床常见的脑疝有：①小脑幕裂孔疝；②枕骨大孔疝。其共同特点是有脑干被挤压和移位，同时 CSF 外流受阻，ICP 调节能力受限制。

1. 小脑幕裂孔疝

又称颞叶疝、海马疝、钩回疝，常见于一侧大脑半球特别是额颞叶的占位病变。它使颞叶内侧的海马及钩回等结构疝入小脑幕裂孔，使紧邻或穿过裂孔的结构如动眼神经、大脑后动脉、中脑及其供应血管都受到挤压，产生移位，造成直接的机械损伤或由于血供受阻而受损害。其症状为意识逐渐变差、病侧瞳孔扩大、光反应消失、对侧肢体痉挛性瘫痪。当病情进展至中脑动眼神经核和网状结构受压严重时，可有双侧瞳孔散大、昏迷加深。当脑干发生轴性移位时，供应脑干的穿支受到牵拉断裂，部分闭塞，又造成脑干实质内的出血及小块梗死。由于中脑与下丘脑间联系中断，会出现许多自主神经功能紊乱的表现。由于导水管和环池被堵塞，脑积水加剧而使幕上 ICP 增高，加速了脑干的轴性移位。严重的裂孔疝可使疝入组织发生嵌顿、坏死，大脑后动脉被压闭于裂孔边缘，可致病侧枕叶梗死。

2. 枕骨大孔疝

后颅窝占位性病变导致的局部 ICP 增高、或幕上占位性病变导致幕上 ICP 增高所引起的脑组织轴性移位，都可导致双侧小脑扁桃体及邻近的小脑组织经枕骨大孔向下疝入椎管。下移的脑组织被压在枕骨大孔的骨缘上形成清楚的环形压迹，严重的可阻断血供造成猝死。延髓的轴性下移牵拉颈神经根可致颈部疼痛及颈项强直。延髓内各脑神经核的功能紊乱还可致心动过缓、血压上升、呼吸变慢、反复呕吐、吞咽困难、面部麻木异样感、眼球震颤及平衡障碍，但此时患者常神志清醒、且无瞳孔改变。一旦出现使 ICP 突然增高的诱因，如呕吐、咳嗽、屏气等，均可使脑疝突然加剧而致呼吸骤停、昏迷，继以循环衰竭死亡。

脑疝是 ICP 增高所致的严重后果，必须紧急处理。应先查明病变部位及性质，再手术去除病因。在未查明病因前可设法降低颅内压，争取病情短期缓解，以作好各项术前准备。

（四）脑水肿

指脑组织内液体的异常增多，可由缺氧、中毒、肿瘤、脑卒中、炎症等各种颅内病变引起。脑水肿可致脑体积增加而致 ICP 增高，而 lCP 增高又可以使脑代谢及血供情况变差而加重脑水肿，两者互为因果，呈恶性循环。脑水肿分两种：其一为血管源性脑水肿，液体积聚于细胞外间隙，脑损伤、脑肿瘤、脑血管意外等病变中的脑水肿开始时都属此类。它由血脑屏障的局部破坏导致血管渗透性增加引起，特点是水肿区位于脑白质内，CT 扫描可见脑白质区扩大，密度明显降低，并指状伸向周围；其二为细胞中毒性脑水肿，由损害直接作用于脑实质细胞使之肿胀所致，液体积聚于细胞内脑缺氧、缺血所致的脑水肿即属此类。特点是细胞摄取水分增加、胞体增大，但血管通透性开始时无变化，到了脑水肿后期，常因病情进展表现为两种形式共存。脑水肿的部位、形成速度与预后密切相关，脑的重要功能区的水肿比 ICP 增高更为严重、突出。

（五）Cushing 反射

在动物的 ICP 增高模型中，随 ICP 的逐渐增高其血压也一同升高，脉搏变慢，脉压增宽，呼吸逐渐减慢，ICP 升高至接近动脉舒张压时，血压即骤然下降、脉搏增快、最后呼吸停止，以上生命体征随 ICP 增高而变化，称 Cushing 反射。它常见于急性颅脑损伤伴 ICP 增高的患者，与脑血管的自动调节属同一类反应，以保持 CBF 的稳定。

（六）心律紊乱

ICP 增高时常伴心律紊乱：轻度 ICP 增高者以窦性心律失常为主，如窦性心律不齐、窦房内游走节律、窦性静止及窦性停搏；中度者除窦性心律失常增多外，还可有交界处逸搏，偶有室性期前收缩；重度者 ICP > 8kPa（60mmHg）时，以各种室性心律失常为主，室性期前收缩（早搏）可以频繁而多源性，最后可因心室颤动致死。在 ICP 急性增高时更易发生上述心律失常，这与下丘脑内自主神经中枢失衡有关。

（七）肺水肿

ICP 增高者有时会伴发肺水肿，可能是左心衰竭引起，更可能是心血管活动的神经中枢功能障碍所致。

（八）胃肠道功能失常

另一小部分患者可首先表现为胃肠道症状，主要为胃及十二指肠的应激性溃疡、胃肠道出血、胃穿孔等。动物实验中已发现 ICP 增高可伴胃内压增高，胃蠕动减慢、减少，胃液分泌中游离酸增加。以上变化均可使胃壁淤血、出血，可能为应激性溃疡形成的机制。

四、颅内压增高症状的发生原理

（一）ICP 增高的主要表现

是头痛、呕吐、视乳头水肿。但实际上某些很严重的 ICP 增高可以不伴症状及体征。在弥散性 ICP 增高，如假脑瘤综合征中，就常无头痛。因为引起头痛的原因包括静脉扩张、对桥静脉的牵拉，及对痛觉敏感的硬脑膜和基底动脉的牵拉。在弥散性 ICP 增高中，血管不会过度被牵拉而引起严重头痛。在有局灶性占位的患者中，头痛是由病灶及其周围水肿对痛敏结构的侵袭、压迫或扭曲所致。与 ICP 增高有关的头痛常在清晨最重，可能是夜间睡眠时高碳酸血症致脑静脉扩张引起的脑肿胀加重已存在的 ICP 增高所致。而呕吐可缓解头痛，这可能与呕吐时的过度通气有关。在 ICP 增高的患者可因脑干扭曲导致无恶心前兆的呕吐。由于儿童病例的颅骨较软、颅缝未闭，在颅内容物体积增加时，ICP 可靠扩大颅腔来代偿，这时 ICP 增高的表现主要为头颅增大，骨缝分离。在儿童中局灶性颅内压增高可使局部颅骨变薄、膨出，以至外形不对称。

（二）弥漫性 ICP 增高

由于颅腔内无明显压力梯度和脑的移位，并可通过将 CSF 挤入脊膜腔而缓解部分的 ICP 增高，故患者可耐受较高的压力限度，病程进展缓和，除视乳头水肿外，较少有其他体征。腰椎穿刺放出

CSF 可暂时缓解病情，临床所见慢性蛛网膜炎即属此型。

（三）局灶性病变所致的 ICP 增高

首先引起邻近脑的压迫，产生脑水肿，使脑局部体积增加，以后才继发脑疝，故在病情呈进行性发展的病例中最早出现的症状、体征常有定位意义。

（四）局灶病变的部位对病程发展的重大影响

中线部位的病变较早引起阻塞性脑积水，可加重 ICP 增高的症状，并引发颅内高压危象。一侧大脑半球的病变常在 ICP 升高症状出现之前即有局灶症状且具有较大定位价值，而在 ICP 升高之后出现的局灶性症状则大都由脑移位造成，属假性定位症状。后颅窝病变能较早引起颅内静脉窦受压而使静脉血淤滞致脑血容量增多，因此 ICP 增高的症状出现更早、更快。

（五）慢性 ICP 增高的患者出现智力障碍及精神症状

应考虑有脑实质的萎缩及退变，因此可能有较明显的脑积水及脑的弥漫性病变。

（六）头颅 X 线摄片中 ICP 增高的主要表现

有蝶鞍的扩大增深、床突及鞍背的吸收、脑回压迹加深及颅缝增宽分裂等。

（七）脑电图表现

为普遍低电压，除局部病变所特有的脑电图改变外，有时可见弥漫性慢波，偶可见快波。这些波形在 ICP 增高早期可以间歇性出现或仅见于额部，并非属定位象征。

（八）头颅超声波检查

对脑中线结构的移位及是否有脑积水存在能提供有力线索，但对 ICP 增高不能提供直接证据。B 超可在儿童中显示其大脑半球或小脑内占位，成人因高频波不易穿透颅骨，应用很少。但在急性严重颅内压增高的病例中，采用经颅多普勒超声（TCD）检查可见收缩期、舒张期流速和平均流速均减慢或在正常值的下界，收缩峰尖耸，呈脉冲样，舒张期末端出现显著的重搏波，搏动指数增加等特征。

五、诊断

诊断 ICP 增高要解决 3 个问题，即有无 ICP 增高、增高的程度和增高的原因。

在病史中如常有头痛伴呕吐，即应考虑 ICP 增高的可能性。但应区别头痛是由神经系统功能障碍还是由 ICP 增高引起。后者特点有：①头痛好发于清晨睡醒时；②多半位于额部及两颞；③常牵涉后枕及颈后，颈稍强直，屈颈时头痛加重；④程度逐渐加重，有智能、意识障碍，甚至去脑强直发作；⑤试用高渗脱水药物，如头痛缓解，ICP 增高头痛即可确定。眼底检查见视乳头水肿时诊断明确，但没有视乳头水肿者不能除外 ICP 增高，有时患者已脑疝但尚无视乳头水肿。病情允许时尚可行腰椎穿刺，CSF 压力大于 1.8kPa（13.5mmHg 或 180mmH$_2$O）即可确诊。头颅 X 线摄片在早期帮助不大，因 ICP 增高的 X 线摄片改变均须在压力持续增高达 1 个月以上方可见到。

在 ICP 监护下，结合临床情况可以对 ICP 增高的程度作出判断，可分 3 级：压力在 2～2.7kPa（15～20mmHg）者为轻度增高；2.8～5.3kPa（21～40mmHg）者为中度增高；大于 5.3kPa（40mmHg）者为严重增高。但 ICP 增高的危害性不仅取决于其绝对压力值，更取决于其压力增长速度、病变部位及性质等多方面因素。在 ICP 监护期中有以下表现提示情况较严重：①频繁的 A 波；②PV 关系测定发现 E 值不断增加，PV 关系曲线左移；③CSF 外流阻力增大。

从临床表现上看，如 ICP 增高已影响脑干功能，或有脑血流量的明显下降，或出现脑疝前驱症状都可认为 ICP 增高已十分严重。其具体标准如下：

（一）头痛发作频繁剧烈，伴反复呕吐；在一天数次的眼底检查中发现视乳头水肿进行性加重；在反复的颅超声波探测中发现颅中浅波移位不断增加；TCD 检测见收缩峰尖耸、呈脉冲样、搏动指数增大。

（二）血压上升，脉搏减慢，呼吸不规则，出现 Cushing 反应。

（三）意识进行性迟钝、呆滞、嗜睡，甚至昏迷，表示脑血供及脑干功能均已有障碍。

（四）出现颞叶疝及枕大孔疝的前驱症状，如瞳孔不等、光反应迟钝、轻偏瘫、颈项强直、枕下压痛等。

（五）脑血管造影时发现颅内动脉远端充盈困难，说明脑灌注压已很低。TCD 检查时发现"震荡波"，提示颅内压已等于或超过平均动脉压。

六、类型

ICP 增高的病因诊断是诊断的核心问题。但如能先从问病史及体检着手，再按步骤进行定位定性分析，还是能找到解答的。分析时，应首先区别 ICP 增高是颅内原因引起的，还是全身病症的一部分，再根据 ICP 增高的发展经过将其分为 4 种类型：

（一）急性型

起病急骤，症状和体征迅速出现，1～3d 内达到高峰，伴明显的生命体征改变，而视乳头水肿尚未形成。常见病因：①颅脑损伤；②脑血管意外；③急性颅内炎症；④中毒性脑病；⑤脑缺血、缺氧等。

（二）慢性型

发病缓慢，症状和体征相对稳定，可有或无视乳头水肿，没有生命体征的改变。常见病因：①除急性颅内血肿外的各种颅内占位性病变；②慢性蛛网膜炎；③先天性颅脑畸形；④假脑瘤综合征，又名良性 ICP 增高。

（三）亚急性型

介于上述两型之间，发病后迅速加重并于数天至 10 余天内症状达到高峰；视网膜水肿常较明显并伴视网膜出血。常见病因：①

颅内转移癌；②化脓性脑炎；③病毒性或真菌性颅内感染；④部分颅脑损伤。

（四）慢性型呈急性加重

初起时病程进展缓慢，突然于短期内迅速加重，很快出现脑疝前驱征象。常见病因：①各种颅内占位性病变的晚期，颅内空间代偿功能衰竭；②颅内肿瘤发生出血、坏死、囊变；③颅内慢性病变有系统性并发症，引起脑缺血、缺氧及其他中毒症状。

通过以上步骤，可将病因范围逐步缩小至数种，再结合脑 CT、脑 MRI、DSA、MRA、TCD、实时脑超声图等辅助检查来最后确定病因。

七、处理原则

颅内压增高患者应留院卧床休息，密切观察意识、瞳孔、血压、脉搏、呼吸、体温等方面的变化，并根据条件作 ICP 监护。ICP 监护的主要指征包括：①有明确的 ICP 增高表现；②意识障碍或昏迷；③神经系统体征恶化明显；④暂时未能查清病因，或病因一时未能去除者。在 ICP 监护下对患者的生命体征紊乱进行纠正，如保持呼吸道畅通、必要时作气管切开、制止高热、维持正常血压。频繁呕吐者暂禁食，以防吸入性肺炎。注意疏通大便，但不宜作高压灌肠，以防 ICP 急骤升高。抓紧时机查明病因并作对因治疗是最根本的方法。有脑疝前驱表现或脑疝表现时，应紧急采用降 ICP 药物，如 20% 甘露醇静脉快速滴注，以暂时缓解 ICP。应争取在缓解期内作诊断性检查，如脑 CT、MRI、DSA、MRA、颈动脉或椎动脉造影等，以明确病因及部位，并积极去除之。如一时无法查明病因，则可用下列方法缓解增高的 ICP：①扩大颅腔；②缩减颅内容物的体积。

扩大颅腔可采用手术减压。根据压力情况可选用大骨瓣额颞减压、枕下减压或两者兼用。此类手术破坏严重，使用必须十分慎重。

缩减颅内容物体积的常用方法如下：

1. 缩减脑实质的体积

（1）可用高渗利尿剂（如甘露醇等）减轻脑水肿，亦可采用其他利尿剂如呋塞米（速尿）、依他尼酸（利尿酸）等。

（2）激素亦可用于消除脑水肿，早期使用效果更好。氢化可的松、地塞米松、泼尼松（强的松）均可采用，前者效果更好。如与右旋糖酐合用，效果尤著。

（3）输注白蛋白或浓缩血浆以利提高胶体渗透压，消除脑水肿。

（4）冬眠低温疗法可以减少脑代谢率，使之更好地耐受缺氧，有利于防止及消除脑水肿。

（5）给予大剂量苯巴比妥或戊巴比妥使患者进入麻醉状态，维持 $3 \sim 4d$ 或更长时间，可以降低脑代谢、缩小脑体积、减轻 ICP 增高程度，保护脑组织免受缺氧损害。

2. 缩减 CSF 体积

（1）对弥漫性慢性 ICP 增高可反复腰椎穿刺释放出部分 CSF，以达到减压的目的。

（2）对有阻塞性、交通性脑积水的患者，可行 CSF 分流手术，如病情紧急，则可行脑室引流术，以暂时缓解颅内高压。

（3）选用地高辛、乙酰唑胺、氨苯蝶啶、氢氯噻嗪等药物来减少 CSF 的分泌。

3. 缩减脑血容量

（1）充分给氧或高压下给氧，以增加 PaO_2，使脑血管床总体积减少。

（2）过度通气降低 $PaCO_2$ 以达上述同样目的。

（3）改善通气降低呼吸道阻力，以加快脑血液回流，减少脑静脉引流阻力。

以上各种处理方法可根据患者的不同情况灵活运用。另外，还应加强护理，预防各种并发症，以减少全身因素对 ICP 增高的影响；增加营养以提高患者自身的抗病能力。

第九节　颅内压监护

传统的腰椎穿刺测压方法，由于只能测定一次结果，不能持续地观察颅内压力的变化，且对颅内高压患者有导致或加重脑疝的危险，故应慎用。在已有脑疝的情况下，颅腔与椎管已不相通，则腰椎穿刺的测压不能代表颅内的压力。现今所用的持续颅内压监护有许多优点，可弥补腰椎穿刺法的不足。1951 年 Guillaume 氏等首先介绍脑室压力测定持续记录的方法。1960 年以后 Lundberg 等开始大量应用于临床。目前此法在国外不仅广泛应用于神经外科，也常用于内科和儿科等专业。这种颅内压的动态观察，既有助于诊断，又可根据压力的变化及时判断病情，制定与指导治疗措施。还有助于对疾病的预后估计。也正是由于这种动态观察，使人们对颅内压增高的某些方面有了新的认识。

一、监护的方法

颅内压监护的方法，近 20 年已做了很多设计与改进。当前定型的设计是应用微型压力传感器植入颅内直接与颅内组织（如硬脑膜）接触，或将引出脑脊液的导管与颅外的压力传感器相接，藉压力传感器将颅内压力转换为电能，再用记录仪描记下来。由于后一种方法准确性更高，因而应用也更广泛些。目前尚无一绝对准确和毫无危险的装置，但以脑室内插管法与蛛网膜下腔插管法应用最广，这两种方法都是籍导管将颅内脑脊液与颅外压力传感器连接起来测压。直接在硬脑膜外放置压力传感器监护法的应用较上述两种方法少些。直接的硬膜下颅内压监护或其他途径的脑脊液压监护则很少应用。在不同部位测定的压力虽稍有出入，但记录的压力图像均十分近似。此外尚有无损伤性的前囟门测压法。对脑水肿脑组织压的监护法也初步设计出，可测定脑组织各部由于水肿程度的不同而产生的压力的差异。

更复杂而更少用的是完全植入颅内的传感器。将传感器置于硬脑膜外，缝合头皮，这样可以较长期的进行监护。一种是使用感应振荡电路传感器，当需测压时，以天线线圈置于头皮上传感器的部位接受信号；另一种是使用差动压力传感器，可有效地调整零点，然后在头皮上向埋入的传感器加压，当达到平衡时，则在头皮上加的压力相当于颅内压。

当前常用的脑室插管法、蛛网膜下腔插管法与直接硬脑膜外法各有其优缺点。直接硬脑膜外监护因硬脑膜保持完整，足以防止颅内继发感染，然而硬脑膜可因受到刺激而增厚，使其灵敏度下降。一般使用硬脑膜外监护法所测得的颅内压较实际的颅内压力稍高。随着颅内压的增高，两者的差距也越明显。将微型传感器正置于颅骨钻孔处的硬膜之上，技术方面也较为复杂。脑室内与蛛网膜下腔插管监护法颅内感染的机会多些。蛛网膜下腔插管也需要进行头皮切口与颅骨钻孔，安置插销等，且当 ICP 大于 20 毫米汞柱时，由于易于发生部分阻塞，而致 ICP 读数偏低，有些患者需用冲洗的办法来确定其通畅性。脑室内插管法所测压力准确性较高，安装技术最简单。使用快速颅钻将塑料管插入脑室（一般选用右侧脑室前角）引出脑脊液接触传感器即可，不能穿入脑室的机会较少，引流管保持通畅也不困难。必要时还可进行脑脊液引流减压、取脑脊液化验、进行脑室造影、脑室内用药与颅内顺应性测定等优点。Auer 近 10 年来采用脑室监护法感染率低于 1%，该作者对 64 例急性脑外伤行脑室穿刺失败者 5 例（占 7.8%）。在 59 例中从脑室插管第一到第六天发生管道阻塞者 6 例（占 10.2%）。Lunderg 的经验提示脑室监护法其脑脊液的感染率低于 2%，穿刺脑室失败者少于 10%，而 95% 的病例有时只要稍加调整引流管的位置或稍加冲洗即可保持足够长期的通畅。我院一组 87 例患者其感染率为 1.15%，穿刺失败者为 2.26%。

二、压力图像的解释

正常颅内压力曲线是由脉搏波以及颅内静脉回流随着呼吸运动的影响形成的波动组成。当快记录时（80~200 毫米/分）这两种波形都可以分别从图像上看出来。但进行颅内压监护时常须持续记录数日，因此压力图像常用慢记录表示。当慢记录时（20 毫米/分），则各波互相重叠，组成一粗的波状曲线，曲线的上缘代表收缩期颅内压，下缘代表舒张期颅内压。舒张压加 1/3 的脉压差（收缩压－舒张压）为平均颅内压。

颅内压监护仪所记录图像的类型与临床意义目前尚未完整而明确的建立起来，但可看出两种主要的变化。

（一）颅内压力　压力水平的高低，正常成人平卧位的颅内压为 5～15 毫米汞柱（相当于 68～204 毫米水柱）。颅内压的高低以毫米汞柱为单位，其目的是便于与动脉或静脉压相对比。特别是计算平均动脉压与颅内压之差（即 CPP），临床上是有重要意义的。

对颅内压水平粗略的分级为：1～15 毫米汞柱属正常，15～45 毫米属轻度与中度增高。45 毫米以上属严重增高（此外也有按 20 毫米汞柱以下；20～40 毫米汞柱；40 毫米汞柱以上分级的）。在判断颅内压力水平的高低与临床症状二者之间的关系时，有三种情况必须说明：早期轻度的颅内压增高，由于患者“空间代偿”机理作用发挥较好，所以常不出现临床症状，对这类患者，颅内压监护有利于早期发现颅内压增高；较重的颅内压增高，由于它可以引起脑灌流不足或（和）脑干的移位与脑疝的形成，则颅内压力水平的高低与临床症状的出现及其严重程度就多数人来说是一致的；另一方面脑组织的原发损害可以很严重，但不是颅内压增高所引起的，这样就出现了少数颅内压力水平较低而症状较重的不一致的情况。因此颅内压力水平的高低，虽为判断颅内情况的一重要参数，但必须结合影响脑功能损害的各方面因素全面分析，才能得出正确的判断。当前多数作者均主张选用 35～40 毫米汞柱为危险的颅内压增高的临界点。

（二）压力的波动与波幅正常的颅内压常表现为较平直的、低波幅的图像。这是因为在正常情况下，颅内调节机理完全正常，一般的脉搏与呼吸运动的变化，都不致明显地影响颅内压力的波动。在颅内压增高的情况下，则常表现为波动范围较大、振幅增高。如因躁动、咳嗽、头部的活动等所引起的不规则的短期的颅内压力的波动较正常颅内压患者对这些刺激的变化要明显得多。

正常脑压波振幅的大小，主要是与脉络丛的搏动有关，其他脑与脊髓动脉的搏动也起到一定的作用，颅内静脉的回流也同时影响到振幅的大小。在正常脉搏与呼吸运动影响颅内静脉回流的共同作用下，脑压波的振幅为45毫米水柱（3.3毫米汞柱）。颅内压增高时，颅压波动振幅也增大。当患者垂危血压下降时，振幅又变小了。

由于脑内压监护可以对颅内压进行持续有记录的观察，除正常波型外，并可观察到 A、B、C 三种波型。对 A 波的解释意见比较一致，但 B 与 C 两种波型则不完全一致。

1. A 波　即高原波。多见于后颅窝肿瘤的患者，而少见于脑外伤的患者。高原波是在颅内压力增高的情况下，压力突然呈间歇性的波动，其特点是压力曲线迅速上升，可高达 60～100 托（torr），高峰呈平顶（高原状），维持 5～20 分钟，而后突然下降至原来的水平或更低，可以间歇数分钟至数小时发作一次。典型高原波发作时患者有剧烈头痛、恶心、呕吐、面色潮红、呼吸迫促、脉搏增加、不自主排尿、烦躁、神志不清，甚至抽搐或短暂强直发作。这些症状的出现一方面与 CPP 降低有关，另一方面与脑干受压或扭曲有关。

高原波的发生是颅内压增高发展的一个过程，表示此时空间代偿能力已完全丧失。开始发作时，其压力可能仅为中度增高，不伴有任何症状，如进一步发展，发作时则压力更高，持续时间也更长，症状也明显，甚至出现持续高压状态。

高原波的发生主要是颅内压增高时，因缺血缺氧或高碳酸血症导致阻力血管扩张的结果，应用同位素技术测定，当出现高原波时，CBF 减少，而颅内血容量增加。在颅内压增高的患者，当容积/压力曲线已处于临界点时，微量的颅内容量增加，即足以引起颅内压力急剧的上升。因此，咳嗽、呼吸障碍、呕吐、用力等，均可诱发高原波。在睡眠时，可能由于 CO_2 潴留、颅内血管扩张、血容量增加，也可出现高原波。高原波持续一段时间又突然下降，其机制尚不清楚，可能与压力下降前常出现过度换气，呼出 CO_2，使动脉 CO_2 分压降低，导致颅内血管收缩有关。

高原波的反复发作，加重了对脑干的压迫与扭曲，加重了脑血管循环障碍，部分脑血管可出现"不再灌流"的现象，导致脑功能不可逆的损害。因此，某些病例即使高原波消失后，压力下降至原来的水平，但脑功能已不一定能完全恢复。所以，尽快设法中断高原波，对保证脑功能的恢复是非常重要的。

2. B 波　乃是一种节律性振荡，每分钟 0.5 ~ 2 次，振幅增大为 5 ~ 50 毫米汞柱，可发生在颅内压正常睡眠时的患者而不伴有任何神经系统的变化。B 波的发生与入睡时的周期性呼吸有关，认为没有什么病理的重要性。根据我院及某些作者的观察，B 波的出现有时是颅内代偿机制受损的表现，可能与脑干的血灌流不足导致脑干功能失调而产生的周期性呼吸运动（如陈 – 施氏呼吸）有关。

3. C 波　这种波是与不稳定的全身动脉压引起的颅内压的波动有关，振幅是低的，如 Traube – Hering – Mayer 波。

除以上典型的压力波动以外，还有一些"非典型"波。这些非典型波可能是流产的高原波，它的形式取决于早期的容积代偿功能如何。有些波动可能是由非周期性的呼吸变化所引起，又有时是由于许多因素联合作用影响了颅内动力变化，可出现难以解释的不规则的波动。然而，所有这些快速变化的波动，均应引起医务人员的重视，它表明颅内已处于"紧张"状态。

三、颅内压监护的临床应用

颅内压监护当前对脑外伤与颅内肿瘤已较广泛的应用。此外，也常用于蛛网膜下腔出血、脑积水、脑炎等。

（一）急性颅脑外伤

颅内压监护用于急性颅脑外伤是最有代表性，也是用的最多的。颅内压监护在诊断方面有助于鉴别原发性或继发性脑干损伤。我科 8 例急性脑外伤患者，受伤后一直昏迷，均有瞳孔的变化，但因伤后在持续颅压监护下，压力始终正常，诊断为原发性脑干损伤，避免了不必要的手术。外伤后若有进行性颅内压力增高，有助于颅内血肿的早期诊断。我们曾观察到5例患者，未出现瞳孔变化，因压力进行性增高，手术证实为外伤性颅内血肿，术后均存活。另有3例急性外伤后颅内血肿患者，在清除血肿以后，术后颅压监护发现压力逐渐增高，乃行第二次手术清除另外的血肿。正如Auer等提出的脑外伤患者合并血肿者颅内压力的增高常发生在患者临床症状恶化之前，因此颅内压监护并配合CT扫描等其他检查，是可以早期发现占位性病变的。Miller等提出脑外伤后的早期，如ICP＞40毫米汞柱即应估计到有颅内血肿的可能，应争取进行定位诊断的检查；反之ICP＜10毫米汞柱则不大可能有占位性病变。在治疗方面它也利于指导抗颅内高压的措施。颅内压监护是判断颅内高压医疗效果的可靠措施。尤其是近年来应用巴比妥类药物或过度换气等以控制脑外伤患者的颅内高压，均以在颅内压监护下进行为宜。持续颅内压测定与同时对动脉血压的测定借以了解CPP，对指导治疗与判断预后都是非常重要的。对颅内压增高的患者，CPP应控制在50毫米汞柱以上。从判断预后来看，不能只从颅内压水平的高低这一参数来分析。一般而言，年龄愈高，昏迷程度愈深，神经功能障碍愈严重，颅内压力愈高，预后也愈差。总的看来，经治疗后，颅内压力仍持续在40毫米汞柱以上的预后不佳。说明患者伤后所存在的健康脑组织不多，因而对治疗反应不大。Miller等提出对无颅内血肿的脑外伤患者，伤后颅内压力愈高，预后也愈差，表示脑组织损害广泛；对颅内血肿患者来说，虽压力高达40毫米汞柱，如减压及时，术后压力下降，预后也可能良好。

（二）颅内肿瘤

颅内压监护对颅内肿瘤患者术前、术中、术后均可应用。Lund－berg对脑瘤患者于术前1～2日开始应用脑室法监护，有时为了改善患者的病情，使颅内压力维持在15～20毫米汞柱之间，持续数日之久。脑室造影等检查，亦在颅内压监护下进行。术后对颅内压力进行持续的控制，可不必在造影后即行开颅手术。另外，在颅内压监护下进行麻醉也是有益的，因在麻醉过程中及麻醉后的通气障碍、体位不正等，均可导致颅内压增高，通过颅内压监护能及时发现与及时纠正。尤其对手术前曾有高原波的患者，可在麻醉前进行脑室引流或脱水治疗，以利患者顺利地适应麻醉过程。术后继续行持续监护数日，有利于指导液体疗法、脱水疗法或其他治疗措施。

总之，颅内压增高的临床症状常在较晚期才出现，且有时对判断颅内高压是不可靠的。因此颅内压增高的患者在没有持续颅内压监护的情况下常不能得到恰当的治疗。颅内压监护则可以及时发现颅内压力的变化而及时采取治疗措施。一般来说，凡是有颅内压增高尤其是昏迷的患者，均可使用持续颅内压监护，这种监护利多而弊少。

第十节　脑　疝

颅内占位性病变或弥漫性脑肿胀，使颅内局部或整体压力增高，造成脑组织移位并被挤入硬脑膜间隙或颅骨生理孔道，引起嵌顿，从而压迫某一部分脑组织、颅神经及血管产生一系列危急临床症状，这种病理改变称为脑疝或脑疝综合征。简言之，脑组织被挤压突入异常部位即称为脑疝。

脑疝在临床上尤其在神经科工作中占有重要地位。大量的治疗工作和手术的目的就在于防治脑疝。颅脑损伤、脑肿瘤、脑脓肿及脑血管疾患等，其病程发展的最后结局往往是因脑疝而死亡。因此预防脑疝发生或脑疝早期诊断和及时抢救治疗，对于挽救伤病员的生命、降低死亡率、提高治愈率尤其重要。

脑疝病程短促，病情严重，如无正确的抢救措施，严重者一天之内大多致命。因此抢救脑疝患者必须分秒必争，迅速果断。了解脑疝发生机理，及时识别脑疝的临床症状对于正确地抢救这类病员十分重要。

一、脑疝分类

颅脑解剖学的特点是颅内的硬脑膜间隙及孔道较多，因此可以发生脑疝的部位也较多，目前对脑疝的命名尚未一致。临床工作中脑疝可分为四类。

（一）小脑幕裂孔疝

又称为天幕疝或小脑幕切迹疝。按其疝出的内容物及发生脑疝的动力学改变又分为以下两类。

1. 小脑幕裂孔下降疝　　这是小脑幕孔疝中最常见的一类，多由小脑幕上的占位性病变引起，但幕下占位性病变也可引起这种脑疝，这是由于幕下病灶引起第四脑室受压梗阻，导致双侧脑室及第三脑室扩大，大脑及脑干下移，使海马钩回挤入小脑幕裂孔内所致。

根据幕孔区邻近脑组织被推移方向不同，脑疝发生于小脑幕切迹部位不同及受累的脑池不同，此类脑疝又可分为以下三种。

（1）脚间池疝：又名颞叶钩回疝，指颞叶钩回向内向后下移位被挤入脚间池所致。常见于颞叶及其邻近部位的占位性病变。

（2）环池疝：又名海马回疝，指颞叶海马回前部受幕上占位性病变的推移向内向下移位被挤入环池内，压迫中脑及该区有关结构。常见于颞顶枕区占位性病变。

（3）四叠体池疝：又名大脑大静脉池疝，指海马回后部、舌回前部、穹窿回峡部直到枕叶距状裂一部分被挤压疝入四叠体池内，使中脑向前向内移位并易于牵拉损伤大脑大静脉。

2. 小脑幕孔上升疝　　由于从幕下向幕上疝出的脑组织主要为小脑上蚓部及小脑前叶，故这类脑疝又称为小脑蚓部疝。此疝为颅后凹占位性病变引起，并多与枕骨大孔疝同时存在。尤其在颅后凹占位性病变时，行侧脑室体外引流，使幕上压力降低，小脑蚓部易于由幕下向幕上挤压移位。这种脑疝的症状和预后较钩回疝均更为严重。

（二）枕骨大孔疝

由于是小脑扁桃体被挤入枕骨大孔及椎管内，故这类脑疝又称为小脑扁桃体疝。通常分为急性和慢性两种，前者往往在后者病变基础上在诱因作用下突然发生。

（三）大脑镰下疝

疝出脑组织为扣带回，它被挤入大脑镰下的间隙，故又称为扣带回疝。

（四）蝶骨嵴疝

额叶后下部被推移挤入颅中凹，甚至挤入眶上裂突入眶内。

二、脑疝形成机制及病理改变

（一）小脑幕孔疝

1. 局部解剖学特点　　小脑幕是一个横铺于颅腔后部的硬脑膜组织，它将颅腔分为幕上、幕下两个空间，其间有幕孔相连通。幕孔呈卵圆形，纵径长于横径，其前缘游离。幕孔及邻近结构造成脑疝病变的解剖学基础是：

（1）颞叶内侧的海马钩及海马回正常情况下位于小脑幕切迹游离缘的上方，内侧跨过小脑幕孔游离缘，当外侧有占位性病变向内向下挤压时，海马钩或海马回易于挤入幕孔之内而造成脑疝。

（2）脑干中脑部分、动眼神经及血管等重要结构均由幕孔通过。

（3）基底动脉的分枝小脑上动脉和大脑后动脉，分别走行于小脑幕切迹下方和上方，两动脉之间有动眼神经向前伴行。

（4）中脑与幕孔之间为脑池，是脑脊液循环由幕上流向幕下的重要通道。此处前方为脚间孔，两侧为环池，后方是四叠体池。

2. 脑疝形成机制　　小脑幕孔疝多因一侧幕上占位性病变或脑水肿一侧较为严重，造成颅内压力不平衡，使病变侧的脑组织向压力较低的对侧及小脑幕下移位特别是颞部压力的推动，因颅骨不具有弹性，小脑幕也较坚硬，这时位于小脑幕切迹上内方的海马钩或海马回即被挤入小脑幕孔的间隙内，从而形成了脑疝。脑疝形成后阻塞了脚间池、环池或四叠体池，并且压迫中脑和动眼神经及重要血管。这样就会发展成为如下的恶性病理循环。

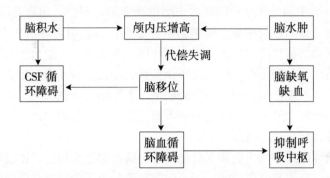

小脑幕孔疝形成后，由于疝出的脑组织挤压中脑及动眼神经、大脑后动脉，并阻塞环池和导水管的脑脊液循环，从而促使颅压不断增高，脑缺氧、缺血严重，如未及时抢救打破这一恶性病理循环，即会由一个局部性的病变转变为全局性病变，从而导致整个中枢神经系统的功能衰竭而死亡。

一般说来，广泛性的脑水肿、脑脊液梗阻性脑积水及颅内两侧对称的占位病变，由于是普遍性颅内压增高，脑疝多发生于中线部位，即使形成海马钩疝或海马回疝时，也往往为双侧疝。凡是足以引起脑组织侧移位的占位病变，脑疝常发生在病变同侧的小脑幕切迹处。颅内前方如有占位性病变，脑疝即发生在病变的后方。颅内幕上后方如有占位病变，脑疝即发生在病变前方。

接近小脑幕孔区的占位性病变，如颞叶及内囊部位的病变，最易形成颞叶钩回疝（前位疝）。顶枕部的占位性病变，易于形成海马回疝（后位疝）。幕孔周围质地坚韧的病变，如蝶骨嵴内侧脑膜瘤，由于病变本身的覆盖阻挡了小脑幕孔间隙，所以反而可以妨碍脑疝的形成。

3. 小脑幕孔疝的病理改变

（1）疝入的脑组织：早期常有轻度水肿和缺血，晚期则发生出血、梗塞或软化，因此体积膨大，从而对中脑的压迫更加严重。以上改变主要是由于疝入的脑组织嵌顿于小脑幕切迹游离缘与中脑之间，使血管受压，局部发生血液循环障碍所引起的。

（2）中脑的变化：脑疝时中脑出现变形、移位、出血和水肿。严重者，脑疝压及中脑，使中脑水肿加剧，甚至引起导水管闭锁。中脑变形和移位随脑疝的发生方向和体积而改变，一般由于脑疝从一侧挤压，致脑干前后径因挤压而拉长，横径因挤压而变短，故同时脑干可有侧移位，而使中脑脚底挤压于小脑幕游离缘上，造成压迹。小脑幕上升疝或下降疝方向不同，脑干可以分别出现向上或向下移位，甚至使之扭曲。

脑疝所致中脑出血和水肿是由于中脑局部受压损伤，以及普遍性脑组织缺血缺氧造成的。因为中脑和桥脑旁正中穿通动脉随脑干变形和移位在脑干内容易被牵拉损伤，所以可导致脑干出血，而且主要是动脉性出血。脑干出血水肿，还常常会向上下两个方向蔓延，向上会影响到大脑中线部位结构如视丘下部，向下则会累及延髓。

导水管闭锁是中脑受压、变形、水肿、出血的结果。导水管闭锁狭窄引起脑脊液通路梗阻，造成梗阻性脑积水，从而使颅压增高加重。

（3）颅神经的损伤：动眼神经从脚间窝发出到海绵窦的走行过程中，易受损害。受伤机制如下：①脑干向下移位时，大脑后动脉也向下移位，从而压迫动眼神经。②岩床内侧韧带、小脑幕切迹缘、斜坡嵴等处均为坚韧结缔组织或骨性组织，可在以上部位受累而损伤动眼神经。

动眼神经损害轻者可无病理改变，重者可使受压处发生压痕，局部有点状出血，甚至坏死。滑车神经因位置低，且在幕下，很少受累。但上升疝时可损伤。

（4）血管的改变：脑疝时血管位置及本身发生的改变。

①脚间池疝（钩回疝）：海马钩可将后交通动脉呈弓形拉向内侧。大脑后动脉的起始段伴随脑干向下向内移位。

②环池疝：大脑后动脉后部向下向内移位。由于中脑和桥脑上部向下移位，基底动脉上端也向下移位。基底静脉后部则向后下及内侧移位。

③四叠体池疝：如脑疝偏重一侧，大脑后动脉的后方及其分支颞枕动脉和枕内动脉常被推向内下方，甚至超过中线。

④上升性小脑幕切迹疝：大脑后动脉、小脑上动脉、基底静脉及大脑内静脉均向上移位。

血管移位和血管受损甚至梗塞或出血，往往会导致枕叶梗死和脑软化。大脑大静脉及基底静脉的损伤或阻塞会引起深部脑组织缺血水肿。以上严重的病理改变，往往造成致命的严重后果。

（5）脑脊液循环障碍：由于小脑幕孔周围的脑池阻塞及导水管受压闭锁，使脑脊液既不能流向第四脑室，也不能使脑脊液由幕下通过脑池流向幕上蛛网膜下腔，结果形成梗阻性脑积水，使颅内压力增高。

除上述变化外，由于脑干向下移位，使视丘下部被牵拉压迫于后床突及附近韧带上，致垂体柄折叠，加以血管受损、梗阻性脑积水、脑组织缺血缺氧等病理变化，从而导致植物神经功能紊乱、代谢和内分泌障碍，使病变更加复杂、严重。

（二）枕骨大孔疝

1. 解剖特点　枕骨大孔为卵圆形，成人前后径约为 3.5cm，横径约为 3cm。其下缘相当于延髓与脊髓相连接处。枕骨大孔的上缘相邻为延髓，下缘为颈髓，后上邻近小脑扁桃体及小脑延髓池。除脑干外还有副神经、椎动脉、脊前和脊后动脉通过此孔。

2. 发生机制　颅后凹容量较小，对颅压增高缓冲能力有限。当颅压增高传导至颅后凹或颅后凹占位病变时，由于周围为颅骨，上方为坚实的小脑幕，因此发生两种脑疝，其一，邻近枕骨大孔后上方的小脑扁桃体被推挤入小脑延髓池，进而推入枕骨大孔突入椎管内，压迫延髓和上颈髓即形成小脑扁桃体疝，与此同时小脑延髓往往下降移位。其二，幕下压力增高，邻近小脑幕孔区的小脑上蚓部及小脑前叶向上移动，严重者即可发生上升性小脑幕切迹疝。

三、脑疝的分期

根据脑疝病程发展规律，在临床上可分为以下三期：

1. 脑疝前驱期（初期）　　指脑疝即将形成前的阶段。主要表现为患者突然发生或逐渐发生意识障碍，剧烈头痛，烦躁不安，频繁呕吐以及轻度呼吸深而快，脉搏增快，血压增高，体温上升等。以上症状是由于颅压增高使脑缺氧程度突然加重所致。

2. 脑疝代偿期（中期）　　指脑疝已经形成，脑干受压迫，但机体尚能通过一系列调节作用代偿，勉强维持生命的阶段。此期症状为全脑损害引起，表现为昏迷加深，呼吸深而慢，脉缓，血压、体温升高等。另外由于脑干受压，局灶性体征可有一侧瞳孔散大、偏瘫或锥体束征等。

3. 脑疝衰竭期（晚期）　　由于脑疝压迫，脑干功能衰竭，代偿功能耗尽的阶段。主要表现深度昏迷，呼吸不规律，血压急速波动并逐渐下降，瞳孔两侧散大而固定，体温下降，四肢肌张力消失。如不积极抢救，终因脑干功能衰竭死亡。

脑疝各期持续时间长短和临床表现的特点，取决于导致脑疝的原发病灶性质、部位和脑疝发生类型等因素。

四、临床表现

（一）小脑幕孔疝的临床症状

1. 意识障碍　　患者在颅压增高的基础上，突然出现脑疝前驱期症状，以后意识模糊，逐渐至昏迷。但也可昏迷突然出现。昏迷往往逐渐加深，至脑疝衰竭期进入深昏迷。因此颅压增高病变患者突然发生昏迷或昏迷逐渐加重，应当认为是脑疝的危险信号。

脑疝出现昏迷的原因，一般认为是由于颅压增高时脑缺氧，加以位于中脑部位的网状结构受脑疝的压迫，尤其中脑背盖部缺氧、出血，使中脑－间脑上升性网状结构受到损害所致。

从解剖关系看来，小脑幕孔疝会较早出现意识障碍，因为易影响网状结构上行激活系统。相反，枕骨大孔疝尤其是慢性枕骨大孔疝发生意识障碍往往不明显或出现较晚。

2. 生命体征的改变　脑疝前驱期呼吸深快，脉搏频数，血压升高；脑疝代偿期呼吸深慢，脉搏缓慢，血压高；脑疝衰竭期呼吸抑制，不规则，脉搏细弱，血压急速波动至衰竭。以上表现原因，是由于在脑疝初期，因颅压增高，脑血循环障碍，脑缺氧，血中二氧化碳蓄积，兴奋呼吸中枢使呼吸变深变快，同时兴奋心跳中枢、血管收缩中枢及颈动脉窦化学感受器，结果全身小动脉收缩，使脉搏变快，血压升高，从而代偿脑组织对血液和氧气需要量。至脑疝代偿期，颅压增高及脑缺氧严重，使呼吸和心血管中枢再加强其调节作用来克服脑缺氧，血压更加增高，甚至收缩压可超过 26.7kPa以上，同时脉搏缓慢有力，这种缓脉的出现是由于血压骤然升高，心跳抑制中枢反射性作用所致，也有人认为这是由于迷走神经受到刺激所致。脑疝衰竭期，因呼吸和心血管中枢受到严重损害，失去调节作用，从而使呼吸变慢、血压下降、脉搏细弱和不规则；甚至呼吸停止，循环衰竭。一般为呼吸首先停止，而心跳和血压仍可维持一段时间。

3. 眼部症状　脑疝时瞳孔变化，首先是脑疝侧瞳孔缩小，但时间不长，易被忽略；以后病变侧瞳孔逐渐散大，光反射减弱，而出现两侧瞳孔不等大现象；最后脑疝衰竭期双侧瞳孔全部散大，直接和间接光反应消失。在病变侧瞳孔开始变化的前后，可出现眼肌麻痹，最后眼球固定。小脑幕孔下降疝时眼部症状主要是由于同侧动眼神经的损害所致。

4. 对侧肢体瘫痪或锥体束损伤　由于颞叶钩回疝压迫同侧大脑脚，损伤平面在延髓锥体束交叉以上，因此使支配对侧肢体的锥体束受到损伤。依据压迫程度不同可以出现不同程度对侧肢体偏瘫或轻偏瘫或锥体束征阳性。

少数病例也有出现同侧肢体偏瘫及锥体束征者，这可能是由于海马回及钩回疝入小脑幕孔内将脑干挤向对侧，使对侧大脑脚在小脑幕切迹游离缘上挤压较重所致。极个别情况，属于解剖变异，锥体束纤维可能未行交叉而下降。

小脑幕孔疝时出现的病变同侧动眼神经麻痹及对侧肢体偏瘫，即形成交叉性瘫痪。这是中脑受损的典型定位体征（weber 综合征）。

5. 去大脑强直　脑疝衰竭期，患者表现为双侧肢体瘫痪或间歇性或持续性四肢伸直性强直。往往同时伴有深昏迷，瞳孔两侧极度散大，呼吸不规律，高热等生命体征危重变化。

去大脑强直是由于脑疝挤压，在脑干红核及前庭核之间形成横贯性损伤，破坏了脑干网状结构下行抑制系统的结果。其四肢伸直性强直与去大脑皮层后上肢屈曲、下肢伸直性强直不同，后者的损伤部位是两侧大脑皮层或两侧内囊损害。

去大脑强直是病情危重，预后不良的表现之一。持续时间越长，预后越差。至脑疝晚期肌张力完全丧失，这常为临近死亡征兆。

（二）枕骨大孔疝的临床症状

1. 枕颈部疼痛及颈肌强直　慢性枕骨大孔疝时，除有颅压增高症状外，常因小脑扁桃体下疝至颈椎管内，上颈脊神经根受到压迫和刺激，引起枕颈部疼痛及颈肌强直，以至强迫头位。慢性枕骨大孔疝，有时因某一诱因（如用力咳嗽，腰穿放出大量脑脊液或过度搬动头部等）而引起脑疝急剧恶化，出现延髓危象甚至死亡。

2. 呼吸受抑制现象　由于小脑扁桃体对延髓呼吸中枢的压迫，表现为呼吸抑制，呼吸动度缓慢或不规则，患者此时往往神志清楚但烦躁不安。脑疝晚期，呼吸首先停止。

3. 瞳孔　由于枕骨大孔疝不直接影响动眼神经，所以不出现动眼神经受压症状，但这种脑疝发生时，初期常为对称性瞳孔缩小，继而散大，光反射由迟钝变成消失，这是由于急性脑缺氧损害动眼神经核的结果。

4. 锥体束征　枕骨大孔疝时，由于延髓受压，可以出现双侧锥体束征。一般由于小脑同时受累，故肌张力和深反射一并消失，锥体束征也可以不出现。而常表现为四肢肌张力减低。

5. 生命体征改变及急性颅压增高表现同小脑幕孔疝。

五、诊断

1. 病史及临床体征　注意询问是否有颅压增高症的病史或由慢性脑疝转为急性脑疝的诱因。颅压增高症患者神志突然昏迷或出现瞳孔不等大，应考虑为脑疝。颅压增高患者呼吸突然停止或腰穿后出现危象，应考虑可能为枕骨大孔疝。

诊断小脑幕孔疝的瞳孔改变应注意下列各种情况：

（1）患者是否应用过散瞳或缩瞳剂，是否有白内障等疾病。

（2）脑疝患者若两侧瞳孔均已散大，除了检查瞳孔，尚可以检查两眼提睑肌肌张力是否有差异，肌张力降低的一侧，往往提示为动眼神经首先受累的一侧，常为病变侧，当然也可对照检查肢体肌张力，锥体束征及偏瘫情况以确定定侧体征。

（3）脑疝患者两侧瞳孔散大，如经脱水剂治疗和改善脑缺氧后，瞳孔变为一侧缩小，一侧仍散大，则散大侧常为动眼神经受损侧，可提示为病变侧。

（4）脑疝患者，如瞳孔不等大，假使瞳孔较大侧光反应灵敏，眼外肌无麻痹现象，而瞳孔较小侧提睑肌张力低，这种情况往往提示瞳孔较小侧为病变侧。这是由于病侧动眼神经的副交感神经纤维受刺激而引起的改变。体检时如仅凭瞳孔散大一侧定为病变侧，而忽略眼外肌改变及其他有关体征即进行手术探查，则有时会发生定侧错误，因此应当提高警惕。

（5）脑外伤后即刻发生一侧瞳孔散大，应考虑到是原发性动眼神经损伤。

2. 腰椎穿刺　脑疝患者一般禁止腰穿。即使腰穿所测椎管内压力不高，也并不能代表颅内压力，因为小脑扁桃体疝可以梗阻颅内及椎管内的脑脊液循环。

3. X线检查颅骨平片（正侧位）　可以观察松果体钙化斑有无侧移位、压低或抬高征象。

4. 头颅超声波检查　了解是否有脑中线波移位或侧脑室扩大，以确定幕上占位性病变侧别。个别病例可见肿瘤或血肿之病理波。

5. 脑血管造影术　颞叶钩回疝时除表现有幕上大脑半球占位性病变的特点之外，还可见到有侧位片上前脉络膜动脉、后交通动脉及大脑后动脉拉直向下挤压移位。正位片可见大脑后动脉及脉络膜前动脉向内移位。

6. 颅脑 CT　颞叶钩回疝可见中线结构移位，环池受压。

六、预防

1. 对于颅压增高症患者应早期诊断，早期治疗，以预防病变突然恶化，引起脑疝发生。

2. 颅内压增高症患者补液原则

（1）每天输液总量要少，一般成人患者总量为 1500～2000ml。

（2）输液速度要慢，以预防颅压骤然升高。

（3）静脉输入的液体，宜采用高渗葡萄糖溶液（一般采用 10% 葡萄糖溶液为主）。

（4）补盐量要少，对不能进食患者，每天补给氯化钠不超过 5 克，氯化钾 3 克。

3. 运送和搬动患者应尽量防止震动。检查患者时也应注意防止用力过大（如过猛地搬动患者头颈部等）。

4. 体位　颅压增高症患者宜采用头高位，一般头高位 15°～30°，以利于颅内静脉血回流。

5. 腰椎穿刺不要快速大量放出脑脊液，颅压增高症患者腰椎穿刺时，应当谨慎，最好采用细针并密闭测量颅压。

七、治疗

（一）急救措施

脑疝发生后患者病情突然恶化，医务人员必须正确、迅速、果断地奋力抢救。其急救措施，首先应当降低颅内压力。

1. 脱水降颅压疗法　由于脑水肿是构成脑疝恶性病理循环的一个重要环节，因此控制脑水肿发生和发展是降低颅压的关键之一。颅内占位性病变所导致的脑疝时，也需要首先应用脱水药物降低颅压，为手术治疗争得一定时间，并为开颅手术创造有利条件。因此在脑疝紧急情况下，应首先选用强力脱水剂由静脉快速推入或滴入。脱水药物降低颅内压力其原理可分为两类，一是高渗透性脱水药物，二是全身利尿性药物。

应用脱水降颅压疗法应注意：①高渗溶液的剂量和注入的速度直接影响脱水降颅压的效果，用量越大，颅压下降越明显，持续时间越长；注入速度越快，降颅压效果越好。②高渗溶液内加入氨茶碱250mg或激素（氢化考的松100～200mg）可增强降颅压效果。③在严重脑水肿和颅压增高发生脑疝的紧急情况下，应当把20%甘露醇或30%尿素作为首选药物，足量快速静脉推入或滴入。然后根据情况采用甘露醇，山梨醇及50%葡萄糖交替使用，每六小时一次。可以维持较长时间降压效果，为进一步检查和治疗作好准备。但应注意纠正水电解质的紊乱。

2. 快速细孔钻颅脑室体外持续引流术　颅内占位性病变尤其是后颅凹或中线部位肿瘤，使室间孔或导水管梗阻时，即出现脑室扩大。在引起脑疝危象时，可以迅速行快速细孔钻颅，穿刺脑室放液以达到减压抢救目的。应用脱水药未达治疗效果者而行脑室穿刺放液，脑室体外引流常常可以奏效。婴幼儿患者，也可以行前囟穿刺脑室放液。但对于幕上大脑半球占位性病变所致小脑幕孔疝时不适宜行脑室引流，这类引流可加重脑移位。

（二）去除病因的治疗

对已形成脑疝的病例，及早清除原发病灶是最根本的治疗方法。一般在脑疝代偿期或前驱期，清除原发病灶后，脑疝大多可以自行复位。但在脑疝衰竭期，清除原发病灶外，对某些病例还需要处理脑疝局部病变。处理脑疝局部病变的方法为：

1. 小脑幕孔疝时，切开小脑幕游离缘，使幕孔扩大，以解除"绞窄"。或直接将疝出脑组织还纳复位。有时在清除原发病灶，颅压降低情况下，刺激患者的气管，引起咳嗽，以帮助脑疝还纳。

2. 枕骨大孔疝时，清除原发病灶外，还应将枕大孔后缘、第一颈椎后弓椎板切除，并剪开环枕筋膜，以充分减压，解除"绞窄"并使疝下的脑组织易于复位，或者直接将疝出的小脑扁桃体予以切除以解除压迫。

由巨大脑脓肿、慢性硬脑膜下血肿引起的脑疝，可以先行体外引流以降低颅压，待患者情况稳定后再考虑开颅手术。

（三）减压手术

原发病灶清除后，为了进一步减低颅压，防止术后脑水肿反应，或者原发病灶无法清除，则常常需要进行减压手术。减压术的目的，是为了减低颅压和减轻脑疝对脑干的压迫。囊虫病、脑肿胀、脑水肿、广泛蛛网膜炎症粘连等疾患，原发病变不可能一举清除，也可行减压术。常做的减压术为：①颞肌下减压术；②枕肌下减压术；③脑内减压术。前两种减压术，切除之骨窗应足够大，硬脑膜切开要充分，以达到减压之目的。后者脑内减压术应切除"哑区"脑组织。

对于颅压很高的颅脑损伤合并血肿者，还可以考虑大骨片减压或双额叶切除减压。

（四）椎管内加压注射脑疝还纳术

山东医科大学附属一院将这种方法用以抢救急性小脑扁桃体疝患者获得成功。当后颅凹或中线部位占位性病变，突然发生脑疝以致呼吸停止的紧急情况下，一方面行人工呼吸及快速细孔钻颅，脑室体外引流并应用脱水降颅压疗法，一方面注射呼吸兴奋药物，若此时患者呼吸仍不恢复，为使疝出之小脑扁桃体复位还纳至颅内，而减少对延髓的压迫和牵拉，立即在颅压降低的前提下，作腰椎穿刺，向椎管内快速注射生理盐水 50～100ml，使椎管压力升高，将疝出之小脑扁桃体推回颅内。推入液体同时，可见到脑室体外引流管的液体快速流出，山东医科大学附属一院曾 4 次用于临床抢救此类脑疝患者，收到一定效果（抢救 4 例，病愈出院 1 例，暂时好转 2 例，无效 1 例）。

（五）其他治疗

脑疝形成的患者，无论其原发疾病性质如何，均处于十分紧急危险的状态。因此在以上治疗或手术前后均应注意其他各方面的治疗，其中包括支持疗法，氧气吸入，保持呼吸道通畅（如气管切开术），促进中枢神经系统代谢药物治疗（例如应用三磷酸腺苷、辅酶A、细胞色素C、核苷酸等以促进细胞呼吸代谢消除脑肿胀），促进中枢神经系统兴奋和清醒的药物（如氯酯醒、尼可林、脑活素等）亦可应用。

第九章　脑血管病临床常用药物

第一节　中枢兴奋药

中枢兴奋药是指能选择性兴奋中枢神经系统、提高其机能活动的一类药物。临床常用的主要是兴奋大脑皮层的咖啡因及对延髓生命中枢有兴奋作用的药物，后者当中枢神经受抑制时的兴奋作用更加明显，特别是对呼吸的兴奋作用，故又称呼吸兴奋剂。此外尚有一定的苏醒作用和兴奋血管运动中枢的作用，因此常用于各种危重疾病和中枢抑制药中毒引起的呼吸抑制或呼吸衰竭（对呼吸肌麻痹所致的呼吸衰竭无效）。这类药物有咖啡因、尼可刹米、山梗菜碱、美解眠、氯酯醒等。

（一）尼可刹米

别名：二乙烟酰胺，可拉明，Coramine。

1. 药理作用与应用　选择性兴奋延髓呼吸中枢，也可通过颈动脉体和主动脉体化学感受器反射地兴奋呼吸中枢，使呼吸加深加快，对血管运动中枢有微弱兴奋作用。临床适用于疾病或中枢抑制药中毒引起的呼吸及循环衰竭。对肺心病引起的呼吸衰竭及阿片类药物中毒引起的呼吸抑制疗效较好，对巴比妥中毒时的呼吸抑制效果较差。

2. 不良反应　不良反应少见。大剂量时出现血压升高、心悸、出汗、呕吐、震颤、阵挛性惊厥等。

3. 注意事项

（1）注意选择剂量和给药间隔，静脉注射应缓慢。

（2）出现药物过量所致惊厥时，可用短效巴比妥类药（硫喷妥钠）控制。

4. 药物相互作用　与所有油溶性针剂、所有菌苗、疫苗及速尿、氨茶碱、巴比妥类等药物的注射液混合，可产生拮抗、增毒、分解、混浊、沉淀等，故不宜混合使用。

5. 用法与用量　im，每次 0.25～0.5g；iv，每次 0.375～0.75g；ivd，每次用 0.375g 的 6～10 倍。儿童，5 岁以下，每次 10mg/kg；5～7 岁，每次 15mg/kg。制剂注射剂 1ml：0.25g；1.5ml：0.375g。

（二）山梗菜碱

别名：洛贝林，祛痰菜碱。

1. 药理作用与应用　能选择性地刺激颈动脉体化学感受器，反射地兴奋呼吸中枢。注射后作用迅速，维持时间短（约 1h）。临床适用于新生儿窒息、吸入麻醉药及其他中枢抑制药的中毒、一氧化碳中毒以及肺炎等疾病引起的呼吸衰竭。

2. 不良反应

（1）中等剂量可发生恶心、呕吐、咳嗽、震颤及头晕等。

（2）大剂量能引起心动过速、传导阻滞、呼吸抑制及惊厥。

3. 注意事项

（1）注意选择剂量和给药间隔时间，静脉注射应缓慢。

（2）由进行性呼吸中枢衰竭引起的呼吸停止和呼吸无力等不宜使用本品。

4. 用法与用量　im，每次 3～10mg，每次最大剂量 20mg；iv，每次 3mg，必要时每 30min 重复 1 次，每日最大剂量 20mg。儿童，im，每次 1～3mg；iv，每次 0.3～3mg。

5. 制剂　注射剂 1ml：3mg；1ml：10mg。

（三）戊四氮

别名：卡地阿唑，五甲烯四氮唑，戊四唑，Cardiazol，Corazol，Leptazol，Metrazol。

1. 药理作用与应用　直接兴奋呼吸中枢及血管运动中枢，使呼吸增加，血压微升。临床适用于急性传染病、麻醉药及巴比妥类药物中毒引起的呼吸抑制，急性循环衰竭。

2. 不良反应　大剂量可致阵挛性惊厥。

3. 注意事项

（1）安全范围小，现已少用。

（2）应严格控制剂量，剂量不宜过大。

（3）静脉注射须缓慢，最好采用静脉滴注。

（4）不宜用于吗啡和普鲁卡因中毒的患者。

4. 禁忌症　急性心内膜炎及主动脉瘤病患者禁用。

5. 用法与用量　sc、im 或 iv，0.1～0.2g，q2h，静脉注射速度 0.1g/（1～2min）。儿童，每次 2～3mg/kg。

6. 制剂　注射剂 1ml：0.1g。

（四）美解眠

别名：贝美格，Bemegride。

1. 药理作用与应用　对延髓呼吸中枢兴奋作用类似戊四氮，亦能直接兴奋血管中枢。临床适用于解除巴比妥类及其他催眠药的中毒，亦可用于减少硫喷妥钠麻醉的深度。

2. 不良反应

（1）早期出现恶心、呕吐，继而反射运动增强、肌肉震颤、惊厥等。

（2）迟发毒性表现为情绪不安、精神错乱、幻觉等。

3. 注意事项

（1）作用迅速，应用时多采用静脉滴注。

（2）注射剂量太大或速度过快可引起中毒。

（3）中毒时可立即用戊巴比妥钠注射液静注或水合氯醛灌肠。

4. 用法与用量　ivd，50mg 以 5% 葡萄糖注射液稀释。亦可每 3～5 分钟静脉注射 50mg 至病情改善或出现中毒症状为止。

5. 制剂　注射剂 10ml：50mg。

（五）二甲弗林

别名：回苏灵。

1. 药理作用与应用　对呼吸中枢有较强兴奋作用，静脉注射后能迅速增大通气量。临床适用于各种原因引起的中枢性呼吸衰竭及由麻醉药、催眠药所致的呼吸抑制，以及外伤手术等引起的虚脱和休克。苏醒率可达90%～95%。

2. 不良反应

（1）有恶心、呕吐、皮肤烧灼感等。

（2）剂量过大可引起肌肉抽搐或惊厥，尤以小儿多见。

3. 注意事项　静脉注射速度必须缓慢，应注意患者情况，出现惊厥可用阿米妥解救。

4. 禁忌症　有惊厥病史者，肝、肾功能不全者，孕妇，吗啡类中毒者禁用。

5. 用法与用量　im，每次8～16mg；iv，每次8～16mg以5%葡萄糖液稀释后缓慢注入。重症患者可每次16～32mg用生理盐水稀释后静脉滴注。

6. 制剂　注射剂2ml：8mg。

（六）匹莫林

别名：苯异妥英，匹吗啉，Deltamine Cylert，Phenilone，Phenoxine，Phenylisohydantoin，Pioxol

1. 药理作用与应用　新型的中枢兴奋药，作用与苯丙胺、利他林相似，但起效较慢而维持时间长。似交感神经作用（如心悸）较少出现，没有欣快感，也无药物依赖性。口服 t_{max} 为 2～4h，$t_{1/2}$ 约为12h。临床适用于儿童多动症，也可用于发作性睡病及轻度抑郁症。

2. 不良反应

（1）失眠、食欲减退、体重减轻等，多为一过性。

（2）大剂量可引起心动过速。

（3）偶见 SGPT 升高，减量或停药后可恢复。

3. 注意事项

（1）见效慢，疗效高峰约在1周左右，停药后药效可持续1～3d。

（2）6 岁以下儿童不宜使用。

4. 禁忌症　肝肾功能不全、癫痫患者禁用。

5. 用法与用量　清晨口服 20mg，若症状未减，中午可加服 20mg，下午禁服。每天最大剂量 80mg。

6. 制剂　片剂 20mg。

（七）甲氯芬醒

别名：氯酯醒，遗尿丁，Centrofenoxate，Clophenoxine，Lucidril。

1. 药理作用与应用　能促进脑细胞的氧化还原过程，对于抑制状态的中枢神经系统有兴奋作用。临床适用于新生儿缺氧症、儿童遗尿症、外伤昏迷、老年性精神病、酒精中毒等。

2. 不良反应　偶见兴奋、失眠、血压波动、血管痛或倦怠。

3. 注意事项

（1）作用产生缓慢，反复应用效果才显著。

（2）本品水溶液易溶解，应临用前配制。

4. 禁忌症　精神兴奋过度患者、高血压患者及有明显炎症和具有锥体外系症状的患者禁用。

5. 用法与用量　口服，0.1～0.2g，tid；iv 或 ivd，0.1～0.25g，以注射用水或 5% 葡萄糖溶液稀释，tid。儿童，口服，0.1g，tid；iv 或 ivd，60～100mg，bid。成人复苏：im，0.25g，q6h。新生儿缺氧症：im，60mg，q2h。

6. 制剂

（1）片剂 0.1g。

（2）粉针剂 0.06g，0.1g，0.25g。

（八）纳洛酮

别名：丙烯吗啡酮，烯丙羟吗啡酮，Naloxan Hydroehloride，Narcan。

1. 药理作用与应用　阿片受体拮抗剂，通过阻断阿片受体而发挥兴奋中枢神经、兴奋呼吸、抑制迷走神经中枢作用。纳洛酮尚具有稳定溶酶体膜，降低心肌抑制因子作用。注射给药能在 1 ~ 3min 内解除呼吸抑制，可持续 45 ~ 90min，$t_{1/2}$ 为 90min。临床适用于麻醉和非麻醉镇痛药过量、安眠药中毒、急性乙醇中毒、脑梗塞、休克等。

2. 不良反应　偶见恶心、呕吐、血压升高、心率加快及肺水肿。

3. 注意事项　应用时需注意观察，在用药后 5min 内可出现一过性恶心、呕吐。

4. 禁忌症　高血压和心功能不全的患者禁用。

5. 用法与用量　成人：iv，0.4 ~ 0.8mg 加生理盐水或 5% 葡萄糖液稀释，必要时可重复给药甚至连续静脉给药。儿童：每次 0.01mg/kg，每次最大剂量 0.2mg。本品口服无效。

6. 制剂　注射剂 1ml：0.4mg。

（九）细胞色素

别名：呼吸酶。

1. 药理作用与应用　为细胞呼吸激活剂，对组织细胞的氧化、还原过程具有迅速的酶促作用。临床上适用于各种原因引起的组织缺氧的急救及辅助治疗，对放疗、化疗后的白细胞减少症亦有一定的疗效。

2. 不良反应　局部痉挛、皮疹、发热、口渴、过敏性休克等。

3. 注意事项

（1）可引起过敏反应，用前需作过敏试验。

（2）治疗一经终止，再用药时可能引起过敏性休克。

4. 禁忌症　对本品过敏反应阳性者禁用。

5. 药物相互作用

（1）本品含有铁，故与去甲肾上腺素等配伍时均产生沉淀或变色。

（2）与四环素、红霉素、卡那霉素、更生霉素、多黏霉素 E、青霉素、氨茶碱、美解眠等配伍可产生沉淀或降低效价。

6. 用法与用量　iv，15 ~ 30mg，用 25% 葡萄糖液 20ml 稀释后

缓慢注入，qd~bid；im，15~30mg，qd~bid。

7. 制剂

（1）注射剂2ml：15mg。

（2）粉针剂15mg。

第二节　镇静、催眠、抗惊厥药

本类药物小剂量对中枢神经系统有镇静作用，中剂量则有诱导近似生理性睡眠作用，而大剂量能抗惊厥，且能麻醉中枢神经系统。临床上主要用于治疗各种原因所致的睡眠障碍和用作麻醉辅助药及抗惊厥药。长期服用本类药物会产生依赖性，若停用会出现反跳现象，表现为失眠、烦躁、多梦。因此要避免长期服用。

本类药物有巴比妥类、苯二氮卓类、咪唑吡啶类及其他类如：甲丙氨酯、甲喹酮、格鲁米特、溴剂等。目前临床上应用最多的是苯二氮卓类，几乎代替了原来广泛使用的巴比妥类。巴比妥类的镇静、催眠疗效不如苯二氮卓类，且催眠次日晨多有宿睡后遗不适现象，加之安全范围较苯二氮卓类小，且易出现耐药性和依赖性，因此，现已很少用于镇静、催眠，多用于抗惊厥。

一、巴比妥类

巴比妥类为巴比妥酸的衍生物。作用性质和机制基本相同，但存在着明显的构效关系，以致作用强度、效应产生时间及持续时间各有不同。口服均易吸收，注射其钠盐也易被吸收。体内消除方式相同，均主要经肝脏代谢和以原形从尿排出。部分品种可经肾小管重吸收，作用持久。临床上常依据用药后睡眠持续时间的长短将本类药物分为长效类（6~8h），如巴比妥、苯巴比妥；中效类（4~6h），如异戊巴比妥、戊巴比妥；短效类（2~3h），如司可巴比妥；超短效类（0.25h），如硫喷妥钠。本类药物的作用机制主要是抑制脑干网状结构上行激活系统。

（一）长效类

1. 苯巴比妥

别名：鲁米那，卢米那尔，苯巴比通，迦地那，Barbiphen，Barbenyl，CardeRal，Dormytal。

苯巴比妥钠：Luminal sodium。

（1）药理作用与应用　本药为长效镇静、催眠、抗惊厥药，较大剂量有麻醉作用。静脉注射 15min 后或口服 0.5～1h 产生作用。此外，本品能诱导肝微粒体葡萄糖醛酸转移酶活性，促进胆红素与葡萄糖醛酸结合，降低血液胆红素浓度，可用于治疗新生儿高胆红素血症及脑核性黄疸。脑卒中患者应用本品能减轻脑水肿和脑血管痉挛。与罂粟碱联用能增强镇痛作用。

用于：①睡眠障碍。②眩晕、晕动病。③癫痫：对大发作、局限性发作、持续状态均有效。其钠盐是癫痫持续状态常用药物。④惊厥：如高热、脑炎、脑血管疾病等所致者。⑤新生儿脑核性黄疸。⑥麻醉前用药。

（2）用法用量

①镇静、催眠、抗惊厥、抗癫痫：每日 30～90mg，分 3 次服，或 60mg，睡前 0.5h 服。抗癫痫持续状态：肌肉注射钠盐，每次 0.1～0.2g，每日极量 0.5g；抗惊厥：肌肉注射钠盐，每次 0.1～0.2g，必要时 4h～6h 后重复一次。

②麻醉前给药：术前 0.5～1h，肌肉注射钠盐 0.1～0.2g。

③眩晕、晕动病：使用晕动片。在旅行前 1h 服 1 片～2 片。如有需要隔 4h 再服 1 片，但 24h 内不得超过 4 片。

④功能性头痛、呕吐、震颤、胃肠功能紊乱：使用鲁米托品片。每日 3 片，分 3 次服。极量每日 5 片。

（3）不良反应　常见头晕、嗜睡、精神不振、关节疼痛、肌痛；偶见发热、皮疹、剥脱性皮炎；罕见呼吸抑制。

（4）注意事项

①严重肺、肝、肾功能不全者、昏迷者、休克者、间歇性卟啉症者禁用。

②长期应用会产生耐药性和依赖性。大剂量连续应用会蓄积中毒。突然停药会出现戒断症状。因此，不宜长期、大剂量连续服用。停药时应逐渐减量。

③要注意配伍禁忌。本品与酒精、镇静药、镇痛药、催眠药及抗组胺药等联用有增效作用，应适当减量。与氢化考的松、地高辛、氯霉素等联用能加速后者的代谢而减低疗效。

（5）制剂

①片剂：10mg、30mg、60mg、100mg。

②晕动片：每片含苯巴比妥 30mg、氢溴酸东莨菪碱 0.2mg、硫酸阿托品 0.15mg。

③鲁米托品片：每片含苯巴比妥 15mg、硫酸阿托品 0.15mg。

④注射液（苯巴比妥钠）：0.1g/1ml、0.2g/2ml。

⑤粉针剂（苯巴比妥钠）：0.05g、0.1g。

2. 巴比妥 Barbital

别名：佛罗拿，巴比通，Malonal，Diethymalonylurea。

巴比妥钠：Barbital Sodium，Barbitone Sodium。

（1）药理作用与应用　本品为较早应用的长效巴比妥类催眠药，有镇静、催眠、抗惊厥、麻醉等不同程度的中枢抑制作用。其优点是作用缓慢，维持时间长。口服后：30~60min 显效，维持6~8h。此外，本品与解热镇痛药合用时，能增强后者的镇痛作用。

用于：①睡眠障碍。②麻醉前给药。③各种原因所致的惊厥。

（2）用法用量

①催眠：0.3~0.6g，睡前 0.5h 服。

②镇静：每日 0.3~0.9g，分 2~3 次服。

③麻醉前给药：0.3g，术前 40~60min 服。

④抗惊厥：用巴比妥钠注射液肌肉注射，每次 0.2g。或用 5% 溶液灌肠，每次 0.5g。

（3）不良反应及注意事项　与苯巴比妥相似，催眠后次晨会有精神萎靡、头晕等反应；少数有皮疹、发热。久用可产生耐受性和依赖性。大剂量能抑制呼吸中枢，严重者可出现呼吸麻痹而死亡。肝、肺、肾功能严重损害者禁用。

（4）制剂　①片剂：0.3g。②注射液（巴比妥钠）：0.5g/5ml。

3. 美沙比妥

别名：甲基巴比妥，Gemonil。

（1）药理作用与应用　本药是巴比妥的3－甲基衍生物，药理作用与苯巴比妥相似，为长效镇静、催眠、抗惊厥药。

用于①睡眠障碍。②各种原因所致的惊厥，尤其对癫痫的运动不能性发作、肌挛性小发作有效。对大发作的疗效不及苯巴比妥。

（2）用法用量

①催眠：100～200mg，睡前0.5h服。用于镇静时，药量酌减。

②抗癫痫：成人每日100～300mg，分2～3次服。6岁以下儿童，每日100～200mg，分2～3次服。

（3）不良反应及注意事项　与苯巴比妥相似。

（4）制剂片剂：10mg。

4. 甲苯比妥

别名：甲基苯巴比妥，普鲁米那，Mephobarbital，Phemitone，Prominal。

（1）药理作用与应用　本药亦为苯巴比妥的3－甲基衍生物，口服吸收后在肝脏中去甲基转变为苯巴比妥而发挥作用。

用于：①睡眠障碍。②各种原因所致的惊厥发作。

（2）用法用量

①催眠：100～200mg，睡前0.5h服。

②镇静：每日60～180mg，分3次服。

③抗癫痫：1岁以上儿童：每日30～60mg，分2～3次服；5岁以上儿童：每日50～150mg，分2～3次服；成人：每日300～600mg，分2次～3次服。

（3）不良反应及注意事项　与苯巴比妥相似。

（4）制剂　片剂：30mg、50mg、100mg。

（二）中效类

1. 异戊巴比妥 Amobarbital

别名：阿米妥，Amylobarbitone，Pentymalum，Sednotic。

钠盐：异戊巴比妥钠，阿米妥钠，Barbamyl，Dorminal。

（1）药理作用与应用　药理作用同苯巴比妥，但作用较快，持续时间较短。钠盐注射后 15~30min 起作用，持续 3~6h。半衰期为 8~42h，新生儿半衰期明显延长。

用途同苯巴比妥。

（2）用法用量

①催眠：0.05~0.2g，睡前 0.5h 服。极量：1 次 0.2~0.6g。

②镇静、抗癫痫：成人每日 0.1~0.2g，分 3 次服。极量每日 0.6g。儿童每次 1~2mg/kg。

③抗惊厥、抗癫痫持续状态：用其钠盐，1 次 0.1~0.5g，肌肉注射或静脉注射。静脉注射时以注射用水稀释为 5%~10% 溶液缓慢注射。注射过程中要注意患者呼吸及肌肉松弛情况，以恰能控制抽搐为宜。注射过快可引起呼吸抑制。极量为 1.0g。儿童每次 5mg/kg。

④麻醉前给药：不作为首选。1 次 15~60mg，1 日 2~3 次。儿童每次 1~2mg/kg。

（3）不良反应及注意事项　同苯巴比妥。

（4）制剂　①片剂：0.1g。②粉针剂（异戊巴比妥钠）：0.1g、0.25g、0.5g、1g。

2. 戊巴比妥 Pentobarbital

别名：Pentobarbitone，Mebubarbital，Mebumal，Nembutal，Embutal。

钠盐：戊巴比妥钠，Pentobarbital Sodium，Pentobarbitone Sodium。

钙盐：Pentobarbital calcium。

（1）药理作用与应用　与异戊巴比妥相似。本药脂溶性高，易通过血脑屏障进入脑组织，起效快。服药后 15~20min 即显效，维持 3~6h。半衰期为 15~48h。

用于：①各种原因所致的睡眠障碍。②各种原因所致的惊厥发作。③基础麻醉。能解除患者紧张情绪，减少麻醉药物用量。

（2）用法用量

①镇静：口服，每日 0.05~0.1g，分 3~4 次服。

②催眠：口服，0.05~0.1g，睡前 0.5h 服。儿童每次 3~6mg/kg。

③抗惊厥：直肠给药或静脉滴注给药，每次 0.1~0.5g。初量：每小时 3~6mg/kg；维持量：每小时 0.5~3mg/kg。静脉滴注速度宜慢，并密切观察患者呼吸、血压变化情况，如出现呼吸抑制、血压下降等应立即停用。

④基础麻醉：术前静脉注射 5% 溶液 3~5ml。

（3）不良反应及注意事项　与苯巴比妥相似。

（4）制剂　①片剂：0.05g、0.1g。②粉针剂（钠盐或钙盐）：0.1g、0.5g。

3. 仲丁比妥钠 Secbutabarbital Sodium

别名：另丁巴比妥钠（Secbutobarbitone Sodium），Butabarbital Sodium。

本药作用与异戊巴比妥钠相似，有镇静、催眠作用。口服易吸收。

不良反应及注意事项与苯巴比妥钠相同。

用于镇静：每日 30~120mg，分 3 次服；用于催眠：50~100mg，睡前 0.5h 服。

4. 丁巴比妥 Butobarbital

别名：里阿那，Butobarbitone，Butethal，Neonal，Soneryl，Sonabarb。

本药作用、适应症、不良反应及注意事项等均与异戊巴比妥相似。半衰期约 40h。

用法用量：①催眠：100~200mg，睡前 0.5h 服；②镇静：每日 50~200mg，分 3 次服。

5. 阿洛巴比妥 Auobarbital

别名：二烯丙巴比妥，丙烯比妥，迪阿耳，Allobarbitone，Dial，Diadol。

本药作用、适应症、不良反应及注意事项等与异戊巴比妥相似。

用法用量：①催眠：100～200mg，睡前0.5h服；②用于镇静：每日30～100mg，分3次服。

（三）短效类

1. 司可巴比妥 Secobarbital

别名：速可巴比妥，西可巴比妥，速可眠，舍可那，西康尔，丙烯巴比妥。

钠盐：司可巴比妥钠，速可眠钠。

（1）药理作用与应用 药理作用同苯巴比妥，有镇静、催眠、抗惊厥、肌肉松弛作用，但作用起效快，维持时间短。给药后15～20min显效，持续2～3h。

脂溶性较苯巴比妥高。口服后迅速吸收，分布至全身各组织，易透过血脑屏障进入脑组织。主要在肝脏代谢，代谢产物主要由肾脏排泄。半衰期为18～36h。

用于：①各种原因所致的入睡困难。②麻醉前用药。③抗惊厥。

（2）用法用量 本药为一类精神药物，须严格控制使用。

①镇静：成人：每日0.1～0.2g，分2～3次服。用于儿童镇静：每次2～3mg/kg。

②催眠：0.05～0.1g或钠盐0.1g，睡前15～20min口服或肌肉注射。

③麻醉前用药：术前30～60min，肌肉注射钠盐0.1～0.2g。静脉注射用于基础麻醉。

④抗惊厥：静脉注射钠盐，每次0.25～0.5g。

（3）不良反应及注意事项 与苯巴比妥相似，能引起依赖性。肝功能严重损害者禁用。

（4）制剂　①胶囊剂：0.05g。②片剂：0.1g。③粉针剂：司可巴比妥钠0.05g。

2. 海索比妥

别名：甲环己巴比妥，安眠朋，依维本，环己巴比妥，Citopan，Evipan。

钠盐：甲环己巴比妥钠，海索比妥钠。

本药作用、应用、不良反应及注意事项等与司可巴比妥相似。口服吸收快，在肝脏中去甲基化和氧化代谢。半衰期为2.7～7h。长期用药会产生乙醇－巴比妥躯体依赖性。

可用于：①催眠：250～500mg，睡前20～30min服；②镇静：500～750mg，分3次服；③静脉麻醉：钠盐，常用剂量为10mg/kg。

二、咪唑吡啶类

咪唑吡啶类为新一代镇静、催眠药，对中枢神经系统的GABA受体有选择性激活作用，具有保持正常睡眠结构、疗效显著、不良反应少的优点。

1. 唑吡坦 Zolpidem

别名：思诺思，酒石酸唑吡坦。

（1）药理作用与应用　本药为第一个咪唑吡啶类的镇静、催眠药，具有强而快速的镇静、催眠作用。能迅速地催眠，使入睡时间缩短，减少觉醒次数，增加总的睡眠时间并改善睡眠质量。脑电图显示，唑吡坦仅延长Ⅱ期、Ⅲ期、Ⅳ期的睡眠期，将异常深睡眠调节到生理水平。在催眠剂量时，本药相对地没有肌肉松弛和抗惊厥作用。临床连续使用本品6个月，未发现有撤药问题，亦无反跳性失眠、戒断现象和耐药性等不良反应。其作用机制为激活中枢GABA受体，调节氯离子通道。

口服后迅速被吸收，0.5～2h血药浓度达高峰。分布于全身各组织，易通过血脑屏障，乳汁中亦有少量分泌。无蓄积现象。半衰期为2.5～3h。

用于各种原因所致的睡眠障碍。

（2）用法用量　口服。65 岁以下患者：10mg；65 岁以上患者：5mg。睡前 0.5h 服。每日剂量不超过 10mg。

（3）不良反应　可见头晕、目眩（5.2%）、嗜睡（5.2%）、头痛（3.0%）、胃肠道反应。偶见情绪低落、反应迟钝、精神错乱、遗忘（几乎都发生在老年人）、复视、血压降低及猝倒。

（4）注意事项　对本药过敏者、重症肌无力患者、15 岁以下者、孕妇、哺乳期妇女禁用。严重肝、肾功能损害者、驾车或操作机器者慎用。与其他镇静药合用时，中枢抑制作用增强。

（5）制剂　片剂：10mg。

2. 阿吡坦 Alpidem

别名：Ananxyl。

（1）药理作用与应用　本药是继唑吡坦之后的第 2 个咪唑吡啶类药物。具有镇静、催眠、抗焦虑作用，疗效好，不良反应少，可与苯二氮䓬类媲美。

口服后吸收快，蛋白结合率高，半衰期为 18h。

用于各种原因所致的焦虑状态、睡眠障碍。

（2）用法用量

①抗焦虑：小量开始逐渐加量。开始，每日 50～75mg，分 3 次服。以后，依据病情逐渐加至每日 100～150mg，分 3 次服。体弱和高龄患者酌情减量。

②催眠：每次 50～100mg，睡前 0.5h 服。

（3）不良反应　可见失眠、乏力、头晕、头痛、恶心、呕吐、消化不良等。

（4）注意事项　过敏者、孕妇禁用。体弱和高龄者慎用。与其他镇静药合用，中枢抑制作用增强。

（5）制剂　片剂：50mg。

第三节 抗精神病药

1. 氯丙嗪 chlorpromazine

别名：冬眠灵，氯普马嗪，wintermine

（1）药理作用与应用 本品系吩噻嗪类代表药物，为中枢多巴胺受体的阻滞剂，有多方面的药理活性。

①抗精神病作用 正常人服用治疗量后，产生安静，活动减少，感情淡漠，注意力降低，对周围事物不感兴趣，安静时可诱导入睡，但易被唤醒。精神患者服用后，在不过分抑制情况下，迅速控制精神分裂症患者的躁狂症状，减少或消除幻觉、妄想，使思维活动及行为趋于正常。目前认为氯丙嗪的抗精神病作用主要是由于阻断了与情绪思维有关的边缘系统的多巴胺受体所致。而阻断网状结构上行激活系统的 α - 肾上腺素受体，则与镇静安定作用有关。

②镇吐作用 本品小剂量可抑制延脑催吐化学敏感区的多巴胺受体，大剂量时又可直接抑制呕吐中枢，产生强大的镇吐作用。但对刺激前庭所致的呕吐无效。

③镇静作用 一般剂量对中枢系统有特殊的抑制效果。正常人可出现安静，少动，淡漠，迟钝，但思考力不受影响，安静环境中易入睡。精神患者能迅速控制兴奋躁动症状，减少挑衅性行为，而不引起过分抑制。连续用药时上述作用可逐渐减弱而出现耐受性。

④降温作用 对下丘脑体温调节中枢有很强的抑制作用，还能干扰其恒温控制功能，使体温随环境温度的变化而升降，故不仅能使发热机体降温，还能影响正常体温。

⑤对植物神经及心血管系统 可阻断外周 α - 肾上腺素受体，直接扩张血管，引起血压下降，大剂量时可引起位置性低血压。还可解除小动脉、小静脉痉挛，改善微循环，而有抗休克作用，同时由于扩张大静脉的作用大于动脉系统，可降低心脏前负荷，而改善心脏功能（尤其是左心功能衰竭）。本品并具有抗胆碱（M 受体）的作用。

⑥对内分泌系统有一定影响　如使催乳素抑制因子释放减少，出现乳房肿大，溢乳。抑制促性腺激素释放，抑制促皮质素及促生长激素的分泌而延迟排卵。

本品口服吸收慢而不完全，易受剂型、胃内容物的影响，且有首关效应。口服 2～4 小时血药浓度达高峰，作用持续 6 小时左右。肌注血药浓度迅速达到峰值。进入体内的药物 90% 与血浆蛋白结合。脑中浓度比血浓度高 10 倍。可通过胎盘屏障，进入胎儿体内。在肝脏氧化及与葡糖醛酸结合，代谢产物中 7 - 羟基氯丙嗪仍有药理活性。主要经肾脏排出，排泄较慢。停药 6 个月后，仍可从尿中检出氯丙嗪代谢物。$t_{1/2}$ 为 6 小时。

本品适用于：

①治疗精神病　用于控制精神分裂症或其他精神病的兴奋骚动、紧张不安、幻觉、妄想症状等。对忧郁症状及木僵症状的疗效较差。

②镇吐对各种原因引起的呕吐几乎均有效。如尿毒症、胃肠炎、癌症、妊娠及药物引起的呕吐均有效。也可治疗顽固性呃逆。但对晕动病呕吐无效。

③低温麻醉及人工冬眠　用于低温麻醉时可防止休克发生。人工冬眠时，与哌替啶、异丙嗪配成冬眠合剂用于创伤性休克、中毒休克、烧伤、高烧及甲状腺危象的辅助治疗。

④与镇痛药合用　治疗癌症晚期患者的剧痛。

⑤治疗心力衰竭。

（2）用法用量　口服每次 12.5～100mg，极量每次 150mg，1日 600mg。

肌注或静滴每次 25～50mg，极量每次 100mg，1 日 400mg。

精神病开始每日 25～50mg，分 2～3 次服，逐渐增至每日 300～450mg，症状减轻后再减至 100～150mg。

治疗心力衰竭：肌注，每次 5～10mg，1 日 1～2 次；也可静滴，速度每分钟 0.5mg。

（3）注意事项　①长期大量应用时可引起锥体外系反应；震

颤、运动障碍、静坐不能、流涎等，可用苯海索对抗，但疗效可降低，且可加重抗胆碱效应。②患有肝肾功能不良、尿毒症及高血压患者慎用。③本品注射可引起体位性低血压，血压过低时可静滴去甲肾上腺素或麻黄碱升压，不可用肾上腺素，以防血压降得更低。④本品能降低惊厥阈，故有癫痫史者禁用，昏迷及严重肝功能不全者禁用。⑤本品不可与其他药物混合、配伍。

（4）不良反应　①有口干，上腹部不适，乏力，嗜睡，心悸，偶见分泌乳汁，肥胖，闭经等。②对肝功有影响，应定期检查肝功。③可引起眼部并发症，主要表现为角膜和晶体混浊，或使眼内压升高。常期用药者应进行眼科检查。④可发生过敏反应，常见有皮疹，接触性皮炎，剥脱性皮炎等，并与同类药物有交叉过敏。⑤静注可引起血栓性静脉炎，肌注较痛。

（5）药物相互作用　①本品能增强麻醉药，镇静催眠药，镇痛药以及乙醇的中枢抑制作用，合用时应酌情减少这些药的剂量。②本品可逆转肾上腺素的升压作用，并逆转胍乙啶的降压作用。③本品与三环类抗抑郁药合用时能相互抑制代谢，应减量。合用时抗胆碱反应可加重。

（6）药物过量　本品急性中毒表现为意识不清，深度昏睡，血压下降，休克，心肌损害（心电图 Q-T 间期或 P-R 间期延长，T 波低平或倒置），应迅速采取对症治疗措施，宜用去甲肾上腺素或麻黄碱提升血压。

（7）制剂　片剂：12.5mg/片；25mg/片；50mg/片。
　　　　　　注射剂：每支 10mg/1ml；25mg/1ml；50mg/2ml。

2. 奋乃静　Perphenazine

（1）药理作用与应用　本品作用与氯丙嗪基本相似，抗精神病作用强度大于氯丙嗪，锥体外系反应多见，但镇静作用及心血管副作用较轻，对肝及造血系统的不良反应亦较轻。

肌注较口服的生物利用度大 4~10 倍。本品及其代谢物主要分布于脑，其次为肺，并可通过胎盘屏障。蛋白结合率高，主要由肾脏排泄，随尿排出。$t_{1/2}$ 为 10~20 小时。

用于急、慢性精神分裂症，躁狂症，反应性精神病及其他重症精神病的对症治疗。少量本品也能止呕。

（2）用法用量　口服，每次 2～4mg，1 日 3 次。用于精神病，每日 8～64mg，分次服。对兴奋躁动者，可先肌注，每次 5～10mg，1 日 2～3 次。

（3）注意事项　①与吩噻嗪类有交叉过敏反应。②孕妇，哺乳妇女，老年人，骨髓功能抑制，肝功能损伤，严重心血管疾患，青光眼，前列腺肥大，尿潴留，严重呼吸系统病症（尤其是儿童）及震颤麻痹症等患者均应慎用。③干扰诊断，出现心电图 Q、T 波异常改变，有时出现免疫妊娠试验及尿胆红素测定假阳性。④剂量应个体化，从小量开始，并逐渐停药。⑤注射给药只限于急性兴奋躁动患者，并应防止低血压和注意锥体外系症状，尤其是老年人和小儿。⑥肌注应深而慢，并至少卧床半小时。⑦与皮肤接触可产生接触性皮炎。⑧本品宜避光保存。

（4）不良反应　锥体外系症状较氯丙嗪重。有时可见排尿困难，低血压，迟发性运动障碍，皮疹，月经不调，便秘，性功能障碍，头昏，口干，皮肤对光敏感，乳房增大。偶见有视物不清。

（5）药物相互作用　与乙醇及中枢神经抑制药合用，彼此增效，但不能增强抗惊厥作用。本品与苯丙胺合用可减弱苯丙胺类药效。与制酸药或止泻药合用可抑制本品的吸收。与抗胆碱药合用，彼此加强作用。与肾上腺素合用可使肾上腺素的升压作用逆转。本品可抵消胍乙啶类的降压效应。可抑制左旋多巴的抗震颤麻痹效能。当与单胺氧化酶抑制药或三环类抗抑郁药合用，其抗胆碱作用相互增强并延长。本品可掩盖耳毒性抗生素的早期症状。

（6）药物过量　药物过量主要临床表现为锥体外系反应。出现症状应即时停药，给予抗胆碱药或肌肉松弛药，如地西泮、苯海索、阿托品等。静滴 10% 葡萄糖液能有助于药物排泄，改善症状。

（7）制剂　片剂：2mg/片；4mg/片。
　　　　　　注射剂：每支 5mg/1ml；5mg/2ml。

奋乃静庚酸酯（Perphenazine Enanthate）、奋乃静癸酸酯（Perphenazine Decanoate）制剂为油注射液，每支25mg/1ml，深部肌肉注射，可维持作用2～3周，开始宜用12.5mg/次。逐渐增量为20～25mg/次。

3. 氟奋乃静　Fluphenazine

（1）药理作用与应用　本品为吩噻嗪类抗精神病药中作用最强的一种，药理作用与氯丙嗪相似，其抗精神病作用为氯丙嗪的25倍，作用快而持久。镇静作用弱。镇吐作用强，为奋乃静的4～7倍。

用于紧张型、妄想型精神分裂症，对慢性精神分裂，幻觉妄想症状疗效较好。

（2）用法用量　口服。成人1次1～10mg，每日10～30mg。老年体弱者应从最小量开始，逐渐加量，每日递增1～2.5mg。小儿每次0.25～0.75mg，每日1～4次。

本品的盐酸盐供口服用。本品的癸酸酯（Fluphenazine Decanoate）或庚酸酯（Fluphenazine Enanthate）为油注射液，供深部肌注用，起效慢，但维持时间可达2～4周。适用于精神分裂症缓解后的维持治疗，以巩固疗效，防止复发。每次肌注25mg（1ml），每2～4周1次。

（3）注意事项　6岁以下儿童，老年患者及患有严重肝肾功能不全者慎用。对本品过敏、严重抑郁症患者禁用。

（4）不良反应　用药后易出现锥体外系反应，个别患者可出现嗜睡，视力模糊，口干、低血压，粒细胞减少等。

（5）药物相互作用　服用本品出现锥体外系反应时，可同时服用苯海索，阿托品，严重时可立即注射东莨菪碱，以减少本品副作用发生。抗焦虑药如氯氮䓬、地西泮等，可对抗因使用本品而出现的恶心，呕吐等反应。

（6）药物过量　超剂量可致锥体外系反应，多发生于口服用药病例。出现中毒症状应即时停药。给予苯海索等抗胆碱能药物治疗。

（7）制剂　片剂（盐酸盐）：2mg/片；5mg/片。

癸酸酯油注射液：每支 25mg/1ml。

庚酸酯油注射液：每支 25mg/1ml。

4. 三氟拉嗪　Trifluoperazine

（1）药理作用与应用　本品为吩噻嗪类衍生物。安定作用强。抗精神病作用比氯丙嗪强 20 倍，用于治疗精神分裂症幻觉型、妄想型、木僵型及慢性退缩型患者。小剂量可解除焦虑，并有较强的抗呕吐作用。而抗组胺、抗痉挛作用则较弱。

应用于：

①精神分裂症　口服，开始 1 次 5mg，1 日 2～3 次。两周内递增至每日 30～40mg，维持量为 10～20mg。

②镇静　口服，1 次 1～2.5mg，1 日 2～3 次。儿童 5 岁以上，每次 0.1～1mg，1 日 1～2 次。

（2）注意事项　①肝功能不全者，贫血者禁用。②年老体弱应减量。③严禁与肾上腺素联合使用。

（3）不良反应　①多见锥体外系反应。减少剂量或加服安坦，可减轻症状。②可见心动过速，失眠等。③少数患者偶见眼花，口干，嗜睡，食欲减退，排尿困难等。④个别患者可发生黄疸，中毒性肝炎及粒性白细胞缺乏症。

（4）药物过量　药物过量主要表现为锥体外系反应（60%），中枢抑制，呼吸困难，昏迷及心动过速等，治疗主要是支持疗法及对症治疗。中毒早期可采取洗胃减少吸收，维持呼吸道畅通，锥体外系反应可采用抗帕金森药治疗。

（5）制剂　片剂：1mg/片；5mg/片。

5. 硫利达嗪　Thioridazine

别名：甲硫达嗪。

（1）药理作用与应用　本品为吩噻嗪类抗精神病药。抗精神病作用低于氯丙嗪，但锥体外系反应小。镇静作用较强。低剂量起抗焦虑及精神松弛作用，并对轻度抑郁症有效。高剂量用于抗精神病，其基本药理效能与其他吩噻嗪类相似。还具有扩张血管及降低血压的作用。

口服 100mg，血清峰浓度为 130～520ng/ml，血清药物 $t_{1/2}$ 为 6～40 小时，平均 16.4 小时，药物清除率在夜间减少，并随年龄的增加而减少。

本品用于治疗急、慢性精神分裂症，躁狂症，功能性忧郁症，更年期紧张症，焦虑症，严重性神经官能症，戒酒综合征等。

①抗精神病　成人口服：开始 50～100mg，每日 3 次，需要时渐渐增加剂量到 1 日 800mg，症状控制后再逐渐减量，每日剂量范围在 200～800mg，分 2～4 次用。儿童口服：1 日 0.5～2mg/kg，分次服用。

②抗焦虑及抗抑郁　成人口服：开始 25mg，每日 3 次，根据不同病情，其剂量范围 10～50mg，每日 2～4 次，每日总剂量为 20～200mg。儿童口服：每日 1～4mg/kg，分次服用。

（2）注意事项　①有昏迷状态或严重的中枢神经系统机能障碍，对其他吩噻嗪类有过敏史及有坏血病史者均禁用。②孕妇及哺乳期妇女慎用。③本品有中枢抑制作用，能影响患者对客观事物的反应性，服药期间不宜驾驶车辆、操作机器等等。④服本品后，定期检查血象，肝功能等。

（3）不良反应　可见昏睡，口干，调节障碍，眩晕，直立性低血压，鼻塞，过敏性皮疹，感觉过敏，尿失禁等。长期用药可出现闭经，血小板降低，白细胞减少。

（4）药物相互作用　本品能增强止痛药，安眠药，抗组胺药，麻醉药及乙醇的中枢神经效应，亦可能增强奎尼丁对心脏收缩力的抑制效应。与三环抗抑郁药合用能引起严重的窒性心律失常。

（5）药物过量　本品过量能引起心动过速和纤颤，大剂量可引起严重心律失常而导致死亡。

（6）制剂　片剂：10mg/片；25mg/片；50mg/片；100mg/片。

6. 哌泊塞嗪棕榈酸酯　Pipotiazine Palmitate

（1）药理作用与应用　本品为吩噻嗪类抗精神病药，具有较强的安定作用，并有抗组胺作用。主要用于慢性精神分裂症，对各型精神分裂症均有一定疗效，对妄想型疗效较好。本品有强效，长效之特点。

本品为哌泊塞嗪棕榈酸酯的油注射液，肌内注射后，缓慢从注射部位扩散并分解生成游离的哌泊塞嗪而起效。注射 2～3 日作用最强，在体内作用时间可保持 4 周，比氟奋乃静癸酸酯长。哌泊塞嗪大部分从粪便排泄，少量由尿和胆汁排泄。

本品适用于治疗精神分裂症的幻觉、妄想、思维障碍、淡漠孤独、兴奋、冲动、躁狂等症状。尤其对孤独退缩性慢性精神分裂症患者有较明显的振奋作用，所以非常适用于慢性精神分裂症。对精神分裂症、躁狂以及嫁接性精神病都有较好疗效。并可改善病态人格和强迫症的症状。本品对神经症和抑郁症无效。

（2）用法用量　肌注成人初次剂量 25～50mg，1 周后再注射 50～100mg，可根据病情决定剂量和间隔时间。一般每 4 周注射 100mg。病情巩固期用药量可酌减，适当延长注射间隔时间。

（3）注意事项　①严重肝、肾疾患及年老体弱者忌用或慎用。②禁止与其他抗精神失常药合用。

（4）不良反应　常见的副作用是锥体外系反应。有时还出现口干，乏力，嗜睡，头痛，头昏，视物模糊，恶心，出汗等植物神经症状，一般能自行消失。其他罕见的不良反应有直立性低血压，皮疹，体重改变等。

（5）药物相互作用　本品与苯海索等抗震颤麻痹药合用可减少锥体外系副反应，与一般催眠药合用可对抗失眠。

（6）药物过量　药物过量可引起严重的锥体外系反应症状，可用苯海索等抗震颤麻痹药对抗。

（7）制剂　油注射液：每支 50mg/2ml；每支 100mg/4ml。哌泊塞嗪十一烯酸酯油注射液：每支 100mg/4ml，注射 1 次可维持作用 2～3 周。

7. 氯哌噻吨　Clopenthixol

（1）药理作用与应用　通过阻滞多巴胺受体而起精神调节作用，镇静作用较强，对精神运动兴奋的患者能较快地控制兴奋、躁动，而起药物约束作用。

起效快，口服后 2~7 日起效，短效针剂肌注后 4 小时起效，长效针剂一般在肌注后 1 周内起效。

用于精神分裂症、躁狂症。

（2）用法用量　片剂初始剂量 10mg/日，每日 1 次口服，以后每 2~3 日增加 5~10mg，根据疗效可增至 80mg，每日 2~3 次口服。维持剂量 10~40mg/日，每日 1 次服。

速效针剂（盐酸氯哌噻吨注射液）　每次 50~150mg，深部肌注，一般 72 小时注射 1 次。老年患者每次不超过 100mg。

长效针剂（癸酸氯哌噻吨油注射液）　剂量及用药间隔时间按治疗反应调整，一般 200mg，深部肌注，每 2~4 周 1 次。

（3）注意事项　本品可进入胎盘羊水和乳汁，孕妇和哺乳期妇女一般不宜使用。

（4）不良反应　锥体外系反应较多见，大剂量时可出现头昏、乏力、嗜睡、口干，减量和坚持治疗可望减轻。

第四节　抗抑郁症药

1. 氯米帕明　Clomipramine

别名：氯丙咪嗪

（1）药理作用与应用　本品为三环类抗抑郁药，有较强的广谱抗抑郁作用，能够选择性地抑制脑内突触前神经末梢对去甲肾上腺素和 5-羟色胺的再摄取，使游离的去甲肾上腺素含量增高，对阻断 5-羟色胺的回收比其他三环类抗抑郁剂强。除有抗抑郁作用外，并有增强活动力和抗焦虑作用。静脉注射起镇静作用。

本品口服吸收完全，单剂量口服 50mg，血药浓度峰值为 56~154ng/ml，每日 150mg，多剂量服用时，其稳态血浓度为 94~339ng/ml。脑脊液浓度相当于血浓度的 2%，蛋白结合率为 97.6%。2/3 由尿排泄，1/3 由粪便排泄，$t_{1/2}$ 为 12~36 小时。

本品用于各种类型的精神抑郁症：内因性、反应性、神经性、官能性、更年期、体因性、老年期抑郁症，以及精神分裂症或性格障碍等伴有抑郁症状。也用于强迫症和恐怖症。

（2）用法用量　口服：每次 25mg，每日 2～3 次。可逐渐增至每日 100～150mg。

肌注：开始 25mg，可增至每日 50mg。

（3）注意事项　①患有心血管病者、老人、儿童服用宜从小剂量开始，逐渐增加剂量。②可致白细胞减少应进行血细胞计数检查，尤其是发现发热、流感、咽肿痛患者。③静滴时应注意患者血压。

（4）不良反应　可见出汗，口干，便秘，轻微震颤，头晕，视力模糊，小便困难及体位性低血压，偶尔也有皮肤过敏，心传导障碍，心律失常，失眠等。

（5）药物相互作用　本品不可与单胺氧化酶抑制剂合用。可与催眠药和抗焦虑药合用，与去甲肾上腺素和肾上腺素合用，可增强它们对心血管的作用。本品能抵消肾上腺素能神经阻滞剂（如胍乙啶）的抗高血压作用。

（6）药物过量　本品过量所致的中枢系统表现有昏睡，共济失调，肌肉强直等；心血管系统表现有心律失常，心动过速，充血性心衰及心跳骤停；呼吸方面表现为呼吸抑制，紫绀，低血压；尚有散瞳，少尿，无尿等症状等。治疗主要在中毒早期可洗胃，活性炭吸附，减少吸收。并采取相应的对症治疗。

（7）制剂　片剂：25mg/片；100mg/片。

　　　　　　注射剂：每支 25mg/2ml。

2. 丙米嗪　Imipramine

别名：Tofranil。

（1）药理作用与应用　本品为三环类抗抑郁药。有较强的抗抑郁作用，兴奋作用不明显，镇静作用微弱。对内源性忧郁症，反应性抑郁症及更年期抑郁症均有效。但本品起效慢（多在 1 周后才出现效果）。故不宜用于应急治疗。

本品口服易吸收，服药后 2～8 小时血药浓度达高峰。主要在肝脏代谢为具有显著抗抑郁活性的去甲丙米嗪。$t_{1/2}$ 约为 10～24

小时。

（2）用法用量

①抑郁症 口服：成人开始每次 25～50mg，每日 3～4 次，以后逐渐增至每日 200～300mg。老年患者每日 30～40mg，分次服用。可根据耐受情况及时调整用量。

②遗尿症 口服：6 岁以上儿童 25mg，睡前 1 小时服。12 岁以下 50mg，12 岁以上 75mg。超过 75mg 并不能提高治疗效果。治愈后逐渐减量，遗尿的复发率较骤然停药低。

（3）注意事项 ①孕妇及患有癫痫患者禁用。②患有高血压，动脉硬化，青光眼及前列腺肥大患者慎用或禁用。③服药期间忌用升压药。④用量较大或长期用药者宜做白细胞计数及肝功能检查。

（4）不良反应 有阿托品样副作用如口干，便秘，视力模糊，眼压升高，尿潴留。可引起体位性低血压，大剂量能使老年患者发生休克。也有出现传导阻滞、充血性心衰等。神经系统，出现幻觉、失眠、锥体外系反应等。个别患者偶见皮疹、粒细胞减少等过敏反应。

（5）药物相互作用 本品与抗精神分裂症药苯海索等合用时，抗胆碱作用增强。本品能增强拟交感胺的升压效果，对抗胍乙啶和可乐定的降压效果。

（6）药物过量 药物中毒可引起昏睡、共济失调、肌肉强直、痉挛等。心血管系统可引起心律失常、心动过速、传导障碍及心衰，呼吸系统可出现呼吸抑制、紫绀、休克等。

中毒解救可采取洗胃，促进药物排出，活性炭吸附以减少吸收，地西泮可减少痉挛，毒扁豆碱可对抗中枢抗胆碱能症状。如出现心衰可用洋地黄治疗，保持呼吸道畅通等。

（7）制剂 片剂：25mg/片

3. 阿米替林 Amitriptyline

（1）药理作用与应用 本品为三环类抗抑郁药，其镇静作用最强，抗抑郁作用与丙米嗪相似，还有抗焦虑作用。可使抑郁患者情绪明显改善，由于其阻断 M 受体作用强，易致阿托品样副作用。

本品口服后吸收完全，服用后 8～12 小时血药浓度达高峰，在血中约有 90% 与血浆蛋白结合。部分经肝代谢为具有抗抑郁活性的去甲替林，由尿及粪便排出，排泄慢，24 小时排出约 40%，72 小时排出约 60%，停药 3 周仍可由尿检出。

本品主要适用于治疗焦虑性或激动性抑郁症。

（2）用法用量　①抗抑郁症尤其是内源性的抑郁症。成人口服：开始每次 25mg，每日 2～4 次，而后根据病情和耐受情况逐渐增加至每日 150～300mg。老年人每次 10mg，每日 3 次，入睡时可用 20mg；一般维持量每次 25mg，每日 2～4 次。②治遗尿症　睡前口服，6 岁以下 10mg；6～12 岁 25mg。

（3）注意事项　①患有严重心脏病，青光眼，前列腺肥大及尿潴留者禁用。②可诱发癫痫，应予注意。③孕妇及哺乳期妇女慎用。

（4）不良反应　常见有口干、嗜睡、便秘、视力模糊、排尿困难、心悸，亦可引起心律失常。偶见体位性低血压、肝功能损害及迟发性运动障碍。

（5）药物相互作用　本品与单胺氧化酶抑制剂合用时，可增强不良反应，症状类似阿托品中毒症状，故如用单胺氧化酶抑制剂，至少停药 10～14 日后才能用本品。本品可增强中枢抑制药的作用，阻断胍乙啶的降压作用。本品亦可增强抗胆碱药的作用。甲状腺素、吩噻嗪类可增强本品作用。

（6）药物过量　高剂量可引起躁狂发作或使分裂情感性精神病患者的症状加重，可出现严重的抗胆碱能作用体征。超剂量可出现中毒症状如：烦躁不安，进而出现谵妄、昏迷。对心脏毒性可引起传导障碍，心律失常，心力衰竭等。中毒的治疗主要是洗胃，促进药物排出，活性炭吸附减少吸收。如出现严重的抗胆碱作用，可静滴毒扁豆碱 1～3mg 对症治疗。心血管方面的毒性可采取对症治疗，并严密监测心功能。血液透析效果不肯定。

（7）制剂　片剂：10mg/片；25mg/片。

4. 多塞平 Doxepin

别名：多虑平。

（1）药理作用与应用 本品为多塞平的盐酸盐，为三环类抗抑郁药中镇静作用较强的品种，有一定的抗焦虑作用，抗胆碱作用较弱，抗抑郁作用较丙米嗪为弱。

本品口服吸收好，吸收后迅速分布到肝、肾、脑、肺等组织，经体内代谢后大部分在 24 小时内从尿排出。

本品常用于治疗年龄较高的焦虑性抑郁症或神经性抑郁症。也可用于镇静及催眠。

（2）用法用量 成人 口服：开始每次 25mg，每日 3 次，然后逐渐增至每日 150mg。严重的焦虑抑郁状态，有自杀倾向或拒服药的患者，开始可肌内注射：每次 25～50mg。

（3）注意事项 ①青光眼患者，对三环类抗抑郁药过敏者及心肌梗死恢复初期的患者禁用。②对排尿困难者、心脏疾患者、眼压高者、癫痫患者、肝功能不全者、孕妇及 12 岁以下儿童慎用。

（4）不良反应 可有轻度兴奋、失眠、口干、便秘、视物模糊、尿潴留等，某些症状可在继续用药中自行消失。

（5）药物相互作用 本品与单胺氧化酶（MAO）抑制药并用，可产生严重的不良反应。如出现血压升高、惊厥、昏迷、高热等。用单胺氧化酶抑制药者至少停药 2 周后方可使用本药。

（6）药物过量 中度药物中毒可引起昏睡、视力模糊、口干等。重度中毒则可出现呼吸抑制、低血压、昏迷、痉挛、心律失常及心动过速等。

中度中毒可采取一般支持疗法。重度中毒但患者清醒时可采取洗胃，活性炭吸附等减少吸收。如出现心血管或中枢神经系统症状，可缓慢静注或肌注水杨酸毒扁豆碱 1～3mg。出现痉挛可使用常规抗痉挛药物如：巴比妥类，但要注意其呼吸抑制作用。血压下降则可考虑给予升压药。

（7）制剂 片剂：25mg/片；50mg/片；100mg/片。
注射剂：每支 25mg/1ml。

5. 马普替林　Maprotiline

别名：路滴美，Ludiomil。

（1）药理作用与应用　本品为四环类抗抑郁药，化学结构不同于三环药物，能够选择性地阻断中枢神经突触部位去甲肾上腺素的回收，但不阻断5－羟色胺回收。本品可显著地提高情绪，缓解焦虑、激动和精神运动障碍。

本品口服后吸收完全，用药后3～4日见效。当在血浆中达到治疗浓度时，与血清蛋白结合率达88%。$t_{1/2}$约为43小时，用药后57%由尿排出，（90%以上是代谢物）。另外，30%由粪便排出。

本品主要用于治疗各型（内因性、反应性及更年期）抑郁症。亦可用于疾病或精神因素引起的焦虑，抑郁症（如产后抑郁、脑动脉硬化伴发抑郁，精神分裂症伴有抑郁）的患者。此外，还可用于伴有抑郁、激越、行为障碍的儿童及夜尿者。

（2）用法用量　口服。开始时每日75mg，分2～3次服，约2周后渐增至每日150mg。严重患者可渐增至225mg，分2～3次服。60岁以上的老年患者开始每日50mg，酌情至每日150mg。长期用药维持量为每日50～75mg。

（3）注意事项　①偶可诱发躁狂症、癫痫大发作，用于双相抑郁症时，应注意可能诱发躁狂症出现，癫痫患者慎用。②青光眼，前列腺肥大及心、肝、肾功能不全者慎用。③长期接受高剂量本品的心脏病患者，应监测心功能和心电图，体位性低血压者定期测血压。④对本品过敏，心肌梗死急性发作的患者禁用。⑤儿童、妊娠及哺乳期妇女不宜用。

（4）不良反应　偶见短暂疲倦及口干、便秘、眩晕、视力模糊等抗胆碱能反应，程度轻微，一般持续1～2周后，症状减轻或消失。药量增加过快时，偶可发生抽搐和皮肤过敏反应。少数病例可有短暂性低血压和心动过速。

（5）药物相互作用　本品与去甲肾上腺素，肾上腺素，中枢神经抑制剂和抗胆碱能神经药物合用，可加强它们的心血管效应。可阻抑胍乙啶及其同类物的抗高血压作用。本品不可与单胺氧化酶抑制剂合用，服用后者的患者，应停药14日后方能改服本品。

（6）药物过量　药物过量可出现昏睡、心动过速、心律失常、共济失调、肌肉强直、紫绀、低血压、瞳孔散大，严重时可出现休克、高热、痉挛及意识消失，也可能出现心衰。

中毒早期可采取洗胃、活性炭吸附等减少吸收，如出现痉挛可注射地西泮或苯妥英钠。保持呼吸道畅通，给予皮质激素，监测心律、呼吸、脉搏等生命指标，高热时可应用冰块。血液透析效果不佳。应用毒扁豆碱可诱发癫痫，因此不可采用。

（7）制剂　片剂：25mg/片。

6. 米那普令　Minaprine

（1）药理作用与应用　本品为米那普令的盐酸盐。可增加脑组织内，特别是纹状体、海马体和脑干中乙酰胆碱的含量，间接作用于多巴胺受体，并增加下丘脑内5-羟色胺的含量而起抗抑郁和精神振奋作用。

本品用于各种抑郁综合征，如抑郁心境、自杀企图、活动兴趣减退、迟滞、焦虑等。

（2）用法用量　成人　口服：每次50mg，每日3次，可适当增加剂量，每日剂量不得超过300mg。

（3）注意事项　①患严重焦虑者，激越患者慎用。②癫痫患者、孕妇禁用。

（4）不良反应　偶见入睡困难、神经紧张、易激动、恶心、头痛和胃痛等。

（5）药物相互作用　本品不可与呼吸兴奋剂，苯异丙胺等药物合用。

（6）制剂　片剂：50mg/片。

7. 匹莫林　Pemoline

别名：苯异妥英。

（1）药理作用与应用　本品作用与哌甲酯相似，为中枢神经系统兴奋药，作用温和，强度介于苯丙胺与哌甲酯之间，约相当于咖啡因的5倍。此外尚有弱拟交感作用。

口服后约 20 ~ 30min 出现作用。2 ~ 4 小时血药浓度达高峰。$t_{1/2}$ 为 12 小时。多次给药后约经 2 ~ 3 日，药物在体内达稳态浓度。主要经肾脏排泄，24 小时内自尿中排出约 75%。体内药物的 43% 以原形排出体外。血浆蛋白结合率为 50%。

本品可用于治疗轻度脑功能失调等，但只能改善注意，增强自制力，并不能直接影响智能。

（2）用法用量

①儿童轻度脑功能失调　口服：每日早晨服 20mg，若疗效不明显，可逐渐增量，直至出现效果，但不宜超过 60mg，每周服药 5 ~ 6 日，停药 1 日，根据疗效再决定是否继续用药。

②遗传过敏性皮炎　口服：开始每日 20mg，每 2 ~ 3 日增加 20mg，至瘙痒减退或日剂量达 80mg 为止，每周用药 6 日，共用 2 周。

（3）注意事项　① 6 岁以下儿童慎用。②孕妇及哺乳期妇女慎用。③癫痫、肝功能不全患者禁用。④本品只在早晨服药 1 次，午后禁用。⑤为避免产生耐受性，每周仅服药 5 ~ 6 日为宜。

（4）不良反应　①可出现一过性的失眠、恶心、食欲减少伴体重减轻。②偶见头痛、头昏、恶心、胃痛、皮疹、嗜睡、烦躁不安、易激动及轻度抑郁等，减量或停药可消失。

（5）药物过量　过量服用，出现中枢过度兴奋和过度拟交感症状，表现为呕吐、激动、震颤、反射亢进、肌肉抽搐、惊厥（可发展为昏迷）、欣快、精神混乱、幻觉、谵妄、出汗、潮红、头痛、高热、心动过速、高血压和瞳孔散大。可用适当支持疗法、减轻外界刺激，防止患者自戕。如患者清醒，可洗胃。氯丙嗪据报道有对抗兴奋和拟交感的作用。透析是否有效未能肯定。

（6）制剂　片剂：20mg/片。

8. 氟西汀　Fluoxetine

（1）药理作用与应用　本品为氟西汀的盐酸盐。为抗抑郁药，在结构上不同于三环、四环抗抑郁药。其药理作用主要抑制了中枢神经对 5 - 羟色胺的摄取。

本品尚对胆碱能 M、组胺能和肾上腺能 α_1 等受体起拮抗作用。

单剂量口服本品 40mg，6 ~ 8 小时达峰浓度 15 ~ 55ng/ml，蛋白结合率为 94.5%，排泄缓慢，其消除半衰期约为 2 ~ 3 日，其活性代谢产物的消除 $t_{1/2}$ 为 7 ~ 9 日。肝功能不全及高龄者体内消除半衰期会明显延长。

（2）用法用量　每次 20mg，每日 1 次，早晨服用，若几周后疗效不明显可增至每次 20mg，每日两次（早，晚各 1 次），但日剂量不超过 80mg。

（3）注意事项　①对本品过敏者禁用。②禁止与单胺氧化酶抑制剂合用，若服用过单胺氧化酶抑制剂，必须停药 14 日后才能服用本品。若服用本品，需在停用 5 周以后才能服用单胺氧化酶抑制剂。

（4）不良反应　常见有皮疹或荨麻疹（4%），食欲减少，体重减少，偶见心律失常、高血压、胃炎、肝功能损害等。

（5）药物相互作用　①与单胺氧化酶合用能引起严重的、有时是致命的反应。②与其他抗抑郁药同服时能使后者的血药浓度增加约 2 倍。③与锂盐合用要监测血锂浓度。④与地西泮同服能延长地西泮的半衰期。

（6）药物过量　大剂量服用本品引起恶心、呕吐，超剂量服用可致死。

中毒抢救一般采取支持疗法，活性炭吸附减少吸收，保持呼吸道畅通，监测血压、脉搏、呼吸等生命指标。对症治疗。

（7）制剂　散剂：20mg

9. 曲唑酮　Trazodone

（1）药理作用与应用　本品为抗抑郁药，从结构上不同于三环、四环及其他抗抑郁药，其作用原理可能是由于本品抑制了脑神经突触体对 5 - 羟色胺的摄取。

本品口服易吸收。口服后约 1 小时达峰药浓度。其消除为双相消除，起始相 $t_{1/2}$ 为 3 ~ 6 小时，其后为一缓慢消除相，$t_{1/2}$ 为 5 ~ 9 小时。

本品用于抗抑郁。

（2）用法用量　起始剂量，口服150mg/日，分次服用，其后每3～4日，剂量增加50mg/日，一般每日最大剂量不超过400mg，在住院条件下可增至每日600mg，分次服用。一旦出现满意疗效后，逐渐减低用量至最低有效剂量，然后维持。老年人的剂量为50mg，1日2次，单次剂量可不超过100mg。

（3）注意事项　①对本品过敏者禁用。②心脏病患者慎用。③本品对胚胎影响尚未十分清楚，孕妇应用本药前应充分衡量利弊后慎用。本品可进入乳汁，应用本药应停止哺乳。④服药期间避免进行带有危险性的机械操作。

（4）不良反应　偶见窦性心动过缓。另有过敏反应、贫血、胸痛、食欲减退、尿频等。也有报道传导阻滞、体位性低血压、心悸、心律失常、室性心动过速等。

（5）药物相互作用　当本品与地高辛、苯妥英钠同服时可使后二者血药浓度增加。与单胺氧化酶共用时要注意改变剂量，以达最佳疗效。

（6）药物过量　大剂量服用可引起昏睡、呕吐，超剂量可引起呼吸骤停、心电图改变等，严重时可致死。

中毒的治疗一般采取支持疗法及对症治疗，中毒早期可采取洗胃，灌肠，减少药物吸收，利尿剂可有利于药物排泄，加速毒物排出。

（7）制剂　片剂：50mg/片；100mg/片；150mg/片；300mg/片。

第五节　抗癫痫药

癫痫是一种由各种原因引起的脑灰质的偶然、突发、过度、快速和局限性的放电而导致的神经系统临床综合征，尽管近年来手术方法对难治性癫痫的治疗取得了很大进展，但80%的癫痫患者仍然可通过抗癫痫药物获得满意疗效。随着人们对抗癫痫药物的体内代谢和药理学参数的深入研究，临床医生能更加有效地使用抗癫痫药物，使抗癫痫治疗的效益和风险比达到最佳水平。

根据化学结构可将抗癫痫药物分为以下几类：

（1）乙内酰脲类苯妥英钠、美芬妥英等。

（2）侧链脂肪酸类丙戊酸钠、丙戊酰胺等。

（3）亚氏胺类卡马西平。

（4）巴比妥类 巴比妥钠、异戊巴比妥、甲基苯巴比妥、扑米酮。

（5）琥珀酰亚胺类乙琥胺、甲琥胺、苯琥胺等。

（6）磺胺类醋氮酰胺、舒噻嗪等。

（7）双酮类三甲双酮、双甲双酮等。

（8）抗癫痫新药氨乙烯酸、氟氯双胺、加巴喷丁、拉莫三嗪、非氨酯、托吡酯。

（9）激素类 ACTH、强的松。

（10）苯二氮卓类地西泮、氯硝西泮等。

1. 苯妥英钠

别名：大仑丁，二苯乙内酰脲，Dilantin，Diphenylhydantoin。

（1）药理作用与应用 能稳定细胞膜，调节神经元的兴奋性，抑制癫痫灶内发作性电活动的传播和扩散，阻断癫痫灶对周围神经元的募集作用。对于全身性强直阵挛发作、局限性发作疗效好，对精神运动性发作次之，对小发作无效。是临床上应用最广泛的抗癫痫药物之一。口服主要经小肠吸收，成人单剂口服后 t_{max} 为 3~8h，长期用药后 $t_{1/2}$ 为 10~34h，平均20h。有效血浓度为 10~20μg/ml，开始治疗后达到稳态所需时间为 7~11d。

（2）不良反应

①神经精神方面 神经症状有眩晕、构音障碍、共济失调、眼球震颤、视力模糊和周围神经病变。精神症状包括智力减退、人格改变、反应迟钝和神经心理异常。

②皮肤、结缔组织和骨骼 可有麻疹样皮疹、多形性红斑、剥脱性皮炎和多毛。齿龈增生常见于儿童和青少年。小儿长期服用可

引起钙磷代谢紊乱、骨软化症和佝偻病。

③造血系统　巨红细胞贫血、再生障碍性贫血、白细胞减少等。

④代谢和内分泌　可作用于肝药酶，加速皮质激素分解，也可抑制胰岛素分泌、减低血中 T_3 的浓度。

⑤消化系统　可有轻度厌食、恶心、呕吐和上腹疼痛，饭后服用可减轻症状。

⑥致畸作用　癫痫母亲的胎儿发生颅面和肢体远端畸形的危险性增加，但是否与服用苯妥英钠有关目前尚无定论。

（3）注意事项　应定期检查血常规和齿龈的情况，长期服用时应补充维生素 D 和叶酸。妊娠、哺乳期妇女和肝、肾功能障碍者慎用。

（4）禁忌症　对乙内酰脲衍生物过敏者禁用。

（5）药物相互作用

①与卡马西平合用，可使两者的浓度交互下降。

②与苯巴比妥合用，可降低苯妥英钠的浓度，减低疗效。

③与扑米酮合用，有协同作用，可增强扑米酮的疗效。

④与丙戊酸钠合用，可使苯妥英钠的血浓度降低。

⑤与乙琥胺和三甲双酮合用，可抑制苯妥英钠的代谢，使其血浓度增高，增加毒性作用。

⑥与三环类抗抑郁药合用，可使两者的作用均增强。

⑦与地高辛合用，可增加地高辛的房室传导阻滞作用，引起心动过缓。地高辛能抑制苯妥英钠的代谢，增加其血浓度。

⑧不宜与氯霉素、西咪替丁、磺胺甲恶唑合用。

⑨与地西泮、异烟肼、利福平合用时，应监测血浓度，并适当调整剂量。

⑩与孕激素类避孕药合用时可降低避孕药的有效性。

（7）用法与用量　成人，50～100mg，bid～tid，一般 200～500mg/d，建议每天 1 次给药，最好晚间服用，超大剂量时可每天 2 次。儿童每天 5～10mg/kg，分 2 次给药。静脉用药时，缓慢注射

（＜50mg/min），成人 15~18mg/kg，儿童 5mg/kg，注射时须心电监测。

（8）制剂 片剂：100mg。

注射剂：5ml：0.25g。

粉针剂：0.1g，0.25g。

2. 乙苯妥英

别名：皮加隆，乙妥英，Peganone。

（1）药理作用与应用 类似苯妥英钠，但作用及不良反应均比苯妥英钠小。临床常与其他抗癫痫药合用，对全身性发作和复杂部分性发作有较好疗效。

（2）不良反应 比苯妥英钠少，有头痛、嗜睡、恶心、呕吐、共济失调、多毛和齿龈增生少见。

（3）用法与用量 口服。成人，开始剂量 0.5~1.0g/d，每 1~3 天增加 0.25g，最大可达 3.0g/d，分 4 次服用。儿童，1 岁以下 0.3~0.5g/d，2~5 岁 0.5~0.8g/d，6~12 岁 0.8~1.2g/d。

（4）制剂 片剂：250mg，500mg

3. 甲妥英

别名：美芬妥英，Methenytoin，Methoin。

（1）药理作用与应用 与苯妥英钠相似，但有镇静作用。主要用于对苯妥英钠效果不佳的患者。对小发作无效。

（2）不良反应 毒性较苯妥英钠强，有嗜睡、粒细胞减少、再生障碍性贫血、皮疹、中毒性肝炎反应。

（3）用法与用量 成人，50~200mg，qd~tid。儿童，25~100mg，tid。

（4）制剂 片剂：50mg，100mg。

4. 丙戊酸钠

别名：二丙二乙酸钠，抗癫灵，戊曲酯 Depakine，Epilim，Leptilan。

（1）药理作用与应用 可能通过增加脑内抑制性神经递质 GABA 的含量，降低神经元的兴奋性，或直接稳定神经元细胞膜而发挥抗癫痫作用。口服吸收完全，t_{max}为$1 \sim 4h$，$t_{1/2}$为14h，达到稳态所需时间4d，有效血浓度为$67 \sim 82\mu g/ml$。本品是一种广谱抗癫痫药，对各型小发作、肌阵挛发作、局限性发作、大发作和混合型癫痫均有效，对复杂部分性发作、单纯部分性发作和继发性全身发作的效果不如其他一线抗癫痫药。此外本药还可用于治疗小舞蹈病、偏头痛、心律失常和顽固性呃逆。

（2）不良反应

①消化系统症状　有恶心、呕吐、厌食、消化不良、腹泻、便秘等。治疗过程中还可发生血氨升高，少数患者可发生脑病。在小儿以及抗癫痫药合用的情况下容易发生肝肾功能不全，表现为头痛、呕吐、黄疸、浮肿和发热。一般情况下肝毒性的发生率很低，约1/50000。严重肝毒性致死者罕见。

②神经系统　常见震颤，也可有嗜睡、共济失调和易激惹症状。认知功能和行为障碍罕见。

③血液系统　由血小板减少和血小板功能障碍导致的出血时间延长、皮肤紫斑和血肿。

④致畸作用　妊娠初期服药可致胎儿神经管发育缺陷和脊柱裂等。

⑤其他　偶见心肌劳损、心律不齐、脱发、内分泌异常、低血糖、急性胰腺炎。

（3）注意事项　服用6个月以内应定期查肝功和血象。有先天代谢异常者慎用。

（4）禁忌症　肝病患者禁用。

（5）药物相互作用

①丙戊酸钠为肝药酶抑制剂，二者合用时能使苯巴比妥、扑米酮、乙琥胺的血浓度增高，而苯巴比妥、扑米酮、苯妥英钠、乙琥胺、卡马西平又可诱导肝药酶，加速丙戊酸钠的代谢，降低其血浓度。

②与阿司匹林合用可使游离丙戊酸钠血浓度显著增高，半衰期延长，导致丙戊酸钠蓄积中毒。

（6）用法与用量

①抗癫痫　成人维持量为 600 ~ 1800mg/d，儿童体重 20kg 以上时，不超过每天 30mg/kg，体重小于 20kg 时可用至每天 40mg/kg，每天剂量一般分 2 次口服。

②治疗偏头痛　1200mg/d，分 2 次口服，维持 2 周可显效。

③治疗小舞蹈病　口服，每天 15 ~ 20mg/kg，维持 3 ~ 20 周。

④治疗顽固性呃逆　口服，初始剂量为每天 15mg/kg，以后每 2 周每天剂量增加 250mg。

（7）制剂

①丙戊酸钠片剂：100mg，200mg，250mg。

②糖浆剂：5ml：250mg；5ml：500mg。

③丙戊酸胶囊：200mg，250mg。

④丙戊酸氢钠（肠溶片）：250mg，500mg。

⑤丙戊酸/丙戊酸钠（控释片）：500mg。

5. 丙戊酸镁

（1）药理作用与应用　新型广谱抗癫痫药，药理作用同丙戊酸钠。适用于各种类型的癫痫发作。

（2）不良反应　嗜睡、头昏、恶心、呕吐、厌食、胃肠道不适，多为暂时性。

（3）注意事项　孕妇、肝病患者和血小板减少者慎用。用药期间应定期检查血象。

（4）药物相互作用　与苯妥英钠和卡马西平合用可增加肝脏毒性，应避免合用。

（5）用法与用量　口服。成人，200 ~ 400mg，tid，最大可用至 600mg，tid。儿童每天 20 ~ 30mg/kg，分 3 次服用。

（6）制剂　片剂 100mg，200mg。

6. 丙戊酰胺

别名：丙缬草酰胺，癫健安，二丙基乙酰胺。

（1）药理作用与应用　其抗惊厥作用是丙戊酸钠的 2 倍，是一种作用强见效快的抗癫痫药。临床用于各型癫痫。

（2）不良反应　头痛、头晕、恶心、呕吐、厌食和皮疹，多可自行消失。

（3）用法与用量　口服。成人，0.2～0.4g，tid。儿童每天10～30mg/kg，分3次口服。

（4）制剂　片剂：100mg，200mg。

7. 唑尼沙胺

别名：Exogran。

（1）药理作用与应用　本品具有磺酰胺结构，对碳酸酐酶有抑制作用，对癫痫灶放电有明显的抑制作用。本品口服易吸收，t_{max}为5～6h，$t_{1/2}$为60h。临床主要用于全面性发作、部分性发作和癫痫持续状态。

（2）不良反应　主要为困倦、焦躁、抑郁、幻觉、头痛、头晕、食欲不振、呕吐、腹痛、白细胞减少、贫血和血小板减少。

（3）注意事项　不可骤然停药，肝肾功能不全者、机械操作者、孕妇和哺乳期妇女慎用。定期检查肝肾功能和血象。

（4）用法与用量　成人　初量100～200mg，分1～3次口服，逐渐加量至200～400mg，分1～3次口服。每天最大剂量600mg。儿童2～4mg/kg，分1～3次口服，逐渐加量至8mg/kg，分1～3次口服，每天最大剂量12mg/kg。

（5）制剂　片剂100mg。

8. 三甲双酮

（1）药理作用与应用　在体内代谢成二甲双酮起抗癫痫作用，机制不明。口服吸收好，t_{max}为30min以内，二甲双酮$t_{1/2}$为10d或更长。主要用于其他药物治疗无效的失神发作，也用于肌阵挛和失张力发作。

（2）不良反应　有骨髓抑制、嗜睡、行为异常、皮疹、胃肠道反应、肾病综合征、肌无力综合征和脱发。有严重的致畸性。

（3）禁忌症　孕妇禁用。

（4）用法与用量　口服。成人维持量为750～1250mg/d，儿童每天20～50mg/kg。

（5）制剂 片剂150mg。

胶囊剂300mg。

第六节 抗高血压药

一、利尿剂

1. 吲达帕胺 Indapamide

别名：吲满胺，茚磺苯酰胺，钠催离，美利巴，寿比山，Natrilix，Millibar。

（1）药理作用与应用 本品为非噻嗪类强效利尿降压药，具有利尿和钙通道阻滞作用，对血管平滑肌有较高选择性，阻滞钙离子内流，使外周血管阻力下降而产生降压效应。对血管平滑肌的作用大于利尿作用。本品还能减少血管壁对血管加压素样物质的敏感性而发挥长效降压作用；治疗量（2.5mg/d）能产生轻微而短暂的利尿作用，缓慢而平稳地降低血压；加大剂量，降压作用并不明显增强；对中枢神经和自主神经系统无作用，不改变心率和心输出量。

口服后迅速而完全吸收。起效时间为1小时，峰作用为2小时，持续时间可达36小时。本品可与红细胞强力结合，故全血消除$t_{1/2}$约14小时。在体内广泛代谢，剂量的60%～70%由尿排泄，16%～23%由粪便排出，仅约有5%以原形由尿排出。本品不被血液透析消除，但在肾功能不全者也不积蓄。

对1、2级原发性高血压有良好疗效，单用即有显著降压效果，尤其对老年高血压患者。也可用于充血性心衰引起的钠和体液潴留。口服：2.5mg/日，每日早服，维持量可隔日1次2.5mg。如服4周降压作用仍不明显，可增至5mg/日，2次分服，连续用4～6周。

（2）注意事项 ①脑血管疾病、严重肾衰、孕妇及哺乳期妇女禁用。②对本品或磺胺类过敏者禁用。③对低血钾患者应监测血清钾，对痛风患者应监测血清尿酸。④如用量大，应适当补钾。

（3）不良反应　个别有头痛、眩晕、恶心、失眠等，但不影响继续治疗。高剂量可见低血钾。还有报告血糖、血脂增高。

（4）药物相互作用　①避免与作用于近曲小管的利尿剂（如噻嗪类）合用，以防失钾。如需合用利尿剂，可选择作用于远曲小管的利尿剂（如氨苯蝶啶和醛固酮拮抗剂）。②可与β受体阻滞剂、强心剂、抗凝剂、降血糖药、地西泮类等合用。

（5）制剂　片剂2.5mg/片。

胶囊剂2.5mg/粒。

2. 曲帕胺　Tripamide

别名：Normonal。

（1）药理作用与应用　本品类似吲达帕胺，具有缓和而持久的利尿作用和减弱周围血管反应性的作用，对多种高血压动物模型都显示明显的降压作用，但不影响正常血压，对肾血流和肾小球滤过率影响小。

正常人1次口服本品15mg、45mg、90mg，3～4小时血药达峰值，c_{max}分别为0.96μg/ml、3.42μg/ml、4.96μg/ml。$t_{1/2}$约为9.5小时。给药量的1%～2%以原形随尿排泄，22%～45%以羟基代谢物形式排泄。

主要用于1～2级原发性高血压。可改善头痛及手足发麻等症状，连续用药未见效果下降。口服：15mg/次，每日1～2次。随年龄、症状调整剂量。

（2）注意事项　①下列情况禁用：急性肾功能衰竭、无尿、体液中Na^+、K^+明显减少的患者和对噻嗪类药物有过敏史的患者。②下列情况慎用：高龄心脏病、严重冠状动脉或脑动脉硬化、严重肾病、进行性肝硬化、肝病、肝功能障碍患者，本人或家族有痛风、糖尿病的患者，腹泻、呕吐、高血钙、甲亢患者，正在使用洋地黄、皮质激素或ACTH、低盐疗法的患者以及新生儿、孕妇和哺乳期妇女。③应注意电解质失调、脱水，宜从小量开始缓慢加量。连续用药应定期检查电解质。

（3）不良反应 可有眩晕、头痛、无力、恶心、呕吐、皮疹、低血钠、低血钾、低氯性碱中毒、血钙上升、尿素氮、胆固醇、尿酸等升高。

（4）药物相互作用 ①与巴比妥类、阿片生物碱类药物合用或饮酒，可增加直立性低血压的发生可能性。②可降低血管壁对去甲肾上腺素等升压胺的反应性。③可增强其他降压药的作用，故应调节降压药用量。④可增强氯化筒箭毒碱及其类似物的肌松作用。⑤可增强洋地黄对心脏的作用。⑥与皮质激素或 ACTH 合用时可引起钾排泄过度。⑦可减弱抗糖尿病药物的作用。

（5）制剂 片剂 15mg/片。

3. 阿米洛利 Amiloride

别名：氨氯吡咪，Midamor。

（1）药理作用与应用 本品为中效保钾利尿剂。主要作用于远曲肾小管，增加 Na^+ 排泄，减少 K^+ 排泄。作用虽与螺内酯相似，但无拮抗醛固酮作用，对碳酸酐酶亦无抑制作用。本品几无降压作用。

口服吸收较少，生物利用度仅约 50%，且受食物影响。其蛋白结合率很小。血浆 $t_{1/2}$ 为 6～9 小时，终末 $t_{1/2}$ 为 20 小时以上。本品起效时间约 2 小时，峰作用为 6～10 小时，并可持续 24 小时左右。主要以原形由尿排泄。

主要作为噻嗪类或袢利尿剂的辅助用药而用于水肿、高血压以及心力衰竭。一般剂量为 5～10mg/日，必要时可酌情增至 20mg/日。

（2）注意事项 ①对本品过敏者、孕妇、哺乳期妇女禁用。②高血钾、肾功能不全者慎用。③用药期间应监测血钾及其他电解质水平。

（3）不良反应 主要是高血钾、低血钠，其他可见恶心、呕吐、腹痛、腹泻、便秘、感觉异常、口渴、头晕、皮疹、荨麻疹、无力、肌痉挛、头痛、轻度精神病或视力紊乱，还可见体位性低血压以及血尿素氮升高等。

（4）药物相互作用　①与其他保钾药物合用可致高血钾及肾障碍。②与 ACEI 并用亦可致高血钾，尤对糖尿病和老年患者更危险。③糖尿病患者接受糖耐量试验前至少 3 日应停用本品。④与强心苷合用，可增加其毒性反应。

（5）制剂　片剂 2.5mg/片；5mg/片。

4. 氯噻酮　Chlortalidone

别名：Hygroton，Hylidone。

（1）药理作用与应用　本品为非噻嗪类利尿剂。但其作用与应用却与噻嗪类利尿剂相似。

口服后在胃肠道吸收不定，其血浆消除 $t_{1/2}$ 长达 20～60 小时，与红细胞结合力很强，其受体为碳酸酐酶。主要以原形由尿中排泄。可通过胎盘屏障并分泌于乳汁。利尿起效时间约 2 小时，持续 48～72 小时。

用于各型水肿。也可用于 1～2 级原发性高血压，一般剂量为每日 1 次，每次 25mg，单用或与其他降压药并用，必要时，可增至每日 50mg。用于利尿，每日 50～100mg，维持剂量为 50～100mg，每周 3 次。儿童剂量为 2mg/kg，每日 1 次。对尿崩症，起始剂量为每日 2 次，每次 100mg，维持剂量为每日 50mg。

（2）注意事项　参见氢氯噻嗪。

（3）不良反应　参见氢氯噻嗪。

（4）药物相互作用　本品可减弱华法林的作用。其余参见氢氯噻嗪。

（5）制剂　片剂 25mg/片；50mg/片；100mg/片。

二、血管紧张素转换酶抑制剂

1. 卡托普利　Captopril

别名：巯甲丙脯酸，开博通，开富林，Capoten，Tensiomin。

（1）药理作用与应用　本品为人工合成的含巯基的血管紧张素转化酶抑制剂（ACEI），能抑制（主要是组织中）血管紧张素转化酶的活性，使其不能将无生理活性的血管紧张素 I 转变为有生理活性的血管紧张素Ⅱ；同时也减慢缓激肽的水解。血管紧张素Ⅱ水平降低则血管平滑肌张力减弱，醛固酮分泌减少，血压下降；缓激肽分解减少，其扩张血管的作用得以保留和增强，血压下降。另外，本品还能通过减低心脏的前、后负荷而改善心排血量。

本品对肾性高血压、原发性高血压及常规药物治疗无效的高血压都有效，对高肾素型和正常肾素型高血压的降压效果显著，对低肾素型高血压加用利尿剂后作用也明显，并能改善充血性心衰患者的心脏重构和功能。

口服吸收迅速，吸收率约70%，生物利用度约60%。蛋白结合率约30%。服后15min出现降压作用，1~2小时达峰效应，作用可持续6~12小时。增加剂量可延长作用时间，但不增强降压效应。在肝内代谢，代谢物及原形药（40%~50%）从尿排出。$t_{1/2}$为2~3小时，肾功能衰竭时间延长。血液透析可消除。

①主要用于各类型高血压，特别是并发心肌梗死、糖尿病肾病的高血压。口服：成人6.25~12.5mg/次，每日2~3次，必要时2~4周后可增至25~50mg/次，每日2次。最大剂量为150mg/日。疗效不满意时可加用利尿剂。

②用于充血性心力衰竭，尤其是洋地黄苷和利尿剂疗效不满意时可加用本品。口服：成人6.25~12.5mg/次，每日2~3次，必要时可增至50mg/次，每日2~3次，最大剂量为每日150mg。

③用于儿童降压或充血性心力衰竭，口服：开始0.3mg/kg，每日3次，必要时每隔8~24小时增量0.3mg/kg，以求最低有效量。每日不得超过6mg/kg。

④防治左室功能不全所致的心肌梗死，发病后3日开始口服，从小剂量6.25mg/日开始，以后酌增。

⑤糖尿病性肾病　口服每次20~50mg，每日3~4次。

（2）注意事项　①本品可通过胎盘和进入乳汁，故孕妇、哺乳期妇女慎用。②全身性红斑狼疮及其他自身免疫性疾病患者慎用。③过敏体质及白细胞减少者禁用。④老年人对降压作用敏感，应酌减剂量。⑤本药会增加血清钾浓度。⑥严格限制钠盐摄入或进行透析者在首次应用本品时，可能发生突然而严重的低血压。⑦食物会减少本品的吸收，应在餐前1小时服用。

（3）不良反应　可有头痛、头晕、皮疹、瘙痒、疲乏、眩晕、恶心、剧烈咳嗽、味觉异常等，个别出现蛋白尿、粒细胞、中性白细胞减少及 ALT、AST 升高，停药后可恢复。肾功能损害者可出现血肌酐升高，少尿者可引起高血钾症。偶见血管性水肿和心律失常。

（4）药物相互作用　①与其他降压药同用时，产生协同作用。②与保钾利尿药、含钾药物同用，可使血钾升高。③与利尿药或其他扩血管剂同用，可能发生低血压。④前列腺素合成抑制剂（如吲哚美辛等）可使本品的降压作用减弱。⑤与抗酸药合用时，本药的生物利用度降低。⑥本品可增加地高辛血浓度。⑦可干扰检验，使尿醋酮试验显假阳性；使血尿素氮、血清肌酐、肝脏酶、血钾增高；使血钠降低。

（5）制剂　片剂 6.25mg/片；12.5mg/片；25mg/片。

注射剂 25mg/1ml；50mg/2ml。

2. 依那普利　Enalapril

别名：苯酯丙脯酸，悦宁定，怡那林，Innovace，Renitec。

（1）药理作用与应用　本品为不含巯基的非肽类血管紧张素转化酶抑制剂前体药物。在体内水解脱去乙基，生成依那普利拉（Enalaprilat），对血管紧张素转化酶起强烈抑制作用，能减少血管紧张素 II 的生成和醛固酮分泌，而使全身血管张力降低、血压下降；对血管紧张素转化酶的抑制作用比卡托普利约强 10 倍，且更持久。此外，本品还能增加心血流量和减慢心率，从而改善充血性心力衰竭的心功能，并减轻重构。

口服迅速吸收，服后 t_{max} 约 1 小时。生物利用度约 60%。本品在肝内迅速水解生成依那普利拉而起作用，3~4 小时血浆依那普利拉浓度达峰值，而原形药浓度趋于零。依那普利拉的蛋白结合率为 50%~60%，其血流动力学作用可持续 24 小时。代谢物及少部分原形药由尿（60%）、粪（30%）中清除。$t_{1/2}$ 为 11 小时。

用于各级原发性高血压、肾性高血压和充血性心力衰竭。口服：初始剂量为 5mg/日，逐渐递增至 10～20mg/次，每日 1 次。严重高血压可用至 40mg/日，分 2 次服。肾功能严重受损的患者，2.5mg/日。

（2）注意事项 ①对本品过敏或双侧肾动脉狭窄者禁用。②儿童、孕妇、哺乳期妇女、肾功能严重受损者慎用。肾功能不全患者，其剂量应根据肾损害情况确定。③患者用药后循环血容量减少，可出现钠离子滞留、腹泻、呕吐等，慢性高血压患者可用生理盐水补充血容量。④血压正常的充血性心力衰竭患者，用药后如出现低血压，应减量或终止治疗。

（3）不良反应 不良反应较卡托普利少。可见头痛、眩晕、恶心、呕吐、味觉改变、结膜炎、腹泻、腹痛、低血压或体位性低血压、咳嗽、光过敏、荨麻疹、皮疹、面部水肿、血管神经性水肿等。

（4）药物相互作用 ①与 β 受体阻滞剂、利尿剂合用，降压作用增强。②与含钾药物或保钾利尿剂合用，会引起高血钾症。

（5）干扰检验 个别患者可出现血尿素增高，血肌酐、转氨酶升高，以及血红蛋白、白细胞减少。

（6）制剂 片剂 5mg/片；10mg/片；20mg/片。
胶囊剂 5mg/粒；10mg/粒。

3. 依那普利拉 Enalaprilat

（1）药理作用与应用 本品为依那普利的具有药理活性的代谢产物，因在水中可溶而制成注射剂，主要用于高血压急症或不能口服的患者。静脉注射后 15min 内即可生效，1～4 小时达到峰效应，作用可持续约 6 小时。

应用与依那普利相同。

（2）用法用量 成人每次 1.25mg，用 0.9% 氯化钠或 5% 葡萄糖注射液稀释后缓缓静注（5min 以上）一般每 6 小时 1 次，肾功能不全（肌酐清除率 <30ml/min）者剂量减半。

（3）制剂 注射剂 1.25mg/ml。

4. 赖诺普利　Lisinopril

别名：捷赐瑞，帝益洛，Zestril，Prinivil。

(1) 药理作用与应用　本品为二羧酸类 ACEI，单剂口服后血流动力学效应在 1～2 小时产生，约 6 小时达最大效应。每日 1 次给药，药效可持续 24 小时。

本品口服后吸收缓慢且不完全，个体差异也较大，吸收范围为剂量的 6%～60%，平均约为 25%，而心衰患者则仅为 16%。其 t_{max} 约 7 小时，c_{max} 为 40μg/L（10mg），80～140μg/L（20mg）。蛋白结合率很低。其分布容积为 124L。主要以原形由尿排泄，其有效 $t_{1/2}$ 为 12 小时，其终末 $t_{1/2}$ 30 小时。可被肾透析除去。

①各型高血压　初始剂量为 2.5～5mg，以后逐渐增至 10mg。首剂应在睡前服。维持剂量为 10～20mg/日，必要时可增至 40mg/日。

②心力衰竭　初始剂量为 2.5mg/日，维持剂量为 5～30mg/日（ATLAS 试验表明，本品对心力衰竭有良好效果）。

③心肌梗死　在症状发作的 24 小时内开始给药，每日 5mg，用 2 日，以后增至每日 10mg。

④高血压合并 1 型或 2 型糖尿病　剂量参见治疗高血压项下。

EUCLID 和 GISSI - 3 试验表明，本品可显著降低死亡率和改善肾功能。

(2) 注意事项、不良反应、药物相互作用　参见卡托普利。

(3) 制剂　片剂 5mg/片；10mg/片；20mg/片。

5. 地拉普利　Delapril

别名：压得克，Adecut。

(1) 药理作用与应用　本品为含羧基的 ACEI，在肝内代谢为具有药理活性的地拉普利拉。其作用较卡托普利强 4～14 倍，对激肽酶的抑制作用仅为卡托普利的 1/2。与卡托普利不同，本品对血浆中的转换酶有良好的抑制作用。另一特点是作用持续时间较长。

用于各型高血压和充血性心力衰竭。口服，成人初始剂量为 7.5mg，每日 2 次。一般剂量为每次 15～30mg，每日 2 次。维持剂量为 7.5~15mg，早晨 1 次服。

（2）注意事项、不良反应、药物相互作用　参见卡托普利。

（3）制剂　片剂 7.5mg/片；15mg/片；30mg/片。

6. 西拉普利　Cilazapril

别名：一平舒，Inhibace。

（1）药理作用与应用　本品为羧酸类前体 ACEI。口服后在肝脏迅速代谢为西拉普利拉（Cilazaprilat），其作用较卡托普利约强 10 倍。其血流动力学效应在服药后 1 小时生效，最大作用在 3~7 小时，药效可维持 24 小时。

口服吸收迅速而完全，生物利用度约 60%，主要以原形由尿排泄，$t_{1/2}$ 约为 9 小时。

①用于各型高血压　一般成人初始剂量为每日 1mg，少数敏感患者可从 0.25mg 或 0.5mg/日开始，并在睡前服可避免突发低血压的发生。维持剂量为每日 1~5mg。

②用于充血性心力衰竭应从最小剂量起始。

③也可用于心肌梗死和糖尿病性肾病。

（2）注意事项　①对本品及其他同类药物过敏者、腹水患者、孕妇以及双侧肾动脉狭窄患者禁用。②老年人、哺乳期妇女以及小儿慎用。③单用疗效不满意时，可并用非保钾利尿剂。

（3）不良反应、药物相互作用　参见卡托普利。

（4）制剂　片剂 0.5mg/片；1mg/片；2.5mg/片；5mg/片。

7. 贝那普利　Benazepril

别名：苯那普利，洛汀新，Lotensin。

（1）药理作用与应用　本品为羧酸类前体 ACEI，口服后在肝脏迅速代谢为具有药理作用的贝那普利拉（Benazeprilat）。其血流动力学作用在 1 小时内产生，最大作用出现在 2~4 小时，且至少持续 24 小时。

本品口服吸收迅速，服后 t_{max} 1~2 小时。吸收率至少为 37%。在肝脏几乎完全转化为活性型贝那普利拉，后者 t_{max} 为 1~2 小时（空腹）和 2~4 小时（非空腹）。贝那普利和贝那普利拉的血浆蛋白结合率约 95%。主要从尿排泄，仅约 11%~12% 由胆汁排出。贝那普利拉的 $t_{1/2}$ 约为 10~11 小时。可从乳汁中分泌少量。

用于高血压。成人口服：每次 10mg，每日 1 次，最大剂量为每日 20~40mg，分 2 次。如疗效不满意，可加服另一种抗高血压药（以噻嗪类利尿剂为宜）。肾功能不全患者初始剂量应为 5mg/日。充血性心力衰竭的患者初始剂量应为 2.5mg/日，可逐渐增至 20mg/日。

（2）注意事项、不良反应、药物相互作用　参见卡托普利。

（3）制剂　片剂 5mg/片；10mg/片。

8. 福辛普利　Fosinopril

别名：蒙诺，Monopril，staril。

（1）药理作用与应用　本品为磷酰基类前体 ACEI。在体内迅速代谢为具有药理活性的福辛普利拉（Fosinoprilat）。其血流动力学在服后 1 小时产生，最大效应发生在 2~6 小时且可持续约 24 小时。本品单剂 10mg 即可抑制 ACE 活性的 98%~99%。其 T/P 比为 60%。

口服后吸收迅速，但吸收率仅约 36%，在肝脏和胃肠道黏膜迅速而完全水解成福辛普利拉，其 t_{max} 约 3 小时，c_{max} 为 177μg/L（10mg），Vss9.9L，蛋白结合率 99.1%，$t_{1/2}$ 约 11.5 小时。主要经肾由尿和经胆汁由粪便等量排出。

①各型高血压　成人初始剂量为每日 10mg，为避免出现首剂效应——低血压，宜在睡时服。一般维持剂量为每日 10~40mg。本品因是双通道排泄，故尤适用于肝或肾功能损害的高血压患者。

②充血性心力衰竭　应从小剂量开始，一般为每日 10mg，如耐受良好，可逐渐增至每日 40mg。

（2）注意事项　参见卡托普利。

（3）不良反应　主要是咳嗽、心绞痛、首剂低血压、眩晕、头晕等，但发生率较其他 ACEI 为低。

（4）药物相互作用　本品可增加锂盐血药浓度；抗酸剂可减少本品的吸收。余参见卡托普利。

（5）制剂　片剂 10mg/片。

9. 喹那普利　Quinapril

别名：Accupri，Accupro。

（1）药理作用与应用　本品为羧酸类前体 ACEI。口服后在肠壁迅速水解为具有药理活性的喹那普利拉（Quinaprilat）。一般血流动力学效应在 1 小时内产生，最大作用时间在 2~4 小时，作用可持续 24 小时。

口服可吸收 60%。主要在肝脏代谢为喹那普利拉及其他代谢物。其 t_{max} 为 1 小时，蛋白结合率为 97%，76% 由尿排泄，其他代谢物与母体由粪便排出，多剂服后的 $t_{1/2}$ 约为 3 小时，长期终末 $t_{1/2}$ 则为 24 小时。肝肾功能不全时可影响本品及其代谢物药动学性质。

（2）用法用量

①各型高血压　成人口服：初始剂量为 10mg/日，1 日 1 次，个别敏感者可从 2.5mg/日开始，睡前服。尤其是老年人、肾功能障碍者应从小剂量开始。一般维持剂量为 20~40mg/日，个别可增至 80mg/日。

②治疗充血性心力衰竭　宜从小剂量开始，初始剂量为 2.5mg/日，维持剂量为 10~20mg/日，必要时可增至 40mg/日，分 2 次口服。

（3）注意事项、不良反应、药物相互作用　参见卡托普利。

（4）制剂　片剂 5mg/片；10mg/片；20mg/片。

10. 雷米普利　Ramipril

别名：瑞泰，Tritace。

（1）药理作用与应用　本品为羧酸类前体 ACEI，吸收后在肝脏代谢为雷米普利拉（Rimiprilat）。一般服后 1~2 小时产生血流动力学作用，最大作用可见于 3~6 小时，每日 1 次给药，其血流动力学作用可持续 24 小时。大量研究表明，本品能有效治疗高血压，减少蛋白尿，逆转左心室肥厚，降低心肌梗死后心衰的死亡率。

口服后迅速吸收。生物利用度为 50%~60%。其 t_{max} 为 2~4

小时。口服剂量的 60% 由尿排泄，其余由粪便排出。其蛋白结合率约为 56% ，5~10mg，多剂口服时，其 $t_{1/2}$ 为 13~17 小时。肾功能不全时，本品肾清除减少。

（2）用法用量

①各型高血压 成人口服：初始剂量为 1.25mg，维持剂量为 2.5~5mg/日。与非保钾利尿剂并用可增强疗效。

②治疗充血性心力衰竭 宜从小剂量开始，一般为 1.25~2.5mg/日，必要时可增至每日 10mg，维持剂量为每日 2.5~5mg，1 日 2 次。

③用于急性心肌梗死 在发作后 24~36 小时开始服用，每次 1.25~2.5mg，1 日 2 次，以后逐渐增至 2.5~5mg，1 日 2 次。

（3）注意事项、不良反应、药物相互作用 参见卡托普利。

（4）制剂 片剂 1.25mg/片；2.5mg/片；5mg/片。

11. 培哚普利 Perinclopril

别名：雅施达，Acertil。

（1）药理作用与应用 本品为羧酸类前体 ACEI，口服吸收后在肝脏迅速而广泛代谢为具有活性的培哚普利拉（Perindoprilat）和无活性的代谢物，如葡糖醛酸结合物［Glucur（mides）］。食物可减少本品的代谢。其血流动力学效应产生在服药后 1 小时，最大效应在 4~8 小时，作用可持续 24 小时。其抑制 ACE 的强度较西拉普利、依那普利强约 3~11 倍。降压疗效优于卡托普利、维拉帕米、美托洛尔、阿替洛尔，以及硝苯地平。

口服后吸收较快，生物利用度为 65.6%~95.1%，t_{max} 为 3~4 小时，达稳态的 c_{max} 为 15μg/L。培哚普利拉的蛋白结合率为 15%。其分布容积为 0.16L/kg。本品呈双相消除，其分布 $t_{1/2}$ 约 5 小时，消除 $t_{1/2}$ 为 10.9 小时，后者反映了本品与 ACE 的强力结合性。剂量的 75% 以原形由尿排泄，其余由粪便排出，肾功能不全者排泄减少。本品可被肾透析除去。

①各型高血压 成人口服：初始剂量为 2mg，为避免发生首剂血压过低现象应在睡前服。以后视情况可逐增至 8mg/日，维持剂

量为4mg/日，每日1次。本品适用于老年高血压患者。

②治疗充血性心力衰竭　宜从小剂量开始，一般为2mg，早晨服，维持剂量为4mg/日。

③治疗心肌梗死　在发作后24～36小时开始服用，每次2mg，1日2次，以后逐增至4mg，1日2次。也可选用本品2mg与吲达帕胺0.625mg组成的复方片剂，每次1片每日1次。

（2）注意事项、不良反应、药物相互作用　参见卡托普利。

（3）制剂　片剂4mg（相当于培哚普利3.338mg）/片。

12.咪达普利　Imidapril

别名：依达普利，达爽。

（1）药理作用与应用　本品为羧酸类前体ACEI，在体内迅速水解为咪达普利拉（Imidaprilat）而发挥药理作用。其特点是对肾素－血管紧张素系统有较高的选择性抑制作用，而对缓激肽的抑制适中，故其降压作用较卡托普利、依那普利强，而咳嗽等不良反应则较少，其T/P比为65%。

口服迅速吸收，t_{max}为6～8小时，c_{max}为15μg/L，24小时尿中排泄口服剂量的25.5%。其消除$t_{1/2}$为8小时。肾功能不全时，清除减少，半衰期延长。

主要用于各型高血压。成人口服：每次5～10mg，每日1次，但初始剂量宜从每次2.5mg开始。也可用于心肌梗死和心力衰竭。

（2）注意事项、不良反应、药物相互作用　参见卡托普利。

（3）制剂　片剂5mg/片；10mg/片。

13.莫昔普利　Moexipril

（1）药理作用与应用　本品为羧酸类前体ACEI，结构与喹那普利相似。在体内被酯酶迅速水解为具有药理活性的莫昔普利拉（Moexiprilat），对ACE的抑制活性与依那普利拉相似。其最大降压效应约在服后6小时，作用可持续24小时。本品T/P比为55%～63%（7.5mg）和82%～91%（15mg）。

本品口服易吸收，但生物利用度较低，仅为22%，其t_{max}为1.5～2小时，c_{max}为20μg/L，饮食可影响其吸收和生物利用度。

其分布容积约为 183L，蛋白结合率为 72%，总体清除率为 13.9L/小时。主要由粪便排泄，部分由尿排泄。其消除 $t_{1/2}$ 约为 10 小时。

用于各型高血压，包括老年性和绝经后妇女高血压。其疗效与卡托普利、美托洛尔、阿替洛尔、氢氯噻嗪、维拉帕米缓释片、硝苯地平等相似。亦可与氢氯噻嗪、β 受体阻滞剂、钙拮抗剂并用以提高疗效。口服，成人初始剂量为 7.5mg，每日 1 次，必要时可增至 15mg/日或 30mg/日。

（2）注意事项、不良反应、药物相互作用　参见卡托普利。

（3）制剂　片剂 7.5mg/片。

14. 群多普利　Trandolapril

别名：泉多普利，Gopten。

（1）药理作用与应用　本品为羧酸类前体 ACEI，口服后在肝脏迅速水解为具有药理活性的群多普利拉（Trandolaprilat），其血流动力学效应在口服后 1 小时产生，最大效应在 8~12 小时，且至少持续 24 小时以上。其作用约强于依那普利 6~10 倍。

口服吸收迅速，但生物利用度较低，群多普利约为 9%，群多普利拉则为 40%~60%。t_{max} 为 4~6 小时，蛋白结合率 >80%，口服剂量的 33% 由尿排泄，其余从粪便排出。其有效 $t_{1/2}$ 为 16~24 小时。

主要用于各型高血压，亦可用于充血性心力衰竭。

（2）用法用量成人　口服：初始剂量为 0.5mg，首次剂量应在睡前服。维持剂量为 1~2mg/日，必要时最大可用至 4mg/日，每日 1 次。肾功能不全者应调整剂量。

（3）注意事项、不良反应、药物相互作用　参见卡托普利。

（4）制剂　胶囊剂 0.5mg/片；1mg/片；2mg/片；4mg/片。

三、钙通道阻滞剂

1. 氨氯地平　Amlodipine

别名：络活喜，阿洛地平。

（1）药理作用与应用　本品为第三代长效二氢吡啶类钙通道

（主要是 L 通道）阻滞剂，是一周围及冠状动脉血管扩张剂，但与维拉帕米、苯二氮硫卓不同，在治疗剂量时，对心脏传导和负性肌力作用影响很少。本品可降低周围阻力、血压及后负荷，增加冠脉流量和反射性增加心率，由此而增加心肌供氧和心输出量，故可用于各型高血压和心绞痛。

近期认为钙通道阻滞剂还具有抗动脉硬化、抗氧化、抗心肌肥厚、抗血栓以及肾脏保护作用。其作用机制除直接松弛血管平滑肌外，还与间接增加血管内皮细胞和血小板释放 NO 有关。

口服，易吸收，t_{max} 为 6 ~ 12 小时，生物利用度约 60% ~ 65%，血浆蛋白结合率约 97.5%，表观分布容积为 21L，消除 $t_{1/2}$ 长达 35 ~ 50 小时，口服给药 7 ~ 8 日后方可达稳态血药浓度。本品在体内广泛代谢，代谢产物 60% 由尿排泄，只有不到 10% 以原型由尿排泄。老年人或肝功能不全者排出时间延长，而肾功能不全者则无影响。

主要用于高血压及心绞痛，也可用于雷诺病。本品初始剂量为口服，1 日 1 次，每次 5mg，以后根据病情逐渐增至每日 10mg。

（2）不良反应　大多数不良反应与其血管扩张作用有关，包括头晕、潮红、头痛、低血压、外周水肿（尤其是踝部）、心动过速、心悸、恶心及其他胃肠道不适。也可见排尿次数增加，嗜睡、眼痛以及精神抑郁。开始用药时还可能发生缺血性胸痛，少数患者可能因血压下降过快而导致脑或心肌缺血或暂时性视觉缺失。此外，因过敏反应还可引起药疹，包括多形性红斑、发热、肝功能异常。齿龈增生也有报告。过量服用可见心动过缓和低血压，动物试验有致畸性。

（3）注意事项　①对本品及地平类（二氢吡啶类钙通道阻滞剂）过敏者禁用。②肝功能受损患者的使用与其他所有钙通道阻滞剂相同，在肝功能受损时使用本品应十分小心。③肾功能衰竭患者的使用：肾功能损害患者可以采用正常剂量。本品不被透析。④老年患者可用正常剂量。但开始宜用较小剂量，再渐增量为妥。⑤妊娠期和哺乳期的使用：在无其他更安全的代替药物和疾病本身对母子的危险性更大时才推荐使用本品。⑥儿童的使用：尚无本品用于儿童的资料。

（4）药物过量　对本品过量，可采取洗胃。引起明显低血压时，要求积极的心血管支持治疗，包括心、肺功能监护、抬高肢体、注意循环量和尿量。为恢复血管张力和血压，在无禁忌症时亦可采用血管收缩剂。静脉注射葡萄糖酸钙对逆转钙通道阻滞剂的效应也有益。由于本品与血浆蛋白高度结合，透析处理对药物过量的解除无效。

（5）不良反应　主要因扩张血管所致，包括头晕、头痛、潮红、低血压、外周水肿（主要是踝部），心动过速，心悸、恶心、消化道不适、尿频、嗜睡、眼痛、精神抑郁。早期可能发生缺血性胸痛，过度降压而导致心脑暂时性缺血和一过性视觉缺失。此外尚可见皮疹、瘙痒、发热、肝功能异常以及过敏反应与齿龈增生。过量服用可见心动过缓、低血压。

（6）药物相互作用　①本品与下列药物的合用是安全的：噻嗪类利尿剂、β-受体阻滞剂、血管紧张素转化酶抑制剂、长效硝酸酯类药物、舌下用硝酸甘油、非甾体类抗炎药、抗生素和口服降糖药。②本品与地高辛合用，不改变地高辛的血药浓度或肾清除率。③本品不影响华法林的作用。④葡萄柚汁、环孢素、地尔硫卓、奎尼丁、丙戊酸钠、西咪替丁以及乙醇可抑制本品代谢而增加其血药浓度。⑤药酶诱导剂卡马西平、苯巴比妥、苯妥英钠、利福平等可降低本品血药浓度。⑥硫酸镁可增加本品的降压作用。静注硫酸镁还可增强本品的神经肌肉阻滞作用。⑦给药过量应进行对症治疗和处理。

（7）制剂　片剂5mg/片；10mg/片；2.5mg/片。

2. 左氨氯地平　Levamlodipine

别名：施慧达。

（1）药理作用与应用　本品在等剂量时疗效为消旋体（氨氯地平混旋体）的一倍，而毒副反应却显著减少，这对老年高血压或心绞痛患者尤为重要。本品其他药理作用与氨氯地平相同。

应用　与氨氯地平相同，剂量为每次 2.5mg，每日 1 次，根据病情可逐渐增至每日 5mg。

（2）注意事项、不良反应、药物相互作用　与氨氯地平相同。

（3）制剂　片剂 2.5mg/片。

3. 硝苯地平控释片　Nifedipine Control – Release Tablets

别名：拜新同，拜心通。

（1）药理作用与应用　硝苯地平的普通制剂主要用于心绞痛防治，本品为硝苯地平的控释片剂，每片含硝苯地平 30mg，其药理作用与硝苯地平相同。

口服后可逐渐释放吸收，吸收率为 > 90%，生物利用度约为 85%，血药浓度约 6 小时达峰，并可维持 24 小时，$t_{1/2}$ 为 3.8 ~ 17 小时。血浆蛋白结合率 > 95%。由于本品降压谷/峰（T/P）比值几乎为 100%，故可平稳降压，药效可持续 30 ~ 36 小时。

用于高血压或防治心绞痛，本品单独使用即可使降压有效率高达 73.3%，使心脑血管事件发生率降低 50%，还可显著降低死亡率，不良反应和新疾病发生率也较氢氯噻嗪为低。成人剂量为每次 30mg，每日 1 次。

（2）注意事项　①对本品及地平类过敏者禁用。②心源性休克、急性心肌梗死（包括梗死后 8 日内）禁用。③孕妇、哺乳期妇女禁用。④低血压患者慎用。⑤肝功能不全者应适当减少剂量或给药次数。⑥本片应整片吞服。

4. 非洛地平　Felodipine

别名：波依定，波压定，Plendil。

（1）药理作用与应用　本品为第二代长效二氢吡啶类钙通道（主要是 L – 通道）阻滞剂。其作用机制与氨氯地平相似。但对血管选择性抑制作用强于对心肌的作用，二者强度比为 100∶1。此外，尚有轻微的利尿作用。

口服几乎完全吸收，但因有广泛的首关效应而生物利用度仅为 10% ~ 25%，平均 15%，t_{max} 为 2.5 ~ 5 小时，c_{max} 为 20nmol/L，分布容积约 10L/kg，血浆蛋白结合率 > 99%，主要在肝脏和肠壁代谢，约70%剂量在尿中以代谢物形式排泄，其余随粪便排出，$t_{1/2}$ 为11~16小时。常用其缓释片口服吸收也很完全，t_{max} 为3~5小时，c_{max} 为7nmol/L，平均 $t_{1/2}$ 为25小时，可24小时保持平稳降压。

用于高血压，心绞痛。

（2）用法用量　剂量应个体化，一般成人每日5~10mg。最大日剂量为20mg。缓释片，初始剂量为每日2.5mg，每日1次。维持剂量为5mg或10mg。

（3）注意事项、不良反应、药物相互作用　参见氨氯地平。

（4）制剂　缓释片剂2.5mg/片；5mg/片。

　　　　　片剂5mg/片。

5. 伊拉地平　Isradipine

别名：导脉顺，Dynacive，Lomir，Vascal。

（1）药理作用与应用　本品为第二代中效二氢吡啶类钙通道阻滞剂。作用机制与氨氯地平相似。

口服可吸收90%~95%，但因广泛首关效应而生物利用度仅为15%~24%，平均17%。t_{max} 约2小时，血浆蛋白结合率约97%，分布容积为2.9L/kg，$t_{1/2}$ 为8.8小时，清除率为0.6L/（h·kg）。主要在肝脏代谢，约剂量的70%由尿排泄，其余以代谢产物和少量原形药物由粪便排出。

用于高血压，心绞痛。

（2）用法用量　成人初始剂量为每次2.5mg，每日2次，3~4周后，可增至每次5mg，每日2次；老年人或肝肾功能不全者，初始剂量为每次1.25mg，每日2次，维持剂量为2.5mg或5mg，1日1次。

（3）注意事项、不良反应、药物相互作用　参见氨氯地平。

（4）制剂　片剂2.5mg/片。

6. 拉西地平　Lacidipine

别名：乐息平，司乐平，Lacipil。

（1）药理作用与应用　本品为第三代长效二氢吡啶类钙通道阻滞剂。作用机制与氨氯地平相似，特点为高脂溶性和具有轻微的利尿作用。

口服后迅速而不完全吸收，因广泛首关效应而生物利用度仅为18.5%（范围为4%～52%），t_{max}为0.5～2.5小时，血浆蛋白结合率为>95%，主要经肝代谢，有4个代谢产物，70%以代谢物形式经胆道由粪便排泄，其余由尿排出。$t_{1/2}$为12～15小时。

用于　高血压。

（2）用法用量　成人初始剂量为4mg，每日1次，最好在早晨服用。3～4周后，可增至6mg每日1次。老年人和肝功不全者剂量应减半。

（3）注意事项、不良反应、药物相互作用　参见氨氯地平。

（4）制剂　片剂2mg/片；4mg/片。

7. 尼卡地平　Nicardipine

别名：硝苯苄胺啶，佩尔地平，Perdipine。

用于高血压、心绞痛及高血压急症，也可用于脑血管疾病。成人初始剂量为20mg，1日3次，以后可增至每日60mg或120mg，维持剂量为30～40mg，1日2次。静脉滴注可用于急症，按0.5～6μg/（min·kg）或按5mg/h起始使用，根据病情，最大可用至15mg/h，以后再减至3mg/h。肝功能不全者应适当减量。

注意事项　颅内出血尚未完全止血者，脑中风急性期颅内压亢进者禁止使用本品注射剂，其他参见氨氯地平。

8. 尼索地平　Nisoldipine

别名：硝苯异丙啶。

（1）药理作用与应用　本品为第二代中效二氢吡啶类钙通道阻滞剂，作用机制与氨氯地平相似，但其血管选择性比硝苯地平强约100倍，扩血管作用为硝苯地平的4～10倍。

口服后易吸收（吸收率为87%），因广泛首关效应而使其生物利用度仅为4%～8%，t_{max}1～2小时，血浆蛋白结合率为>99%。分布容积为5.9L/kg，清除率为20.0～31.4L/（h·kg），$t_{1/2}$为10～12小时，口服剂量的70%以代谢物形式由尿排泄，10%～15%以原形或代谢物由粪便排出。

用于高血压、心绞痛。

（2）用法用量　成人每次 10～20mg，每日 1 次，必要时可增至 40mg，每日 1 次。

（3）注意事项、不良反应、药物相互作用　参见氨氯地平。

（4）制剂　片剂 5mg/片；10mg/片。

9. 尼群地平　Nitrendipine

主要用于高血压。

（1）用法用量成人　每日 20mg，1 次或分 2 次服，根据病情可增至 20mg，1 日 2 次。老年人和肝功能不全者初始剂量为 10mg，1 日 1 次。

（2）注意事项、不良反应、药物相互作用　参见氨氯地平。

（3）制剂　片剂 10mg/片。

10. 尼莫地平　Nimodipine

（1）主要用于防治蛛网膜下腔出血所致的脑血管痉挛、脑梗死等缺血性中风、偏头痛、突发性耳聋，也可用于冠心病、高血压、心绞痛等。

（2）用法用量　成人口服：每次 30～60mg，每 4 小时 1 次，至少应用 21 日。肝功能不全者每次 30mg，每 4 小时 1 次。控释片，每次 60mg，1 日 2 次，疗程 1 个月。静滴可用输液泵经中心静脉或旁路输入，初始剂量为每小时 1mg，2 小时后，如疗效不佳可增至每小时 2mg，一般需持续应用 5～14 日。

（3）注意事项　①对本品及其他二氢吡啶类药物过敏者，严重肝功能不全者禁用。②严重心、肾功能不全、弥漫性脑水肿、颅内压显著升高、孕妇、哺乳期妇女慎用。③预防性应用应在出血后 4 日开始，并在血管痉挛的最大危险期连续用药。④用药过程中，如出现血压明显下降，心动过速或过缓均应立即停药，并对症治疗。

（4）不良反应　热感、皮肤发红、血压下降，心动过缓或心动过速，头晕、头痛、潮红、恶心、呕吐、胃肠不适，无力、肢端水肿、失眠、不安、激动以及肝功能损害等。

（5）药物相互作用　①本品可被聚氯乙烯塑料管吸收，输液时应采用聚乙烯输液管。②卡马西平、苯妥英钠、巴比妥类以及利福平等可使本品血药浓度降低、疗效减弱。③与其他降压药并用应谨慎。④与肾毒性药如氨基糖苷类、头孢菌素、强效利尿剂并用，可加重肾功能损害。

11. 乐卡地平　Lercanidipine

别名：再宁平，Masnidipine，Lerdip，zanidip。

（1）药理作用与应用　本品为第三代短效二氢吡啶类钙通道阻滞剂，作用机制与氨氯地平相似。特点是脂溶性较高，故起效时间较慢，而作用持续时间较长。其血管选择性作用较氨氯地平、非洛地平、尼群地平以及拉西地平强，而负性肌力作用则弱于硝苯地平、尼群地平和非洛地平。

本品为消旋体，有效部分为 s 型异构体，口服易吸收，t_{max} 为 2～3 小时，c_{max} 为 1.75μg/ml，食物可增加本品的吸收，血浆蛋白结合率 >98%，主要在肝脏经 CYP3A4 代谢，约 50% 无活性代谢产物由粪便排泄，44% 由尿排出，$t_{1/2}$ 为 2.8～3.7 小时。

用于高血压。

（2）用法用量　成人口服：每次 5mg，1 日 2 次，饭前服，必要时 2 周后可增至 10mg，1 日 2 次。

（3）注意事项　除参见氨氯地平外，应特别注意勿与药酶抑制剂和药酶诱导剂并用。

（4）不良反应、药物相互作用　参见氨氯地平。

（5）制剂　片剂 50mg/片。

12. 巴尼地平　Barnidipine

别名：Mepirodipine。

（1）药理作用与应用　本品为第三代长效二氢吡啶类钙通道阻滞剂，由单一光学异构体组成（S，S 构型），因分子中有 2 个手性中心，故有 4 个对映体，主要药理作用源于 3S，4S 对映体，动物实验表明扩张血管作用较尼卡地平、尼群地平和硝苯地平强 7.8～13 倍。又因亲脂性较强，故扩张冠脉作用较其他钙通道阻滞剂起效缓慢，但作用持续时间长。当口服 15mg，疗程 14 日后，外周血管阻力平均降低 13.8%，局部、肾、肝血管阻力分别降低 19.2% 和 17.6%。本品无反射性心动过速和减少左室射血分数作用，但可减少蛋白尿和血小板源性生长因子的活性。此外，本品还可增强胰岛素的敏感性，而对血脂无影响。

本品口服迅速吸收，因有广泛首关效应而使生物利用度仅为 1.1%，食物对其无明显影响。其缓释剂型（10mg）的 c_{max} 为 0.48μg/L，Auc 为 2.85μg·h/L，为普通片剂的 97%。本品血浆蛋白结合率在 92.4% 和 98.9% 之间。主要在肝脏代谢为无活性代谢产物并由尿排泄，多次给药的 $t_{1/2}$ 为 20 小时。肝功能不全时，因代谢减少而使血药浓度增加 3～4 倍。本品在乳汁中有少量分泌。

用于高血压。

（2）用法用量　成人　口服：每次 10～20mg，每日 1 次，可使 1～2 级高血压患者的舒张压下降 8.5mmHg，有效率为 44% 和 49%。与尼群地平、氨氯地平以及阿替洛尔、依那普利等相似。老年人有效率可达 84%。

（3）注意事项　参见氨氯地平。

（4）不良反应　常见头痛、潮红、周围水肿、头晕、心悸，可随疗程延长而逐渐减轻或消失。一般不产生反射性心动过速反应。

（5）药物相互作用　本品与格列本脲（优降糖）、辛伐他汀、环孢素同用，可使其血药浓度分别增加 50～200 倍。但对华法林、茶碱、苯妥英钠、双氯芬酸以及阿米替林则无影响。

（6）制剂　缓释片剂 10mg/片。

13. 戈洛帕米　Gallopamil

别名：桔帕米，甲氧戊脉安，甲氧异搏定，心钙灵，Procorum。

（1）药理作用与应用　本品为维拉帕米的衍生物，为一钙通道阻滞剂，能选择性扩张冠脉和外周血管，使血压下降，心脏负荷减少，冠脉血流量增加，从而减少心绞痛的发作。静脉注射可延长房室传导及抑制窦房结自律性。

口服几乎完全吸收，因有首关效应，使生物利用度仅为15% ~ 23%，t_{max} 为 2 ~ 3 小时，Vd 为 1.9L/kg，蛋白结合率为90%，在肝脏几乎全部代谢，结合型代谢产物约等量分别由尿和粪便排出，仅约有 0.4% 以原形由尿排出。其 $t_{1/2}$ 为 4 ~ 8 小时。

与维拉帕米一样，为Ⅳ类抗心律失常药，主要用于阵发性室上性心动过速，也可用于高血压、心绞痛。口服，成人每次 25 ~ 50mg，每 6 小时或 12 小时 1 次，1 日剂量不得超过 200mg。

（2）注意事项　①对本品或维拉帕米过敏者禁用。②支气管哮喘或心力衰竭患者慎用。

（3）不良反应　常见的是胃肠道不适、心动过缓、房室传导延长、眩晕、便秘等。

（4）药物相互作用　①与 β_1 受体阻滞剂并用，因协同作用而引起血压过度下降、心动过缓、传导阻滞，甚至心脏停搏。②与地高辛并用可使其血药浓度升高，易致洋地黄中毒反应。

（5）制剂　片剂 25mg/片；50mg/片。

四、血管紧张素Ⅱ受体拮抗剂

1. 氯沙坦　Losartan

别名：洛沙坦。

（1）药理作用与应用　本品为一口服非肽类血管紧张素Ⅱ受体拮抗剂。血管紧张素Ⅱ受体主要有两个亚型：AT1 和 AT2，氯沙坦选择性的、竞争性的和饱和性的与 AT1 受体结合，其对 AT1 的亲和力是对 AT2 的 10000 倍。其代谢产物 E3174，对 AT1 的亲和力为其母体的 10 倍。两者的 IC50 分别为 $(1 \sim 2) \times 10^{-8}$ mol/L 和 1.1×10^{-9} mol/L（约相当于 20nmol/L），但其结合呈非竞争性。氯沙坦可全面阻滞肾素－血管紧张素—醛固酮系统的主要介质——血管紧张素Ⅱ的生理作用，包括血管收缩、水钠潴留、交感神经活性增加，以及促细胞生长等，从而降低血压，减轻左室肥厚，以及改善肾功能。此外，因对血管紧张素转换酶和缓激肽水平无影响，故引起干咳的不良反应较 ACEI 少。

本品口服吸收良好，且不受食物影响，但因有首关效应而生物利用度仅 33%。在肝脏经细胞色素 P450 酶（主要是 CYP2C9，其次为 CYP3A4）羧基化，大约有剂量的 14% 转化为药效更强的活性代谢产物 E3174，但有极少数患者，其转化不到 1%。本品及其代谢产物的 t_{max} 分别约为 1 小时和 3~4 小时，分布容积分别为 34L 和 12L，血浆蛋白结合率分别为 98.7% 和 99.8%，消除 $t_{1/2}$ 分别为 2 小时和 4~6 小时（黄种人和白种人）。二者药动学参数不受肾功能不全的影响，但肝功能不全时二者血药浓度增加，血浆清除率降低，故肝功能不全患者必须调整剂量。本品 35% 经肾清除，60% 经胆汁由粪便排出。

用于治疗高血压和慢性心力衰竭。成人口服：50~100mg，每日 1 次，维持量为每日 25~100mg。

（2）注意事项 ①对本品过敏者禁用。②妊娠前 3 个月、哺乳期妇女以及儿童慎用。③肝功能不全、肾动脉狭窄、高血钾以及血容量不足的患者慎用。④服药期间应定期检查血象和尿蛋白。

（3）不良反应 较常见的有头晕、疲乏、与剂量相关的体位性低血压，低血压尤易发生在血容量不足的患者。少见的有皮疹、转氨酶升高、干咳、神经血管性水肿、高血钾、腹泻、失眠等。

（4）药物相互作用 ①利尿降压药可增强本品疗效。②保钾利尿剂如螺内酯、氨苯蝶啶、阿米洛利与本品同用，可致高血钾。③CYP2C9 抑制剂如西咪替丁、胺碘酮、双羟香豆素、氯霉素、咪唑类抗真菌药，磺胺类药物以及扎鲁司特等与本品同用可增加 E3174 血浓度，应予注意。④CYP 药酶诱导剂如利福平、卡马西平、巴比妥类以及乙醇，可降低本品血浓度。

（5）制剂 氯沙坦钾 片剂 50mg/片。

2. 缬沙坦 Valsartan

别名：代文 Diovan。

（1）药理作用与应用 本品亦为非肽类 AT1 拮抗剂，作用机制同氯沙坦。对大鼠主动脉平滑肌细胞的 AT1 受体的抑制常数 K1

为 2.38nmol/L；对人体子宫肌层细胞的 AT2 受体亲和力，仅为 AT1 的 1/30000。对大鼠血管平滑肌细胞或肾上腺和肝细胞膜的 AT1 受体的 IC50 为 1.9～8.2nmol/L，对人体的作用与大鼠相似。

本品口服迅速吸收，因首关效应而使生物利用度仅为 23%，其 t_{max} 为 2 小时，c_{max} 为 1.64mg/L（80mg），Vss 为 17L，血浆蛋白结合率为 95%，$t_{1/2}$ 为 7～9 小时。食物可影响其吸收，约可减少 AUC40%。本品主要以原形（剂量的81%）和9%的代谢产物由粪便排出，其余由尿排泄。

用于治疗高血压和慢性心力衰竭。

（2）用法用量　成人　口服：每次 80mg，每日 1 次，2～4 周后可酌情增至 160mg，每日 1 次，维持量为 80～160mg，每日 1 次。

（3）注意事项、不良反应　参见氯沙坦钾。

（4）药物相互作用　参见氯沙坦钾，但本品不经 CYP2C9、CYP3A4 代谢，故药物代谢性相互作用较少。

（5）制剂　胶囊剂　80mg/粒；160mg/粒。

3. 厄贝沙坦　Irbesartan

别名：安搏雄，依贝沙坦，甘悦喜，Avapro。

（1）药理作用与应用　本品为长效 AT1 拮抗剂。其作用机制是特异性、选择性以及非竞争性拮抗 AT1 受体，大鼠肝细胞试验表明其 Ieo 为 1.3nmol/L，而对 AT2 受体的 IC50 则为 42.3nmol/L。口服后 2～4 小时生效，且可维持 24 小时。可使收缩压平均最大降低 16.5～18.8mmHg。也可明显降低心衰患者的肺毛细血管楔压、全身血管阻力和左室肥厚。

本品口服后吸收良好，且不受食物影响，其生物利用度约为 70%，t_{max} 为 1.5 小时，c_{max} 为 3.9mg/L（300ng/日），3～4 日达稳态浓度，AUC 为 22μg·h/L，血浆蛋白结合率为 90%，肾清除率约 0.07L/h，$t_{1/2}$ 11～15 小时（与剂量无关）。本品主要在肝脏代谢，小部分为葡糖醛酸化，大部分经 CYP2C9 氧化，形成的 8 种代谢产物均无明显活性。剂量的 30% 由粪便排泄，20% 由尿排泄。

用于治疗高血压和慢性心力衰竭。成人口服：每次 150mg，每日 1 次，必要时可增至每次 300mg，每日 1 次或并用氢氯噻嗪 6.25~25mg/日。

（2）注意事项、药物相互作用　参见氯沙坦钾。

（3）不良反应　最常见的是头痛，其次为上呼吸道感染、肌痛、头晕和疲乏。干咳发生率与 ACEI 相似。

（4）制剂　片剂 150mg/片。

4. 依普罗沙坦　Eprosartan

别名：Teveten。

（1）药理作用与应用　本品为一既非肽类、也非二苯四咪唑类的短效 AT1 拮抗剂，对 AT1 的 IC50 为 1.4~3.9nmol/L，比对 AT2 的 IC50 大 1000~10000 倍。即使浓度 >1μmol/L，对其他受体也均无抑制作用。与氯沙坦钾不同之处，一是不会诱发尿酸尿症；另一是对交感神经传出纤维的前连接点（神经元）和后连接点（血管）上的 AT1 的亲和力相等，而氯沙坦钾则是阻滞后连接点上的 AT1 受体，而对前连接点上的 AT1 受体无作用。

本品口服后吸收良好，但因首关效应而使生物利用度仅为 13%。其 t_{max} 为 1.5 小时，c_{max} 由口服 100mg 的 439μg/L，增至 800mg 的 1857μg/L，AUC 由 100mg 的 1400μg·h/L，增至 800mg 的 7855μg·h/L。高脂肪餐可使 t_{max} 延迟至 3 小时，c_{max} 平均降低 25%。本品 Vss 约为 13L，约与细胞外水的总容量相等。其血浆蛋白结合率约为 98%。剂量的 90% 以原形由粪便排出，其余 10% 由尿排泄。全身血浆清除率为 7.9L/h。$t_{1/2}$ 为 5~7 小时。

用于治疗高血压。成人　口服：每次 200mg，每日 2 次，必要时可增至每次 400mg，每日 2 次。本品 ≥400mg/日与安慰剂相比，可使 DBP 降低 4.1~9.7mmHg，SBP 降低 6.3~15mmHg，而安慰剂分别降低 0.1~4mmHg 和 0.9mmHg。有效率分别为 42% 和 21%。其降压作用至少与依那普利等 ACEI 相同。

（2）注意事项　参见氯沙坦钾。

（3）不良反应　参见氯沙坦钾。与安慰剂相比，因不良反应而发生停药率分别为 4% 和 6.5%；不良反应率分别为 54.4% 和 52.8%。最常见的是头痛、上呼吸道感染、肌痛、荨麻疹、咽炎、咳嗽、（鼻）窦炎、头晕、腹泻、损伤、病毒感染以及胸痛等。对实验室参数影响很少，如高血钾、血尿素氮、肝酶、血红蛋白、血清肌酐、血象以及甘油三酯水平等。

（4）药物相互作用 因主要不被 P450 代谢，故无严重的、潜在的代谢性相互作用，如与地高辛、雷尼替丁、氢氯噻嗪、氟康唑、酮康唑、华法林、格列本脲（优降糖）等无临床意义的相互作用。

（5）制剂 片剂 600mg/片。

5. 替米沙坦 Telmisartan

（1）药理作用与应用 本品为非肽类长效 AT1 拮抗剂。可选择性、竞争性以及几乎不可逆性的拮抗 AT1 受体。大鼠肺组织试验表明，本品抑制常数（Ki）为 3.7nmol/L，约为氯沙坦 Ki23.7nmol/L 的 6 倍。

本品口服吸收良好，生物利用度为 43%，食物不影响其吸收。其 t_{max} 为 1h，c_{max} 为 44.7μg/L（40mg），一般服药 7 日达稳态血药浓度，AUC 为 491μgh/L。血浆蛋白结合率 >99%。$t_{1/2}$ 约为 24 小时。口服剂量的 98% 以上由粪便排出，其余由尿排泄。

用于治疗高血压。本品 T/P 比为 66% ~84%，故可每日 1 次，每次 40mg 或 80mg。必要时可增至 120mg。本品 40~120mg/d 疗效与阿替洛尔 50mg/d 或 100mg/d 相似。本品 40~160mg/d 疗效与赖诺普利 10~40mg/d 或依那普利 20mg/d 相似。

（2）注意事项 参见氯沙坦钾。

（3）不良反应 本品 20~160mg/d 耐受性良好。总发生率为 30%。最常见的是头痛、头晕。阳痿和疲乏发生率分别为 1% 和 0.8%，而阿替洛尔分别为 4% 和 3.4%。长期应用（>1 年）不良反应发生率显著低于赖诺普利，分别为 28% 与 40%，尤其是干咳，本品发生率为 3%，而赖诺普利为 7%。本品对血糖、血脂无明显影响。

（4）药物相互作用　参见依普罗沙坦。

（5）制剂　片剂40mg/片；80mg/片。

6. 坎地沙坦酯　Candesartan Cilexetil

别名：TCV-116，Atacand。

（1）药理作用与应用　本品为非肽类 AT1 拮抗剂，坎地沙坦可作静脉注射应用。本品为酯，则仅供口服，吸收后在体内完全转化为坎地沙坦而生效。家兔主动脉膜 AT1 受体试验表明，其 IC50 为 2.86×10^{-8} mol/L，抑制常数（Ki）为 0.64nmol/L，即对 AT1 的亲和力是氯沙坦的 80 倍，是 E3174 的 10 倍，也是其前体药的 250 倍。即使浓度高达 10^{-5} mol/L 对其他受体也均无影响。本品 8mg 对人体的降压作用是氯沙坦钾的 1.65 倍，而多次用药则是其 1.33 倍。单剂口服本品16mg，可使收缩压平均下降 8.8mmHg，且对心率无影响。此外，尚可减少左室肥厚和尿蛋白，以及保护心脏作用，但对血糖、血清胆固醇以及甘油三酯则无影响。

本品口服后迅速而完全吸收，生物利用度（溶液）约为42%，t_{max} 为 3~5 小时，c_{max} 为 55~68μg/L（8mg）或 107.5μg/L（120mg），AUC 为636μg·h/L，Vd 为 0.13L/kg，血浆蛋白结合率为99.4%~99.8%。其全身清除率为0.25L/（h·kg），肾清除率为 0.64L/h。主要以原形清除，少量是经 CYP2C9 代谢为无活性的 CV-15959，其 $t_{1/2}$ 为 9~13 小时。本品 68% 由粪便排出，32% 由尿排泄。严重肝、肾功能不全者应酌情减少剂量。

用于治疗高血压和慢性心力衰竭。本品生效较快，一般用药 2 周血压即有临床意义的降低，而其他降压药多在 4 周后。经 Meta 分析本品有效率为55%（16mg），其 T/P 比为80%。本品降压作用与依那普利相当，而优于氯沙坦（50mg）。口服，成人每次 8mg 或 16mg，每日 1 次。老年人初始剂量为每日 4mg。

（2）注意事项　参见氯沙坦钾。

（3）不良反应　本品耐受良好，每日 8mg 或 16mg 的不良反应发生率与安慰剂相似。最常见的是头痛、上呼吸道感染、背痛、头晕、恶心、咳嗽等。停药率为 2.4%，安慰剂组为 2.6%。≥65 岁

老年人与 <65 岁患者的耐受性相同。服用 ACEI 的咳嗽发生率为 25.2%，而改服本品后，减少到 9.4%。

（4）药物相互作用　本品与硝苯地平、格列本脲、地高辛、口服避孕药、华法林未见有临床意义的相互作用。

（5）制剂　片剂 8mg/ 片。

复方坎地沙坦酯　每片含坎地沙坦酯 8mg，氢氯噻嗪 12.5mg，成人，每日 1 次，每次 1 片。

五、β 受体阻滞剂

1. 卡维地洛　Carvedilol

别名：卡维洛尔，络德，金络。

（1）药理作用与应用　本品为一消旋、亲脂性苯氧丙醇胺化合物，兼有 β 受体阻滞和 α_1 受体阻滞作用，二者作用强度比为 10：1，而拉贝洛尔为 4：1。本品为非选择性 β 受体阻滞剂，且无内源性拟交感神经活性，其膜稳定作用亦弱于普萘洛尔。以毫克对毫克相比，本品对 β 受体的阻滞作用强度是普萘洛尔的 2~4 倍。本品扩张前毛细血管作用，主要是源于 α_1 受体阻滞。此外，本品还有抗氧化（自由基）作用和心脏保护作用。

口服后迅速而完全吸收，t_{max} 为 1~2 小时，c_{max} 为 21~67μg/L（25mg）。其生物利用度为 20%~25%，分布容积为 1.5~2.0L/kg。血浆蛋白结合率 95%~98%。主要在肝脏被 P450 酶代谢，剂量的 60% 以代谢物形式经胆汁由粪便排泄，约 16% 由尿排泄。$t_{1/2}$ 为 7~10 小时。

主要用于 1~2 级原发性高血压。也是惟一被 FDA 批准用于心力衰竭的 β 受体阻滞剂。口服，对高血压推荐剂量为起始 12.5mg，每日 1 次，两日后可增至 25mg，每日 1 次，2 周后视病情可增至 50mg，每日 1 次。对心力衰竭，一般在应用强心苷、利尿剂以及 ACEI 的基础上，从小剂量开始给药。每次 3.125mg，每日 2 次，2 周后患者如能耐受，可每两周从最小剂量成倍增加一次剂量，直至达到推荐的最大剂量（25mg 每日 2 次或 50mg 每日 2 次）。

（2）注意事项　下列患者禁用：对本品过敏者、孕妇、严重心力衰竭、严重肝肾功能不全、过敏性鼻炎、慢性阻塞性疾病和哮喘、心动过缓、心脏传导阻滞、休克、心肌梗死伴合并症、糖尿病酮症酸中毒、代谢性酸中毒以及术前48小时等。

（3）不良反应　最常见的是水肿、头晕、心动过缓、低血压、恶心、腹泻以及视力模糊。治疗心力衰竭时，可能有5%患者症状恶化。此外，偶见可逆性的肾功能恶化、肝功能异常（发生率约1.1%，安慰剂为0.9%）。罕见过敏反应。

（4）药物相互作用　①本品可增强其他降压药物的作用。②可增强胰岛素或其他口服降糖药的作用。③可增加地高辛的血浓度。④西咪替丁可增加本品血浓度。

（5）贮存　在阴凉干燥处，密闭保存。

（6）制剂　片剂10mg/片。

2. 奈必洛尔　Nebivolol

别名：R-65824，Nebilet。

（1）药理作用与应用　奈必洛尔消旋物是一种亲脂性 β_1 受体阻滞剂，有心脏选择性，无内源性拟交感神经和膜稳定作用。其特点是具有一氧化氮介导的血管扩张效应，且以手背或前臂血管内皮的舒张作用为著。此外，本品能降低前负荷，维持或降低后负荷，增加心搏量，尤以心功能衰竭患者更为明显；减少左室舒张末压，故对左心室功能具有保护作用，改善左心室重构。本品能有效地降低直立位血压或24小时动态血压，与硝苯地平相比，更能有效防止凌晨血压的升高。虽然罕见本品能升高甘油三酯水平，但对葡萄糖或血脂的代谢则无明显影响。

口服后迅速而完全吸收，t_{max} 为 0.5～2 小时，且与饮食无关。c_{max}1.48ng/L，主要在肝脏代谢为具有活性的羟化物。原形药的 $t_{1/2}$ 为 10 小时，活性代谢物的 $t_{1/2}$ 则可长达 20 小时。本品口服剂量的38%通过肾脏由尿排泄，粪便排出48%。

主要用于治疗1～2级原发性高血压，也可用于心绞痛、心动过速。成人口服：每次剂量5mg，1日1次，其疗效与1日1次

100mg 阿替洛尔、1 日 1～2 次 20mg 硝苯地平或 1 日 1 次 20～40mg 赖诺普利相当。本品有效率（以降低舒张压 10% 计）从 4 周的 58% 至 52 周的 81%。与噻嗪类利尿剂并用有协同效应。

（2）注意事项　参见卡维地洛项下。

（3）不良反应　常见有头痛、疲乏、头晕及感觉异常。

（4）制剂　片剂 5mg/片。

六、中枢性降血压药

1. 噻美尼定

别名：Sundralen。

（1）药理作用与应用　中枢性降压药物，降压作用和药动学特性、副作用的种类和发生率均与可乐定相似。口服后迅速吸收，且几乎完全吸收，主要以原药从尿中排出。其 $t_{1/2}$ 为 4h，但每天用药 2 次足够。适用于原发性高血压。

（2）不良反应　主要为口干。

（3）注意事项　噻美尼定及其代谢物几乎由肾排出，只有 10% 左右经大便消除，对于中度肾功能受损患者，必须密切监测血压。每天 2mg 就可明显降低血压。剂量再加大，作用不增强，而副作用发生率却升高。每天服用 1.0～3.0mg 可显著降低卧位和坐位舒张压和收缩压，突然停服可产生与可乐定类似的血压反跳现象。

（4）用法与用量　推荐剂量 1mg，bid。

（5）制剂　片剂 0.5mg，1mg。

2. 托洛尼定

别名：Euctan。

（1）药理作用与应用　降压作用、作用机制、应用与可乐定相似。

（2）不良反应　同可乐定。

（3）用法与用量　口服，0.75～1.5mg/d，bid。

3. 胍法新

别名：胍法辛，氯苯乙胍。

（1）药理作用与应用　中枢性降压药，作用于延脑及脑干血管运动中枢，减少交感神经向周围血管的输出，向心脏输出的影响较弱。作用与可乐定相似，但较弱，维持时间较长。口服生物利用度约为80%，$t_{1/2}$为14～17h，约60%～70%经肝脏代谢，其余经肾小管主动分泌后由尿液排出体外。主要用于轻度、中度高血压病，也可用于妊娠毒血症或高血压危象的治疗。一般作为三线药物，常与利尿剂合用。

（2）不良反应　与可乐定相似，不良反应一般较轻，且在用药过程中减轻或消失。主要有口干、眩晕、乏力、便秘或腹泻、头痛、失眠、阳痿、心动徐缓、心悸、恶心、呕吐、抑郁、视觉模糊等。

（3）注意事项　突然停药可发生停药症状（多发生于停药后2～7d内），表现为血浆及尿中儿茶酚胺增加，出现神经质或焦虑以及血压反跳至治疗前水平以上。

（4）禁忌症　对胍法新过敏者及12岁以下儿童禁用。

（5）药物相互作用：

①增强中枢抑制药的镇静作用。

②与具肝酶诱导作用的药物合用可能使胍法新消除半衰期缩短及血药浓度下降。

（6）用法与用量　口服，1～3mg，睡前服，通常从小剂量开始。

（7）制剂　片剂1mg，2mg。

4. 胍那苄

（1）药理作用与应用　中枢性α_2受体激动剂，还有胍乙啶样抑制去甲肾上腺素释放的外周作用。具有良好的降压作用，对心功能无显著影响。

（2）不良反应　同可乐定，但较轻，较少，少数长期用药者突然停药也可产生撤药症状。

（3）用法与用量　开始 4mg，bid。每 1～2 周增加 4～8mg，最大达 64mg/d。

（4）制剂　片剂 4mg。

5. 洛非西定

（1）药理作用与应用　咪唑啉类中枢性降压药，其作用与可乐定相似。降压期间，大多数病例心率均稍下降。此外，还具有中枢镇静作用，但较小。在消化道吸收良好，服后 t_{max} 为 2～5h，此后，以两相方式消除，$t_{1/2}$ 为 1.3～3.7h，$t_{1/2}$ 为 9.0～18.3h。服用初期经肾排泄较快，12h 内经尿排泄 48%，48h 内增至 80%。约 4% 由粪便排出。主要用于轻度、中度原发性高血压。

（2）不良反应　主要有口干、乏力、眩晕、头痛、鼻塞、抑郁、恶心、心悸、心动徐缓、呼吸困难等。

（3）注意事项

①有使水钠潴留现象，长期使用须合用利尿剂（如噻嗪类利尿剂）。

②严重心动过缓、房室传导阻滞，肝、肾功能明显减退者慎用。

（4）禁忌症　孕妇忌用。

（5）药物相互作用　与噻嗪类利尿剂使用时，可增强降压作用并降低副作用，延缓耐药性的产生，但宜减量合用。

（6）用法与用量　口服，0.2～0.8mg，bid。

（7）制剂　片剂 0.1mg，0.2mg。

第七节　抗去甲肾上腺素神经药

1. 降压静

（1）药理作用与应用　降压静为复方制剂。适用于降压灵等其他降压药疗效不满意的病例，对肾型高血压合并动脉硬化症也适用。

（2）注意事项　个别患者可有心慌、头痛等，继续服用，可逐渐消失。长期用时宜适当补充钾盐。

（3）用法与用量　口服，1～2 片，bid 或 tid。起效后可继续服用，以巩固疗效。如服 1~2 周后不见效，需加服其他降压药。

（4）制剂　为复方糖衣片，每片含利血平 0.1mg、双肼屈嗪10mg、双氢氯噻嗪 12.5mg。

2. 复方降压平

（1）药理作用与应用　双肼屈嗪和利血平是基础降压药，双肼屈嗪松弛小动脉平滑肌，使周围血管扩张，血压下降；利血平能使交感神经节后纤维末梢贮存递质去甲肾上腺素减少乃至耗竭，使发自中枢的兴奋传导受阻，失去收缩血管、兴奋心肌的作用，使血压下降，两者降压有协同作用。氢氯噻嗪和氨苯蝶啶为利尿药，减少水钠潴留，降低血容量，同时由于排钠作用，使血管对血管紧张素Ⅱ的反应性减弱，可见利尿药配合基础降压药起到协同作用，减少剂量，减轻不良反应。氯氮卓有镇静、抗焦虑作用，也可使肌肉松弛，通过改善高血压患者的症状和稳定情绪起到辅助降压作用。适用于轻度、中度高血压，对重度高血压可配合其他降压药同时使用。

（2）不良反应　可见恶心、乏力、头胀、鼻塞、嗜睡。

（3）注意事项　胃及十二指肠溃疡患者慎用。

（4）用法与用量　口服，1 片，qd，血压稳定后可逐渐递减剂量，一般每周服 2~3 次维持。

（5）制剂片剂　每片含硫酸双肼屈嗪、氢氯噻嗪、氨苯蝶啶、利血平、氯氮卓 3mg。

3. 降压灵

别名：萝芙木全碱，Raupina，Rauwolfia。

（1）药理作用与应用　用国产夹竹桃科植物萝芙木根中提取的总生物碱。主要成分为利血平，其降压作用与利血平相似，但较弱而温和，其镇静作用也较弱。适用于早期轻度高血压，特别适用于因副作用较大而不能耐受利血平的患者。对高血压患者的头痛、头晕、耳鸣、心悸等症状有一定改善。

（2）不良反应　同利血平，但较少、较轻。

（3）注意事项　60 岁以上妇女长期服用降压灵有致乳癌的可能，故绝经期以后妇女宜慎用。

（4）用法与用量　口服，4～8mg，tid。血压稳定后改为4mg，tid。

第八节　脑血管病常用中成药

一、心脑康胶囊

（一）主要成分

丹参、赤芍、制何首乌、葛根、川芎、红花、泽泻、牛膝、地龙、郁金、远志等。

（二）功能主治

活血化瘀，通窍止痛。现代用于治疗冠心病、心绞痛及脑动脉硬化。

（三）用法用量

口服，每次4粒，每日3次。

（四）注意事项

忌服藜芦；服药期间不宜饮酒和食用辛辣之品；出血症忌用。

二、山玫胶囊

（一）主要成分

山楂叶、刺玫果。

（二）功能主治

益气化瘀。用于治疗气滞血瘀型冠心病、脑动脉硬化，伴有胸痛、痛有定处、胸闷憋气、眩晕心悸、气短乏力、舌质紫暗等。

（三）用法用量

口服，每次3粒，每日3次，或遵医嘱。

（四）注意事项

孕妇慎服。忌食辛辣食品，戒烟、戒酒。

三、康尔心胶囊

（一）主要成分
人参、丹参。

（二）功能主治
益气活血，滋阴补肾。现代用于治疗冠心病、脑血栓、高血压、高脂血症、神经官能症、缺血性中风、更年期综合征、神经衰弱、糖尿病等。

（三）用法用量
口服，每次 4 粒，每日 3 次。

（四）注意事项
忌食辛辣食品，戒烟、戒酒。

四、溶栓胶囊

（一）主要成分
地龙。

（二）功能主治
清热定惊，活血通络。用于治疗中风、半身不遂、肢体麻木。现代用于治疗高血压。

（三）用法用量
口服，饭前半小时服用，每次 2~3 粒，每日 3 次，或遵医嘱。

（四）注意事项
有出血倾向者慎用。

五、脑脉泰胶囊

（一）主要成分
红参、三七、当归等。

（二）功能主治

益气活血，熄风豁痰。用于治疗缺血性中风（脑梗死）恢复期属于气虚血瘀证、风痰瘀血闭阻脉络证者，伴有半身不遂、口舌歪斜、舌强言謇或不语、头晕目眩、偏身麻木、面色苍白、气短乏力、口角流涎等。

（三）用法用量

口服，每次 2 粒，每日 3 次。

（四）注意事项

（1）忌厚腻肥甘之品。

（2）伴有感冒发热、目赤、咽痛等慎用。

六、脑安胶囊

（一）主要成分

川芎、当归、红花、人参、冰片。

（二）功能主治

活血化瘀，益气通络。用于治疗气虚血瘀型之脑血栓形成急性期、恢复期，伴有急性发病、半身不遂、口舌歪斜、舌强语謇、偏身麻木、偏头痛、气短乏力、口角流涎、手足肿胀等。

（三）用法用量

口服，每次 2 粒，每日 2 次，疗程 4 周，或遵医嘱。

（四）注意事项

出血性中风慎用。忌食辛辣食品，戒烟、戒酒。

七、醒脑再造胶囊

（一）主要成分

石菖蒲、胆南星、冰片、石决明、地龙、天麻、细辛、红参、黄芪等。

（二）功能主治

化痰醒脑，祛风活络。用于治疗神志不清、语言謇涩、口角流涎、肾虚痿痹、筋骨酸痛、手足拘挛、半身不遂。现代用于治疗脑血栓形成的恢复期后遗症。

（三）用法用量

口服，每次4粒，每日3次，早、中、晚饭后半小时各服4粒，或遵医嘱。预防量为每日早、晚饭后半小时各服2粒。

（四）注意事项

孕妇忌服。忌食辛辣食品，戒烟、戒酒。

八、丹芪偏瘫胶囊

（一）主要成分

黄芪、丹参、川芎、远志、石菖蒲、人工牛黄等。

（二）功能主治

益气活血。用于治疗气虚血瘀型缺血性中风病（脑梗死）恢复期，伴有半身不遂、偏身麻木、口舌歪斜、语言謇涩等。

（三）用法用量

口服，每次4粒，每日3次，4周为1个疗程。

（四）注意事项

忌食辛辣食品，戒烟、戒酒。

九、醒脑再造胶囊

（一）主要成分

石菖蒲、胆南星、冰片、石决明、地龙、天麻、细辛、红参、黄芪等。

（二）功能主治

化痰醒脑，祛风活络。用于治疗神志不清、语言謇涩、口角流涩、肾虚痿痹、筋骨酸痛、手足拘挛、半身不遂。现代用于治疗脑血栓形成的恢复期后遗症。

（三）用法用量

口服，每次4粒，每日3次，早、中、晚饭后半小时各服4粒，或遵医嘱。预防量为每日早、晚饭后半小时各服2粒。

（四）注意事项

孕妇忌服。忌食辛辣食品，戒烟、戒酒。

十、丹芪偏瘫胶囊

（一）主要成分

黄芪、丹参、川芎、远志、石菖蒲、人工牛黄等。

（二）功能主治

益气活血。用于治疗气虚血瘀型缺血性中风病（脑梗死）恢复期，伴有半身不遂、偏身麻木、口舌歪斜、语言謇涩等。

（三）用法用量

口服，每次4粒，每日3次，4周为1个疗程。

（四）注意事项

忌食辛辣食品，戒烟、戒酒。

十一、强力天麻杜仲胶囊

（一）主要成分

天麻、杜仲（盐制）、制首乌、附子（制）、羌活、当归、生地黄、玄参、川牛膝。

（二）功能主治

散风活血，舒筋止痛。用于治疗中风引起的筋脉掣痛、肢体麻木、行走不便、腰腿酸痛、头痛头昏等。

（三）用法用量

口服，每次2~3粒，每日2次。

（四）注意事项

忌食辛辣食品，戒烟、戒酒。

十二、培元通脑胶囊

（一）主要成分

制首乌、熟地黄、龟甲、鹿茸、水蛭、全蝎、地龙等。

（二）功能主治

益肾填精，熄风通络。用于治疗缺血性中风病恢复期及后遗症，伴有半身不遂、口舌歪斜、语言不清、偏身麻木、眩晕耳鸣、腰膝酸软。

（三）用法用量

口服，每次3粒，每日3次。

（四）注意事项

（1）个别患者服药后出现恶心，一般不影响继续服药。

（2）临床试验中，发现1例患者用药期间出现嗜睡、乏力，未停药继续服药症状自行缓解。

（3）孕妇禁用，产妇慎用。

（4）忌辛辣、油腻，禁烟、酒。

十三、月见草油软胶囊

（一）主要成分

含γ-亚麻酸和亚油酸等人体必需的不饱和脂肪酸。

（二）功能主治

本品具有抑制血栓形成作用。现代用于治疗高血脂，预防血栓形成，延缓衰老等。

（三）用法用量

口服，每次2~3粒，每日3次，或遵医嘱。

（四）注意事项

忌食辛辣食品，戒烟、戒酒。

十四、强力脑必康胶囊

（一）主要成分

丹参。

（二）功能主治

活血化瘀，安神宁心。现代用于治疗头痛、眩晕、神经衰弱，以及冠心病、心绞痛。

（三）用法用量

口服，每次2粒，每日2次。

（四）注意事项

忌食辛辣食品，戒烟、戒酒。

十五、安神补心胶囊

（一）主要成分

丹参、五味子、石菖蒲等。

（二）功能主治

益气滋阴，养血安神。用于治疗心悸、失眠、头晕、耳鸣。

（三）用法用量

口服，每次4粒，每日3次。

（四）注意事项

儿童、孕妇慎用。忌食辛辣食品，戒烟、戒酒。

十六、乌灵胶囊

（一）主要成分

乌灵菌粉。

（二）功能主治

补肾健脑，养心安神。用于治疗心肾不交所致的神经衰弱，伴有失眠、健忘、神疲乏力、腰膝酸软等。

（三）用法用量

口服，每次 3 粒，每日 3 次，或遵医嘱。20 天为 1 个疗程。

（四）注意事项

忌饮用咖啡和茶叶，戒烟、戒酒。

十七、睡安胶囊

（一）主要成分

酸枣仁（炒）、五味子、远志、首乌藤、丹参、石菖蒲、知母、茯苓、甘草。

（二）功能主治

养心安神，清心除烦。用于治疗心烦不寐、怔忡惊悸、梦多易醒或安神怔忡惊悸、梦多易醒或久卧不眠。

（三）用法用量

口服，每次 3 粒，每日 3 次。

（四）注意事项

（1）本品宜餐后服。

（2）服用本品 1 周后症状未见改善或加重者，应到医院就诊。

（3）药品性状发生改变时禁止服用。

（4）儿童必须在成人监护下使用。

（5）请将此药品放在儿童不能接触到的地方。

（6）如正在服用其他药品，使用本品前请咨询医师或药师。

十八、神衰康胶囊

（一）主要成分

倒卵叶五加。

（二）功能主治

扶正固本，益智安神，补肾健脾。用于治疗脾肾阳虚所致的腰膝酸软、体虚乏力、失眠、多梦、食欲不振等。

（三）用法用量

口服，每次5粒，每日2次。

（四）注意事项

（1）本品宜餐后服用。

（2）服本药1周以后，症状未见改善或症状加重者，应立即停药并去医院就诊。

（3）药品性状发生改变时禁止服用。

（4）儿童必须在成人的监护下使用。

（5）请将此药品放在儿童不能接触到的地方。

（6）如果正在服用其他药品，使用本品前请咨询医师或药师。

十九、参茯胶囊

（一）主要成分

全中华鳖粉、人参、生地黄、茯苓。

（二）功能主治

健脾滋肾，益气养阴。用于治疗心脾两虚、肝肾阴虚所致食少倦怠、心烦气短、失眠健忘、头晕眼花、自汗盗汗等。

（三）用法用量

口服，每次2~3粒，每日2次。

（四）注意事项

忌食辛辣食品，戒烟、戒酒。

二十、灵芝胶囊

（一）主要成分

灵芝浸膏。

（二）功能主治

宁心安神，健脾和胃。用于治疗失眠健忘、身体虚弱、神经衰弱等。

（三）用法用量

口服，每次2粒，每日3次。

（四）注意事项

忌食辛辣食品，戒烟、戒酒。

二十一、血栓心脉宁

（一）主要成分

川芎、丹参、毛冬青、麝香、牛黄、水蛭、蟾酥、冰片、槐米花、人参茎叶皂甙。

（二）功能主治

活血化瘀，通经活络。用于治疗各类中风，头晕、头胀、肢体麻木、运动失灵、口眼歪斜、语言障碍、吞咽困难、视力改变、听觉改变、记忆力障碍、睡眠不佳等，以及治疗胸痹。现代用于治疗心绞痛、冠心病、心肌炎、心肌供血不全、脉管炎、高脂血症、糖尿病。

（三）用法用量

口服，饭后服用，每次4粒，每日3次。20天为1个疗程。

（四）注意事项

孕妇忌服。忌食辛辣食品，戒烟、戒酒。

二十二、强力脑心康

（一）主要成分

丹参提取物。

（二）功能主治

改善循环，活血化瘀，安神宁心。现代用于治疗头痛、眩晕，以及神经衰弱、心力衰竭、冠心病、心绞痛。

（三）用法用量

口服，每次2粒，每日2次。

（四）注意事项

忌食辛辣食品，戒烟、戒酒。

二十三、灯盏花素片

（一）主要成分

灯盏花素。

（二）功能主治

活血化瘀，通络止痛。现代用于治疗中风后遗症、冠心病、心绞痛。

（三）用法用量

口服，每次1片，每日3次。

（四）注意事项

（1）孕妇忌服。

（2）不宜用于脑出血急性期或有出血倾向患者。

（3）个别有皮疹、乏力、口干等，但不影响治疗。

二十四、心可舒片

（一）主要成分

丹参、葛根、三七、木香、山楂。

（二）功能主治

活血化瘀，行气止痛。用于治疗气滞血瘀型冠心病引起的胸闷、心绞痛，高血压所致的头晕、头痛、颈项疼痛以及心律失常、高脂血症等。

（三）用法用量

口服，每次4片，每日3次，或遵医嘱。

（四）注意事项

孕妇慎用。

二十五、紫丹活血片

（一）主要成分

三七总皂苷、紫丹参。

（二）功能主治

活血化瘀，理气止痛。用于治疗气滞血瘀现代用于治疗冠心病、心绞痛、脑动脉硬化。

（三）用法用量

口服，每次 100 毫克，每日 3 次，或遵医嘱。

（四）注意事项

孕妇忌用。忌食辛辣食品，戒烟、戒酒。

二十六、血塞通片

（一）主要成分

三七总皂甙。

（二）功能主治

活血化瘀，通脉活络；抑制血小板聚集和增加脑血流量。用于治疗脑络瘀阻、中风偏瘫、心脉瘀阻、胸痹心痛。现代用于治疗脑血管病后遗症、冠心病、心绞痛。

（三）用法用量

口服，每次 50～100 毫克，每日 3 次。

（四）注意事项

孕妇慎用。忌食辛辣食品，戒烟、戒酒。

二十七、天保宁

（一）主要成分

银杏黄酮甙、萜类内酯。

（二）功能主治

活血化瘀通脉。用于治疗心绞痛、胸闷、气短；脑循环不全引起的神经、精神障碍，如头痛、眩晕、老年性痴呆、认知记忆功能衰退及中风的防治等。

（三）用法用量

口服，每日3次，每次1~2片（粒），或遵医嘱。

（四）注意事项

忌食辛辣食品，戒烟、戒酒。

二十八、心神宁片

（一）主要成分

酸枣仁、远志、茯苓、栀子等。

（二）功能主治

镇静安神，抗惊利尿。用于治疗心神不宁、惊悸健忘、失眠多梦、热病烦躁、乏力等。

（三）用法用量

口服，每次6片，每日3次，温开水送服，2周为1个疗程。

（四）注意事项

忌食辛辣食品，戒烟、戒酒。

二十九、脑得生片

（一）主要成分

三七、川芎、红花、葛根、山楂（去核）。

（二）功能主治

活血化瘀，疏通经络，醒脑开窍。现代用于治疗脑动脉硬化、缺血性脑中风及脑出血后遗症等。

（三）用法用量

口服，每次6片，每日3次。

（四）注意事项

忌食辛辣食品，戒烟、戒酒。

三十、冰蛹通脉含片

（一）主要成分

葛根、冰片。

（二）功能主治

活血通脉，化浊。现代用于治疗脑动脉硬化、高脂血症，缓解脑供血不足所致头晕、头痛、健忘等。

（三）用法用量

舌下含服，每次1片，每日3次，或遵医嘱。

（四）注意事项

请在医师指导下使用。孕妇及有明显出血倾向者禁用。

三十一、银杏叶片

（一）主要成分

银杏叶。

（二）功能主治

活血化瘀，通脉舒络。现代用于治疗动脉硬化及原发性高血压所致的冠状动脉供血不全、心绞痛、心肌梗死、脑血管痉挛，以及动脉血管供应不良所引起的疾患。

（三）用法用量

口服，每次 1 片，每日 3 次，或遵医嘱。

（四）注意事项

孕妇及心力衰竭者慎用。忌食辛辣食品，戒烟、戒酒。

三十二、银杏天宝

（一）主要成分

银杏叶。

（二）功能主治

活血化瘀，益气固阳。现代用于治疗缺血性脑血管病，急慢性脑梗死，脑外伤所致的血管性痴呆、记忆力减退、中枢性面瘫、失语、偏瘫、缺血性心血管病，冠心病、心绞痛、心肌梗死、高脂血症，以及末梢循环障碍、手足麻痹冰冷、四肢酸痛。眼部血液循环障碍及神经障碍，糖尿病引起的视网膜病变及神经障碍、视力模糊、慢性青光眼、老年黄斑变性。耳部血液循环障碍及神经障碍，耳鸣、头晕、听力减退、耳迷路症。

（三）用法用量

口服，每次 1 片，每日 3 次，或遵医嘱。

（四）注意事项

忌食辛辣食品，戒烟、戒酒。

三十三、解郁安神颗粒

（一）主要成分

柴胡、郁金、栀子（炒）、龙齿、胆南星、茯苓、石菖蒲、远志（制）、百合、酸枣仁（炒）、浮小麦、甘草（炙）等。

（二）功能主治

舒肝解郁，安神定志。用于治疗情志不舒、肝郁气滞等。现代用于治疗更年期症候群、神经官能症等，以及精神刺激所致的心烦、焦虑、失眠。

（三）用法用量

温开水冲服，每次1袋，每日2次。

（四）注意事项

忌食辛辣食品，戒烟、戒酒。

三十四、养血清脑颗粒

（一）主要成分

当归、川芎、白芍、细辛等。

（二）功能主治

养血平肝，活血通络。用于治疗血虚肝亢所致的头痛、眩晕眼花、心烦易怒、失眠多梦等。

（三）用法用量

温开水冲服，每次1袋，每日3次。

（四）注意事项

本品有轻度降压作用，低血压者慎用，孕妇忌服。偶见用药后恶心，一般不影响继续用药，可以自行消失。

三十五、血府逐瘀口服液

（一）主要成分

桃仁、红花、生地黄、赤芍、川芎、当归、牛膝、枳壳、桔梗、柴胡、甘草等。

（二）功能主治

活血化瘀，行气止痛。用于治疗瘀血内阻、头痛或胸痛、内热憋闷、失眠多梦、心悸怔忡、急躁易怒等。

（三）用法用量

口服，每次10ml，每日3次。急重症，每次20ml，每日3次，或遵医嘱。

（四）注意事项

忌食生冷。久贮可能产生少量沉淀，可摇匀服用，不影响疗效。孕妇忌服，或遵医嘱。

三十六、愈风宁心滴丸

（一）主要成分

葛根。

（二）功能主治

解痉止痛，增强脑及冠状动脉血流量。现代用于治疗冠心病、心绞痛，以及高血压、头晕、头痛、颈项疼痛、神经性头痛、早期突发性耳聋等。

（三）用法用量

口服，每次12粒，每日3次。

（四）注意事项

忌食辛辣食品，戒烟、戒酒。

三十七、华佗再造丸

（一）主要成分

川芎、吴茱萸、冰片等。

（二）功能主治

活血化瘀，化痰通络，行气止痛。用于治疗瘀血或痰湿闭阻经络之中风瘫痪、拘挛麻木、口眼歪斜、言语不清。

（三）用法用量

口服，每次4~8g，每日2~3次；重症，每次8~16g，或遵医嘱。常用量：每次8g（48~50粒），早、晚各服1次。连服10天，停药1天，30天为1个疗程，可以连服3个疗程。预防量与维持量：每次 4g，早、晚各服 1 次。

（四）注意事项

（1）孕妇忌服。

（2）服药期间如有燥热感，可用白菊花蜜糖水送服，或减半服用，必要时暂停服用 1~2 天。

三十八、长龙通注射液

（一）主要成分

人参皂甙。

（二）功能主治

活血化瘀，通脉活络。现代用于治疗脑血管疾病后遗症、脑血栓、脑栓塞，以及视网膜中央静脉阻塞、前房积血等。

（三）用法用量

静脉滴注，每次 10~20ml，并加入 10% 葡萄糖注射液（或 0.9% 氯化钠注射液）250~500ml 中，每日 1 次，缓缓滴注。15 天为 1 个疗程，停药 3 天后，可以进行第 2 个疗程，2 个疗程共 30 天。

（四）注意事项

脑出血患者禁用。

三十九、疏血通注射液

（一）主要成分

水蛭、地龙。

（二）功能主治

活血化瘀，通经活络。用于治疗瘀血阻络所致的缺血性中风病急性期，伴有半身不遂、口舌歪斜、语言謇涩。

（三）用法用量

静脉滴注，每日 6ml，加于 5% 葡萄糖注射液（或 0.9% 氯化钠注射液）250～500ml 中，缓慢滴入。

（四）注意事项

（1）有过敏史及过敏性疾病史者禁用。

（2）孕妇禁用。

（3）无瘀血症者禁用。

（4）有出血倾向者禁用。

（5）对本品过敏者禁用。

四十、复方羊角胶囊

（一）主要成分

青羊角、川芎、白芷等。

（二）功能主治

平肝息风，活血止痛。用于治疗肝旺风盛、血瘀络阻引起的偏正头痛、血管性头痛、紧张性头痛，也可用于神经痛。

（三）用法用量

口服，每次 1.25 克，每日 2～3 次。

（四）注意事项

孕妇禁用。忌食辛辣食品，戒烟、戒酒。

四十一、镇脑子胶囊

（一）主要成分

川芎、藁本、细辛、天麻、水牛角、丹参等。

（二）功能主治

熄风通络。用于治疗内伤头痛，伴有恶心、呕吐、视物不清、肢体麻木、头晕、耳鸣等。现代用于治疗高血压、动脉硬化、血管神经性头痛。

（三）用法用量

口服，每次 4～5 粒，每日 3 次。

（四）注意事项

外感头痛者忌用。忌食辛辣食品，戒烟、戒酒。

四十二、天舒胶囊

（一）主要成分

川芎、天麻。

（二）功能主治

活血平肝，通络止痛。用于治疗瘀血阻络或肝阳上亢所致的头痛胁痛、失眠烦躁、舌质暗或有瘀斑，以及血管神经性头痛。

（三）用法用量

饭后口服，每次4粒，每日3次，或遵医嘱。

（四）注意事项

偶见胃部不适、头胀和妇女月经量过多。孕妇禁用。

四十三、天麻头风灵胶囊

（一）主要成分

天麻、当归、钩藤、生地黄、玄参、川芎、野菊花、杜仲、牛膝、槲寄生。

（二）功能主治

滋阴潜阳，祛风，强筋骨。用于治疗头痛、手足麻木、慢性腰腿痛。

（三）用法用量

口服，每次4粒，每日2次。

（四）注意事项

（1）忌食辛辣刺激性食物。不宜在服药期间同时服用温补性中成药。

（2）外感风寒头痛者慎用。心脏病、肝病、糖尿病、肾病等慢性病严重者应在医师指导下服用。

（3）严格按用法用量服用，小儿、年老体弱患者，应在医师指导下服用。

（4）服药3天后症状未改善，或出现其他严重症状时，应到医院就诊。

（5）对本品过敏者禁用，过敏体质者慎用。

（6）药品性状发生改变时禁止服用。

（7）儿童必须在成人监护下使用。孕妇忌服。

（8）请将此药放在儿童不能接触到的地方。

（9）如果正在服用其他药品，使用本品前请咨询医师或药师。

四十四、脑立清胶囊

（一）主要成分

磁石、冰片、牛膝、珍珠母、神曲、薄荷脑、代赭石、半夏（制）、猪胆汁。

（二）功能主治

平肝潜阳，醒脑安神。用于治疗肝胆上亢引起的头晕目眩、耳鸣口苦、心烦难寐。现代用于治疗高血压等。

（三）用法用量

口服，每次3粒，每日2次。

（四）注意事项

对本品有过敏史者慎用。本品可能引起过敏性药疹。孕妇及体弱虚寒者忌用。

四十五、全天麻胶囊

（一）主要成分

野生天麻。

（二）功能主治

平肝，潜阳，散风止痉。用于治疗头痛、眩晕、肢体麻木、癫痫抽搐。

（三）用法用量

口服，每次 2～6 粒，每日 3 次。

（四）注意事项

忌食辛辣食品；戒烟、戒酒。

四十六、抗脑衰胶囊

（一）主要成分

人参、制何首乌、党参、黄芪、熟地黄、山药、丹参、枸杞子、白芍、远志、茯苓、石菖蒲、葛根、酸枣仁、麦门冬、龙骨（粉）、香附、菊花、黄芩等。

（二）功能主治

补肾填精，益气养血，强身健脑。用于治疗因肾精不足，肝气血亏所引起的精神疲惫、失眠多梦、头晕目眩、体乏无力、记忆力减退。

（三）用法用量

口服，饭前服用，每次 5～6 粒，每日 3 次，儿童用量请遵医嘱。

（四）注意事项

（1）孕妇、哺乳期妇女禁用。

（2）忌辛辣、生冷、油腻食物。

（3）感冒发热患者不宜服用。高血压、心脏病、肝病、糖尿病、肾病等慢性病患者应在医师指导下服用。

（4）本品不能长期或反复服用，服药 2 周症状无缓解，应去医院就诊。

（5）严格按用量服用，儿童应在医师指导下服用。

（6）对本品过敏者禁用，过敏体质者禁用。

（7）药品形状发生改变时禁止服用。

（8）儿童必须在成人监护下使用。

（9）请将此药品放在儿童不能接触到的地方。

（10）如正在服用其他药品，使用本品前请咨询医师或药师。

四十七、川芎素片

（一）主要成分

阿魏酸钠。

（二）功能主治

活血化瘀，通络。现代用于治疗偏头痛、血管性头痛，以及冠心病、脑血管病、脉管炎、白细胞和血小板减少症。

（三）用法用量

口服，每日 3 次，每次 1~2 片，1 个月为 1 个疗程。

（四）注意事项

有出血倾向者慎用，或遵医嘱。

四十八、强力定眩片

（一）主要成分

天麻、杜仲、野菊花、川芎等。

（二）功能主治

定眩，降脂，降压。现代用于治疗高血压、动脉硬化、高脂血症，以及上述诸病引起的头痛、头晕目眩、耳鸣、失眠等。

（三）用法用量

口服，每次 4~6 片，每日 3 次。

（四）注意事项

高血压危象患者应慎服或遵医嘱。忌食辛辣食品，戒烟、戒酒。

四十九、晕复静片

（一）主要成分

制马钱子、珍珠、九里香、僵蚕（炒）等。

（二）功能主治

化痰熄风，止眩。用于治疗痰浊中阻，清阳不升引起的头晕目眩、耳胀耳鸣、胸闷、恶心、视物昏旋。现代用于治疗梅尼埃病，以及晕船、晕车等外周性眩晕。

（三）用法用量

口服，饭后服用，每次 1～3 片，每日 3 次，或遵医嘱。晕车船患者于开车、开船前半小时服用。

（四）注意事项

（1）本品含有制马钱子，不宜过量服用。

（2）本品服用 7 天为 1 个疗程，可连续服用 1～2 个疗程。

（3）服药期间个别患者偶有胃部不适等症状，不影响继续服药。

（4）个别患者服药期间精力过旺，夜间有失眠现象，为暂时性症状，服用安定即可消除。

（5）孕妇及心动过速者禁用。

五十、眩晕宁片

（一）主要成分

泽泻、白术、茯苓、陈皮、半夏（制）、女贞子、墨旱莲、菊花、牛膝、甘草。

（二）功能主治

健脾利湿，滋肾平肝。用于痰湿中阻、肝肾不足引起的头晕等。

（三）用法用量

口服，每次 4~6 片，每日 3~4 次。

（四）注意事项

忌食辛辣食品，戒烟、戒酒。

五十一、通天口服液

（一）主要成分

川芎、白芷、细辛、羌活、薄荷、天麻等。

（二）功能主治

活血化瘀，祛风止痛。用于治疗瘀血阻滞、风扰清空所致的偏头痛发作期。伴有头部胀痛或刺痛，痛有定处，反复发作，头晕目眩或恶心呕吐，恶风或遇风加重。

（三）用法用量

口服，第 1 天服法：分即刻、服药 1 小时后、2 小时后、4 小时后各服 10ml，以后每 6 小时服 10ml。第 2 天、第 3 天服法：每次 10ml，每日 3 次。3 天为 1 个疗程，或遵医嘱。

（四）注意事项

忌食辛辣食品，戒烟、戒酒。

五十二、正天丸

（一）主要成分

川芎、当归、红花、细辛、防风、独活、附子等。

（二）功能主治

疏风活血，养血平肝，通络止痛。用于外感风邪、瘀血阻络、血虚失养、肝阳上亢引起的多种头痛。现代用于治疗神经性头痛、颈椎病性头痛、经前头痛。

（三）用法用量

口服，饭后服用，每次 6 克，每日 2~3 次，15 天为 1 个疗程。

（四）注意事项

孕妇忌用。忌食辛辣食品，戒烟、戒酒。

五十三、脑立清丸

（一）主要成分

磁石、赭石、珍珠母、清半夏、神曲（炒）、牛膝、薄荷脑、冰片。

（二）功能主治

平肝潜阳，醒脑安神。用于治疗头晕目眩、耳鸣口苦、心烦难寐。

（三）用法用量

口服，每次10粒，每日2次。

（四）注意事项

（1）孕妇忌服。

（2）体弱虚寒者不宜服，其表现为气短乏力、倦怠食少、面色苍白、大便稀溏。

（3）有肝脏疾病、肾脏疾病者应在医师指导下服用。

（4）按照用法用量服用，长期服用应向医师咨询。

（5）药品性状发生改变时禁止服用。

（6）儿童必须在成人的监护下使用。

（7）请将此药品放在儿童不能接触到的地方。

（8）如正在服用其他药品，使用本品前请咨询医师或药师。

第十章　脑血管病的护理与中医养生

第一节　脑血管病的护理

　　说到神经系统疾病，人们往往联想起精神病。其实，神经系统疾病与精神病不一样。前者是神经系统器质性病变引起的，而后者常是功能性疾病。在日常生活中，我们经常遇到头痛、晕厥、偏瘫、痴呆、昏迷等症状和急性脑血管病、癫痫、帕金森氏病等疾病，这些都是神经系统的常见症状和疾病。下面我们将主要介绍这些症状、疾病与护理。

一、神经系统疾病的常见症状与家庭护理

（一）头痛

　　头痛是一种常见的症状，许多疾病都会引起头痛，这是为什么呢？头颅中的哪些结构受累时可以感到疼痛？原来，大脑虽然主宰着全身的各种机能，但它本身并没有感觉，颅内外血管及脑膜在头痛中扮演着重要的角色。当各种原因使它们受到牵拉、移位时，患者就会感到头痛。此外，头皮与面部结构对疼痛刺激也很敏感。

　　在引起头痛的许多原因中，颅内压增高是最危险的原因，如不及时发现、治疗，会引起严重的后果。引起颅内压增高的疾病主要有颅内肿瘤、颅脑外伤、颅内感染、各种脑血管病、脑寄生虫等。这种头痛剧烈难忍，而且常伴有呕吐。咳嗽、用力大便可使头痛加重。

　　偏头痛是日常生活中较常见的一种头痛。患者常主诉一侧或双侧头部搏动性跳痛，可伴有呕吐，任何外界刺激都会使头痛加重。

2～3h 后头痛会自行消失。这种头痛的诱因包括强烈的情绪刺激、月经来潮、食用某些食物和饮料，如奶酪、巧克力和酒等。

此外，精神紧张，头、颈、肩胛带姿势不良等可使头皮与颈部肌肉持久地收缩，引起紧张性头痛。面部疾病如副鼻窦炎等可使颜面及头部血管充血、扩张而引起头痛。

护理要点：

1. 大部分头痛仅是疲劳、紧张过度的一种表现，但有的头痛背后隐藏着严重的疾病，所以不可掉以轻心。有了头痛应该去医院检查。

2. 引起头痛的原因很多。在未去医院检查前，不要自行乱用止痛药。以免掩盖病情，影响诊断和治疗。

3. 针对病因进行治疗护理。经医院检查，若头痛仅由于疲劳紧张过度引起，除遵医嘱适当服用止痛剂与镇静剂外，应特别注意休息。如为偏头痛，可在医师的指导下服用去痛片、麦角胺咖啡因、苯噻啶、卡马西平等；如头痛由于其他疾病继发而来，则应积极治疗原发病。

（二）晕厥

晕厥是一种短暂的意识丧失。它可以毫无预兆性地发生，也可以有全身不适、心慌、面色苍白、出冷汗等先兆症状。发作一般几分钟后即自行恢复，不会遗留什么症状。所以发作时常常来不及找医生看病，而事后检查又查不出什么异常。判断患者是否晕厥最主要的是看患者犯病的时候有无意识丧失。

晕厥的原因很多，有的由心脏疾病如心律失常、病态窦房结综合征等引起；有的由脑部疾病如严重的动脉硬化、脑室系统肿瘤等引起。但大多数晕厥是在精神受到刺激时，植物神经功能紊乱，心、血管功能受到抑制，使血压下降、心跳变慢引起的。医学上将此类型晕厥称反射性晕厥。它的直接原因可以是精神紧张、恐惧、注射或各种穿刺术、疲劳、饥饿、体位突然改变、剧烈咳嗽等。此外，在颈部颈动脉壁上有一个叫动脉窦的结构，它对血液循环有一定的调节作用。当它受到刺激时，可造成血压下降、心跳变慢，也能引起晕厥。有的人颈动脉窦过敏，稍受刺激也会晕厥。

护理要点：

1. 晕厥仅是一种症状，原因较多。所以，有晕厥表现的患者应到医院做详细检查。

2. 晕厥的防治。根据病因不同，分别如下：

（1）应尽量避免各种诱因，如精神刺激、疲劳、长时间站立等。出现先兆症状时，应立即平卧，以免晕厥发生。

（2）晕厥发作时，应注意保护患者，扶患者平卧，防止跌伤等意外发生。发作后患者要适当休息，以减少不适感觉。

（3）体位性低血压的患者，应避免长期卧床和突然的体位变动，可适当参加体育锻炼，如散步、打太极拳等。

（4）颈动脉窦过敏的患者，应避免突然转头或衣领过高、过紧；同伴或家人之间开玩笑时，不要掐脖子，以免发生意外。

（5）因心脏或脑部疾病引起的晕厥，应积极配合医生治疗原发病。

（三）偏瘫

偏瘫俗称"半身不遂"，指一侧上下肢运动功能丧失。大多是对侧大脑半球疾患所致。常见于中风、颅脑损伤、脑瘤、脑脓肿等颅脑疾患。

偏瘫急性期时瘫痪肢体肌肉松弛，一般发病2~3周后肌肉紧张度逐渐增高，伸直和屈曲瘫痪肢体时，能感到瘫痪肢体发硬。

护理要点：

偏瘫患者的家庭护理，无论在疾病急性期还是恢复期都非常重要。家庭护理的目的是减轻患者痛苦，促进肢体功能恢复，防止肌肉萎缩、关节畸形。护理内容除一般的生活照顾外，帮助患者尽快恢复瘫肢功能最为重要。

1. 病情稳定24h后，家人即可给患者按摩、活动瘫肢的各关节，以促进血液循环，刺激本体感受器，引起反射活动，防止肌肉、韧带挛缩。

2. 让患者保持正确的卧床体位。仰卧位时可在后背垫一个枕头，使患肩略向前，上肢稍上抬，手掌略外旋。膝关节下再垫一枕头，使膝部稍抬高，足底以硬枕支托，使足底与床面成直角。向瘫痪侧卧位时，肩要保持向前的位置，上肢伸展，手掌向上；患侧膝关节略屈曲，两膝之间放一软枕，以减轻健康腿对患腿的压迫。

3. 疾病进入恢复期，家人即可按下列顺序帮助或协助患者训练瘫痪肢体。

（1）偏瘫肢体的被动运动首先使患者全身特别是准备接受训练的部位放松，家人帮助患者活动瘫肢的大小关节，如肩、肘、腕、髋、膝、踝、指趾关节等。每次 4～5min，每天 3～4 次。如果肢体远端有水肿，应做由远端（距心脏远的一端如手指足趾）向近端的肢体按摩，并注意抬高患肢的远端，以利于水肿的消退。

（2）偏瘫肢体主动运动　当患侧的肌力已有恢复时，家人应积极鼓励患者做主动运动。暂不能下床的患者，可在床上练习肩关节外展及向前、向后运动，屈曲和伸展肘关节、腕关节，握拳和伸掌动作；下肢坚持做外展和内旋运动，屈伸膝关节，活动足趾关节。每次做 10min，每日 2 次，逐渐达到上抬患肢，为站立和行走创造必要条件。锻炼站立时，最初在家人的帮助下进行，逐渐过度到自己扶持物体如床栏杆、墙壁站立，练习用患足持重。当患者能独立站立并保持体位平衡后，开始练习行走。最初亦需家人搀扶，行走时力求平稳，培养正确的步态，防止身体过于向健侧倾斜。

如果偏瘫难以恢复，应坚持自行被动运动，以及坐轮椅散步，在水中运动等，运动时注意姿势平衡，以期瘫肢功能得以恢复。

4. 要及时鼓励患者的每一点进步，注意倾听患者的诉说。使患者始终保持乐观的情绪与必胜的信心。

5. 患者锻炼时，家人应陪伴、保护患者，防止跌伤、骨折等意外发生。上肢瘫痪未恢复时，由于肌肉无力或僵硬，患者站立时易造成肩关节脱位或半脱位以及疼痛。这样，患者立位时应用吊带吊托起上臂。

（四）痴呆

痴呆是以严重的智能衰退为主要表现的疾病，即可能由于大脑器质性的损害引起，也可能由于大脑功能性的异常引起。儿童智能发育不全一般不属于痴呆，因为痴呆通常是指智能已相当成熟后，由于某种原因又逐渐衰退。

产生痴呆的疾病很多，有以痴呆作为突出症状的疾病。有伴有其他神经征象的痴呆综合征和具有痴呆征象的全身疾病。但痴呆的共同表现是：早期反应能力降低，对外界事物不能认真分析，容易疲劳。随着病情发展，出现记忆障碍，严重的记忆障碍造成定向紊乱，患者不能分辨方位与时间。病情进一步发展，可以出现思维能力障碍、性格改变与情感障碍。表现为言语杂乱无章、急躁易怒、谨小慎微、自私自利、哭笑无常。所有痴呆患者病情严重时可发展到完全丧失生活能力，终日不吃不喝，卧床不起，直到昏迷、衰竭，最后死亡。

大脑的许多疾病可以引起痴呆。有些疾病如颅内肿瘤、脑血管病、慢性硬膜下血肿等引起的痴呆可以进行治疗，通过有效地治疗可以终止痴呆的发展。

护理要点

1. 轻型的痴呆患者，仍然保持一定的工作能力和独立生活能力。不需要特别的照顾，只要家人经常提醒就可以了。还可经常帮助患者做智力练习，以及唠家常、看电视和力所能及的计算等。

2. 比较重的痴呆患者，记忆力不好，出门回不了家，见了熟人分不清，还可能出现行为异常。这时，出门需要人伴随，生活要有人照顾，情绪激动时要劝解、安慰患者，必要时可督促患者服用一些镇静药。对合并妄想、抑郁的患者要加强看护，防止自伤和伤人，并可在医生的指导下服用一些抗精神病的药物。

3. 晚期的痴呆患者不思饮食、卧床不起。此时，家庭护理特别重要。护理的目的是防止各种并发症，尽力维持患者生命功能。

（1）营养供给，要定时协助患者进食。对拒食的患者，要百般劝慰，实在不能主动进食的患者要下鼻饲管。食物要易于消化并富于营养，鼻饲液可为牛奶、米汤、肉汤等。每天 4～5 次，每次 200～350 毫升。

（2）注意与患者接触、亲近，特别是对还保存一定思想感情的患者，要在语言上多加鼓励和安慰，使其精神有所寄托。因为有一些痴呆患者，很容易受精神刺激，甚至在一次精神刺激后病情加重。

（3）防止呼吸道感染。季节变化时，家人要及时为患者加减衣服；保持室内温度不冷不热、空气流通；避免与感冒患者接触。一旦感冒，要立即治疗。

（4）防止褥疮（压力伤）。经常帮助患者翻身，及时清理患者的大、小便。另外，可经常给患者擦浴、按摩，对易受压的部位如骶部、髋关节等处，可垫软枕，以防过度受压。

（五）昏迷

昏迷是意识完全丧失的一种严重情况。患者对语言无反应，各种反射（如吞咽反射、角膜反射、瞳孔对光反射等）呈不同程度的丧失。

引起昏迷的原因有两个方面，一个是由于大脑病变引起的昏迷，这包括脑血管疾病（如脑出血、脑梗塞等）、脑外伤、脑肿瘤、脑炎、中毒性脑病等；另一个是由于全身疾患引起的昏迷，这包括酒精中毒、糖尿病酮症酸中毒、尿毒症、肝昏迷、一氧化碳中毒等。

日常生活中，我们经常遇到如下两种情况。一种是我们身边突然出现患者昏迷；另一种是患者因脑血管病或颅脑外伤等已昏迷一定时期，病情稳定后需回家中恢复和休养。做好这两种情况下昏迷患者的护理是家庭护理的重点。

护理要点：

1. 当我们身边突然出现疑似昏迷的患者时，鉴别患者是否昏迷最简单的办法是用棉芯轻触一下患者的角膜，正常人或癔症患者都会出现眨眼动作，而昏迷，特别是深昏迷患者毫无反应。当确定患者昏迷时，应尽快送患者到医院抢救。在护送患者去医院途中，要注意做好如下几点。

（1）要使患者平卧，头偏向一侧，以保持呼吸道通畅。

（2）患者有活动性假牙，应立即取出，以防误入气管。

（3）注意给患者保暖，防止受凉。

（4）密切观察病情变化，经常呼唤患者，以了解意识情况。对躁动不安的患者，要加强保护，防止意外损伤。

2. 对于长期昏迷的患者，做好如下护理非常重要。

（1）饮食护理。应给予患者高热量、易消化流质食物；不能吞咽者给予鼻饲。鼻饲食物可为牛奶、米汤、菜汤、肉汤和果汁水等。另外，也可将牛奶、鸡蛋、淀粉、菜汁等调配在一起，制成稀粥状的混合奶，鼻饲给患者。每次鼻饲量200~350毫升，每日4~5次。鼻饲时，应加强患者所用餐具的清洗、消毒。

（2）保持呼吸道通畅，防止感冒。长期昏迷的患者机体抵抗力较低，要注意给患者保暖，防止受凉、感冒。患者无论取何种卧位都要使其面部转向一侧，以利于呼吸道分泌物的引流；当患者有痰或口中有分泌物和呕吐物时，要及时吸出或抠出；每次翻身变换患者体位时，轻扣患者背部等，以防吸入性或坠积性肺炎的发生。

（3）预防褥疮。昏迷患者预防褥疮最根本的办法是定时翻身，一般每2~3h翻身一次。另外，还要及时更换潮湿的床单、被褥和衣服。现介绍1人翻身法（以置患者于左侧卧位为例）：第一步家属站于患者右侧，先使患者平卧，然后将患者双下肢屈起；第二步家属将左手臂放于患者腰下，右手臂置于患者大腿根下部，然后将患者抬起并移向右侧（家属侧），再将左手放在患者肩下部，右手放于腰下，抬起、移向右侧；第三步将患者头、颈、躯干同时转向左侧即左侧卧位；最后在患者背部、头部各放一枕头，以支持其翻身体位，并使患者舒适。

（4）预防烫伤。长期昏迷的患者末梢循环不好，冬季时手、脚越发冰凉。家人在给患者使用热水带等取暖时，一定要注意温度不可过高，一般低于摄氏50度，以免发生烫伤。

（5）防止便秘。长期卧床的患者容易便秘，为了防止便秘，每天可给患者吃一些香蕉及蜂蜜和含纤维素多的食物，每日早晚给患者按摩腹部。3天未大便者，应服用麻仁润肠丸或大黄苏打片等缓泻药，必要时可用开塞露帮助排便。

（6）防止泌尿系感染。患者如能自行排尿，要及时更换尿湿的衣服、床单、被褥。如患者需用导尿管帮助排尿，每次清理患者尿袋时要注意无菌操作，导尿管要定期更换。帮助患者翻身时，不可将尿袋抬至高于患者卧位水平，以免尿液返流造成泌尿系感染。

（7）防止坠床。躁动不安的患者应安装床挡，必要时使用保护带，防止患者坠床、摔伤。

（8）预防结膜、角膜炎。对眼睛不能闭合者，可给患者涂用抗生素眼膏并加盖湿纱布，以防结、角膜炎的发生。

（9）一般护理。每天早晚及饭后给患者用盐水清洗口腔，每周擦澡 1~2 次，每日清洗外阴一次，隔日洗脚一次等。

二、神经系统常见疾病的家庭护理

（一）急性脑血管疾病

急性脑血管疾病俗称中风，亦称脑卒中或脑血管意外。它是以突然昏倒、不省人事，伴发口眼歪斜、语言不利、半身不遂或无昏迷而突然出现半身不遂等症状的一类疾病。包括短暂性脑缺血发作、脑血栓、脑栓塞、脑出血、蛛网膜下腔出血等。这类疾病来势凶猛，病情变化迅速，致残率和死亡率均较高。但如能早期诊治与护理，对疾病的预后会起到良好作用。下面分别叙述这类疾病的特征。

1. 短暂性脑缺血发作（TIA）　　TIA 是指人脑某一局部一时性的血液供应不足。其症状与脑内相应受累的供血区有关。因此，本病亦可分为颈内动脉系统短暂性脑缺血发作和椎基底动脉系统短暂性脑缺血发作。前者表现主要为发作性一侧上肢或半身的活动不灵、言语障碍、半身麻木等；后者以眩晕和耳鸣最为常见，可伴有呕吐，亦可出现复视、吞咽困难、面部麻木等。症状持续数分钟至数小时，一般不超过 24h，常反复发作。

该病的病因主要与脑动脉硬化有关。TIA 发作虽然是短暂性的可以恢复的脑血管病，但它的发作说明颈内动脉系统或椎基底动脉系统的损害已达到难以代偿的程度而影响了脑血液供应。若不及时治疗，病变将进一步发展，以致脑血管梗塞。所以 TIA 是缺血性中风的先兆。如能在这个时期内及时采取适当的治疗措施，有可能推迟或防止持久性瘫痪的发生。

2. 脑血栓　脑血栓也称脑血栓形成，是缺血性脑血管疾病中常见的一种。病因主要为脑动脉硬化和脑动脉炎。临床症状一般在数小时至一两天内逐渐加重。颈内动脉系统的血栓形成主要表现为半身不遂、偏瘫、感觉障碍、言语障碍；椎动脉系统的血栓形成症状和短暂性脑缺血发作时的表现基本相似，只是症状持续而且比较重。

3. 脑栓塞　在医学上，我们把人体血液循环中出现的并且随血液流动的异物，如心脏瓣膜上脱落的赘生物、凝血块、动脉粥样硬化斑脱落的碎块、脂肪组织及气泡等称为栓子。当栓子堵塞脑血管，就会造成局部脑组织缺血、缺氧、软化、坏死，出现与脑血栓相同的临床症状，这就是脑栓塞。与脑血栓相比，脑栓塞起病更快，立即出现脑的局部症状，而且以起病当时最为严重，甚至可以昏迷。

脑梗塞是临床上经常使用的一个诊断，它泛指由于各种原因导致脑动脉血管闭塞或堵塞后出现的缺血性中风的表现，包括脑血栓和脑栓塞。也就是说脑梗塞是脑血栓和脑栓塞的总称。

4. 脑出血　脑出血也称脑溢血，是指脑实质内的血管破裂，血液溢出。脑出血后，血液在脑内形成脑血肿。由于血肿的占位及压迫，产生脑水肿和颅内压增高等表现。病因主要是高血压和动脉硬化，少数是动脉炎、脑血管畸形和动脉瘤破裂、脑瘤出血、血液病等。多在劳累、生气、情绪激动后突然发病。主要表现如下。

（1）局部症状：半身瘫痪、言语障碍、感觉障碍、眩晕、视力障碍等。

（2）全身症状：头痛、呕吐、嗜睡、昏迷等。由于出血部位和出血多少的不同，脑出血患者的表现也有轻有重。轻型者可能仅有局部症状，严重者可在数小时内死亡。

5. 蛛网膜下腔出血　蛛网膜下腔出血是指脑表面或脑底部血管破裂，血液直接进入蛛网膜下腔。病因主要是颅底先天性动脉瘤，其次是脑血管畸形。起病急骤，常在用力或情绪激动的情况下发病，多为青壮年。患者突然出现剧烈的全头痛和呕吐，颈项强直。轻者意识清楚，重者可以昏迷甚至突然呼吸停止而死亡。

护理要点：

脑血管病是人类患病率、致残率、死亡率最高的疾病之一，它的预防、早期发现与救护、恢复期护理是我们家庭护理的重点。

1. 脑血管病的预防　根据脑血管病的危险因素，我们建议如下预防措施。

（1）35 岁以上的人群应定期体检和化验，着重了解有无下列疾病如高血压、糖尿病、心脏病等，血脂情况，是否肥胖，吸烟、酗酒习惯等也应引起重视。

（2）有以上一项或多项异常者，应定期去看医生，接受医护人员的健康指导。

（3）高血压是引起脑血管病最危险的因素，对于已确诊高血压病的患者［收缩压≥21 千帕（160 毫米汞柱）、舒张压≥12.6 千帕（95 毫米汞柱）］，应在医生的指导下进行规范的治疗，按时服药，定期复查。避免不规则用药和血压的高低波动。

（4）TIA 是中风的危险信号，一旦出现 TIA 的表现，应立即去医院检查治疗，以免发生严重后果。

（5）生活有规律。患者应学会安排好自己的工作、学习和生活，避免过分的紧张和疲劳。劳累或紧张后要安排适当的休息。要学会善于控制自己的情绪，正确对待周围环境及发生的事物，避免过分的情绪激动。饮食宜清淡，并参加适当的体育锻炼，如散步、做体操等，以消除中风的诱发因素。

（6）有吸烟、酗酒习惯的人，特别是合并有高血压、糖尿病、心脏病等的患者，宜戒除烟、酒。

（7）及时治疗可能引起中风的疾病，如动脉粥样硬化、糖尿病、冠心病、高血脂症、肥胖病等。

2. 中风的早期发现与救护　当有人发生中风时，不要惊慌失措，并帮助患者保持安静。患者的精神紧张和不恰当的搬动都可能使其病情加重。对神志不清者，家属应先轻轻把患者放平，然后根据不同情况进行不同的处理。

（1）如患者抽搐，有活动性假牙应先取出，再将手帕或毛巾放于患者上下齿之间，以防舌咬伤。

（2）如患者呕吐，要将其头偏向一侧，以防呕吐物坠入气管。

（3）患者情况稍稳定后，应立即送其到附近医院救治。在搬动患者时，要使患者头、颈、躯干在一条直线上；运送患者时，要使患者平卧，头偏向一侧，并注意观察患者的病情变化。到医院后，家属要向医护人员介绍患者发病经过、病情变化及用药情况等。

神志清楚的患者，自己不要紧张，不要随便活动，须安静卧床，由家人或医护人员护送到医院诊治。

急性脑血管病经医院抢救、治疗进入恢复期后，需回家中休养及功能锻炼，其护理要点参见昏迷与偏瘫患者的护理要点。

（二）癫痫

癫痫是由于大脑病变所致反复发作性疾病，可表现为运动、感觉、意识、行为、自主神经等的不同障碍，或兼而有之。癫痫按病因可分为原发性癫痫与继发性癫痫两大类。原发性癫痫可能与遗传有关。继发性癫痫是由于脑外伤、脑肿瘤、脑炎、脑寄生虫、脑发育不全、脑血管病等引起。按其发作特点可分为4类：（1）大发作，俗称"羊角风"，最常见。其发作突然，表现为在安静或活动时突然发出一声尖叫，人事不知倒地，接着全身抽动、面色青紫、口吐白沫，常有舌唇咬破、尿失禁等现象。每次发作历时数分钟，发作后昏睡数十分钟。（2）小发作，表现为极短暂的神志丧失，一般几秒钟，无抽动。（3）精神运动性发作，表现为短时的行为、记忆、认识等障碍，以及幻觉和错觉等，常被误认为是精神病而耽误治疗。（4）局限性发作，只有局部肌肉的抽动。

护理要点：

1. 癫痫是一种慢性病，在家庭中安排好患者的生活非常重要。

（1）首先要帮助患者建立自信心，绝大部分患者在正确的治疗下，基本上可以和健康人一样生活和工作，并拥有幸福和成就。

（2）培养良好的生活规律和饮食习惯，避免过饱、过劳、睡眠不足和情感冲动。食物以清淡为宜，不宜辛辣。戒除烟酒。

（3）除带有明显危险性的工作和活动如驾驶车辆、攀高、游泳等需限制外，应鼓励患者参加适当的体力与脑力活动。

2. 癫痫有明确的病因时，如脑瘤、脑寄生虫病等应首先针对病因治疗。但大多数患者需长期服药治疗以控制发作。药物的选择主要决定于癫痫发作的类型与药物毒性。癫痫大发作常用苯妥英钠、苯巴比妥、丙戊酸钠等；小发作常用丙戊酸钠、乙琥胺；局限性发作使用苯妥英钠、卡马西平、苯巴比妥；精神运动性发作使用卡马西平、硝基安定等。但具体使用哪种药物、量多少，还需要听从医生的指导。

（1）在家中服药时，患者一定要坚持按时、按量、长期服药的原则。因为要使抗癫痫药有效地控制发作，必须使患者血液中保持一定量的药物浓度。能够有效地控制癫痫发作的药物浓度叫有效浓度。只有按时、按量、长期坚持服药，才能使血液中的药物稳定地保持有效浓度，达到控制癫痫发作的目的。

（2）不能突然停药或换药。由于癫痫发作的减少、对抗癫痫药毒副作用的担心以及对长期服药的厌烦或药物效果不明显时，部分患者擅自停药，这种做法是非常不对的。突然停药的后果是使癫痫发作增多，甚至出现癫痫持续状态，危及生命。如果因为某种原因必须停药，安全的办法是在医生的指导下逐渐减量，直到完全停止。这样，才能避免突然停药造成的危害。

3. 当我们身旁突然有人癫痫发作时，应先扶患者卧倒，防止跌伤或伤人。然后把患者头偏向一侧，解开衣领和腰带，以使呼吸通畅。取出假牙，将毛巾、手帕或外裹纱布的压舌板塞于齿间，以防舌咬伤。惊厥时不可用力按压患者的肢体，以免发生骨折、脱臼。抽搐停止后，轻轻擦去患者口边的唾液，换上干净衣服，盖上被子让患者休息。同时，别忘了给患者服抗癫痫药。如果一次抽搐后还未完全清醒，又发生抽搐，这叫癫痫持续状态，一定要赶紧送医院急救。

（三）帕金森氏病

帕金森氏病又称震颤麻痹，是中老年人的一种常见疾病。它的主要表现是震颤、强直、运动缓慢及姿势障碍等。（1）震颤：多从一侧肢体开始，节律性抖动，静止休息时更明显，睡眠时消失。随着疾病的发展，对侧肢体及下颌、口唇、舌部也会出现颤抖。（2）强直：肢体与躯干肌肉僵硬，面部表情刻板，眨眼动作减少，称为"面具脸"。（3）动作缓慢：日常生活中的各种动作如穿衣服、系鞋带等动作缓慢，字越写越小，行走时两步之间距离缩小，讲话声音低沉、语音单调，后期可能有吞咽困难、进食呛咳。（4）姿势障碍：患者站立时头颈与躯干前倾，膝关节微曲；行走时，身体前倾，容易跌倒。其他可能还有皮肤油脂溢出、排便困难、情绪低落以及智能减退等症状。

帕金森氏病的发病机理还不十分清楚，其病理变化主要为脑内的黑质、尾状核、壳核中的多巴胺含量减少。神经元的老化、环境中的有害物质、感染、一氧化碳中毒以及遗传倾向等，都被认为与本病的发生有关。

护理要点：

1. 帕金森氏病是一种慢性疾病，但却是进行性加重，有的患者病情也可以发展得很快。因此，要早治疗，并且需长期服药。常用的药物有金刚烷胺、安坦、左旋多巴、美多巴等。这些药物长期服用会出现疗效减退或副作用。所以家人除要督促患者按时服药外，还要注意观察患者的服药效果及药物的副作用，以利于医生及时调整药物剂量与种类。

2. 鼓励早期患者多作主动运动，尽量继续工作，培养业余爱好。

3. 积极进行功能锻炼，尤其是姿势与步态的训练。日常生活尽量让患者自己完成，但要注意保护患者，防止患者跌跤。

4. 多吃蔬菜、水果或蜂蜜，防止便秘；避免刺激性食物、烟、酒等。

5. 对晚期卧床不起的患者，应帮助其勤翻身，在床上多做被动运动，以防止关节固定、褥疮和坠积性肺炎的发生。

（四）老年性痴呆

老年性痴呆是大脑的一种退行性病变，多有脑萎缩，尤其是大脑额叶皮层的萎缩。一般男性在 65 岁、女性在 55 岁以后发病。发病早期只是注意力不集中、记忆力衰退，慢慢发展到思想贫乏、行为幼稚、情绪不稳、计算力差、不理解别人的话，最后则卧床不起，完全丧失生活能力。

老年性痴呆患者常伴有其他器官衰老的表现，如发白齿落、皮肤老年斑、步态不稳、手足震颤等。到医院做颅脑 CT 可以发现脑实质萎缩的征象。本病预后不佳，病程约 5 ~ 10 年。

家庭护理非常重要，护理要点参见痴呆患者的家庭护理。

第二节　中医养生

一、养生的意义

脑是精髓和神明高度汇聚之处，人之视觉、听觉、嗅觉、感觉、思维记忆力等，都是由于脑的作用，它是人体极其重要的器官。在科学技术飞速发展的今天，人们的繁重体力劳动日趋减少，脑力劳动逐渐增加，这一趋势的发展使人们开始关注脑的养生保健，也使得抗衰老不仅仅局限于肢体躯干，更注重防止脑的衰老。

对于脑的功能，中医学已有认识。早在《素问·脉要精微论》中记载："头者，精明之府。"李时珍明确提出脑与精神活动有关，谓"脑为元神之府"。清代汪昂在《本草备要》中有"人之记性，皆在脑中"的记载。王清任在《医林改错》中说："灵机记性在脑者，因饮食生气血，长肌肉，精汁之清者，化而为髓，由脊髓上行入脑，名曰脑髓。两耳通脑，所听之声归于脑；两目系如线长于脑，所见之物归脑；鼻通于脑，所闻香臭归于脑；小儿周岁脑渐生，舌能言一二字。"这就把记忆、视、听、嗅、言等功能皆归于脑。说明脑对于人体精神思维、感官活动具有重要作用。

进入中年以后，随着年龄的增长，神经系统会逐渐发生退行性变化，出现功能衰退，但这种变化是非常缓慢的。特别是我们若能善于养生，合理用脑，减少或避免危害脑健康的不利因素，就可能延缓大脑老化，保持大脑的青春活力。

二、养生注意事项

大多数学者认为，引起人衰老的原因主要分两类：第一类原因和第二类原因。第一类原因是遗传因素。国际上的标准定义，寿命等于成熟期的 5 至 7 倍者为长寿，即人的寿命应该是 100 至 175 岁。如果一个人的遗传因素主宰的自然寿命是 120 岁，而事实上只活到八九十岁，这就是由于第二类衰老原因的影响，包括神经精神因素、生理因素、生活习惯因素、环境因素和社会因素五类。可见，衰老的第二类原因是目前人们防衰抗衰的主要出发点。要健康长寿，就要尽量克服第二类衰老原因的危害。脑的养生主要包括以下几个方面：

（一）精神调摄

中医养生学中，把精神调摄作为养生的重要措施，指出要"恬淡虚无"，"积精全神"，"精神内守"，从而使"形体不蔽，精神不散"。脑为元神之府，脑的养生更应注意精神的调摄。

1. 静神少欲

古代养生家认为，"神安则寿延，神去则形散，故不可不谨养也"。这就需要注重道德修养，保持精神清静，摒弃烦扰，排除杂念。首先要避免喜、怒、忧、思、悲、恐、惊七情的突然、强烈或长期持久的刺激。心情舒畅，精神愉快则气机调畅，气血平和，脑不伤；如精神紧张，心境不宁，神乱神散，则脑受损。其次当做到恬淡寡欲，不患得患失，不追名逐利，悠然自得，助人为乐，这些都利于养脑；如胸襟狭隘，凡事斤斤计较，七情易动，引起脏腑气血功能失调而致病。正如唐代孙思邈曾指出："多思则神怡，多念则智散，多欲则智昏，多事则劳形"。因此思想纯正、精神内守、内无杂念而少欲能强身益智。

2. 养精安神

脑为髓海，肾主精生髓，若肾精满盈则髓海充实，故积精可以健脑，积精之法，在于节欲。明代张景岳说："善养生者，必保其精。精盈则气盛，气盛则神全，神全则身健，身健则病少，神气坚强，老当益壮，皆本乎精也。"

3. 豁达宽心

要避免精神郁闷不舒。"神者，伸也"。人神好伸而恶郁，郁则伤神，为害不浅。《寿世青编》曰："遇事不可过扰，既事不可留住，听其自来，应以自然，任其自去，好乐忧患皆得其正，此养生之法也。"正是告诫人们在精神上要畅达乐观，不为琐事劳神，不要郁闷紧张，也不要斤斤计较，而要胸怀开阔，心平气和，乐观从容。学会欣赏别人的优点，工作、学习之余多听音乐，它会带来无穷的快乐。此外，往事不可常回忆。回忆往事是许多老人的家常便饭，岂不知这对老人的心理健康是十分不利的。心理学家认为，回忆是一种"激发点"，是心理压力的来源。回忆的滋味因人而异，因景而不同。不论是有辉煌的过去，还是有灰暗的昔日，回忆都不会是一种绝顶的享受，是甜的已随着岁月的流逝而变淡，是苦的会由于翻老账而变涩。只有不沉溺在回忆中，乐观地向前看，才能营造一个宽松的心理环境，时时有个好心情。

（二）科学用脑

合理用脑有助于健脑全神，提高智能。科学用脑就要注意以下几方面：

1. 有规律用脑

勤奋工作，积极创造，有张有弛，可以恢复大脑活力。对于老年人大脑细胞虽然死亡许多，但人脑有充分的储备，人的一生实际消耗掉的脑细胞不到脑神经细胞总数的三分之一。因此，只要坚持用脑，经常接触新鲜事物和信息，使大脑等中枢的神经细胞处于活跃与增生状态，就可推迟神经系统的退化衰老，并会使全身各脏器工作更加协调，从而达到延年益寿之目的。

但大脑不宜过度使用，长时期用脑过度会导致脑细胞受损、记忆衰退。一般说来，连续工作时间不应超过2小时。在眼睛感到疲乏时宜停下来闭目默想，可以使大脑得到休息。充足睡眠和不熬夜也是一种保护大脑的有效方法。用脑不宜过度的同时也忌讳懒散不用脑。饱食终日无所用心，长期缺乏运动，过于懒散，自然会加速大脑老化，造成越老越糊涂的状态。

2. 电视不宜长看

长时间看电视不仅不利于人体的气血运行，而且特别惊险紧张的镜头，又极易导致血压升高，心跳加快，还有可能引发高血压、心脑血管疾病。因此，神经内科疾病患者看电视时间不宜过长，更不宜看武打惊险片。

3. 忌用脑内容单一

实践证明，经常交替学习内容，可以延缓大脑疲劳，比长时间单一用脑效率更高。如果长期从事某项单一工作，就会使某一部分脑细胞过度疲劳，学习效率会下降，而另一部分长期闲置的脑细胞就会退化萎缩。因此，扩大个人兴趣爱好范围，避免单一用脑也是脑保健的措施之一。

（三）饮食有节

饮食营养对于提高脑力的作用是不言而喻的，如何利用好饮食益精补脑亦有章法可循。

1. 食补益脑

充足的营养是大脑正常工作的基础，自唐代孙思邈大力提倡食补食疗之后，历代医家在这方面积累了极其丰富的经验。

日常应注意适当补充糖、奶、蛋、鱼、肉、水果以及维生素B_1、铁、锌等对大脑有益的食物。其中鱼类可作为健脑之首选，尤以海鱼对脑的补益作用突出。鱼类含有丰富的不饱和脂肪酸（比肉类高约 10 倍），是健脑的重要物质。海鱼中含二十二碳六烯酸和二十碳五烯酸，是促进神经细胞发育最重要的物质，具有健脑作用。

脑力劳动强度过重的人，宜多食葱和蒜。研究者发现，只要把蒜和少许的维生素 B_1 放在一起，即可产生一种叫做"蒜胺"的物质，这种蒜胺的作用，比维生素 B_1 还要强，有益于大脑。而葱含有一种叫"前列腺素 A"的成分，若经常食葱，堆积的前列腺素 A 就会舒张小血管、促进血液循环，从而有助于防治血压升高所导致的头晕，具有较好的健脑功能。除此还应重视芝麻、核桃、蜂王浆等健脑食品的补充，应增加蔬菜、水果的摄入。在饮食习惯中，还要特别提出早餐和盐的摄入。很多人有不吃早餐的习惯，这往往使人体上午血糖低于正常水平，导致大脑缺血缺氧，出现头昏头晕、疲倦乏力、思维迟钝等症状，天长日久，对大脑健康危害极大。根据我国高血压普查结果，我国北方高血压患病率较南方显著增高的主要原因是北方饮食中含盐量较高，南方饮食较清淡。因此，提倡限盐饮食，确有重大意义。

2. 饮食平衡

现代人的主食消费量越来越少，已有食量不足之势，这是生活水平提高的表现，但其中也隐藏着危机。根据营养专家的说法，谷类食物含有的碳水化合物，在为人体提供能量外，还是 B 族维生素的主要来源。主食地位的改变，一个明显的危害就是易导致维生素 B_1 的缺乏。据介绍，精杂粮中维生素 B_1 的含量，远高于精米白面。100g 玉米中的含量是 0.34mg，100g 特级大米中的含量仅为 0.08mg。动物性食品摄入过多，对健康无益，如动物脂肪对心血管患者是非常不利的。动物脂肪在碳水化合物不足的情况下代谢不完全，会使血液中积聚有毒的废物——酮，酮能引起恶心、疲劳以及损害脑部健康。近年来，这类疾病的发病率明显上升，与不以谷物为主食、动物性食物摄入量激增有很大的关系。那么饭应该怎么吃，专家提出的原则是"食物多样，谷类为主"。具体说，一个成年人每日粮食的摄入量以 400g 左右为宜。最少不能低于 300g。大米饭、小米粥、绿豆粥、发糕等应该成为常用的食物，少吃主食会危及脑健康。研究发现，饮水不足也是大脑衰老加快的一个重要因素，尤其是老年人，感觉迟钝，对口渴的反应不如年轻时灵敏，易发生"缺水"现象。

3. 限制烟酒

烟、酒、浓茶、浓咖啡以及安眠药、镇静药、麻醉品对大脑有害，则应慎用。因此，提倡不饮酒或少饮酒，对神经内科疾病的防治是大有裨益的。长期嗜烟会加快人的衰老，导致思维迟钝、记忆力下降、注意力分散，出现神经过敏、精神恍惚等症状。

（四）起居有常

起居有常是指生活的规律化、制度化。张隐庵曾指出："起居有常，养其神也。"就是说，起居作息有一定规律，做到劳逸适度，按时休息可以健脑。正如《素问·上古天真论》："饮食有节，起居有常，不妄作劳，故能形与神俱而尽终其天年，度百岁乃去。"

1. 作息规律

天地之交，惟阴阳升降而尽之矣。人亦应之。《素问·四气调神大论》提出："春三月，此谓发陈。天地俱生，万物以荣，夜卧早起，广步于庭，……夏三月，此谓蕃秀。天地气交，万物华实；夜卧早起，无厌于日；……秋三月，此谓容平。天气以急，地气以明；早卧早起，与鸡俱兴；……冬三月，此谓闭藏。水冰地坼，无扰乎阳；早卧早起，必待日光；……"养生就是要根据一天及一年中阴阳之气盛衰来安排起居作息。神经系统疾病亦有好发时间，往往在午夜发病，因此在至阴之时安卧休息。

2. 安卧有方

系指科学的睡眠。睡眠不足影响脑神，但睡眠时间过长也不利于养脑。睡眠中蒙头睡觉的习惯也不可取。蒙头睡觉时，随着棉被中二氧化碳浓度增高，长时间吸进污浊空气，对大脑危害极大。

一般每日应保持 8 小时左右的睡眠时间，使大脑得到充分休息。中老年人每天应适当午休，以补充夜晚睡眠的不足。中午小憩有利于大脑的调整和休息，使下午精力充沛。否则，常开夜车，或通宵达旦地玩乐，睡眠经常不足或睡眠质量不高，会导致过分疲劳，必然损伤大脑细胞，降低人的免疫功能和抗病能力，导致生理功能紊乱而诱发神经衰弱等疾病。

3. 节欲固精

肾与脑密切相关，脑的活动，依赖于肾精的充养。东汉医家张仲景以"凡寡欲而得之男女，贵而寿，多欲而得之男女，浊而夭"说明了节欲保精对人体健康长寿的重要性。唐代医学家孙思邈则强调"男子贵在清心寡欲以养其精，女子应平心定志以养其血"。也就是男子以精为主，女子以血为用，当保养固护，并在《备急千金要方·道林养性》中提到"养性之道，常欲小劳，但莫大疲及强所不能堪耳"。张景岳说："善养生者，必宝其精，精盈则气盛，气盛则神全。"即能节欲，才能固精，能固精才能健脑全神，推迟大脑的衰老。反之，"多欲则志昏"，从而导致早衰体羸，百病丛生。以上说明，适当节制房事是养脑健身健康长寿的必要保证。

4. 创造良好用脑环境

工作姿势、温度、空气、颜色、光线、音响等都会影响用脑效果。这就要求脑力劳动要有良好的工作环境。首先就要具备流通的新鲜空气。充足的氧气可使大脑持续兴奋的时间延长，增强判断力。其次是良好的采光。明暗适中的自然光不仅有助于注意力集中，并且阳光中紫外线还可帮助恢复身体疲劳。因此，脑力工作者学习工作时，一定要保持正确的姿势，尽力使自己的学习工作环境典雅幽静，光线充足而柔和。否则，环境杂乱、空气污浊、噪声太大、光线太暗或太强，均会损害大脑健康。在空气污染的环境中，吸进有毒气体，将对中枢神经系统产生慢性或急性毒性作用；工厂排出有害废水中，人饮后对包括大脑在内的全身健康危害极大。人长时间工作、生活在噪声很大的环境中，对中枢神经系统的刺激大，严重者会导致中枢神经系统功能紊乱。

（五）导引健脑

《养生延命录》指出："静以养神，动以炼形，能动能静，可以长生。"强调了运动对于养生的重要。事实上，人们早就习惯于在思考问题时，踱来踱去地自由散步，籍以促进血脉流通，加强脑的功能，提高思索能力。有的老者，手托两个核桃或铁球运转，是通过手心的劳宫穴与"心主神明"相关联，从而起到健脑全神的作用。运动健脑主要包括以下几方面：

1. 气功强脑

练气功得法，可充分发挥意念的主观能动作用，大大激发健脑强脑的自调功能。现已有不少以补脑强脑为目的的功法。

2. 运指益脑

各项体育运动都有益于健康，但多不是直接的。而书法、绘画、打太极拳等则具有手脑相连、全神贯注之共同点。手脑关系最为密切，我国的健身球运动（即用二小球在手中不断地盘旋互绕）注重手脑协调，具有较好的健脑作用。

3. 吐纳养生

所谓"吐纳养生"，即是指呼吸精气。"吐"是用口吐出浊气（二氧化碳），"纳"是用鼻吸入清气（氧气）。《内经》指出："服天气而通神明"，意思是说，脑与呼吸有密切的关系，吸收清静新鲜的空气，使大脑得到充分的氧气供应，能使人意志舒畅，思维清晰，增长才智，从而达到健脑全身的效果。操作时注意呼吸时逐渐稍稍用力，呼吸就会自然得到调整。

4. 按摩保健

历代养生家都非常重视健脑按摩。晚上临睡和晨起前，都可以做脑保健操包括头顶按摩、头侧按摩和浴面摩眼。

"浴脑"锻炼法：每日清晨起床后，宜到公园、江边、郊外、庭院等地，进行太极拳、跳舞、保健操、散步等活动。清晨空气清新能唤醒尚处于抑制状态的各种神经肌肉的活动，使大脑得到充分的氧气，提高脑功能。

梳头：坐在床上，十指代梳。从前额梳到枕部，从两侧颞颥梳到头顶，反复指梳数十次。可改善头部发根的血液营养供应，减少脱发、白发、促进头发乌亮，并有醒脑爽神、降低血压之益。

弹脑：坐在床上，两手掌心分别按紧两侧耳朵，用三指（食、中和无名指）轻轻弹击后脑壳，可听到咚咚声响，每天早晨弹三四下，有解疲劳、防头晕、强听力、治耳鸣的作用。

运目：①合眼，然后用力睁开眼，眼珠打圈，望向左、上、右、下四方；再合眼，然后用力睁开眼，眼珠打圈，望向右、上、左、下四方。重复 3 次。②搓手 36 下，将发热的掌心敷上眼部。可以强化眼睛。

叩齿：口微微合上，上下排牙齿互叩，无需太用力，但牙齿互叩时须发出声响。轻轻松松慢慢做 36 下。这动作可以通上下颚经络，帮助保持头脑清醒，加强肠胃吸收、防止蛀牙和牙骨退化。

漱玉津：玉津即津液、口水。①口微微合上，将舌头伸出牙齿外，由上面开始，向左慢慢转动，一共转 12 圈，然后将口水吞下去。之后再由上面开始，反方向再做一下。②口微微合上，这次舌头不在牙齿外边，而在口腔里，围绕上下颚转动。左转 12 圈后吞口水，然后再反方向做一次。吞口水时，尽量想象将口水带到下丹田。口水含有大量酵素，能调和荷尔蒙分泌，因此经常作（锻炼）可以强健肠胃，延年益寿。

以上所述养生方法当综合运用，以保证神经内科疾病患者脑功能的康复与健康。

第十一章 脑血管病的康复

康复（rehabilitation）原意是"恢复"、"恢复到原来正常或良好的状态"。针对疾病和损伤所致功能障碍，使其尽可能恢复正常或接近正常而应用的医学和技术，称为康复医学（rehabilitation-medicine）。换言之，康复医学是一门对伤病者和残疾者在身体上和精神上进行康复的科学。其目的在于消除或减轻患者功能上的障碍，最大限度地恢复生活与劳动能力，重返社会与家庭。康复医学、预防医学与临床医学具有同等重要的学术地位，美国H. A. Rusk 教授把康复医学称之为"第三医学"。前面已经提到，脑血管病的致残率也是病中之最，因此，康复医学在脑血管病中占有很重要的地位，据流行病学调查估计，我国脑血管患者达 500 万人以上，他们分散在各家各户，给社会和家庭造成了重大压力，大家都看到这样一个现象：一人看病，全家出动。如何使患者早日站起来，重返工作岗位，这是医务工作者的又一重大责任。

关于脑血管病的康复问题，本章将其治疗方法如高压氧、头针、超声波、医疗体育等，加一详述，供大家参考。

康复是一个漫长过程，为了防止脑血管病的复发，必须控制患者的（高血压、高血脂症、心脏病、糖尿病、红血球压积增高、吸烟、饮酒等）不良因素。

第一节 脑中风的康复概论

康复对脑血管病整体治疗的效果和重要性已被国际公认。据世界卫生组织 1989 年发表的资料，脑卒中患者经康复后，第一年末约 60% 可达到日常生活活动自理，20% 需要一定帮助，15% 需要较多帮助，仅 5% 需要全部帮助；且 30% 在工作年龄的患者，在病后 1 年末可恢复工作。在欧美康复医学发达的国家，特别是美国、加拿大等，脑血管病的康复流程是：在综合医院内的脑血管病病房实施急性期脑血管病早期康复，协助临床治疗，防止继发合并症的发生。实施早期坐位能力、进食能力的训练，为离开脑血管病病房进行下一步康复打下基础。这段时间一般为 7 天左右。之后患者转移到康复科作进一步康复治疗。这阶段以康复治疗为主，临床治疗为辅。康复治疗的任务是提高患者的肢体运动功能及日常生活能力，如站立平衡训练、转移训练、步行能力训练及自行进食、洗漱、交流能力等训练。这段时间一般为 20 天左右。绝大多数患者经过这段训练后均可达到生活能力自理，回归家庭，其中 80% 转到社区医疗进行进一步康复训练。社区康复的任务是巩固已取得的康复效果，进一步提高运动功能、交流功能和日常生活能力。其中 20% 左右尚不能达到日常生活能力完全自理的患者直接转到脑血管病专科康复中心进行康复治疗。其任务是让患者能达到大部分日常生活能力自理。这一般为 2 个月左右。这就是所谓的急性脑血管病三级康复体系。

由于实施脑血管病三级康复体系网，使这些国家的脑血管病的致残率大大下降，90% 能日常生活完全自理，卫生经费下降。这不仅在欧美发达国家，且在香港、台湾等地区也已实施。脑血管病三级康复成为脑血管病治疗体系中重要的组成部分，更是脑血管病患者应享有的康复权利，得到社会保险、卫生行政部门法律确认。

我国急性脑血管病的康复近些年虽然取得了很大的进步，特别是通过"九五"、"十五"两项国家级康复科研工作的开展，越来越多的神经科医生意识到康复的重要性。但同国外发达国家相比，差距还很大。集中在以下两方面：

1. 对急性脑血管病康复重要性的认识不足

轻视急性脑血管病康复的情况目前在国内较普遍存在，许多医院目前仍重药物治疗，轻康复训练。这种情况与国外发达国家相比，至少滞后 20 年。如果不纠正这种错误观念，将对我国急性脑血管病的整体治疗水平产生极大的负作用。

2. 脑血管病的康复整体水平低

目前我国急性脑血管病的康复整体水平还比较低，虽然在我国一些大中城市的一些医院也相继开展了脑血管病康复，可真正高质量的并不多，有些单位挂出了"卒中单元"的牌子，也似乎有了康复的介人，但"形式化"现象较突出。这主要是因为：（1）缺少专业的康复人员。（2）缺乏急性脑血管病的规范化治疗方案。

一、脑卒中康复的基本条件

（一）康复专业人员组成及康复病房

1. 专业人员

康复医师、康复护士、治疗士（包括理学治疗士、作业治疗士、言语治疗士、心理治疗士、社会工作者）等专业人员。

2. 康复病房

以容纳 4 个人为理想。病房内设施应便于偏瘫患者，如使用压力式热水瓶、坐式马桶、门把手及水龙头开关采用较容易把持的式样等。病号服应宽松肥大，层次简单，衣着方便，衣扣、裤带的设计应便于患者使用。

（二）康复前的准备工作

1. 评估

（1）一般状态：如患者的全身状态、年龄、合并症、既往史、主要脏器的机能状态等。

（2）神经功能状态：包括意识、智能、言语障碍及肢体伤残程度等。

（3）心理状态：包括抑郁症、无欲状态、焦虑状态、患者个性等。

（4）个人素质及家庭条件：如患者爱好、职业、所受教育、经济条件、家庭环境、患者同家属的关系等。

（5）丧失功能的自然恢复情况：进行预测。

确定康复目标：

　　根据病情制定个体化的目标，可分为近期及远期目标。前者是指治疗 1 个月时要求达到的目标。后者是指治疗 3 个月后应达到的康复目标，也是最终目标（如独立生活、部分独立、部分借助、回归社会、回归家庭等）。

　　康复目标的制定是由一个康复小组制定。其组成包括医疗、护理、理疗、运动疗法、作业疗法、语言疗法、临床心理及社会康复等部门的人员。根据每位患者的功能障碍、能力障碍、社会不利的具体情况制定康复目标。在临床康复医师主持领导下举行评价协作会议，制定出康复的具体目标，并把目标分解给各个具体执行部门，安排好每日的康复程序，根据这程序进行各种治疗及机能训练。

　　经过一段时间须根据患者情况作修正，因为最初制定目标和实际达到的目标是有距离的，因此必须对每个患者每 2 ~ 4 周举行一次评价会议，评价是否达到目标，如果没有达到，要分析其原因，变更目标，修正训练内容。

　　（三）脑卒中的功能障碍评定

　　脑卒中后常有的功能障碍：偏瘫、双侧瘫、言语障碍、认知功能障碍与情感障碍等，应选用国际通用量表进行评定。

　　脑卒中后的功能障碍有 3 个层次：残损（impairement），有生理、解剖结构和运动功能缺失或异常；残疾（disability），有个体能力受到限制、缺失或不能正常完成某项任务；残障（handicap），个体已不能充分参加社交活动，即人的基本权利活动受到影响。三者关系：

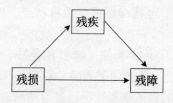

　　残损处理得好可不发展为残疾或残障，因此应受到重视。

（四）脑卒中的康复原则

1. 康复应尽早进行

脑缺血患者只要神志清楚，生命体征平稳，病情不再发展，48小时后即可进行，康复量由小到大，循序渐进。多数脑出血康复可在病后 10～14 天开始进行。

2. 调动患者积极性

康复实质是"学习、锻炼、再锻炼、再学习"，要求患者理解并积极投入。在急性期，康复运动主要是抑制异常的原始反射活动，重建正常运动模式，其次才是加强肌肉力量的训练。

3. 康复应与治疗并进

脑卒中的特点是"障碍与疾病共存"，采取个体化的方案，循序渐进。除运动康复外，尚应注意言语、认知、心理、职业与社会等的康复。已证实一些药物，如溴隐亭等对肢体运动和言语功能的恢复作用明显，巴氯芬对抑制痉挛状态有效，由小剂量开始，可选择应用。可乐定、哌唑嗪、苯妥英钠、安定、苯巴比妥、氟哌啶醇对急性期的运动产生不利影响，故应少用或不用。

4. 强调康复是一个持续的过程

严密观察卒中患者有无抑郁、焦虑，它们会严重地影响康复进行和功效。要重视社区及家庭康复的重要性。

二、主要神经功能障碍的康复

（一）运动功能的康复

1. 急性期（早期卧床期）康复

保持良好体位，进行被动运动，床上运动训练和开始日常生活活动能力（ADL）训练。训练应循序渐进，基本程序如下：

（1）正确的卧位姿势：患侧卧位、健侧卧位、仰卧位（过渡性、时间不宜过长）

（2）床上坐位：首先要保持患者躯干的直立，为此可以用大枕垫于身后，髋关节屈曲90°，双上肢置于移动小桌上，防止躯干后仰，肘及前臂下方垫枕，以防肘部受压。

（3）维持关节活动度的训练：应早期开始，急性期可在病房实施。一般每天做两次，每次 10~20 分钟。做各关节及各方位的运动 2~3 次。

（4）正确的椅子及轮椅上的坐姿：与卧床相比，坐位有利于躯干的伸展，可以达到促进全身身体及精神状态改善的作用。因此在身体条件允许的前提下，应尽早离床，采取坐位。但是，坐位时只有保持正确的坐姿，才能起到治疗和训练的目的。治疗者应该随时观察患者的坐姿，发现不良坐姿并及时纠正。

（5）转移动作训练：可分为床上的转移（仰卧位的侧方移动和翻身），床上起坐、自床向轮椅的转移、起立等。

（6）上肢自我主动辅助训练：肩部及肩关节的活动性在很大程度上影响上肢运动机能的恢复，因此必须从早期采取措施，既能对容易受损的肩关节起到保护作用，又能较好地维持其活动性。主要应用 Bobath 握手的方法进行练习。

（7）活动肩胛骨：活动肩胛骨可以在仰卧位和健侧卧位或坐位下进行。

2. 恢复期康复

（1）上肢功能训练：在这个阶段应通过运动疗法和作业疗法相结合的方式，将运动疗法所涉及的运动功能通过作业疗法充分应用到日常生活中，并不断训练和强化，使患者恢复的功能得以巩固。因此，这个时期运动疗法师和作业疗法师应密切配合，确定患者所存在的关键问题，充分理解训练内容和项目的主要目的。

（2）下肢功能训练：恢复期下肢功能训练主要以改善步态为主。具体的训练方法有：踝关节选择性背屈和跖屈运动、双下肢作步行状、自立位向前迈出患侧下肢，患侧下肢负重及平衡能力，向后方迈步，骨盆及肩胛带旋转。

（二）感觉障碍的康复

很多偏瘫患者在运动障碍同时伴有感觉障碍，出现感觉丧失、迟钝、过敏等，会严重影响运动功能。因此若将感觉训练、运动训练截然分开收效甚微，必须建立感觉－运动训练一体化的概念。

在偏瘫恢复初期，往往把训练和恢复的重点放在运动功能方面，这是一个误区，治疗者应该对运动障碍和感觉障碍给予同等重视并加以训练。

1. 上肢运动感觉机能的训练　经常使用木钉盘，如将木钉盘上的木钉稍加改造，如在木钉外侧用各种材料缠绕，如砂纸、棉布、毛织物、橡胶皮、铁皮等，在患者抓握木钉时，通过各种材料对患者肢体末梢的感觉刺激，提高其中枢神经的知觉能力，就可以使运动功能和感觉功能同时得到训练。

2. 患侧上肢负重训练　是改善上肢运动功能的训练方法之一。这种运动不仅对运动机能有益，对感觉机能也有明显的改善作用。

（三）痉挛的康复

痉挛的治疗和康复是综合的，需采取多方面措施。

1. 药物治疗　痉挛的药物治疗主要是使用具有减轻痉挛作用的抗痉挛药。抗痉挛药物按作用部位不同，分为中枢性抗痉挛药及周围性抗痉挛药，前者有安定、松得乐、巴氯芬；后者有硝苯呋海因。

2. 运动疗法　牵张法，反射学抑制肌张力的方法，姿势反射法。

3. 物理疗法　包括温热治疗、寒冷疗法、振动疗法、电刺激等。

4. 生物反馈治疗　临床上常用于促进手关节掌屈和背屈肌治疗，及针对踝关节内翻尖足的胫前肌及腓骨肌的治疗。

5. 痉挛肌神经干阻滞法　在痉挛肢体的末梢神经干或痉挛肌的运动点，经皮注入酚剂阻滞传导。

6. 支具治疗　其中常用支具有针对手指屈曲、腕掌屈曲痉挛的分指板。

7. 手术治疗　目的是矫正因长期痉挛导致的关节挛缩变形，改进运动机能。常用于矫正尖足和矫正足趾屈曲挛缩。

8. 肉毒素局部注射法　可根据肌张力增高的肌肉按解剖定位

来确定肌注部位，大块肌肉选择 3~4 个注射点。

（四）失语症的康复

脑卒中后的失语症可有许多类型。每一个类型都有它特殊的表现，例如接受或表达上的障碍，康复时要根据这些症状设计方案进行。失语症的康复方法也有多种。有一种是刺激疗法，即通过对各种感官的言语刺激，例如要学会"苹果"二字时，可写出苹果，读出苹果，呈现苹果，最后还可尝尝苹果味，多感官刺激，重复刺激，要有足够的听刺激。如有需要还可对引出的反应进行矫正，进行鼓励、赞扬使之强化。要从听、说、读、写四方面来训练患者，由简到繁，由易到难，从词句、短句到长句，循序渐进。如患者有构音障碍、找词困难、语句表达障碍、听理解困难、阅读或书写困难等。还可以从这些方面进行训练。

（五）构音障碍的康复

1. 代偿性技术　理解能力存在，可用代偿性技术。提示患者说话要慢，并辅以呼吸支持疗法常可获效。

2. 交流板沟通治疗　为严重患者而设计。

3. 电子交流盘治疗　通过计算机作用，有数字化语言或在键上印有生活常用的需求语，只要按键即可有言语，表达需求。

4. 手术　卒中时软腭麻痹而出现鼻音言语，可通过软腭修复术等手术治疗。

（六）吞咽障碍的康复

脑血管病继发的吞咽障碍已越来越被重视，因为吞咽障碍对患者营养的维持、疾病的康复以及生活质量都有很大影响。

尽管急性脑血管病的吞咽障碍 85% 以上经过治疗可恢复或减轻，但治疗如不及时，丧失了恢复的最佳时机，可导致终身鼻饲进食。因此对急性脑血管有吞咽障碍的患者应尽早撤离鼻饲，进行吞咽功能的训练。口腔期障碍有口腔周围的自主及被动运动、舌肌运动、冰块按摩皮肤、冰块按摩咽喉等或湿热刺激发声训练；咽喉期麻痹有侧卧吞咽、边低头边吞咽、空气或唾液吞咽训练、小口呼吸、咳嗽、哼唱等。

无论间接还是直接的吞咽障碍训练，患者体位都尤为重要。因为颈部前屈位易引起吞咽反射，而躯干向后倾斜可防止误咽，还能促进吞咽机能的恢复。

（七）泌尿功能障碍的康复

有膀胱功能障碍者均应测残余尿量。残余尿 < 50ml，尿失禁，定时小便程序；残余尿 > 50ml，逼尿肌正常或反射高，定时小便程序，监测残余尿量；残余尿 > 50ml，逼尿肌低反射性，间歇性导尿；残余尿 > 50ml，尿道出口阻塞，泌尿科处理。

（八）废用综合征（disuse syndrome）

是由于机体处于不活动状态而产生的继发障碍。

1. 局部废用综合征

（1）废用性肌无力及肌萎缩：每天做几十分钟锻炼，所用肌力宜为机体最大肌力的 20% ~ 30%，而用神经肌肉电刺激也可能预防或减轻肌无力和肌萎缩。

（2）关节挛缩：防治的主要措施是：①定时变换体位。②保持良好肢位。③被动关节活动。④自主或被动关节活动。⑤机械矫正训练。⑥抑制痉挛治疗（如 Bobath 法，PNF 法）。

（3）废用性骨质疏松：防治方法：负重站立，力量、耐久和协调性的训练，肌肉等长、等张收缩等。

2. 全身废用引起的症状及治疗

（1）位置性低血压（直立性低血压）：防治方法有定时变换体位；下肢、腹部用弹性绷带促使血液回流增加；健肢、躯干、头部做阻力运动，增加心搏出量；睡眠时，上身略高于下身；平卧时头高于足等。最重要的是尽可能避免长期卧床，尽可能早期开始坐位训练。

（2）静脉血栓形成：防治措施是早期活动肢体，抬高下肢位置，用弹性绷带促进静脉回流，也可用按摩协助静脉回流，严重者则可使用抗凝剂如华法令、肝素以及阿司匹林。必要时行手术治疗。

（3）精神、情绪及认知的改变：防治的方法是鼓励患者与医务人员、其他患者及家庭成员多接触，完整社会心理及参与社会活动，可作些娱乐性治疗。

（4）其他：心脏、消化道、内分泌、水电解质、代谢及营养等改变，根据情况对症处理。

（九）肩关节半脱位

在患者上肢处于弛缓性瘫痪时，保持肩胛骨的正确位置是早期预防肩关节半脱位的重要措施。治疗有：（1）按照肩关节的肩胛骨的正确位置及肱骨头在肩关节腔内位置进行纠正，恢复肩部的固定机制。（2）通过逐步递加强度刺激，直接促进与肩关节固定有关的肌群的活动。（3）在不损伤肩关节及周围组织的条件下，作被动无痛性全关节活动。

（十）肩手综合征

原则是早期发现，早期治疗，一旦慢性化，就没有任何有效治疗。发病3个月内是治疗最佳时期。方法有：（1）防止腕关节掌屈。（2）向心性缠绕压迫手指。（3）冰水浸泡法。（4）冷水－温水交替浸泡法。（5）主动和被动运动。

建议：

（1）重视早期康复：早期康复对于预防并发症、改善功能非常重要，特别是早期床旁的康复如患肢的保护、被动活动等，这些方法简单实用，很容易掌握，也非常有效，建议各医院能充分重视。

（2）强调持续康复：应该指出的是，有些功能障碍是要遗留很长时间的，甚至终身遗留。因此，建议能建立起由综合医院急性期到社区医疗的持续康复体系，与国际上目前脑血管病康复方案相似，使患者享受到完整的康复。

（3）重视心理康复：脑血管病患者的心理疾患非常突出，但往往会被忽略。心理疾患对患者的功能恢复非常不利，一定要高度重视，积极治疗。

（4）重视家庭成员的参与：患者最终要回归家庭，因此家庭成员对患者恢复起非常重要的作用。应该让家庭成员充分了解患者的情况，包括功能障碍、心理问题，以便能相互适应。还应掌握一定的康复手段，为患者进行必要的康复训练。

第二节　偏瘫的医疗体育康复

急性脑血管病的患者在渡过危险的急性阶段后，便进入康复期。此期的主要问题是如何与后遗症作斗争，促进运动功能的恢复，增进全身健康，并预防并发症。医疗体育是康复期治疗的主要措施之一。

医疗体育通过一定方式的运动锻炼，调整和增强机体机能，发展代偿机制，达到促进康复的目的。根据卓大宏等1965年的报告，脑血管病引起的偏瘫患者经过医疗体育，63%能恢复独立步行，26%能在扶持下步行，23%的患者上肢活动功能完全或基本恢复。他们发现运动功能达到基本恢复或显著好转的在进行医疗体育的患者中占58.2%，在不进行医疗体育者中仅占16.7%。国外有人综合3254例病例资料发现，经过包括医疗体育的康复治疗，可使65%的中风后患者获得独立或部分独立生活的能力，只有5%完全依赖护理。

我国用医疗体育治疗中风后遗症已有悠久历史，特别是用气功治疗偏瘫由来已久，如隋朝巢元方等所著的《诸病源候论》，在"风偏枯候"项下，载有导引法数条，其中一条云："以背正倚，展两足及指，瞑心，从头上引气，想以达足之十趾及掌心，可三七引，候掌心似受气止。盖谓上引泥丸，下达涌泉是也。"上海市高血压研究所在用气功治疗高血压患者时，发现气功对中风后遗症患者有时也有令人惊奇的疗效。太极拳、八段锦等传统的医疗体育方法也被用于偏瘫残余症状的治疗。

而欧美则在20年代开始即有关于偏瘫患者功能锻炼方法的系统论述；50年代开始利用本体反射来促进瘫痪肌肉的主动运动；60～70年代使用肌电图的生物回授方法应用于偏瘫患者的功能锻炼，达到更快地增强肌力和放松痉挛肌肉的目的。

一、医疗体育的作用

医疗体育对偏瘫患者的作用有以下几方面：

1. 维持全身健康、预防并发症

医疗体育可以提高中枢神经系统紧张度，防止因长期卧床而引起的全身生理机能衰退。中枢神经系统调节整个机体的生理机能，但其本身的活动水平也受来自周围器官的向心刺激的调节，这种刺激额度、强度不足或过于单调，可引起中枢神经系统紧张度低落，又影响到全身生理活动，产生心悸、乏力、食欲减退、便秘等症状，同时削弱机体的防御适应功能。进行医疗体育，增加来自运动器官的本体冲动，可以维持中枢神经系统的紧张度，并通过神经及神经体液调节，维持心血管、呼吸、消化系统的生理功能及正常的新陈代谢，防止肺炎、褥疮、尿路感染及结石等并发症，维持及恢复全身健康。

2. 防治瘫痪肢体的萎缩

通过按摩及被动、主动运动，可以活跃瘫痪肢体的血液循环，刺激神经营养功能，从而防止或减轻肌肉、骨骼、皮肤的废用性萎缩，并牵伸痉挛肌肉，保持关节韧带及关节的正常伸展，防止关节畸形挛缩。若有萎缩、挛缩时，医疗体育仍为最主要的矫治手段。

患侧肩关节疼痛挛缩在偏瘫患者中极为常见。其性质可能是失用诱发的肩关节周围炎。早期开始医疗体育，加强主动及被动的肩外展外旋，保持正常活动度，可以有效地防止肩痛。

3. 促进运动代偿机制的发展

由于中枢神经系统功能的可塑性，当其受局部损害时，有可能通过健康部分的功能改造而得到代偿。在中枢的各神经通路之间，存在广泛的侧支循环式的轴索突触联系。神经通路传导正常时，由于这些联系的突触阻力较高，神经冲动不易通过，故表现不出它们的作用。一旦通路的正常传导受阻，在训练的影响下，可使向心及远心神经冲动在侧支循环式的轴索突触联系中通过。多次反复通过，突触阻力就会下降，冲动的传导就比较畅通，这种侧支循环式的轴索突触联系就可以代替或部分代替原来的神经通路的作用。这可能是偏瘫时通过训练发展中枢性运动代偿的基础。

当肌肉部分瘫痪时，通过锻炼，加强残留的有功能的肌肉组织，或者加强其协同肌的作用，也可以得到功能代偿，这就是周围性运动功能代偿。

刘多三、林世和等比较一批脑出血患者的活动功能与其死后脑部病理解剖所见，发现有的病例脑部病理形态学改变严重，病灶严重地侵犯内囊、锥体束，表现了高度下行变性。但瘫痪表现较轻，有的能扶杖行走，有的能自理生活。他们认为其原因无疑是中枢神经系统通过治疗，特别是功能锻炼，产生了代偿作用的结果。上海华山医院曾将多发性脑脓肿的患者一侧大脑半球完全切除后用生理盐水填充缺失部分避免另一侧半球摇晃，经过锻炼患者能独立行走。证明大脑代偿潜力是惊人的。

4. 改善患者的精神状态

在医疗体育锻炼中，患者亲自参加对自己疾病的治疗，以积极的态度对待疾病，可以扭转消极悲观的情绪，加强康复的信心。适当的肌肉运动常给患者带来轻松愉快的情绪，也对全身健康起到良好作用。

二、医疗体育的指征

有人担心脑出血的患者由于活动引起再度出血，不敢早期应用医疗体育。事实上，医疗体育引起再度出血的可能性很小。医疗体育开始过迟就失去其预防意义。在病程的急性阶段，应注意维持罹患肢体于适当的姿势；病情稳定后，即应开始轻缓的按摩与被动运动；患者清醒并脱离显著的抑制状态时，就应及时开始主动运动练习。我们按上述步骤治疗 90 余例，只要血压平稳动作不猛就不会再次出血。

有人认为脑血管患者的神经功能恢复在6个月内结束，断面在6个月以后进行功能锻炼似乎就失去了意义。其实不然，很多偏瘫患者在一年以后仍有明显的功能进步，说明代偿功能在一年以后仍有改善。况且有很多患者发病后来经积极锻炼，已恢复的神经功能往往未被适当利用，适当的功能锻炼仍属必要。因此机械地为锻炼划定一个时限是不对的。

中风后病情稳定时一般即应开始医疗体育。只有在发生较严重的急性肺炎，尿路感染等并发症时，暂时禁忌医疗体育。脑血管患者往往患有高血压和全身性动脉硬化，包括冠状动脉硬化性心脏病，这不是医疗体育的禁忌症，但应注意避免屏气用劲动作，并注意不要在运动中引起显著疼痛。

三、医疗体育的基本方法

偏瘫医疗体育的基本方法包括按摩、被动和各种主动运动。根据疾病和功能情况分三期应用：

第一期 在患侧呈现完全性瘫痪或仅有微弱的主动运动时，进行第一期医疗体育。此期以患肢的按摩、被动运动及健康肢体的主动运动为主。一般是采用卧位或坐位，在医务人员协助下进行。偏瘫表现为痉挛性瘫痪。医疗体育的主要目的除了通过训练增强作用来恢复肌力以外，还要通过调整作用抑制及放松痉挛肌肉，降低其反射的兴奋性，从而改善运动功能。方法如下：

1. 按摩 按摩可以活跃肢体的血液、淋巴循环，刺激神经营养机能。应用适当的手法还可以放松痉挛的肌肉，降低其兴奋性。一般采用安抚性的推摩、擦摩，轻柔的揉捏等手法，避免过强刺激避免肌肉痉挛。在患者能主动制止肌肉的不自主收缩时，方可采用较深入有力的揉捏、擦摩等手法。按摩的重点是罹患的肢体。按摩上肢时应包括肩带肌肉，以消除肩内收挛缩现象。按摩通常与体操结合进行，作为一次治疗的开始或结束。

中医按摩（推拿）除了按摩的局部作用外，还通过刺激经络、穴位而起作用，手法的形式和作用性质变化较多，与西法按摩相比，有独特的优越性。根据推拿常用的方法，治疗部位包括颜面、背部及患侧上下肢。在颜面部患侧以推为主，健侧以按为主；背部则沿督脉及膀胱经以滚为主，重点在肾俞、命门、阳关等穴位；颈部及患侧上下肢也以滚为主，辅以捻、搓及各关节的被动活功，重点在肩、肘、膝附近。各种手法刚柔兼施，禁忌使用粗暴动作。

2. 被动运动　被动运动的目的是伸展处于缩短状态的瘫痪肌肉，降低肌张力及兴奋性。同时，牵伸关节周围各种纤维组织，防止其挛缩造成关节畸形。也可以改善血液及淋巴循环，训练本体感觉，刺激神经营养功能。

被动运动应包括患肢所有关节各个方向的运动，重点是肩外展外旋，前臂外旋，腕及手部各关节的伸展，拇指的外展与对掌，髋的伸展及内旋，膝伸，踝的背屈等。有些挛缩对运动功能影响较大。例如，肩内收缩，可诱发肩周炎，引起肩部强烈疼痛及整个上肢功能障碍；膝的轻度屈曲挛缩或足下垂将为站立行走带来严重障碍，早期被动活动有助预防。

各关节被动运动的幅度逐步增加，争取逐渐达到最大幅度。为了恢复肌肉的充分伸展度，应逐步采用几个关节的联合活动，例如，在伸肘的同时使前臂旋后、腕背屈及手指伸展，伸膝的同时使踝背屈等。

被动运动应平缓柔和。过快的牵伸往往激发牵张反射，使痉挛加重，粗暴的牵扯容易引起损伤。采取适当姿势，先进行按摩或在温水浴中进行被动运动，则可使肌肉松弛，从而提高活动效果。

3. 健肢的主动运动　健肢的主动运动是提高中枢神经系统紧张度，活跃各系统器官生理功能，预防并发症和改善全身健康的重要因素。由于神经系统的两侧性联系，健侧肢体运动也可影响到患肢的生理状态。因此只要患者情况允许，就应及时开始指导患者进行主动运动。对早期患者也不应忽略主动运动。

此时的主动运动除健侧上下肢的平稳轻松运动外，应作深呼吸和轻松的腹背肌运动，如在仰卧位轻轻地抬头和挺胸等，以活跃呼吸和血液循环，改善胃肠功能。

4. 调整姿势　在患者休息时，应注意把患肢放置于适当的位置，有助于降低肌张力和预防关节挛缩。维持适当姿势，使瘫痪肌肉经常处于相对的伸展状态，可以提高脊髓前角细胞反射性运动的兴奋阈，能使痉挛减轻。

为了防止常见的肩内收内旋，肘、腕及手指屈曲，髋外旋，踝跖屈等畸形，应在腋下及前臂下放置适当的枕垫，并在肘部轻度屈曲下抬高前臂及手部，使肩部保持一定的外展及外旋，在膝下放置小枕垫使髋及膝部略呈屈曲，可防止髋外旋并降低股四头肌张力，在足后放置有力的支架防止足下垂。

姿势要按时调整，与被动运动配合，防止持续的固定姿位引起关节挛缩。例如，在膝下置枕垫时须特别注意髋与膝的被动伸展运动，防止屈曲挛缩。

为了防止腕和手指的屈曲挛缩及足下垂，有时用夹板把这些关节固定于功能位。但持续的夹板固定也可造成在固定位置上的关节挛缩，并限制了患者主动活动。因此在必须使用时，须定时取下夹板进行被动及主动运动。

第二期　当患肢呈现不完全瘫痪，或完全性瘫痪的肢体恢复了一定的随意运动时，进行第二期医疗体育。此期除继续进行第一期的各种医疗体育方法治疗外，应着重进行患肢的主动运动训练。主动运动较之被动运动能产生更为丰富的远心及向心冲动，能促进功能代偿机制，对促进神经恢复，活跃局部新陈代谢，维持肢体的正常解剖结构有更大的作用。因此应以患肢的主动运动为第二期医疗体育的中心内容。

主动运动如下：

（1）主动运动的基本方法　主动运动的目的以训练代偿功能、改善中枢神经系统对各肌群的协调控制为主，同时舒展紧张缩短的肌肉，增强其拮抗肌。准备姿势以使动作方便为准。运动应轻松平稳。先做简单动作，后做复杂动作。

Clayton 于 20 年代提出的偏瘫患者运动锻炼方案至今仍实用。

其方法如下：

①单个关节的主动运动。患者集中注意力运动一个关节，其他关节则听其自然。例如，屈伸肘关节，腕及手指可任其屈曲。

②运动其他关节时，维持一个关节于一定的姿势。例如，作肩部运动时，维持肘部伸直；屈肘时维持前臂旋后；运动膝关节时，维持踝背屈等。即同时控制两个关节的练习。

③逐步学会控制整个肢体。控制两个关节有进步时，注意同时控制三个关节，直至整个肢体。例如，在肩外展时，同时使肘伸，前臂旋后，腕和手指伸；髋、膝屈曲时，同时使踝背屈，并防止髋外旋、足内翻等不良姿势。

④棍棒操。双手握短棒，在健侧上肢帮助下作腕屈伸，肘屈伸，举臂过头，模仿举重运动及屈肘将棍放颈后等动作。

⑤滑轮操。用健侧上肢拉动穿过悬挂于头顶上方的滑轮绳子，帮助患侧上肢举起及外展。也可在滑轮一端悬挂适当重量作为助力，帮助患肢上举及外展。悬挂重量随肌力的增长而减小。

⑥皮球操。练习拣起及放下皮球，以活动伸指肌、拇的伸肌及外展肌。皮球越大难度越高。其他练习还有向下投球，待球跳起时练习手心向上接球等。也可练习在手心向上或向下时用手指滚转皮球。

⑦个别手指操。练习手指伸展、拇及其他手指外展。可在有格子标志的纸板上进行。练习时，可按口令抬起一个手指，并轻轻叩击纸板；用各指轮流轻弹悬挂的小球；用玩具钢琴弹奏简单曲调等。

在基本的主动运动练习中，要多做放松紧张肌肉的练习。功能恢复较好时，作进一步恢复协调机能的练习，可做四肢互相配合的运动练习、左右不对称的运动练习、改善动作精确性的练习等。也可练习太极拳或模仿太极拳动作的体操。

为了恢复肌力，特别是加强痉挛肌肉的拮抗肌，可以采用一般的肌肉训练方法，即在肌力为 1~2 级时做助力运动，3 级左右时做克服机体自身重力的练习，4 级以上时做对抗阻力的练习。练习方式以采用等张收缩为主的动力性练习为宜，因以等长收缩为主的静力性练习易使肌痉挛加重。

疲劳也能加重偏瘫患者的肌肉痉挛，因此应注意调节运动量，在恢复的早期尤其重要。体操练习中应使患肢运动和健肢运动适当交替，主动运动和被动运动适当交替。必要时插入短暂休息或做呼吸练习。轻松的呼吸练习能反射地降低心血管活动水平，并有助于肌肉的放松。

（2）主动运动的辅助方法

①水中体操。在肌张力较高，肌力较弱，一般主动运动困难时，最适宜在温水浴池内进行体操练习。水温可使痉挛的肌肉松弛，并可增进肢体血液循环；水的浮力可减轻肢体重量，使动作易于完成。

②本体利动机制的利用。在医疗体操中可以利用一些神经生理机制来提高运动中枢某些环节的兴奋性，克服神经冲动传导上的阻力，使原来难以完成的运动有可能完成。

这种过程多次重复，可以降低神经通路上的突触阻力，提高传导效率，导致运动功能的改善。这种技术在必要时可在主动运动基础上辅加应用，以促进某些有特殊重要性的局部运动力量的恢复。

常用的本体利动方法如下：

①施加最大阻力　给主动运动施加阻力时，肌肉肌腱组织内张力增高，产生的向心性本体冲动强度增加，可以提高运动中枢的兴奋性，发出更多更强的运动冲动，动员更多运动单元投入活动，更好地达到锻炼的目的。这种阻力一般由医务人员以手工施加。

最大阻力指在等张收缩小运动幅度，或在等长收缩时尚能维持收缩长度的最大阻力。

在对抗最大阻力做肌肉收缩时，由于运动中枢的兴奋扩散，可影响其他肌群而起利动作用。例如，抗阻做肩外展时，可便利伸肘及伸腕运动；抗阻屈髋及膝关节，可便利踝的背屈；抗阻髋外展，可便利足外翻等。通过这种便利作用，可利用肢体近端功能恢复较好的肌群带动远端恢复较差的肌群进行锻炼。

②利用本体反射 可以利用的本体反射举例如下：

牵张反射：预先适度牵伸肌肉可便利其随后的主动收缩。做连续的往复运动，通过连续诱导，可使拮抗肌起相互的便利作用。

屈曲反射：被动屈曲拇趾可引起髋及膝的反射性屈曲。在做下肢主动或抗阻屈曲时，同时轻缓地被动屈曲拇趾，可以起便利作用。

支撑反射：对足底施加压力可引起伸展反射，便利下肢伸展运动。为了避免引起伸展反射，在被动屈曲下肢时，不应推压足底。

姿势反射：向瘫痪侧旋转头部可方便患侧屈肘运动，向对侧旋转头部则可便利患侧伸肘运动。

③放松痉挛肌肉的方法 肌肉痉挛是牵张反射过于活跃的表现。一定部位肌肉的轻度痉挛可能有利运动，如股四头肌张力稍高时有利于下肢负重行走，但较明显的痉挛可造成畸形，使运动训练造成严重障碍。

在医疗体育中对痉挛的处理如下：

①在各种操作中避免加重痉挛。例如，在按摩中避免过强刺激；在被动运动中，避免过快的牵伸引起牵张反射；避免刺激手心或足底而引起不必要的屈曲或伸展反射；进行痉挛肌肉的力量练习时，宜用等张收缩方法，避免等长收缩的方法等。

②采取积极方法，重建或加强痉挛肌肉的拮抗肌，是减轻痉挛的有效措施。

③痉挛肌肉的主动放松练习可采用以下步骤，使痉挛肌肉主动收缩或被动延长至引起痉挛的程度，然后被动固定肢体，使痉挛的肌肉作抗阻的等长收缩，接着做主动放松，同时轻轻牵伸肌肉。如此反复进行数次，使肌肉得以逐步放松延伸。

④生物回授技术的应用。生物回授技术是近十余年来发展起来的一种治疗举措。其原理是，向患者提供反映某一系统生理活动的即时和连续的信号，使患者可以感知这一系统的活动情况，以帮助患者学会主动控制这一系统的活动。在偏瘫患者的功能锻炼中，常利用肌电图机提供重点训练肌肉的肌电波形或收缩响声，以引导患

者有目标地加强或抑制肌肉活动，达到改善其有效控制的目的。较多地用于放松痉挛肌肉及改善踝背屈肌力。有报告指出，使用生物回授技术可使锻炼效果提高一倍。这为进行一般锻炼收效不理想的患者提供了进一步改善功能的条件。

(3) 日常活动功能练习及劳动

治疗除定期的锻炼外，应鼓励患者积极耐心地使用患肢进行盥洗、进食、穿脱衣服、变换姿位等动作，指导患者从事适当的手工制作或写字作画。适当的劳动对肢体功能的康复是有益的。

右利手瘫痪时，在恢复过程中应坚持使用右手，待充分锻炼右手确实恢复不佳时，再改用左手。

(4) 行走训练

偏瘫患者下肢功能的恢复较上肢为早。如条件许可，可在发病后 2~3 周开始行走训练。及早开始行走，是防止下肢挛缩和足下垂的有效方法，也是改善全身生理功能的有效措施。

行走训练从坐位开始。常用的坐位练习有：如用足底搓滚地上的短棍以刺激足底感觉，以利于走反射的恢复；交替摆动两侧小腿，伸时使踝背屈，屈时使踝跖屈；两足轮流背屈；提起一侧足尖的同时提起对侧足跟，两侧交替；练习从坐位站起及坐下等。

再练习行走。在站位以健肢负重作患肢前后摆动，前摆时伸膝、踝背屈，后摆时屈膝；作原地踏步；练习在扶持下行走；再练扶拐、持杖以至徒手行走。步行应平稳缓慢。培养正确的步态，特别是摆动相，开始时应使膝部放松屈曲向前提起，摆动相结束时足稍背屈，使足跟先着地。必要时做分解动作练习。在地上按间隔放置小物件，使逐步跨跃，有助于促使患肢屈曲上提。步行中要求两侧步幅及速度均匀，纠正八字足，防止身体过于向健侧偏斜。为了进一步改善步行的平稳协调功能及灵活性，可嘱患者沿一直线行走或循画在地上的足印步行等。

为了改善步态，还须针对步态缺点选作适当的辅助锻炼。如用各种方法放松过分紧张的股四头肌；用抗阻练习、本体促动、生物回授等训练方法，增强踝背屈力量等。

踝部软弱不稳或显著内翻时，可以用短腿支架支持。严重而固定的足下垂或内翻，有时要考虑矫形手术，或行简单的肌腱切断术，再辅以短腿支架。

第三期　当患侧上下肢功能基本恢复时，应进行较复杂的步行训练，如跨越障碍。提高速度、上下楼梯等。为了改善耐久力，可逐步延长步行的时间和距离。作进一步的日常活动练习及手工劳动锻炼。也可练习太极拳、八段锦等。功能恢复较完善时，也可参加其他适当的体育运动。

第三节　高压氧治疗康复

人能生活下去的主要因素之一就是地球有了氧气。成人的脑每分钟需要 500~600ml，要占全身耗氧量的 25% 左右。脑的灰质比白质耗氧量更高，人脑对缺氧非常敏感，如果给脑断氧 6~7 分钟，全部脑细胞就会死亡。自从 1755 年 Priesy 发现氧以后，氧气在临床上得到了广泛应用。氧气疗法能使危重患者转危为安。半个世纪以来，医学家又将高压氧引入临床，能使许多难治之症得到康复。本节仅介绍高压氧对脑血管病的治疗。

在脑血管病中，不论是脑出血还是脑梗塞，均能造成脑循环障碍。由于脑缺氧而造成脑功能障碍，因此采用高压氧治疗是合理的。临床实践证明也是有效的。如 Newman 报告应用高压氧治疗闭锁综合征（Locked – syndrome）仅进行一次高压氧治疗，患者即恢复正常，这种戏剧性的效果，得到了医务界的重视。世界各地早已广泛采用高压氧治疗脑血管病。近几年来，我国各地也将高压氧治疗技术应用于临床，并取得了可喜效果。高压氧为何能治疗脑血管病？经过动物实验和临床实践，已找到了答案。

（一）高压氧治疗脑血管病的机理

1. 增加血氧分压

根据气体溶解定律，若温度恒定，气体在液体中的溶解量与其分压成正比，因此高压氧可提高血氧张力，增加血氧含量。生活中也有这样的例子：如在一定的压力下，汽水中能溶二氧化碳与高压氧使血液增加含氧量是一个道理。一个大气压空气下，氧分压（PaO_2）为12kPa，在一个大气压纯氧下PaO_2则为57kPa，二个大气压纯氧下PaO_2为111kPa。又如1959年Boereman实验发现，在常压下即使呼吸纯氧，当血红蛋白低于10%时，心肌就出现缺氧征象，而在三个绝对压（ATA）氧下，血红蛋白虽降到0.4%左右，心电图仍无异常变化，循环、血压正常，生命可暂时维持。证明高压氧可明显提高血氧浓度，改善和纠正缺氧性组织损害，对治疗脑血管病——脑缺氧有积极作用。

2. 增加脑组织、脑脊液的氧分压

研究发现1ATA空气下，脑组织、脑脊液的氧分压增高7~8倍；在3ATA氧下，二者相应增高13~15倍，故在高压氧下可为脑组织供氧提供良好条件。

3. 提高血氧弥散半径

气体的弥散是从高分压移向低分压，血液中的氧也要经弥散才能达到组织细胞。有人报道，人脑灰质毛细血管半径为2.5μm，毛细血管间距离平均为60μm，在常温、常压下，人脑灰质氧有效弥散距离为30μm，该处氧分压为2.00kPa。

在3ATA氧下，脑灰质毛细血管动脉端氧分压比常压下增加17~22倍，静脉端氧分压比常压下增加4倍，因而氧的有效弥散距离也相应明显增大，约达100μm左右。脑缺血缺氧水肿时，使脑毛细血管与神经细胞间距增加，在常压下，就会发生氧供障碍，而在高压氧下则可得以纠正，使远离毛细血管的细胞仍可获得足够的氧，因此有助于葡萄糖的有氧代谢和能量供应的恢复，使局部酸中毒缓解，并对脑功能恢复起重要作用。高压氧可减轻由缺血缺氧所造成的脑电活动异常和促使脑电活动恢复。

4. 降低颅内压

在高压氧下，PaO_2升高，脑血管收缩，脑血流量减少。如在1ATA空气下，脑血流量（CBF）为100%，在1ATA氧下，CBF为

79%；在1.5ATA 氧下，CBF 为 77%；在 2ATA 氧下，CBF 为 71%。这种引起脑血管收缩的原因可能与动脉血氧分压升高以及过度换气致动脉二氧化碳分压降低有关；或是由于高压氧直接刺激血管平滑肌，引起血管壁张力增加和血管收缩；或是由于机体自动调节，使血管反射性的收缩所致。由于血管收缩，脑血流减少，颅内压即可降低，所以高压氧有防治脑水肿，降低颅内压的作用。如 Miller 报告，在 1ATA 氧下颅内压平均降低 23%；在 2ATA 氧下，颅内压降低 37%。由于高压氧能使正常脑组织中的血管收缩，故可阻止盗血现象，使病变区血流量相对增加。但也有人提出：高压氧既然能使整个脑动脉收缩，全脑血流量必然减少，在这种状态下，能否引起脑缺氧？前面的实验已经证明：高压氧能使血氧浓度增高，氧的弥散半径增大，脑耗氧量减少（在 2ATA 氧下，脑皮质血流减少 21%，脑耗氧量降低 38%），这样以来不仅足以弥补脑血流量减少的影响，同时又大大提高了脑组织的氧分压。因此，由于脑动脉收缩引起的脑血流减少，不仅无害，而且还有降低颅内压，提高脑组织氧分压的效果。Kanaj 等报告，在高压氧下，颈动脉血流减少，而椎动脉血流反而增加，网状结构上行激活系统及脑干的氧分压明显提高。高压氧有改善醒觉状态和提高生命机能活动的作用。因此，它有助于意识障碍的恢复。

（二）高压氧在脑血管病中的应用

1. 空气栓塞

空气栓塞可造成组织缺氧，在常压下吸入纯氧（若血色素的含氧量已饱和了的话），仅能增加 1.5% 的动脉含氧量。如前所述，若采用高压氧就能显著增加血中的氧分压，改善了缺氧；而且高压本身还可以压缩气泡的体积从而改善血运障碍，此外还能促进气泡的吸收，在逐渐的减压过程中又有利于氮（气泡的 80% 由氮组成）的排除。因此，高压氧是一种治疗空气栓塞的最适宜的方法。

2. 其他原因引起的脑栓塞或脑动脉血栓形成

高压氧治疗缺血性脑血管病，主要是通过提高血氧含量及血氧分压，使脑血管的含氧量和脑组织中的储氧量均显著增加，改善缺氧状态。有效率因病期不同而异，自 50%～100% 不等，平均73%。青岛医学院附院曾用大型氧仓，2.5ATA 面罩法间断吸氧，每次 20 分钟，休息 10 分钟，共四次 80 分钟，每天一次。10 天为一个疗程，共进行三个疗程，治疗脑血栓形成 106 例，总有效率92%，其中 20 例进行 CT 随访，其疗效优于甘露醇与脉通对照组。并认为早期治疗效果好；半年以后者效果不明显；一年以上者无效。同时也指出：第一疗程即有效；第二疗程效果明显；第二疗程疗效不再增加。因此疗程不易过多。部分脑血栓形成伴发冠心病患者，经高压氧治疗后，心肌供血也得到改善。

3. 脑出血这方面的文章很少。

据个别报道，病程在一月以内者有明显改善；病程在 2～12 个月者有相当的改善；病程在一年以上者，仅有较少改善。

此外，高压氧还有改善心脏供氧的作用，Ashficecl 等用高压氧治疗心肌梗塞的患者。高压氧有四大优点：①缓解疼痛；②改善肺水肿；③纠正心律失常；④促使心源性休克恢复。另外，高压氧还可提高肾血流氧分压，改善局部缺氧，使尿量增加。

（三）高压氧治疗的禁忌症

1. 绝对禁忌症　　（1）未经处理的恶性肿瘤（包括已转移者）。（2）未经处理的气胸。

2. 相对禁忌症　　（1）肺部疾患，包括感染、损伤、出血，明显的肺气肿、疑有大泡或自发性气胸者。（2）急性上呼吸道感染（尤其是流感），急性或慢性鼻窦炎、中耳炎、咽鼓管不通畅。（3）颅内活动性出血或内出血未止者。（4）血压超过 21.3/13.3kPa（160/100mmHg）。（5）某些急性或接触性传染病。（6）原因不明的高热。（7）孕妇（尤其是 6 个月以内）及月经期妇女。（8）治疗中出现氧中毒或对高压氧耐受较差者。

高压氧对某些神经系统疾病的应用尚在发展探索阶段。对人体生理生化的影响尚未透彻了解。应用不当也可引起不良反应，如氧压伤、氧中毒等，因此不能滥用。应掌握好高压氧的治疗规律，充分发挥高压氧的有利方面，防止或减少不利的方面，努力提高高压氧的治疗水平。

第四节 电疗法康复

应用各种电流或电磁场预防和治疗疾病的方法，统称为电疗法。由于每一种电流的物理性质不同，其作用人体后产生的物理化学变化亦不相同，故而在临床中有不同的治疗意义。医用电流的种类较多，可按其频率、电压、电流强度或电流波形来加以分类。

按电流频率的分类：（1）低频电流：频率 0～2000Hz。（2）中频电流：频率 2001～100000Hz。（3）高频电流：频率 100000Hz以上。利用低频电流的电疗有：感应电疗法、电兴奋疗法、间动电疗法、电睡眠疗法、超刺激电疗法、经皮神经电刺激疗法、电体操疗法、高压低频电疗法、直角脉冲脊髓通电疗法、低周波脉冲调制电流疗法等。利用中频电流的电疗有：干扰电疗法、音频电疗法、正弦调制中频电疗法等。利用高频电流的电疗有：长波电疗法、中波电疗法、短波电疗法、超短波电疗法、微波电疗法、共鸣火花疗法、分米波疗法等。

按电压的分类：按电压的高低可分为低压电流和高压电流两种：（1）低压电流：电压在 100V 或 100V 以下的电流。（2）高压电流：电压在数百伏或数万伏以上的电流。属于低压电疗法的有：直流电疗法、感应电疗法、电兴奋疗法、电体操疗法、间动电流、干扰电流、音频电流和正弦调制中频电流等。利用高压电流的电疗有：中波电疗法、短波电疗法、超短波电疗法、脉冲短波电疗法、超短波电疗法、共鸣火花电疗法等。

按电流强度分类：按治疗时所用电流强度的大小，分为小电流、中电流和大电流 3 种。（1）小电流：1～30mA。（2）中电流：31～100mA。（3）大电流：101～3000mA。低、中频率的电疗法多在小电流和中电流范围之内。高频电疗法多在大电流范围之内。

现将有关脑血管病治疗的电疗法分述如下：

（一）电水浴疗法

电流通过水而作用于人体，以达到治疗目的的一种治疗方法。电水浴有全身电水浴和局部电水浴等多种治疗方式，前者由于不易操作而应用减少。目前以局部电水浴为应用的主要方式，多用于四肢，按所用浴槽数目可分为单槽浴、双槽浴、四槽浴，通常应用的是直流电，同时可行离子导入治疗。

1. 物理性能　四槽电水浴常用于直流、感应电等治疗。治疗前先在浴槽内注 36～38℃ 的温水。药物离子导入治疗时，可在浴槽内加入一定量药物，稀释后浓度在1% 或 2% 以下。在治疗时可先让患者穿戴以药液浸湿的线手套或袜子，然后将肢体浸入盛有药水的浴槽中，再通电治疗。电流一般为 20～30mA，不超过 50mA；双槽电水浴电流强度 15～25mA；单槽电水浴电流强度 10～20mA。

2. 治疗作用　包括电流作用、水的静压、浮力、温度、药物等作用。对改善血运、淋巴循环，增强肢体活动功能，提高机体代谢过程，调整神经系统功能，都有良好作用。

3. 主要适应症　中风肢体瘫痪，脊髓灰质炎后遗症，多发性神经炎，周围神经损伤，雷诺病等。

4. 禁忌症　皮肤急性化脓性病变、严重心脏疾患、结核活动期、癌症、高烧等。

（二）直流电疗法

直流电疗法是将直流电导入人体的某一部位，通过电流作用以治疗疾病的一种方法。这种疗法早已应用于临床，近年来由于发现它对静脉血栓、骨折愈合、陈旧性溃疡等有显著疗效，以及它在人体内可引起复杂的物理化学变化和生理作用，还有直流电的操作技术适用于其他低频电疗等等，重新引起了人们的重视。

1. 物理性能　医用直流电通常是利用电子管或晶体管将交流电经全波整流变成脉动直流电，再经滤波和稳压装置而获得稳恒直流电，输出电压不超过 100V，电流强度不超过 100mA。治疗时电流密度，指主电极衬垫每平方厘米的电流强度，成人常用为0.03～

$0.1mA/cm^2$，儿童为 $0.02 \sim 0.08mA/cm^2$。

2. 治疗作用

（1）促进局部血液循环、改善组织营养和代谢。感觉神经末梢和血管壁上的感受器受直流电刺激后，通过神经反射作用，使末梢血管扩张。同时，电解产物引起局部组织的蛋白质发生微量变性分解，产生组织胺等扩张血管物质，使微动脉扩张，毛细血管内皮细胞间隙加宽，管壁通透性增加，血行改善，有利于脑血管病造成的肢体活动受限功能的恢复。

（2）调整神经系统和内脏器官的功能。电刺激通过感觉神经传入神经中枢，对中枢神经及植物神经的功能起调整作用，故常用直流电的反射疗法治疗内脏器官的疾病。如领区反射疗法可影响中枢神经、头部及胸腔器官的血液循环，改善脏器的功能。

3. 主要适应症　脑血管意外引起的肢体偏瘫、神经痛、神经麻痹、神经炎、神经官能症、周围神经损伤等疾病。

4. 禁忌症　出血倾向、心功能不全、急性湿疹、恶病质、高烧等疾病。

（三）直流电药物导入疗法

利用直流电将药物离子通过完整的皮肤或黏膜导入人体以治疗疾病的方法，称为直流电药物导入疗法。

1. 物理性质　直流电药物导入疗法是借电解质溶于水或受热熔化时，其分子解离成带正电荷的阳离子和带负电荷的阴离子。根据直流电场同性电荷相斥，异性电荷相吸而将药物离子导入体内。电极与皮肤之间放置以药液浸湿的滤纸或纱布，通以直流电时，药物离子在同性电极的排斥下进入体内。阳离子从阳极导入体内，阴离子从阴极导入体内。为防止沾染寄生离子，每一个衬垫供一种药物专用。

2. 治疗作用

（1）具有直流电和药物的综合作用。导入体内的药物离子保持原有的药理特性，二者有相互协同作用。

（2）直流电药物离子导入法特别适用于治疗较表浅或血流瘀

滞的病灶部位，可在局部保持较高的药物浓度，使药物作用持续时间较久，故局部作用较显著。

（3）有良好的镇静、止痛、消炎、促进神经再生和骨折愈合等作用。

（4）离子导入法有一定的局限性，如导入体内的药量较少，且不能精确计算，不易将药物直接导入深层组织，作用缓慢等。

3. 主要适应症　用于脑血管病，脑外伤，脑炎后遗症及小儿麻痹后遗症，还用于周期性麻痹，多发性神经炎等。

4. 禁忌症　恶液质、高烧、心力衰竭、出血倾向、急性湿疹等。

（四）低频脉冲电疗法

脉冲电流是一种按一定规律从零或某一电位水平上瞬间出现或消失的电流。应用每秒频率1000Hz以下的脉冲电流治疗疾病的方法，称为低频脉冲电疗法。其中脉冲方向固定者称为单相脉冲电流，方向变换者称为双相脉冲电流。

在低频脉冲电疗中，将频率范围定为1000Hz以下的原因是根据电流的生理学特征来决定的。低频脉冲电流的主要作用之一是它能兴奋神经肌肉组织，而在一般情况下哺乳动物运动神经的绝对不应期多在1ms左右，为引起运动反应只能每隔1ms给予一次刺激，即频率不能大于1000Hz。因此，在电疗法上就将1000Hz定为低频脉冲的高限。常用的低频脉冲电流波型有三角波、方波、梯形波、正弦波、双向脉冲波及阶梯波等。

低频脉冲电流又分调制型和非调制型两种。应用一种低电流（调制电流）去调制另一种频率较高的电流（载波电流），使后者的频率或波幅随着前者的频率或波幅发生相应的变化，常称此为调制型低频脉冲电流。它具有低、中频电流的优势，故临床多采用调制型电流治疗，其对运动与感觉神经系统均有较强的刺激作用，止痛效果显著。也有人还使脉冲出现的时间长短不一，或先后使用几种不同频率或不同波幅的电脉冲组合方式进行治疗。

1. 物理性能　低频电脉冲是一种正脉冲。具有刺激作用强、不易产生电解的优点，适用于皮肤电极方式治疗及电针方式治疗。

2. 治疗作用

（1）对神经系统有良好的刺激作用。不同电刺激参数，可作用不同的组织，因为当外加电刺激参数与组织兴奋的生理特性相近时，才能引起神经兴奋，即改变脉冲电流参数可选择性地作用于各种不同的神经类别。

（2）止痛作用。可提高周围神经及中枢神经感觉阈，有即时止痛与多次治疗积累的长期止痛作用。

（3）改善血行与代谢。电流刺激引起血管扩张，血流加快，使局部神经组织得到充分营养，改善肌肉节律性收缩，促使血液、淋巴回流，改善代谢机能，并促进神经肌肉的功能恢复，防治肌肉萎缩。

（4）消炎作用。低、中频脉冲电流的消炎作用远不如超短波、微波和紫外线等明显，而且多半仅能治疗一些非特异性炎症，因此消炎作用只是这些电疗法的次要作用之一。

（5）催眠作用。当以低、中频脉冲电流直接作用于间脑或脑干中某些神经组织时，确能引起睡眠。但在电疗法中主要是用皮肤电极进行刺激的，定位不够准确，加上负责睡眠的神经结构往往与负责觉醒的结构彼此靠近，且所用电流对睡眠结构又无选择作用，因此难以达到十分可靠的催眠目的。有鉴于此，有关电睡眠的问题，仍需作进一步的研究。

3. 根据所用脉冲的波宽、波形、频率、波幅等电参数的不同，低频脉冲电流康复疗法常用的有以下几种：

常用的低频脉冲电疗法：

（1）超刺激电疗法：采用脉冲宽度为 2ms、间隙为 5ms、频率为 143Hz 超常剂量的低频矩形波脉冲电流治疗疾病的电疗法。

物理性能：超刺激电疗法由于治疗中电极面积只有 100cm² 左右，而电流峰值达 80mA（平均值为 23mA）这种电流量远大于一般低频电疗所用的数值。

治疗作用：可通过关闭"疼痛闸门"与掩盖效应而起镇痛作

用；还能促进局部血液循环，使渗出、水肿消散，并排除致痛化学介质。治疗时常将阴极放于疼痛区，辅极对置或并置在相应部位，电流密度一般为 $0.3mA/cm^2$。

主要适应症：神经痛，神经炎，神经根炎，中风后肩手综合征及肢体疼痛。

禁忌症：装有心脏起搏器者，颈动脉窦部位。

（2）经皮神经电兴奋疗法（TENs 疗法）：在人体一定体表部位，施以低频脉冲电流，减少或消除疼痛的方法。亦称低频电镇痛法或粗纤维刺激疗法，神经电刺激疗法。

物理性能：频率 $2 \sim 16Hz$，波宽 $0.009 \sim 0.35ms$，脉冲波形为双向对称或不对称，电极为面积 $4 \sim 50cm^2$ 的方形电极或直径 $3 \sim 5cm$ 的圆形电极。

治疗作用：止痛作用的机理可能是：①电流刺激了感觉神经的粗纤维，兴奋了疼痛控制闸门，使闸门关闭达到止痛；②兴奋周围神经粗纤维，使脑组织释放出内源性吗啡样物质而发挥镇痛作用。

治疗电极多置于触发点及其周围，也可放在穴位上，电流强度以患者有明显的震颤感为度，一般为 $15 \sim 30mA$。

主要适应症：各种神经性疼痛、中风后肩手综合征等。

禁忌症：妊娠，装有心脏起搏器者，对电流过敏者。

（3）间动电疗法：在直流电的基础上，叠加经过半波或全波整流后的 50Hz 正弦电流，叠加时可经过或不经过调幅，从而构成 6 种不同组合的单向正弦式脉冲输出，由法国 Berhard 首先发现并加以系统研究，将此种电流应用于治疗疾病，称为间动电疗法。

物理性能：间动电疗的脉冲波形属正弦波，其可以连续或断续地以半波整流或全波整流的形式单独出现，也可以半波与全波交替的形式出现。其脉冲频率为 $50 \sim 100Hz$，单脉冲持续时间为 10ms，通过不同组合可分为如下 6 种波形：①密波；②疏波；③疏密波；④间升波；⑤断续波；⑥起伏波。

治疗作用：①改善末梢血液循环，可使血管扩张和降低交感神经的兴奋性，治疗后可见皮肤潮红充血，皮温升高。其中密波作用明显。②刺激神经肌肉组织，引起肌肉收缩。其中用正弦电流频率为100Hz最易引起兴奋，以断续波、起伏波效果最好。③止痛作用。可通过掩盖效应和兴奋粗纤维关闭"疼痛闸门"而止痛。改善血液循环，神经纤维间水肿得以解除达到止痛目的。尤以间升波、疏密波止痛作用最佳。

主要适应症：废用性肌萎缩、神经炎、神经痛、雷诺病、偏头痛、中风后遗症等。

禁忌症：装有心脏起搏器者，妊娠。

（4）感应电疗法：以感应电流治疗疾病的方法，称为感应电疗法。由于其整体结构简单、操作方便，故临床应用比较广泛。

物理性能：感应电流是应用电磁感应的原理产生的一种双向不对称的低频率脉冲电流。现在常用的电子管或晶体管所产生类似的感应电流，只有高尖的正脉冲，称为新感应电流，是单向脉冲，定向移动，有电解作用，波宽为1~2ms、频率为50~100Hz，幅度可达几十至百余伏。

治疗作用：①感应电节律性刺激，使运动神经和肌肉产生强直性收缩，改善血液循环和组织营养，提高新陈代谢，促进神经再生，防治肌肉萎缩。②刺激感觉神经末梢，具有止痛作用。③兴奋植物神经，可提高平滑肌和周围血管张力，能使正常神经支配的肌肉呈强直性收缩，还可作为一种暗示治疗的手段。④促进局部血液循环和肢体淋巴液回流。⑤训练肌肉做新动作，在肌腱移植术后，肌肉需要进行它原先没有做过的动作，患者也感到不习惯，这时候可以用感应电刺激与患者主观意志同时应用，通过长时间的配合训练，建立新的运动功能。

主要适应症：脑血管疾病后遗症、弛缓性瘫痪、胃肠神经官能症、神经衰弱、癔病等。

禁忌症：癫痫，装有心脏起搏器者，妊娠，恶性肿瘤等。

（5）电兴奋疗法：电兴奋疗法是综合感应电和直流电治疗疾病的一种方法。电兴奋疗法是采用强感应电或直流电刺激组织，使之强烈兴奋之后发生的继发性抑制以治疗疾病。

物理性能：感应电流目前临床应用有两种：一种是用线圈蜂鸣器产生的电流，另一种是电子管产生的电流。根据其电流的变化、电流形状有所不同，有平稳直流电、脉动直流电、不规则脉动直流电、规则脉动直流电、断续直流电，各种不同形状的直流电在临床中各有适应症。

治疗作用：电兴奋疗法治疗作用的基础是感应电与直流电的治疗作用，单独或联合应用，治疗时多采用 60～80mA 的剂量，在病变局部或穴位，短时间内断续刺激。

主要适应症：弛缓性瘫痪，周围神经炎，尿潴留，各种神经痛和神经衰弱等疾病。

禁忌症：癫痫，装有心脏起搏器者。

（6）电体操疗法：是用低频脉冲电流刺激神经或肌肉，使之产生被动收缩。通过锻炼，保留肌肉的功能，促进神经再生，恢复神经肌肉功能的治疗方法。亦称神经肌肉电刺激疗法。根据神经肌肉的功能状态而选用连续的或调制的指数曲线波、三角波、梯形波或方波，间断直流电和感应电流等等。其方法有 3 种：

第一，极状电极固定法。电流量以能耐受为宜，但应达到肌肉收缩为度，常用 30～60mA，频率为 30～60 次/分。治疗上肢病变时作用极联阴极置于病变肌肉近心端，衬垫面积应小于辅板 1/3 或 1/2，辅极接附板，放在颈膨大部（颈 3～7）。治疗下肢时，作用极置于下肢病变近心端，辅极放于腰膨大（胸 10～腰 1）。亦可将两个片状电极固定在瘫痪肌肉的两端进行治疗。

第二，滚动电极法。滚动电极可垂直于肌肉走行方向移动，以滚动式电极作为刺激电极，辅极面积 150～200cm^2 放在颈膨大或腰膨大。

第三，运动点刺激法。常用方式：①双点刺激法，以两个点状电极分别固定于肌腹两端进行刺激。②单点刺激法，一点状电极置于某一神经或肌肉的运动点加以刺激，辅极 100～200cm^2，置于颈膨大或腰膨大部。

治疗时间每次 30 分钟，每天 1～2 次，一般以 15～20 次为一个疗程。还要强调的是治疗时要求患者用意念配合与每次电流刺激同时做被刺激肌肉的主动随意收缩，直到出现自主收缩而无需辅助为止。

物理性能：电参数的选择应根据神经肌肉功能状态而异，以适应病变神经肌肉的兴奋性和适应机能。

治疗作用：低频脉冲电流每秒频率在 1000 次以下，每一个脉冲几乎都可以引起神经肌肉一次兴奋，而电刺激的治疗作用主要是兴奋神经和肌肉，引起运动反应。电刺激时根据不同病情，选择不同脉冲电流刺激肌肉，使发生被动节律性收缩，通过锻炼，保留肌肉的功能，延迟萎缩的发展。

主要适应症：脑血管意外后遗症、脑性瘫痪、脑脊髓外伤引起的痉挛性瘫痪等。

禁忌症：肌萎缩侧索硬化症，多发性硬化的进展恶化期。

第五节　音乐电疗康复

将音乐的信号转换成与音乐同步的音乐电流治疗疾病的方法，称为音乐电疗法。它是在音乐疗法的基础上发展起来的。既有音乐和心理作用，又有音乐电流的治疗作用。

（一）物理性能

音乐是种周期性振动的声源发出的声波，频率愈大，音调愈高，反之音调愈低。音乐电流是经过换能、放大过的音乐信号产生的，因此，不同的音乐其音乐电流亦不相同。由于音乐电流与音乐密切相关，所以波形及频率是随着音乐的变化而变化的。其波形为正弦电流波形，随着音调的改变，而呈现高低不等的波幅变化，故产生的是一种不规则的正弦电流。每个电流均产生一个新的刺激，人体对其不易产生适应性。

（二）治疗作用

音乐信号经滤波处理和功率放大后输出，经电极将音乐电流导入人体，治疗时用耳塞机监听，利用两者的同步作用，它可以调节人的情感和行为，如节奏感强的音乐，能振奋人的精神，悠扬抒情的旋律可以使人情绪放松，欢乐的音乐可改善并增强人的大脑皮层边缘系统的功能。音乐电流具有低频和中频电流的生理和治疗作用，具有镇痛、镇静、调整血压并且改善脑血管，锻炼肌肉，防治肌萎缩，促进麻痹肢体功能的恢复，抗炎、消肿等功能。

（三）主要适应症

脑血栓形成后遗症，震颤性麻痹，血管神经性头痛，神经衰弱，周围神经炎，各种神经痛等。

（四）禁忌症

装有心脏起搏器者。

第六节　光线疗法康复

光线疗法（也称光疗法）是利用各种光辐射能，包括天然的日光和人工光线（红外线、紫外线、激光）作用于机体以达到治疗和预防疾病目的的方法。国际上大多将日光疗法划入到疗养学范畴，理疗学中的光线疗法主要是指人工光线防治疾病的办法。近年来出现的激光疗法亦属此范畴。光是物理康复疗法常用的物理因子，光是一种比较复杂的物理现象。大致分为两种，一种是在人类视网膜上能引起光感的，称为可见光线，如太阳光谱中的紫、蓝、青、绿、黄、橙、红等，其波长在 400nm 到 760nm 范围；另一种是在人类视网膜上不引起光感的，称不可见光，如红外线和紫外线等。红外线是利用它的热作用起治疗作用的。而紫外线具有明显的生物化学作用，在物理康复治疗中主要是利用其温热及杀菌作用来起到治疗作用。由于辐射光谱不同，光疗法分为以下几种。

（一）红外线疗法

所谓红外线是因为它位于红色光谱之外而得名。由于各种物体接收红外线后自身被加热，故称其为热辐射线。由于红外线有这个特性而被人类用来治疗疾病，这种治疗疾病的方法称红外线疗法。

1. 物理性能

目前用于临床治疗的红外线根据其波长的不同，分为短波红外线和长波红外线两种，前者波长在760nm至1.5um之间穿透力强，可以穿入组织3~8cm；后者波长105μm至400μm，穿透力明显比前者减弱，只能穿透组织0.5cm左右，大部分被表皮吸收。

2. 治疗作用

（1）改善局部血液循环，促进机体代谢。红外线辐射人体时，其能量在皮肤及皮下组织中吸收并转变为热效应，引起组织温度升高、血管扩张、血流加速、局部循环得到改善，组织营养代谢相应提高。引起温度升高与光线波长有关，长波红外线 > 短波红外线 > 可见光线。

（2）促进局部渗出物的吸收。这作用主要为改善局部血液循环的继发效应。通过血液循环的改善，而使局部渗出物容易吸收，从而降低组织的张力，达到消肿止痛的目的。但必须注意，在炎症的急性期，禁止在局部用强热疗法，否则可因施加强热刺激促使毛细血管渗透性增加，反而加剧渗出。

（3）解痉及缓解肌紧张。温热作用于皮肤，使血管扩张促进血液循环，借助血液的传递和直接的热传导作用于肌肉，使肌肉温度升高，刺激γ神经纤维并降低其兴奋性，从而减弱它对肌肉的牵张反射，使肌张力下降，达到缓解肌紧张的作用。温热作用于腹壁浅层或背部的交感神经节上，可反射的引起胃肠平滑肌的松弛，使蠕动减弱，从而收到解痉止痛的效果。

（4）镇痛作用。热本身对感觉神经有镇静作用，能提高痛阈。另外，热也可作为一种新的刺激与局部痛冲动同时传入到中枢神经系统，热刺激和疼痛冲动互相干扰，减弱和掩盖了痛的感觉，这也就是所谓的掩盖效应。

（5）红外线还有促进肉芽和上皮生长、减轻术后呕吐、使疤痕软化、缓解疤痕挛缩、恢复关节功能等效应。

3. 主要适应症

脑血管疾病后遗症、周围神经炎、周围神经损伤、脊髓灰质炎后遗症等。

4. 禁忌症

出血倾向、重症动脉硬化、活动性肺结核、恶性肿瘤等。

（二）紫外线疗法

利用紫外线照射防治疾病与康复的方法称为紫外线疗法。它属于非可视光线，其波长范围 180～400nm。

第七节 温热疗法康复

温热疗法是利用各种热源作为介质接触体表，将热直接作用于人体而治疗疾病的方法。在治疗过程中，将泥、蜡等物体加热，在其冷却时释放出热量，热量作用于人体而达到治疗目的。

目前温热疗法中常用的热源物质有泥、石蜡、酒、醋、坎离沙、温热蒸气浴等。其治疗疾病的机制是将热传导于人体，起到扩张血管，改善血液循环，增强组织营养，促进再生，软化疤痕和抗炎、止痛作用。另外有些介质如海泥等尚有机械作用，通过摩擦和压力作用以减轻组织水肿，减少渗出，促进吸收。还有一些盐类、有机物、胶体、挥发性物质通过化学刺激，起到治疗作用，尤其对慢性的炎性浸润、疤痕、粘连、渗出和血肿等病理产物的吸收作用更为显著。尚有通过一些热源物质中所含的放射线物质、抗生素类物质来起到放射作用、抗菌消炎作用。现将几种常用的温热疗法介绍如下。

（一）石蜡疗法

是以加热熔解的石蜡为热源涂敷于患部，将热能传至人体达到治疗目的的方法。

1. 物理性能 石蜡含有 16～32 个碳原子，为高分子碳氢化合物，是一种不含水无味白色半透明固体，呈中性反应。石蜡热容量大，有很强的蓄热性能，每3kg熔化的石蜡凝固时可放出39卡热量，作用机体后可改善和加速局部血液循环、加强局部组织的营养，可促进炎症的吸收、消散，促进组织的再生并具有良好的止痛效果。另外，石蜡具有良好的可塑性和黏滞性，导热性小，气体和水不能透过，所含热量不易向四周扩散，因而具有保温能力强的特点，更适宜临床使用。

2. 治疗作用

（1）温热作用：石蜡的上述特点，能使皮肤耐受较高温度（60～70℃）的石蜡治疗。又由于涂在皮肤表层薄蜡能迅速冷却凝固成一层薄膜，可阻止热量的迅速传递，因而可在其上部涂敷厚层的高温石蜡，能保持长时间的温度作用。

（2）机械作用：石蜡有良好的可塑性和黏滞性，能与皮肤密切接触，这不仅能促进温热向深部组织传递，同时随着温度的降低，冷却凝固，体积缩小，而且对组织又可呈机械性的压迫作用。

具体操作有蜡饼法、蜡布法、浸蜡法、刷蜡法、蜡绷带法、蜡袋法、蜡栓塞法、蜡喷雾法、蜡浇法等。

3. 主要适应症

脑血管病后遗症，神经炎，周围神经损伤，术后粘连，疤痕挛缩，神经痛等。

4. 禁忌症　癌症、活动性肺结核、出血倾向、感染性皮肤病。

（二）沙浴疗法

本法是利用河沙、海沙和田野沙为介体（河沙、海沙等的成分由二氧化矽、三氧化二铁、三氧化二铝、氧化钙、氧化镁和一些钠盐与镁盐组成，向机体导热以达到治疗疾病目的方法。

夏天治疗多在海滨受河岸沙滩进行，可借日光照射加温至40～50℃，亦可将沙粒经人工加热，局部沙浴用沙量少时可在普通的大铁锅中加温（50～60℃），全身沙浴用沙量大可用蒸气管加温或特制炉灶加热至45～50℃。

1. 物理性能

沙具有热容量大、导热性强、吸湿性好、干燥时间较慢等物理特性。具体操作分全身治疗和局部治疗法两种。前者需要一定的专业场所，多在沙浴场进行，经日光加热到所需温度之后即可治疗，每次 30~90 分钟。若日照条件不好，可行人工加热，将沙加热至适宜温度后装入用于治疗的长方形箱中，先铺垫热沙 8~12cm，躺于其中，再覆盖 10cm 厚的热沙，温度初次 45℃，逐渐增加到 50℃以上，首次可治疗 20 分钟，以后增加到 30~40 分钟。后者操作比较简单，在患者家中即可进行，可选一浴盆，先放热沙 5cm 厚，将上肢或下肢置于治疗槽内，再覆盖热沙，外盖棉垫以保温，亦可用同样的方法对膝、肘、腰等部位进行温热疗法。沙温为 50~60℃，时间 30~40 分钟，每日 1 次，15 次为 1 疗程，治疗后局部用水洗净。

2. 治疗作用

具有改善血液、淋巴液循环，增强新陈代谢和明显的排汗等温热和机械的综合作用。

3. 主要适应症 神经炎、神经痛、脑血管病后遗症等。

4. 禁忌症 肿瘤、活动性肺结核、出血倾向、感染性皮肤病。

（三）坎离沙疗法

利用醋酸和氧化铁作用生成醋酸铁时化学反应所放出的热能作为热源传至机体治疗疾病的方法，称为坎离沙疗法。

1. 制作方法 净铁末 50kg，米醋 3kg，丹参 250g，当归 200g，川芎 250g，鸡血藤 250g，清水 3000ml。将中药切成薄片，置米醋和清水中，加热至沸约 30 分钟，煎煮过程中应经常搅拌，待冷却过滤除掉药渣。再将净铁末放在锅内煅红，放入容器中，取上述中药溶液 5L，倒入铁末中，迅速将容器密封，待其冷却干燥备用。

2. 治疗作用 治疗时，将备用的坎离沙倒入盆中，按照每 750g 加醋 40ml 拌匀，再装入布袋用毛巾或毛毯包好，待其温度升至 60℃以上即可应用。治疗部位先放置棉垫，再放坎离沙袋，然后再用棉垫包好以起到保温作用。坎离沙疗法能促进局部血液循环、增强新陈代谢、改善营养状态，还具有消炎、止痛作用。

3. 主要适应症 神经痛、神经炎、脑血管病后遗症。

4. 禁忌症　肿瘤、活动性肺结核、出血倾向、感染性皮肤病。

（四）泥疗法

泥疗法是利用各种泥类物质加温后敷于病变部位，通过温热等作用以达治疗疾病目的的方法。医用泥的种类很多，有淤泥、矿泥、煤泥、有机泥（腐泥、骸泥）和人工泥多种。其中临床最常用的为淤泥、煤泥、腐泥3种，现将其介绍如下。

1. 理化性能　淤泥取之于盐水湖底或海港、海湾突入大陆之处，多由水生动、植物残骸腐败而成，其中含有多种微生物，以及经微生物作用产生的各种胶体物质及其他有机分解产物，如硫化氢、铵、铁等。另外泥浆中还含有一些激素、酶、氨基酸、维生素、抗生素和噬菌体等生物活性物质，具有热容量高、导热性低、保温性能好的特点。同时泥浆可塑性及黏着性均比较理想，能与体表密切接触，可充分发挥其机械作用、温热作用和化学刺激作用。

2. 治疗作用　本疗法是温热、机械、化学的综合作用。泥能将热能传导于人体而发挥温热作用；敷于体表的泥浆的运动和皮肤间产生一定摩擦力和压力而呈现机械作用；泥中的盐类、有机物质、胶体物质、挥发物质、气体及类激素物质可起化学作用。这3种作用综合可使交感神经的兴奋性降低，扩张血管而使局部血运增加，改善血液和淋巴循环，增加组织营养，促进组织代谢与氧化过程，增强体内废物排泄，加速病理产物的消散与吸收，促使病变组织的修复与再生。

3. 主要适应症　脑血管病后遗症、周围神经炎、神经痛和神经损伤后遗症状。

4. 禁忌症　急性化脓性疾病、心功能不全、肾功能不全、活动性结核、重症动脉硬化。

（五）湿热空气浴疗法（蒸气浴疗法）

利用水加热而产生水蒸气或蒸薰药的蒸气作用于人体而起到治疗作用的方法，称为湿热空气浴疗法。

1. 物理性能　湿热空气浴疗法主要靠热蒸气作用于人体，使血管扩张、血液循环改善而达到治疗疾病的目的。具体疗法分全身和局部两种。在加热水的同时常加入有治疗作用的中药，使中药通过皮肤吸收而达到治疗目的。治疗时气温须保持在 30～45℃ 之间，每次治疗时间 15～30 分钟。

2. 治疗作用　本法通过热蒸气提高温度，作用人体后可使全身或局部血管扩张、血流改善、增强局部组织的营养，对中枢神经和植物神经功能具有调节作用。由于局部高温，浴后出汗增多，有助于局部水肿的消失。

3. 主要适应症　多发性神经痛、神经炎、脑血管病后遗症。

4. 禁忌症　年老体弱、重度心血管疾病、活动性肺结核。

（六）酒醋疗法

利用酒醋为基本原料，配合其他中药以治疗疾病的方法，称为酒醋疗法。

1. 制作方法及物理性能　选用一些具有祛风通络，活血化瘀的中草药，将其研成细末，敷在治疗部位，然后在其上面覆盖 6～8 层纱布垫，并洒少量 75% 的酒精，使纱布垫稍湿润为度，再洒食醋少许，使纱布垫与药粉充分湿透，最后在其上面重复洒少许75% 酒精，周围皮肤用温水湿透的布垫覆盖保护，用火将纱布垫点燃，待患者感到灼热时将火熄灭，几分钟后再点燃纱布垫，如此反复 4～5 次。本疗法主要是温热效应和中药皮肤吸收后的治疗作用。

2. 治疗作用　可扩张血管、改善血液循环、增强局部组织营养，辅以中药可祛风寒、活血通经。

3. 主要适应症　神经炎、脑血管病后遗症。

4. 禁忌症　肿瘤、年老体弱、感染性皮肤病。

第八节　磁场疗法

利用磁场作用于身体穴位或病变局部以防治疾病的疗法，称为磁场疗法。根据磁场形式不同，临床上常采用静磁场疗法、动磁场疗法和磁化水疗法。

（一）操作方法

1. 动磁场疗法　这种疗法的磁场是不恒定的，磁场强度的大小随时间而变化，磁场方向和作用深度也有不同。目前应用的有以下几种：①旋转磁疗法：用旋转磁疗器的磁头对准治疗部位进行治疗，磁头与治疗部位的距离越近越好。如果用同极旋转磁疗器，磁场是脉动的，选用异极旋转磁疗器，则磁场是交变的。②电磁按摩法：是用磁按摩器或磁块直接在治疗部位进行按摩的一种治疗方法。这一方法治疗时磁场强度随时间而有变化，且时断时续。此法既有不规则的脉动磁场作用，又有按摩作用。③电磁法：用上述磁疗法的同时，在治疗部位同时通以直流电或低中频电流使磁电同时作用于治疗部位，这种方法目前应用的有经络磁电治疗、磁电按摩等。

2. 静磁场疗法　这种疗法的磁场是恒定的，具体方法有下列几种：（1）磁片贴敷法：用胶布或其他方法将磁片直接或间接固定在治疗部位上，根据病情需要可贴敷1块或多块磁片，也可以在治疗部位将磁片并置或对置，譬如内关和外关，常用异极时置，磁片贴敷用南极或北极面向贴敷部位均可。磁片与皮肤的距离越大，作用于组织的磁场强度越小，因此在磁片与皮肤之间一般垫一层薄的纱布即可。磁片疗法操作简便，患者比较容易接受。（2）直流电磁法：应用直流电的感应磁场作用于治疗部位，如用直流电磁机的磁头、直流电磁床、磁椅等进行治疗。（3）磁针法：将针灸针刺入治疗部位后，在针柄上放一磁片，使部分磁场通过针作用于深部组织，同时产生针灸与磁场作用。（4）磁电法：用磁片作为电极，将直流电或低中频电导入组织，或者在恒定磁场作用处同时通以直流电或低中频电流，使磁片贴敷处同时存在磁和电的作用。此时若用低频电流，磁场不是完全恒定的。

3. 磁化水疗法　应用经过磁场处理过的水来治疗疾病的方法，称为磁化水疗法。这一疗法临床应用时间较短，近期有人将其有治疗作用的中草药煎液经磁场处理后，分多次饮用而获明显疗效。

（二）治疗作用

1. 磁场刺激穴位可疏通经络，调和气血。

2. 磁场能增加致痛物质分解酶的活性，促进致痛物质的转化过程，从而起到镇痛作用。

3. 磁场疗法可扩张血管，促进血液循环，改善组织营养，消除组织缺血，促进再生过程。

4. 磁场有加强大脑皮层的抑制作用，起到镇静、催眠功效。

5. 磁场有改善血液循环，增强白细胞吞噬功能，还具有抗渗出、促进吸收等功效。

6. 软化疤痕。有临床资料表明，磁场可促使疤痕组织吸收、松解、变软。

（三）主要适应症

神经炎，神经痛，脑血管疾病引起的肢体偏瘫，神经衰弱等。

（四）禁忌症

安装心脏起搏器者禁用。

第九节　水疗法

利用一定温度和压力或溶有一定化学物质的水，以各种不同方式作用于机体进行防治疾病的方法，称为水疗法。目前广泛应用的温泉浴疗法即属此疗法范畴。

（一）物理性能

水具有能与人身体密切接触的优点，其热容量大、导热性强，水中还可溶多种具有治疗作用的物质，如各种矿物质、微量元素、中草药等，以更好地起到治疗作用。水疗法的治疗作用主要是温热效应、机械刺激和化学作用。

（二）治疗作用

水疗法根据其温度的不同大致分为 5 类：（1）冷水浴（水温

在20℃以下），具有锻炼作用；　（2）低温水浴（水温在 20～33℃），具强壮作用；（3）半温水浴（水温在 34～35℃），有镇痛作用；（4）热水浴（水温在 39℃以上），具有扩张血管、改善循环等作用；（5）温水浴（水温在 36～38℃），有止痛作用。另外，根据具体治疗方式又分为擦浴、冲洗浴、湿布包裹浴、浸浴、淋浴、泳浴等。按水的成分划分有淡水浴、药物浴、气水浴等。按作用部位划分有全身浴、局部浴（半身浴、手浴、足浴、坐浴等）。热水浴、药物浴常作为脑血管病引起的肢体偏瘫的辅助治疗。

（三）主要适应症

神经炎，神经痛，脑血管病引起的偏瘫。

（四）禁忌症

身体极度虚弱、脑血管病的急性期。

第十节　传统中医康复

一、头针疗法

头针治疗偏瘫效果较好，并具有操作简便、经济、疗效明显等优点，深受群众欢迎。

头针疗法就是用针刺头皮一定的刺激区，以达到治疗之目的。头针疗法刺激区的主要部位是根据大脑表面沟回在头皮上的投影来确定的。在大脑表层管理躯体随意运动的部分，是中央前回和旁中央小叶。其功能分布像一个倒挂的半侧人体，脚在上，上肢在中间，头在下。这些部位损伤后可出现局限性主动运动障碍，如单侧肢体瘫痪。

（一）运动区在头皮上的定位

将百会穴（从两耳尖直上，达头顶正中凹陷处）和太阳穴（眉梢与外眼角之间向后一寸凹陷处）作一连线，此线与发际的交点至百会穴这一段，相当于运动区在头皮表面的投影。运动区上

1/5 是下肢、躯干运动区，中间 2/5 是上肢运动区，下 2/5 是面部运动区。

（二）刺激各区的作用

1. 运动区上 1/5 主要治疗对侧下肢瘫痪。

2. 运动区中 2/5 主要治疗对侧上肢瘫痪。

3. 运动区下 2/5 主要治疗对侧中枢性面神经瘫痪、运动性失语症、流口水、发音障碍。

（三）头针的操作方法及注意事项

1. 头针的选择　一般用 2.5～3 寸的 26～28 号针。

2. 体位　坐位，卧位和侧卧位均可。

3. 操作方法　明确诊断后，按照临床体征，选好刺激区。头皮消毒后，沿头皮斜向捻转进针，针刺在头皮下或肌层均可，达到该区的深度后，要求固定不提插。要达到固定针体的目的，一般要求做到肩关节、肘关节、腕关节、拇指固定，食指第一、二节呈半屈曲状，用食指桡侧面与拇指掌侧面捏住针柄，然后以食指关节不断伸屈，使针体旋转，每分钟捻 200 次左右，每次针体前后旋转 30 转左右，持续捻转 1～2 分钟，留针 5～10 分钟，用同样方法，再捻两次，即可起针。起针后应以棉球稍加按压针眼，以防出血。

4. 疗程　瘫痪患者恢复慢者一般每天 1 次，10 次为一疗程，休息 3～5 天即可开始第 2 个疗程。

5. 防止晕针　个别患者有晕针现象。常表现为头晕、面色苍白、四肢发凉。发现这种情况应立即拔针，并让患者平卧休息，必要时可予对症处理。

（四）头针的针感

头针的针感常出现热、麻、抽搐等反应，以热感为最多见。也有部分患者虽无针感，但可取得较满意的疗效。针感出现的部位多在对侧肢体，同侧肢体较少见。也有出现全身发热者。一般在进针后几秒到 3 分钟就可出现针感，持续 3～10 分钟后针感即开始减退或消失。

二、体针治疗

（一）作用机理

1. 改善脑血流　研究发现应用"醒脑开窍"针法、传统针法、头针等均能对脑血管患者的血液流变等产生有益影响，如降低全血黏度及血浆黏度，加快红细胞电泳时间，降低红细胞压积及血小板聚集率，从而有助于改善脑血流。在动物实验性脑梗塞中，证明电针可使脑血管阻力降低，脑血流量增加，血氧和葡萄糖供给增加，脑组织损害程度减轻。同时还发现针刺对脑血管的这些作用是通过同侧颈交感神经实现的。

2. 改善脑电活动　针刺能使部分（33%～84%）中风后遗症或脑梗塞患者的α波幅升高，指数增多，α段持续时间延长，慢波活动频率及长度减少。说明针刺可改善皮层抑制状态，增加脑血供及代谢，提高皮层细胞的电活动，促进脑功能恢复。

3. 降低血脂　通过对脑梗塞患者针刺治疗前后对比，发现针刺有降低低密度脂蛋白，升高高密度脂蛋白作用。

4. 改善微循环　针刺可改善脑血管患者的微循环，使患者毛细血管袢顶宽扩大，袢开放条数增加，袢延长，输入枝及输出枝均增宽，血流通过毛细血管袢时间缩短，形态学的清晰度增强，颜色由暗变红，血流态由缓慢、瘀积变成线粒流状。这些改变尤以"醒脑开窍"针法所得结果最明显。微循环的改善有助于肢体功能恢复，它与肌力关节功能的恢复呈正比。

5. 针刺能增强肌肉收缩功能，提高肌电幅度。

6. 能改变体内神经介质分泌及酶系统活性，促进新陈代谢，提高机体对物质的合成和利用能力。

（二）方法与效果

据中风后患者的病情及症候不同，可选用身体上不同穴位。由于不同学者采用的穴位及手法不同，临床效果也不一致。体针大可分为：

1. 辨证取穴施针法　如何树槐等治疗 40 例脑血管患者，选用华佗夹脊五、七、九、十一、十四穴，酌加四神聪等穴，以调补气血，平衡阴阳，使气血调和，阴平阳秘，总有效率达 100%。又如李定明等以针刺风府、哑门为主穴治疗脑出血，进针深度的回归方程：风府穴为 $Y = 2.8475 + 0.0778x$，哑门穴为 $Y = 2.7183 + 0.07x$（x 为颈围，Y 为进针深度，单位为厘米，这有助于对昏迷无针感者进针深度的估计），并根据临床表现不同配以不同穴位，如意识障碍加脑清、百会、人中；闭症井穴放血；脱症灸足三里、百会；脉弦血压高加曲池、太冲，失语加廉泉、涌泉、通里；心率快，舌质绛有瘀斑加内关、血海；大小便障碍加盆丛、阴陵泉；上肢瘫加三针、曲池、外关、合谷等；下肢瘫加环跳、秩边、风市、阴陵泉、三阴交等。对照组除不针风府、哑门穴外，其他针刺部位同以上治疗组。在疾病急性期，两组均配用中西药治疗，病情稳定后停用治疗脑出血的中西药。治疗组共治疗 46 例急性脑出血，治愈率 31.61%，基本治愈达 17.30%，而对照组治愈率为 4.35%，基本治愈率为 15.22%；从语言障碍看，治疗组恢复正常者占 92.59%，对照组仅占 40%。两组相比，针刺风府、哑门组具有疗程短，治愈率高，死亡率低的优点，并认为针刺治疗应在确诊后立即开始，因早期治疗效果好，且 CT 检查证明针刺能促进血块吸收和水肿消退。

2. 固定针法　如天津中医学院一附院针灸科用"醒脑开窍"针法，即以泻人中、双侧内关，补双侧三阴交为主，辅以泻极泉、委中、尺泽；吞咽障碍加风池、翳风、完骨；手指握固加合谷；语言謇涩在金津、玉液处放血，治疗脑血管患者 2336 例，总有效率 97.43%，认为此针法具有醒脑开窍，滋补肝肾，疏通经络作用。李陟用上、下配穴法，即在病肢取天鼎、环跳二穴，针刺后要求针感自穴位转至肢端，不留针，治疗 112 例中风偏瘫患者，总有效率达 98.5%，具有取穴少疗效高的优点。

三、推拿康复

按摩推拿治疗痹症、痿症等疾患在我国已有二千多年的历史。该法简单易行，行之有效，在民间广泛流传。按摩推拿已成为我国康复疗法的一个重要组成部分。对多种疾病均有良好效果。本节只介绍对偏瘫患者的康复治疗。

1. 按摩推拿手法

本行专家把治疗偏瘫患者的手法归纳成五个字——擦、揉、按、搓、滚，具体如下：

（1）擦法　用手掌、大小鱼际、掌根或小指指腹在皮肤上摩擦。操作时用上臂带动手掌，力量大而均匀，动作要连贯，使皮肤有灼热感。

（2）揉法　用拇指和四指成相对方向揉动，手指不能离开皮肤，使该处的皮下组织随手指的揉动而滑动。

（3）按法　用掌心或掌根按压患部，或双手重叠在一起按压，注意用力要适当。

（4）搓法　两手掌相对置于患部，用力作上下或前后的搓动。动作宜协调、轻快，双手用力要均匀，连贯。

（5）滚法用手背掌指关节突出部、或以小鱼际、小指掌指关节的上方在皮肤上滚动，操作时用力要均匀，如"吸附在肢体上"一样滚动，力求渗透入里，切忌浮浅。

2. 临床操作

利用上述手法并结合患者的具体情况灵活运用，以偏瘫患者为例，一般采用下列五个步骤即可。每天一次，十天为一疗程，一个患者可以连续1个或几个疗程，也可间歇数日再进行下一疗程。

（1）患者俯卧位，按压背部天宗、肝俞、胆俞、膈俞、肾俞。再用滚法松解之。

（2）患者侧卧位（患侧在上）用擦法、滚法治疗患侧部分。

（3）用拿法治疗患肢的软组织。

（4）点穴，如膝眼、委中、承山、伏兔、风市、解溪等。

（5）最后以搓法而结束。

3. 按摩推拿在康复中的作用

（1）行气活血，疏通经络。《素问·调经论》曰："五脏之道，皆出于经隧，以行气血，血气不和，百病乃变化而生，是故守经隧焉。"所以，气血畅通，则百病皆除；气血壅聚，则百病丛生。气血的正常通行，既要有充足的气血，又必须依靠畅通的经络。经络把全身的脏腑、器官、四肢百骸联结为一个有机的整体。按摩推拿能疏通经络，行气活血，从而使全身的脏腑、器官能获得充足的血液供应，脑部得到充足血供，偏瘫患者可得到康复，保持人体的正常功能，从而达到防病、治病的目的。

（2）消除肌肉疲劳，肌肉松紧得当，则周身关节通利，活动有力。如肌肉紧张，痉挛，则活动不利、疼痛。按摩推拿能加速软组织损伤的恢复，使痉挛的软组织得到充足的血液供应，从而可解除肌肉的痉挛与疲劳。

（3）调整脏腑功能，脏腑调和，则人体精力充沛；反之，脏腑虚弱，气血生化乏源，则精神萎靡。按摩推拿能调整脏腑的偏胜偏衰，平衡阴阳。如脾胃虚弱，可用补法按摩胃脘部，以促进脾胃的消化吸收功能；如胃实便秘者，则可用泻的手法，促进胃肠蠕动，达到排便通气的目的，有利于疾病的康复。

（4）滑利关节。关节滑利，则行动敏捷。关节僵硬，则行动迟钝。推拿按摩能松解粘连、滑利关节，改善关节的营养，促进新陈代谢，增加关节的活动度，使关节功能得到恢复。例如，肘关节的僵硬、膝关节活动不利等，均可通过适当的按摩而获得康复。

按摩推拿治疗偏瘫患者，不少单位取得了满意效果，如青岛医学院附院、山东省青岛疗养院、青岛工人疗养院都设有专门的按摩推拿室。有的恢复期的瘫痪患者只用本法治疗 7~8 次，即可使肌力由 0 级升到Ⅰ级~Ⅱ级。肌力的患者经过治疗一个疗程，能挟持行走，其中有自然恢复的成分。这种治疗至少对偏瘫的康复起了促进作用。该法有益无害，特别在缺医少药的广大农村可以大力提倡。

下篇 各 论

第十二章 出血性脑血管病

第一节 原发性脑出血

脑出血系指脑实质内出血，一般指非外伤性脑实质内血管出血，又称为出血性卒中或脑溢血，占脑血管病的 20%~30%。发病率为 60~80 人/10 万人/年，急性期病死率约为 30%~40%，是急性脑血管病中最高的。在脑出血中 70%~80% 发生于基底节区，脑干和小脑出血约占 20%，是发病率及病死率高的疾病之一。

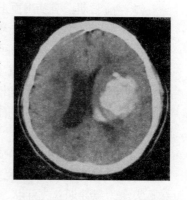

高血压及动脉硬化症同时并存时，持续高血压使脑内小动脉硬化，发生脂肪玻璃样变，构成微小动脉瘤。脑血管构造不同于体内的其他血管，其脑动脉外膜不发达，无外弹力层，中层肌肉细胞少，其管壁较薄。其深穿支动脉多与主干成直角，例如豆纹动脉其血流速度快而呈湍流，当血压突然升高时，血流压力增大易造成该动脉破裂出血。亦可继发于脑梗塞患者溶栓和抗凝治疗及脑栓塞后出血。脑实质内动脉炎、肿瘤、淀粉样血管病侵袭破坏脑血管均可导致出血。全身性疾病（败血症，出血热等）、血液病（血小板减少性紫癜和血友病，白血病，再生障碍性贫血）等也可造成脑实质内出血。年轻患者脑出血多因脑实质内先天性动脉瘤、动静脉畸形破裂出血。

一、诊断

(一) 现代科学方法诊断

1. 临床表现

自发性脑出血多发生于寒冷季节，因在寒冷多变的气候下，血管收缩，血压升高及波动致血管破裂出血。其中男性较女性稍多，约 20% 患者既往有发作史。发病年龄多在 50～75 岁间。以白天发病占多数。脑出血患者其体型为颈部粗短，两肩宽阔，常有高血压家族史。临床症状分为前驱期、发作期、恢复期及后遗症期。

（1）前驱期：对脑出血的前驱症状的认识还很不充分。有部分患者在发病前数小时或数天可有不同程度的头痛、头昏、眩晕或昏厥，肢体发麻，鼻衄，视网膜出血，嗜睡及精神改变。值得特别注意的是剧烈的后侧头痛或项部痛，运动和感觉障碍，眩晕或昏厥，无视乳头水肿的视网膜出血及鼻衄。凡一切能使血压骤然增高之因素都可成为脑出血的诱因，如剧烈的情绪波动，用力排便、咳嗽，饱餐与剧烈运动等。

（2）急性期（发作期）：脑出血发病一般急骤，多数在 1 小时至数小时内病情发展到高峰。常在数分钟内患者进入昏迷。

头痛为急性期首先症状，如大脑半球出血头痛常开始于病初，当血液流入蛛网膜下腔则可出现头痛及后枕部痛。颅内压增高时为全头痛，同时伴有头晕，常出现昏迷。其发生及轻重不完全取决于出血的多少，与出血的部位亦有关。根据 Monakow 报道，出血点在三脑室的中央灰白质或丘脑核，昏迷最易发生。大脑半球灰白质受累，则昏迷不易发生，但出血流至脑室，亦可出现昏迷。呼吸障碍表现深而慢，呈鼾声，出现脑疝时呈潮式呼吸或毕氏呼吸。下丘脑或脑干受到出血的波及或水肿引起植物神经功能障碍，下丘脑的前部到延髓迷走神经核水平的损害均可引起急性胃、食道、十二指肠溃疡与穿孔，致消化道出血。常出现局灶损害的症状，表现言语不清或偏侧肢体无力，偏身感觉障碍，少数患者出现惊厥发作，多为全身性，亦可出现局限性发作，常在起病后 1~2 小时内发作，此可能与出血接近皮质有关。

按不同的出血部位，脑出血还可能有不同的临床特点：

（1）基底节区出血：是脑出血最常见部位，约占脑出血的半数以上。出血尤以壳核为最好发部位，因为出血主要位于内囊外侧，故称外侧型。出血来源主要是外侧豆纹动脉破裂引起。血肿常向内扩展波及内囊。临床表现与血肿的部位及血肿量有关，但是损伤内囊引起的对侧偏瘫是中等和大量出血较常见的症状。脑皮质凝视中枢受刺激出现头与眼均偏向病灶侧。在出血病灶的对侧表现中枢性面神经及舌下神经瘫痪，上、下肢体随意运动消失，肌张力低下或增高，腱反射开始减低，2~3 周后亢进，腹壁反射、提睾反射减弱或消失。出现防御反射和锥体束损害的病理反射。偏身各种感觉迟钝或丧失。如内囊后部损害至视辐射时，产生偏瘫侧的同侧偏盲，即偏瘫、偏身感觉障碍及偏盲的三偏症状。优势半球出血还可有失语表现。

（2）丘脑出血：约占脑出血的 10%~15%。主要是丘脑穿通动脉或丘脑膝状体动脉破裂引起。临床表现视血肿大小和范围而有所不同。当血肿较小且局限在丘脑本身时，可出现嗜睡及表情淡漠，对侧偏身感觉障碍。如病变累及脑干背侧可出现双眼向上凝视，瞳孔大小不等。累及内囊可有不同程度的"三偏"。优势半球的患者，可出现失语，非优势半球受累，可出现体象障碍及偏瘫忽视等。下丘脑出血可出现高热、昏迷、血压升高、内环境紊乱。丘脑出血可出现精神障碍表现为情感淡漠、视幻觉及情绪低落等，还可出现丘脑语言（记忆力减退、计算力下降、情感障碍、人格改变）。

（3）小脑出血：小脑出血约占脑出血的 10% 左右，多位于一侧小脑半球齿状核及其附近。出血源动脉主要是小脑上动脉和小脑下前动脉、小脑下后动脉的分支。主要表现为突发剧烈呕吐、枕部疼痛、眩晕及因共济失调而摔倒。查体可能有颈项强直、眼球震颤及构音不清。如出血较多致第四脑室受压，或出血破入脑室引起梗阻性脑积水时，可致颅内压迅速增高，甚至发生急性枕骨大孔疝，出现生命体征紊乱，甚至危及生命。

（4）脑干出血：脑桥是脑干出血的好发部位，约占脑出血患者的10%左右。出血来源主要是基底动脉发出的供应脑干的穿支。临床表现为起病急剧，突发剧烈头痛呕吐，可立即出现意识障碍，甚至迅速陷入深昏迷。针尖样瞳孔为脑桥出血特征性改变，尚有四肢瘫、核性面瘫及双侧锥体束征阳性。

（5）脑室出血：分原发性和继发性。前者少见，后者为脑实质出血破入脑室多见。原发性脑室出血，如侧脑室及第三脑室出血，常突然起病随之进入昏迷，阵发性强直性痉挛。脑膜刺激症状表现颈项强直，克氏征阳性及呕吐。早期即出现呼吸节律、频度以及肺水肿的改变。瞳孔先缩小后散大，面部充血，出汗多。病灶对侧上下肢不同程度的瘫痪。昏迷初期升高的血压逐渐下降。第四脑室出血均是继发于脑干或小脑出血，如出血损害了菱形窝底的延髓生命中枢则很快导致死亡，生存时间约 1~8 小时。

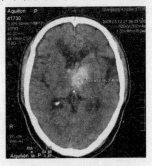 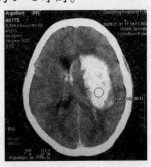

2. 实验室及其他检查

（1）颅脑 CT 检查：脑出血急性期，发病后 5~7 天之内，血肿为新鲜血液和血凝块，CT 扫描呈现梭形，长圆形，或不规则的致密影。严重贫血患者红细胞压积低于 20%，血肿可为等密度，甚至为低密度影。亚急性期（发病后 1~2 周）血肿内红细胞及蛋白质分解和吸收，水分也通过渗透作用进入血肿，CT 扫描可见血肿密度消失，与正常脑组织密度近似，多不可辨认，仅可见到占位征象。慢性期（发病一月）血肿周围的神经胶质及血管增生更加明显，形成一定厚度的血肿壁，血肿内红细胞及有形成分大部分被吸收，此期 CT 表现为轮周清晰的低密度区及轻微的占位征象。

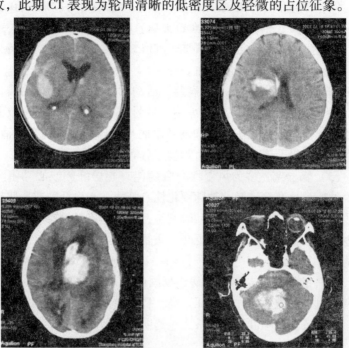

（2）脑脊液：脑出血常破入脑室系统而呈血性脑脊液，血性脑脊液者可占全部脑出血病例 86% ~ 90%，约有 15% 左右的患者脑脊液清晰透明。脑出血后脑内血肿形成，脑水肿与血液流入蛛网膜下腔等而致颅内压增高。由于脑脊液中混入大量血液，故蛋白明显增高。红细胞进入脑脊液 2 小时后即开始溶解，10 小时后上清液即有血胆红质，一周后脑脊液为澄黄或淡黄色，2 ~ 3 周后脑脊液为清亮。

脑出血影响下丘脑，可有血糖与尿素氮升高。醛固酮分泌过多可致高钠症。血液中免疫球蛋白增高，抗脑抗体出现较抗血管抗体出现早。出血后一周之内血小板的粘附性和凝集性下降，血小板脆性指数异常，血凝固延迟，而血小板数无改变。

3. 鉴别诊断：

（1）蛛网膜下腔出血：青年、中年、老年均可发病，50 岁左右为易发年龄，活动中突然剧烈头痛，呕吐，短暂意识丧失或抽搐，有明显脑膜刺激征，动眼神经麻痹，双侧锥体束征，无持久明显肢体瘫痪，此不同于脑出血。

（2）高血压性脑病：起病急，活动时发病。有严重头痛，呕吐，意识障碍（重时昏迷）。常有局限性或全身性抽搐，一般无明显的局灶性体征，血压显著增高及眼底小动脉痉挛，脑脊液清亮，压力较高，采取降血压、扩血管治疗后病情迅速恢复。

（3）脑栓塞：多为风湿性心脏病伴有心房纤颤或心功不全所致脑外栓子栓塞脑动脉。动脉硬化性心脏病、心房纤颤或心肌梗塞所致栓子少见。起病急，活动时发生，其发病比脑出血更快，伴有其他脏器栓塞。多见头痛、呕吐、短暂昏迷。血压正常。脑脊液无色透明。

（4）脑梗塞：老年人发病，夜间睡眠或休息时发作。发病前常有一过性脑缺血发作。血压不高，昏迷少见，首发症状头痛者少见，眩晕者伴有呕吐。脑脊液无色透明，无脑膜刺激征。

（二）中医诊断

1. 发病急骤，口眼歪斜，舌强语謇，半身不遂；或卒然昏倒，神识昏蒙或不省人事。

2. 多发生于中老年以上，老年人尤多。

3. 病前多有头痛、眩晕、肢麻、心悸等病症；多因暴怒、饮食、劳倦而诱发。

4. 实验室检查：CT 检查、脑血管造影、脑脊液检查、眼底检查多支持本病诊断。

5. 临证时需与痫证、厥证、痉证、痿证相鉴别。

（三）民间经验诊断

相比较而言，脑出血一般起病较急，发病时间只有数分钟或数小时，但脑出血还是有其逐步发展演变的过程。在起病初期会或多或少表现出一些异常情况，即出现一些有预兆的前驱表现。在发生脑出血的患者中，50%有先兆症状。先兆症状出现后的第一年内发生脑出血的危险性很大，尤其在两个月内最为危险。一旦出现这些先兆表现，就预示着脑出血即将发生，或已是脑出血的前驱阶段。这时如仔细观察，就能及时发现异常，尽快到医院争分夺秒地进行治疗，从而控制疾病发展，避免严重后果。

常见的脑出血的先兆症状有：

1. 突然感到一侧身体麻木、无力、活动不便，手持物掉落，嘴歪、流涎，走路不稳。

2. 与人交谈时突然讲不出话来，或吐字含糊不清，或听不懂别人的话。

3. 短暂性视物模糊，以后可自行恢复正常，或出现失明。

4. 突然感到头晕，周围景物出现旋转，站立不稳甚至晕倒在地。这些表现可以短暂地出现一次，也可以反复出现或逐渐加重。

当上述先兆症状出现时，患者在思想上既要高度重视，又不能过度紧张以致惊慌失措。情绪要镇静，避免因血压波动而加重病情。应尽快将患者送到医院就诊，并详细告诉医生已出现的预兆表现，以便明确诊断，及时治疗。

二、治疗

（一）民间和经验治疗

脑出血俗称脑溢血，是中老年人的多发病，患者发生脑溢血后，家属应进行紧急救护。

1. 保持镇静并立即将患者平卧。千万不要急于将患者送往医院，以免路途震荡，可将其头偏向一侧，以防痰液、呕吐物吸入气管。

2. 迅速松解患者衣领和腰带，保持室内空气流通，天冷时注意保暖，天热时注意降温。

3. 如果患者昏迷并发出强烈鼾声，表示其舌根已经下坠，可用手帕或纱布包住患者舌头，轻轻向外拉出。

4. 可用冷毛巾覆盖患者头部，因血管在遇冷时收缩，可减少出血量。

5. 患者大小便失禁时，应就地处理，不可随意移动患者身体，以防脑出血加重。

6. 在患者病情稳定送往医院途中，车辆应尽量平稳行驶，以减少颠簸震动；同时将患者头部稍稍抬高，与地面保持 20 度角，并随时注意病情变化。

推荐几种有益于脑溢血患者的食物：

（1）新鲜水芹榨汁，每天分 2 次饮用，可预防脑溢血，对治疗后遗症也有效。

（2）大豆加水煮成饴状，每次少量，持续食用，可预防脑溢血。

（3）萝卜汁在脑出血后饮用，可助恢复。

（4）芝麻含丰富的维他命 E，对改善末梢血管阻塞及高血压有效。

（5）三七：对脑血管病具有双向调节作用，既可用于脑溢血患者，又可用于脑血栓患者，临床观察表明，三七治疗心脑血管病方面"止血而无留瘀之弊，活血而无出血之虞"。

脑溢血患者不仅应该在药物方面积极配合治疗，更应该在饮食方面多加注意，这样会对病情的好转有很大帮助。若脑血管患者神志清醒，但进食时呛咳，应给予糊状饮食，其饮食内容为蒸蛋羹、肉末菜末稠粥、肉末菜末烂面条、牛奶冲藕粉、水果泥或将饭菜用捣碎机捣烂后给患者食用。

脑血管患者康复期若无吞咽困难，宜以清淡、少油腻、易消化的柔软平衡膳食为主。

（二）中医和经典治疗

1. 中经络

（1）络脉空虚，风邪入中

主证：肌肤不仁，手足麻木，突然口眼歪斜，语言不利，口角流涎，甚则半身不遂，或兼见恶寒发热、肢体拘急、关节酸痛等证，舌苔薄白，脉浮弦或弦细。

治则：祛风通络，养血和营。

方药：大秦艽汤——秦艽、当归、羌活、防风、白芷、熟地黄、茯苓、石膏、川芎、白芍、独活、黄芩、生地黄、白术、细辛、甘草，无内热者去生石膏、黄芩，加白附子、全蝎；有风热表证者去羌活、防风、当归，加桑叶、菊花；呕逆痰盛，苔腻，脉滑，去地黄，加半夏、南星；手足麻木，肌肤不仁加指迷茯苓丸；语言不清，神情呆滞加菖蒲、远志；年老体衰者加黄芪；若仅见口眼歪斜者，可用牵正散。

（2）肝肾阴虚，风阳上扰

主证：平素头晕头痛，耳鸣目眩，少寐多梦，突然发生口眼歪斜，舌强言謇，或一侧手足沉重麻木，甚则半身不遂，舌质红或苔黄，脉弦细数或弦滑。

治则：滋阴潜阳，熄风通络。

方药：镇肝熄风汤——淮牛膝、龙骨、白芍、天冬、麦芽、代赭石、牡蛎、玄参、川楝子、茵陈、龟板、甘草；酌加天麻、钩藤、菊花；痰热较重者加胆南星、竹沥；心中烦热者加栀子、黄芩；头痛较重者加石决明、夏枯草；失眠多梦者加珍珠母、龙齿、夜交藤。

（3）痰热腑实，风痰上扰

主证：突然半身不遂，偏身麻木，口眼歪斜，便干或便秘，或头晕，或痰多，舌謇，舌苔黄或黄腻，脉弦滑，偏瘫侧脉多弦滑而大。

治则：化痰通腑。

方药：星蒌承气汤——胆南星、全瓜蒌、生大黄、芒硝，酌加丹参、鸡血藤；头晕重者加钩藤、菊花、珍珠母；舌质红而烦躁不安、彻夜不眠者，选加鲜生地黄、沙参、夜交藤。

2. 中脏腑

（1）闭证　突然昏倒，不省人事，牙关紧闭，口噤不开，两手握固，大小便闭，肢体强痉。

①阳闭

主证：除具备闭证的主要症状外，兼见面赤身热，气粗口臭，躁扰不宁，舌苔黄腻，脉弦滑而数。

治则：辛凉开窍，清肝熄风。

方药：先灌服（或鼻饲）局方至宝丹或安宫牛黄丸，并用羚羊角汤——羚羊角、龟板、生地黄、丹皮、白芍、柴胡、薄荷、蝉衣、夏枯草、石决明；抽搐加全蝎、蜈蚣、僵蚕；痰多者加竹沥、天竺黄、胆南星；痰多昏睡者加郁金、菖蒲。

②阴闭

主证：除具备闭证的主要症状外，兼见面白唇暗，静卧不烦，四肢不温，痰涎壅盛，舌苔白腻，脉沉滑或沉缓。

治则：辛温开窍，豁痰熄风。

方药：急用苏合香丸温开水化开灌服（或鼻饲），并用涤痰汤——法半夏、制南星、陈皮、枳实、茯苓、人参、石菖蒲、竹茹、生姜、甘草；可酌加天麻、钩藤以平肝熄风。

（2）脱证

主证：突然昏仆、不省人事，目合口张，鼻鼾息微，手撒肢冷，汗多，大小便自遗，肢体瘫软，舌萎，脉细弱或脉微欲绝。

治则：益气回阳，救阴固脱。

方药：参附汤合生脉散——人参、熟附子、麦冬、五味子；汗出不止者加黄芪、龙骨、牡蛎、山萸肉以敛汗固脱。

3. 后遗证

（1）半身不遂

主证：偏枯不用，肢软无力，面色萎黄，或见肢体麻木，痛痒不知，手足肿胀，舌紫黯或有瘀斑，苔薄白或白腻，脉细缓或涩。

治则：益气、活血、通络。

方药：补阳还五汤——黄芪、归尾、川芎、桃仁、红花、地龙、赤芍；酌加全蝎、乌梢蛇、川牛膝、桑枝、地鳖虫、川断等；小便失禁者加桑螵蛸、肉桂、益智仁；下肢瘫软无力甚者加桑寄生、鹿筋，上肢偏废者加桂枝；患侧手足肿甚者加茯苓、泽泻、防己、苡仁；兼见言语不利者加菖蒲、远志、郁金；兼口眼歪斜者合牵正散；便秘者加火麻仁、肉苁蓉、郁李仁；心悸者加桂枝、炙甘草。

（2）语言不利

主证：舌欠灵活，言语不清，或舌暗不语，舌形多歪偏，苔薄或腻，脉滑。

治则：祛风、除痰，开窍。

方药：解语丹——白附子、石菖蒲、远志、天麻、全蝎、羌活、南星、木香、甘草；肾虚精亏者以地黄饮子滋阴补肾利窍。

（3）口眼歪斜

主证：单纯口眼歪斜。

治则：祛风，除痰，通络。

方药：牵正散——白附子、僵蚕、全蝎；口眼滑动者加天麻、钩藤、石决明等。

（三）现代和前沿治疗

脑出血发病后能否及时送到医院进行救治，是能否达到最好救治效果的关键。减少转运时间的延误，需要公众和医疗服务系统的紧密配合与协作。公众应充分认识脑卒中的危害和及时到医院就诊的重要性，并具有识别脑卒中症状的基本常识，强化及时转运患者的意识和行动。医疗机构应创造条件使患者及早得到救治。

1. 脑出血的识别

医务人员应掌握脑卒中常见的症状，公众也应该对脑卒中的常见表现有所了解。脑卒中的常见症状：

（1）症状突然发生。

（2）一侧肢体（伴或不伴面部）无力、笨拙、沉重或麻木。

（3）一侧面部麻木或口角歪斜。

（4）说话不清或理解语言困难。

（5）双眼向一侧凝视。

（6）一侧或双眼视力丧失或模糊。

（7）视物旋转或平衡障碍。

（8）既往少见的严重头痛、呕吐。

（9）上述症状伴意识障碍或抽搐。

2. 脑卒中患者的运送

保持生命体征稳定，尽早送至医院。

（1）发现可疑患者应尽快直接平稳送往急诊室或拨打急救电话由救护车运送。应送至有急救条件（能进行急诊 CT 检查，有 24 小时随诊的脑卒中专业技术人员）的医院及时诊治，最好送至有神经专科医师或脑血管病专科医院。

（2）医疗机构需做出快速反应。各医院应当制定加快脑卒中救治的计划和措施，包括有关科室医师、急诊和救护车系统之间的协调与协作，对将到院的脑卒中患者给以相应处理。

3. 现场及运输途中的处理和急救：

（1）应收集的信息：救护人员到达现场后应立即采集有关病史并进行简要评估（见下表）。关于发病时间的信息尤其重要。

表　急救人员在现场或运输途中应收集的信息

1. 神经症状出现的时间
2. 确定神经症状的性质
（1）肢体或面部的无力
（2）说话不清或异常语言
3. 格拉斯哥（Glasgow）昏迷量表评分：
（1）语言
（2）眼运动
（3）运动反应
4. 近期患病、手术或外伤史
5. 近期用药史

（2）急救措施及相关处理

监测和维持生命体征。必要时吸氧、建立静脉通道及心电监护。保持呼吸道通畅，解开患者衣领，有假牙者应设法取出，必要时吸痰、清除口腔呕吐物或分泌物。若患者呕吐剧烈，将头偏向一侧，防止因呕吐物引起窒息。昏迷患者应侧卧位。转运途中注意车速平稳，保护患者头部免受振动。对症处理，如高颅压、血压过高或过低、抽搐等的处理。尽可能采集血液标本以便血常规、生化和凝血功能试验能在到达医院时立即进行。救护车上工作人员应提前通知急诊室,做好准备及时抢救。

4. 治疗

脑出血急性期过后,表情趋于平稳的患者,治疗及护理的处理原则是降低颅内压,防治脑水肿、脑缺氧,治疗心血管、呼吸、消化与泌尿系统合并症,预防感染、褥疮,维持营养、水电解质平衡等,促进神经功能恢复。

(1) 脑出血的内科治疗

一般治疗:①卧床休息:一般应卧床休息2~4周,避免情绪激动及血压升高。②保持呼吸道通畅:昏迷患者应将头歪向一侧,以利于口腔分泌物及呕吐物流出,并可防止舌根后坠阻塞呼吸道,随时吸出口腔内的分泌物和呕吐物,必要时行气管切开。③吸氧:有意识障碍、血氧饱和度下降或有缺氧现象($PO_2 < 60mmHg$ 或 $PCO_2 > 50mmHg$)的患者应给予吸氧。④鼻饲:昏迷或有吞咽困难者在发病第2~3天即应鼻饲。⑤对症治疗:过度烦躁不安的患者可适量用镇静药;便秘者可选用缓泻剂。⑥预防感染:加强口腔护理,及时吸痰,保持呼吸道通畅;留置导尿时应做膀胱冲洗,昏迷患者可酌情用抗菌素预防感染。⑦观察病情:严密注意患者的意识、瞳孔大小、血压、呼吸等改变,有条件时应对昏迷患者进行监护。

脱水降颅压减轻脑水肿:颅内压升高是脑出血患者死亡的主要原因,因此降低颅内压为治疗脑出血的重要任务。颅内压升高的主要原因是早期血肿的占位效应和血肿周围脑组织的水肿。脑出血后3~5天,脑水肿达到高峰期。药物治疗的主要目的是减轻脑水肿、降低颅内压,防止脑疝发生。

渗透性脱水剂甘露醇是重要的降颅压药物。20%的甘露醇用量为125~250ml,快速静脉滴注,每6~8小时一次,用药时间不宜过长,建议为5~7天。可同时应用速尿20~40mg,静脉注射,二者交替使用。用药过程注意监测肾功和水电解质平衡。甘油果糖

500ml 静脉滴注，每日 1 ~ 2 次，脱水作用缓和，适用于肾功不全者。

调控血压：脑出血患者血压的控制并无一定的标准，应视患者的年龄、既往有无高血压、有无颅内压增高、出血原因、发病时间等情况而定。一般可遵循下列原则：

脑出血患者不要急于降血压，因为脑出血后的血压升高是对颅内压升高的一种反射性自我调节，应先降颅内压后，再根据血压情况决定是否进行降血压治疗。

血压≥200/110mmHg 时，在降颅压的同时可慎重平稳降血压治疗，使血压维持在略高于发病前水平或 180/105mmHg 左右；收缩压在 170 ~ 200mmHg 或舒张压 100 ~ 110mmHg，暂时尚可不必使用降压药，先脱水降颅压，并严密观察血压情况，必要时再用降压药。血压降低幅度不宜过大，否则可能造成脑低灌注。收缩压 < 165mmHg 或舒张压 < 95mmHg，不需降血压治疗。

血压过低者应升压治疗，以保持脑灌注压。

止血药物：一般不用，若有凝血功能障碍，可应用，时间不超过 1 周。

皮质激素的应用：肾上腺皮质激素治疗急性脑出血有以下作用：抑制星形细胞在低渗溶液中发生的肿胀；对体液及钾、钠通过细胞，或毛细血管到神经胶质细胞交界的转运有直接作用；并能改善血脑屏障，维持完整功能；减轻毛细血管的通透性而抑制脑水肿的发生、发展；对细胞膜、溶酶体的活性有稳定作用；减少脑脊液的生成有利于脑水肿的消散；增加肾血流量及肾小球的滤过率，并直接影响肾小管的再吸收；抑制脑垂体后叶分泌抗利尿素，起到利尿作用。一般选地塞米松。它对钠、水的潴留作用甚微，脱水作用较甘露醇弱，但较持久，无反跳现象。10 ~ 20mg/d，静脉点滴。氢化考的松对水、钠潴留及钾的排泄较地塞米松为著，目前很少应用。药物对消化道应激性溃疡与肺部感染患者不利，应根据病情选择应用。一般用于脑出血进行性加重的重型患者和脑疝抢救。不宜将皮质激素列为抢救及治疗脑出血的常规药物亚低温治疗，建议尽量不使用皮质类固醇，因其副作用大，且降颅压效果不如高渗脱水药。

亚低温治疗是辅助治疗脑出血的一种方法，初步的基础与临床研究认为亚低温是一项有前途的治疗措施，而且越早用越好。有条件的单位可以试用，并总结经验。

（2）手术治疗

自发性脑出血患者哪些需手术治疗、手术方法及手术治疗的时机，目前尚无定论。手术目的主要是尽快清除血肿、降低颅内压、挽救生命，其次是尽可能早期减少血肿对周围脑组织的压迫，降低致残率。国内很多医院正在探讨手术治疗的方法和疗效。主要采用的方法有以下几种：去骨瓣减压术、小骨窗开颅血肿清除术、钻孔穿刺血肿碎吸术、内窥镜血肿清除术、微创血肿清除术和脑室穿刺引流术等。去骨瓣减压术对颅压非常高的减压较充分，但创伤较大，已经较少单独采用；内窥镜血肿清除术只有少数医院在试行阶段；钻孔穿刺碎吸术对脑组织损伤较大已基本不用；目前不少医院采用小骨窗血肿清除术和微创血肿清除术，但对手术结果的评价目前很不一致，小骨窗手术止血效果较好，比较适合血肿靠外的脑出血，对深部的血肿止血往往不够彻底，对颅压较高者，减压不够充分；微创穿刺血肿清除术适用于各种血肿，但由于不能在直视下止血，可能发生再出血，优点是简单、方便、易行，在病房及处置室即可完成手术，同时由于不需要复杂的仪器设备，术后引流可放置时间较长，感染机会较少，现已在国内广泛开展。全脑室出血采用脑室穿刺引流术加腰穿放液治疗很有效，即使深昏迷患者也可能取得良好的效果。

手术适应症：发病时的意识障碍较轻微，神经功能有一定程度的保留，其后病情逐渐恶化，颅压持续升高，经手术治疗可能逆转者；GCS 评分≥5 分，呈浅昏迷至中度昏迷，不完全或完全性偏瘫，脑疝早期；小脑出血≥10ml（或血肿直径≥3cm）伴脑干受压和脑积水，出现进行性神经功能恶化；幕上出血≥30ml，出血的部位表浅，如脑叶出血、壳核出血或经壳核向苍白球及外囊扩展；非高龄患者的脑内出血，其颅腔容积代偿能力较差而手术耐受能力较强者应手术治疗；因血管畸形或动脉瘤所致的脑内出血，通过去除血肿和原发病灶可能达到较好效果。

手术禁忌症：出血后病情进展迅猛，短时间内即陷入深度昏迷者，发病后血压持续升高 ≥ 200/120mmHg，伴有严重的心、肝、肺、肾等疾患及凝血功能障碍者，不适于手术治疗。

（3）手术方法

直接开颅术：是脑出血的常用手术方式。可在直视下彻底清除血肿，迅速解除占位效应和止血。传统的去骨瓣开颅由于创伤大已少用，目前有些医院采用微创小骨窗法，对皮质下、壳核及小脑出血均适用。此外，深部出血延伸至浅处者也可采用。在县级以上医院均可就地施行，缩短了救治时间。

CT 引导或立体定向血肿吸除术：创伤较小，血肿定位精确，但不能完全地清除血肿和止血，如采用内窥镜，可较好地解决上述问题。

脑室外引流血肿溶解术：对脑室内出血有效。

其他微创颅内血肿清除术：如微创血肿穿刺清除术和锥颅血肿抽吸引流术等，方法简便易行，更适用于基层医院和不具备行较复杂手术条件的医院。

采用上述 2、3、4 项治疗时，可在血肿腔内注入纤溶剂（如 UK、rtPA、重组链激酶等），将残存血肿溶解，便于引流。

三、康复

开始时做深呼吸及简单的主动运动，着重偏瘫一侧手脚的伸展运动：肩外展、上肢伸展、下肢弯曲。运动间隙用枕垫、木架维持肢体功能位，防止上肢屈曲、足下垂等畸形。可逐步增加坐、立、行走练习，进行正确步态行走、上下楼。注意加强保护，防止跌伤等意外。上肢活动功能初步恢复后，着重做爬墙、抓放物品、盘核桃等运动，加强自理能力练习：进餐、梳洗、穿脱衣等。情况进一步好转，可进行写字、编织、园艺等劳动治疗。

脑出血患者经过治疗，有一部分性命保住了，但留下半身不遂的后遗症，尤其是患者的手，总是象握拳似的掰都掰不开。此处列举一民间经验，仅供参考。具体的操作方法是：施术者，用两手的大拇指甲，按压患者的患侧手甲根。要求是必须压到指甲根上，不可压指甲肉上。每次按压时间不要超过30秒，如果加上意念更好。施术者和患者都念"经络畅通，脑血管畅通"。按压的顺序是：先压中指和拇指甲根，再压食指和无名指甲根，最后重复压中指甲根配合小指甲根，前后压共三次即可。

第二节 蛛网膜下腔出血概述

蛛网膜下腔出血（SAH）是指由各种原因出血血液流入蛛网膜下腔所致的临床综合征。原发性蛛网膜下腔出血是由脑动脉瘤、动静脉畸形破裂出血进入蛛网膜下腔。继发性为原发病的合并症，如脑出血、脑瘤等。本节只讨论原发性蛛网膜下腔出血。其病因与发病机制总结如下：

原发性蛛网膜下腔出血的病因很多，而其主要原因是脑动脉瘤和动静脉畸形（约占50%～90%）。

脑动脉瘤：可见于任何年龄，以40～60岁多见，而以50～54岁发病最常见。婴儿及高龄期较少见。动脉瘤好发于组成颅底动脉环的血管上，尤其是动脉分叉处。动脉瘤破裂的频度，据报道颈内动脉占38%，大脑前动脉占36%，大脑中动脉占21%，大脑后动脉占0.9%，基底动脉占

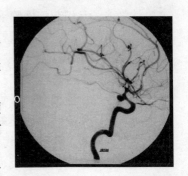

2.9%，椎动脉占0.9%，小脑占0.8%。颈内动脉颈段的动脉瘤较少见，其蝶鞍床突下段海绵窦内的动脉瘤是在硬膜外，很少引起蛛网膜下腔出血。床突上段占39.3%，其中5.4%在后交通动脉以下，25%在与后交通动脉连接处，4.5%在后交通动脉分叉处，4.4%在颈内动脉分叉部。

颈内动脉及大脑中动脉的动脉瘤以女性为多，而前交通动脉的动脉瘤则以男性多见。

脑血管畸形：血管畸形也称血管瘤。分动静脉型和毛细血管型。动静脉型常见，毛细血管型比较少见。动静脉型是蛛网膜下腔出血的常见原因之一，占6%～7%，与动脉瘤之比约为1:6.5，可发生于脑的任何部位，而以大脑突面较多发，最常见于大脑中动脉系统。血管畸形90%以上在小脑幕上。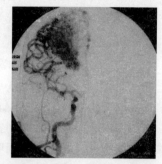血管畸形引起的蛛网膜下腔出血常伴局灶体征，发病前或发病时可有癫痫发作，精神障碍，有时可闻及血管杂音，可合并脑内出血。

血液病：血友病、红细胞增多症、原发性血小板减少症、再生障碍性贫血、白血病、恶性贫血以及广泛骨转移所致的纤维蛋白原缺乏症等均可合并蛛网膜下腔出血。蛛网膜下腔出血可为白血病的首发症状或早期症状之一，急性者较慢性者多，粒细胞性白血病较淋巴性为多，凡引起蛛网膜下腔出血的血液病通常预后不良。

其他血管疾病：高血压与动脉硬化常同时存在，可引起梭形及粟粒性微小动脉瘤。由此发生的蛛网膜下腔出血占15%～20%。结缔组织病，如红斑性狼疮、结节性动脉周围炎等；脑血栓形成或栓塞，发生出血性梗塞时可使血液流入蛛网膜下腔；脑底动脉异常增生所致的"烟雾病"也是蛛网膜下腔出血的原因之一。

感染性疾病：各种原因引起的脑膜炎（或直接侵犯血管）、结核性脑膜炎、化脓性脑膜炎、病毒性脑膜炎（流感性及带状疱疹性等）、布氏杆菌病或伤寒等。

　　脑瘤：脑瘤卒中可合并蛛网膜下腔出血，特别是颅内转移瘤或脑膜癌病，约占蛛网膜下腔出血的5%。

一、诊断

（一）现代科学方法诊断

　　1. 临床表现：脑膜刺激征、剧烈的头痛及血性脑脊液是蛛网膜下腔出血的三大症状，绝大多数病例都会出现。

　　多数患者发病前完全正常，部分患者有偏头痛和眩晕史。发病常较急骤，出现剧烈头痛、呕吐，很快发展至昏迷。意识障碍时间一般较短，清醒后有头痛、呕吐。脑膜刺激征是特征性症状，以颈项强直为最突出，Kernig 征、Brudzinski 征均呈阳性。60 岁以上老年患者，头痛、呕吐及脑膜刺激征，常不如年轻患者明显，而意识障碍和脑实质损害症状较重。这与老年人伴有脑萎缩、蛛网膜下腔扩大及老年人反应迟钝有关。

　　蛛网膜下腔出血的临床症状可分 4 类：

　　（1）脑膜刺激征：血液进入蛛网膜下腔后，红细胞及细胞破坏产物刺激脑膜及神经根引起脑膜刺激征，即头痛、呕吐、颈强直及 Kernig 征阳性。颅压增高与出血、脑水肿有关。

　　（2）脑局灶体征：所在部位的动脉瘤或血管畸形破裂产生局灶体征。大脑半球的血管畸形破裂则发生偏瘫、失语及癫痫发作；桥脑部位的动脉瘤破裂，发生多数颅神经损害。

　　（3）脑血管痉挛：由于血小板破裂后释放 5 - 羟色胺等，引起广泛的脑血管痉挛、脑水肿和颅内压增高，而致继发性脑缺血，出现意识障碍、精神症状与锥体束征等。继发性脑血管痉挛多发生于病后 3～10 天。部分患者有视网膜、玻璃体、结膜出血及视乳头水肿。

　　（4）多脏器功能衰竭：严重的蛛网膜下腔出血时，因丘脑下部受出血或脑血管痉挛引起的缺血损害，发生一系列植物神经——内脏功能障碍，表现为多脏器功能衰竭，如高热、呃逆、消化道出血（消化系统病变）、心律紊乱、心肌缺血或心肌梗塞（心血管系统损害)、急性肺水肿、呼吸障碍（呼吸系统病变）、少尿、无尿或尿毒症（泌尿系统损害），此外还可见高血糖反应及周围血粒细胞反应等。

2. 病理

出血后，蛛网膜下间隙的脑脊液中混有血凝块及血液。新鲜的出血，脑表面为红色，陈旧的出血为棕色或暗棕色。出血可限于局部，也可浸及整个脑表面，甚至脊髓。血液可逆流至第四脑室甚至侧脑室，偶而血块堵塞脑脊液通路而形成脑积水。血液可引起蛛网膜的无菌性炎症反应，蛛网膜及软膜增厚，色素沉着，在脑、血管和神经之间引起粘连。

脑实质内有广泛的白质水肿，皮质有多发性斑块状缺血病灶，可遍及整个大脑皮质。中央灰质的病变比较轻微。

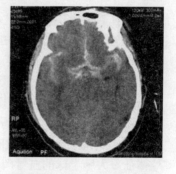

显微镜检查示脑膜的轻度炎症反应，在软脑膜和蛛网膜上可见含铁血黄素吞噬细胞。出血 1~4 小时即可出现脑膜反应，脑膜血管周围可见少量多形核粒细胞；4~16 小时粒细胞反应较强烈；16~32 小时有大量粒细胞及淋巴细胞；三天后，粒细胞减少，淋巴及吞噬细胞增加，可见红细胞吞噬细胞、含铁血黄素吞噬细胞和胆红质吞噬细胞，后者多在 7 天以后出现。后期可见有脑积水。

3. 实验室及其他检查

（1）颅脑 CT 扫描：是诊断蛛网膜下腔出血的首选方法。CT平扫最常表现为基底池弥散性高密度影。血液的分布情况可提示破裂动脉瘤的位置：如动脉瘤位于颈内动脉段常表现为鞍上池不对称性积血；位于大脑中动脉段主要表现为外侧裂积血；位于前交通动脉段则是前纵裂基底部积血。对于蛛网膜下腔出血，脑 CT 扫描不能取代脑血管造影。

（2）脑脊液检查：脑脊液呈均匀一致的血性及脑压升高是临

床重要的特征。发病后数日内可有异物性粒细胞反应，类似脑膜炎，即在红细胞背景上的嗜中性粒细胞反应。2～3天后可见红细胞吞噬细胞，5～7天后可见含铁血黄素吞噬细胞和胆红质吞噬细胞，一般7～10天多无完整的红细胞，而单核吞噬反应可持续较长时间。蛋白定量升高，其含量多少主要决定于出血的程度。血糖升高者，脑脊液的糖也升高。氯化物一般无变化。

（3）脑血管造影：是确诊蛛网膜下腔出血病因最有价值的方法。无局灶体征的蛛网膜下腔出血应作全脑造影，采用数字减影脑血管造影最适宜。约50%～60%病例可发现动脉瘤，部分患者表现有不同程度的血管痉挛，可为局部（数支血管）亦可为全部脑底动脉环的分支痉挛。血管造影可证实动静脉畸形，并可显示脑内血肿的存在。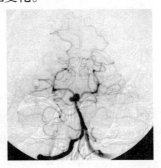

（4）CT血管成像（CTA）和MRI血管成像（MRA）：是无创性的脑血管显影方法，但准确性不如DSA。血及尿检查：约1/3以上病例周围血象示白细胞升高，约1/4有高血糖反应，血糖最高可达25mmol/L。不少患者出现蛋白尿、血尿，少数有尿糖阳性，有些患者可发生尿毒症反应，尿素氮升高。

（5）经颅多普勒（TCD）：可显示某血管的血流速度，间接提示脑血管痉挛的存在，而不能直接显示动脉瘤或动静脉畸形的部位，且受脑水肿的影响，其诊断可靠性较差。

（6）脑电图：多显示广泛慢波，若有血肿或较大的血管畸形，可表现局限性慢波。部分病例显示病侧低波幅慢波，此常与脑血流图显示的脑缺血相一致。

（7）脑诱发电位：通过体感、视与听觉诱发电位检测，部分病例有异常表现。

4. 鉴别诊断

（1）脑出血：脑出血与蛛网膜下腔出血，在深昏迷时常不易鉴别,年轻者多为动脉瘤或血管畸形,高血压伴偏瘫者多为脑出血。因两者均有血性脑脊液,故不能根据脑脊液做出鉴别。脑室出血与重症蛛网膜下腔出血临床难以鉴别,脑 CT 扫描和脑血管造影,两者各有其本身的特征,即可鉴别。

(2) 脑膜炎:脑膜炎与蛛网膜下腔出血的体征相似,有时发病经过也相像。起病时常伴发热,有严重头痛和意识障碍,很少有血性脑脊液,若红细胞多,白细胞少,可能为蛛网膜下腔出血,反之则可能是炎症。炭疽杆菌性脑膜炎,常有血性脑脊液。

(3) 脑瘤卒中或颅内转移瘤:脑瘤约有 1.5% 发生肿瘤卒中,形成瘤内或瘤旁血肿,可合并蛛网膜下腔出血。癌性颅内转移、脑膜癌症或中枢神经系统白血病有时为血性脑脊液,脑脊液中查到瘤细胞,即能确诊。原发性颅内肿瘤,脑脊液的瘤细胞阳性率较低,需靠脑 CT 扫描和血管造影协助诊断。

(4) 硬膜下血肿:急性硬膜下血肿发生在外伤后半月之内,外伤不一定很重,可无颅骨骨折;慢性硬膜下血肿,症状距外伤 1~3 个月,甚至更长,表现为慢性颅压增高征。局灶症状轻或不明显,晚期可形成脑疝。脑血管造影及 CT 扫描有鉴别意义。

(5) 硬膜外血肿:与外伤病史有关,常经过几小时至 2~3 天的无症状期,迅速发展成脑疝,血肿侧瞳孔散大,对侧偏瘫,伴意识障碍,典型者脑脊液清亮。伴外伤性蛛网膜下腔出血时即为血性脑脊液。外伤史及颅骨骨折是重要的鉴别点。

(二) 中医诊断

本病诊断较易,如突发剧烈头痛及呕吐,面色苍白,冷汗,脑膜刺激征阳性以及血性脑脊液或头颅 CT 见颅底各池、大脑纵裂及脑沟中积血等。少数患者,特别是老年人头痛等临床症状不明显,应注意避免漏诊,及时腰穿或头颅 CT 检查可明确诊断。

通过病史、神经系统检查、脑血管造影及头颅 CT 检查,可协助病因诊断与鉴别诊断。除和其他脑血管病鉴别外,还应与下列疾病鉴别:①脑膜炎:有全身中毒症状,发病有一定过程,脑脊液呈炎性改变。②脑静脉窦血栓形成:多在产后发病或病前有感染史,面部及头皮可见静脉扩张，脑膜刺激征阴性，脑脊液一般无血性改变。

（三）民间经验诊断

蛛网膜下腔出血一般起病较急，发病时间只有数分钟或数小时，但脑出血还是有其逐步发展演变的过程。在起病初期会或多或少表现出一些异常情况，即出现一些有预兆的前驱表现。在发生脑出血的患者中，50% 有先兆症状。先兆症状出现后的第一年内发生脑出血的危险性很大，尤其在两个月内最为危险。一旦出现这些先兆表现，就预示着脑出血即将发生，或已是脑出血的前驱阶段。这时如仔细观察，就能及时发现异常，并到医院争分夺秒地进行治疗，从而控制疾病发展，避免严重后果。

常见的脑出血的先兆症状有：

1. 突然感到一侧身体麻木、无力、活动不便，手持物掉落，嘴歪、流涎，走路不稳。

2. 与人交谈时突然讲不出话来，或吐字含糊不清，或听不懂别人的话。

3. 暂时性视物模糊，以后可自行恢复正常，或出现失明。

4. 突然感到头晕，周围景物出现旋转，站立不稳甚至晕倒在地。这些表现可以短暂地出现一次，也可以反复出现或逐渐加重。

当上述先兆症状出现时，患者家属在思想上既要高度重视，又不能过度紧张以致惊慌失措。情绪要镇静，避免因血压波动而加重病情。应尽快将患者送到医院就诊，并详细告诉医生已出现的预兆表现，以便明确诊断，及时治疗。

二、治疗

（一）民间和经验治疗

蛛网膜下腔出血是常见的脑血管病之一，常见的病因是颅内动脉瘤破裂和血管畸形。一旦发生蛛网膜下腔出血应及时在当地有条件的医院进行治疗或转送医院抢救治疗，转送患者时需注意以下几点：

1. 尽量让患者保持头高侧侧卧位，避免舌根后坠阻碍通气；
2. 及时清理患者口中的呕吐物，以免误吸入气道；
3. 尽量避免长途转送，选就近有条件的医疗单位治疗；
4. 转运前应给予脱水、降压等治疗；
5. 运送过程中尽量避免震动；
6. 转送患者时应有医务人员护送并随时观察病情变化；
7. 有随时进行抢救的基本设施。

（二）中医和经典治疗

1. 肝风内动，肝阳暴亢

治则：镇肝熄风，平肝潜阳。

方药：镇肝熄风汤——怀牛膝、代赭石、生龙骨、生牡蛎、生龟甲、白芍药、玄参、天门冬、川楝子、生麦芽、茵陈、甘草；神志不清，表情淡漠者加石菖蒲、郁金、天竺黄；谵语妄动者加黄连、竹叶、莲子心；大便秘结者加大黄、玄明粉；抽搐项强甚者加天麻、全蝎、僵蚕、白附子、羚羊角粉；若痰多黄稠者，加胆南星、竹沥。

2. 肝肾不足，虚火上扰

治则：滋补肝肾，清热降火。

方药：知柏地黄丸——知母、黄柏、山药、山茱萸、牡丹皮、熟地黄、茯苓、泽泻；目干眼涩，虚热较甚者，加大知母、黄柏用量，并加用枸杞子、菊花、白薇、银柴胡、青蒿；颈项强直、四肢抽搐者，加全蝎、蜈蚣、僵蚕；心烦失眠、夜寐不安者加柏子仁、炒枣仁、黄连、阿胶；血虚兼见血瘀、舌质黯或瘀点者，加阿胶、当归、桃仁、川芎。

3. 痰浊内阻，清窍蒙蔽

治则：涤痰通窍，化浊开闭。

方药：涤痰汤——制南星、制半夏、炒枳实、茯苓、橘红、石菖蒲、人参、竹茹、甘草；痰热明显者加黄芩、生大黄、天竺黄；纳谷不香者加炒白术、鸡内金、炒谷麦芽；痰多清稀者加苍术、厚朴；颈项强直者，加全蝎、蜈蚣、石决明、僵蚕。

4. 肝郁气滞，瘀血阻络

治则：疏肝解郁，行气活血化瘀。

方药：血府逐瘀汤——柴胡、枳壳、桔梗、牛膝、当归、川芎、赤芍、生地黄、桃仁、红花、甘草。

（三）现代和前沿治疗

原发性蛛网膜下腔出血，其治疗目的是为减少出血后死亡及再出血，使损害的脑功能得到最大限度的恢复。对已发现动脉瘤或血管畸形者，若一般状况良好，应争取早期手术治疗。对不宜手术者，则应预防其发生破裂。

1. 内科治疗

（1）发病后应绝对卧床休息4～6周，防止再出血，适当应用镇静、止痛剂。

（2）降低颅内压：20%甘露醇250ml，每4～6小时一次静脉点滴；地塞米松5～10mg，每日2～3次。不仅能减轻脑水肿，降低颅内压，而且可改善意识状态，预防和治疗脑血管痉挛。其作用机制，目前认为主要系消除受损细胞膜的自由基。应用大量维生素E，对预防脑血管痉挛有益。其他如速尿、甘油等，也可做降颅压的治疗。国产复方甘油注射液500ml，每日静脉滴注1～2次，效果较好。

（3）调整血压：目前尚有争议，一般认为急性期不急于调整血压。用降压疗法，预防再出血，不一定有益处，缺血引起的后果可能更严重。而伴丘脑下部损害者，血压的控制亦较困难，某些降压药如酚噻嗪类（冬眠灵等）易发生低血压休克，应列为禁用或慎用。

（4）止血疗法：无肯定疗效，有的学者认为止血剂可促进凝血过程，增强小动脉壁的张力。大剂量应用可发生心肌梗塞，因而主张对高龄者及已有心电图异常者慎用或不用，但也有主张用6－氨基己酸者，认为除止血外，还有解除血管痉挛，预防再出血的作用。另有报告用止血药者较不用者脑血管痉挛发生率明显增高。笔者认为对高龄、有动脉硬化、心血管疾病者小剂量用或不用，对青少年蛛网膜下腔出血、心电图正常者应采用。据报告 6 - 氨基己酸 18g，每日 2 次静脉滴注，效果最好。

（5）抗脑血管痉挛：异丙基肾上腺素能激活腺苷酸环化酶，使血管平滑肌松弛，从而预防和缓解血管痉挛。异丙基肾上腺素 0.4 ~ 0.8mg，加入 5% 葡萄糖 150ml 内静脉滴注，每分钟 10 ~ 20 滴，每 8 小时一次。同时利多卡因 200mg，加入生理盐水 450ml，点滴，10 ~ 20 滴/分输注。苯氨卡胺 50 ~ 100mg 颈内动脉注射；亦可用罂粟碱、氨茶碱。以上方法对因血管痉挛所致的缺血性神经机能障碍，可获得迅速改善。

目前以钙离子拮抗剂尼莫地平最为理想，能进饮食者每日应用 30mg，每日 3 次，对意识障碍者需用尼莫通 5 ~ 25mg，静脉点滴。

（6）腰穿脑脊液外引流：隔日一次，缓慢放出血性脑脊液可降低脑压，缓解症状及预防蛛网膜粘连。

（7）侧脑室体外引流：对重症蛛网膜下腔出血出现深昏迷，并已有脑疝征象者，本方法不失为一挽救生命的方法。

2. 手术治疗　根据病例的不同情况可采用颈总或颈内动脉结扎法，直视下动脉瘤或血管畸形结扎或切除法，此外尚有瘤颈夹闭法，瘤壁加固、凝固法、填塞法与栓塞法等。

手术时机，多数主张出血后立即行脑血管造影，并争取及早手术。对有血管痉挛者，可在 7 ~ 10 天后，血管痉挛基本缓解时再手术治疗。对于年迈体弱、一般情况较差，深昏迷，生命体征受累，伴高血压及动脉硬化者，或动脉瘤位置不准确或多发性动脉瘤者，不宜行手术治疗。

三、康复

蛛网膜下腔出血患者康复期无吞咽困难，宜以清淡、少油腻、易消化的柔软平衡膳食为主。

首先，应限制动物脂肪，如猪油、牛油、奶油等，以及含胆固醇较高的食物，如蛋黄、鱼子、动物内脏、肥肉等，因为这些食物中所含饱和脂肪酸可使血中胆固醇浓度明显升高，促进动脉硬化；可采用植物油，如豆油、茶油、芝麻油、花生油等，因其中所含不饱和脂肪可促进胆固醇排泄及转化为胆汁酸，从而达到降低血中胆固醇含量，推迟和减轻动脉硬化目的。

其次，饮食中应有适当蛋白质，常吃些蛋清、瘦肉、鱼类和各种豆类及豆制品，以供给身体所需要的氨基酸。一般每日饮牛奶及酸牛奶各一杯，因牛奶中含有牛奶因子和乳清酸，能抑制体内胆固醇的合成，降低血脂及胆固醇的含量。饮牛奶时可将奶皮去掉。豆类含豆固醇，也有促进胆固醇排出的作用。

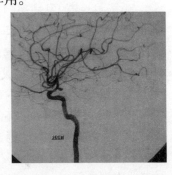

第三，要多吃新鲜蔬菜和水果，因其中含维生素 C 和钾、镁等。维生素 C 可降低胆固醇，增强血管的致密性，防止出血，钾、镁对血管有保护作用。

第四，可多吃些含碘丰富的食物，如海带、紫菜、虾米等，碘可减少胆固醇在动脉壁沉积，防止动脉硬化的发生。

第五，每日食盐在 6 克以下为宜，因食盐中含有大量钠离子，人体摄入钠离子过多，可增加血容量和心脏负担，并能增加血液黏稠度，从而使血压升高，对脑溢血患者不利。

第六，忌用兴奋神经系统的食物，如酒、浓茶、咖啡及刺激性强的调味品。此外，少吃鸡汤、肉汤，对保护心脑血管系统及神经系统有益，且需忌暴食。

家有脑溢血患者，一般可选择下述辅助食疗方剂：1. 黑木耳6克，用水泡发，加入菜肴或蒸食。可降血脂、抗血栓和抗血小板聚集。2. 芹菜根5个，红枣10个，水煎服，食枣饮汤，可起到降低血胆固醇作用。3. 吃鲜山楂或用山楂泡开水，加适量蜂蜜，冷却后当茶饮。若中风并发糖尿病，不宜加蜂蜜。4. 生食大蒜或洋葱10~15克可降血脂，并有增强纤维蛋白活性和抗血管硬化的作用。

5. 蛛网膜下腔出血患者饭后饮食醋 5～10 毫升，有软化血管的作用。

第三节　颅内动脉瘤

颅内动脉瘤是颅内动脉壁上的局限性异常扩大，是引起自发性蛛网膜下腔出血的主要病变。根据 Locksley 的综合性统计，在5431 例自发性蛛网膜下腔出血的患者中，动脉瘤破裂占51%。

颅内动脉瘤的发病率尸检材料为 1%～5%。死于自发性蛛网膜下腔出血者尸检发现的 90% 有这种动脉瘤。在脑血管意外中，它仅次于脑梗死和高血压脑出血而占第三位。本病以 30～60 岁中年人比较多见，10 岁以下或 80 岁以上者很少见。

几乎所有的先天性颅内动脉瘤都位于或接近动脉轴的分叉处。约85%～95%位于 Willis 环的前半部，即颈内动脉和它的分支或前交通动脉；其余是在后交通动脉或椎－基底动脉系统。而引起蛛网膜下腔出血的动脉瘤有80%是在颈动脉系统。因此，若要证实一切可能出血的原因，就必须施行全脑血管造影。

多发性动脉瘤约占20%，其中40%发生在两侧及对称部位上，大脑中动脉是最常见的部位。

动脉瘤形成的病因，概括有以下几种：

（一）先天性因素（囊状动脉瘤）

脑动脉管壁的厚度为身体其他部位同管径动脉的 2/3，周围缺乏组织支持，但承受的血流量大，尤其在动脉分叉部。管壁中层缺少弹力纤维，平滑肌较少，由于血流动力学的原因，分叉部最容易受到冲击，这与分叉部动脉瘤最多，并向血流冲击方向囊状突出是一致的。管壁的中层有裂隙、胚胎血管的残留、先天性动脉发育异常或缺陷都是动脉瘤形成的重要因素。动脉瘤患者的 Willis 环变异多于正常人，两侧大脑前动脉近端发育不对称与前交通支动脉瘤的发生有肯定的关系，即动脉瘤由发育好的一侧前动脉供应，该侧不仅供血到动脉瘤，还供血到两侧前动脉。

（二）动脉硬化（梭形动脉瘤）

动脉壁发生粥样硬化使弹力纤维断裂及消失，加上高血压的作用，即可使动脉壁薄弱的部分逐渐外突形成动脉瘤，并常呈梭形膨出。

（三）感染

身体各部位的感染皆可以小栓子的形式经血液播散停留在脑动脉的周末支，少数栓子停留在动脉分叉部，引起动脉壁的局部炎症，从而破坏管壁形成动脉瘤。

（四）创伤

闭合性或开放性颅脑损伤、手术创伤，由于异物、骨折片等直接伤及动脉管壁，或牵拉血管造成管壁薄弱，形成动脉瘤。

（五）其他

还有一些少见的原因如肿瘤等也能引起动脉瘤。脑动静脉畸形、颅内血管发育异常及脑动脉闭塞等也可伴发动脉瘤。

该病的临床表现如下：

绝大多数的动脉瘤在未破裂出血前都无症状，少数病例可因压迫相邻的神经结构出现相应的神经症状。颅内动脉瘤的症状可分为三类：出血症状、局灶症状及缺血症状。

（一）颅内出血

颅内出血为最常见的表现，一部分患者在动脉瘤破裂前有用力、情绪激动、排便、咳嗽等明显诱因，还有一部分患者无明显诱因或发生于睡眠时。出血类型中最多的是单纯蛛网膜下腔出血。表现为突然头痛、呕吐、意识障碍、痫性发作、脑膜刺激征等。Willis动脉环后半的动脉瘤出血时，头痛位于枕部，还可有眩晕、复视、一过性黑矇、共济失调及脑干症状。创伤性动脉瘤多位于颈内动脉海绵窦段，由于该部颅底骨折引起，可表现为反复发作性鼻腔大出血，并可伴有失明和眼眶周围瘀血。其次为颅内血肿，出血严重时可发生脑疝。颅内血肿也可合并有蛛网膜下腔出血或脑室内出血。血肿形成时，除有定位症状外还会有颅内压增高，如不及时手术可能因脑疝而死亡。

多数患者出血后病情逐渐稳定，意识恢复清醒，脑膜刺激症状逐渐减轻或消失，应抓紧时间进行诊断和治疗。否则仍有1/3患者在不同时期动脉瘤可再次破裂出血。再出血发生在第一次出血后7d内的最多，但也有人认为在1～2周发生率最高，3周后减少。

(二) 局灶体征

由动脉瘤压迫的部位不同而异。在动脉瘤破裂前所出现的症状为其直接压迫邻近结构的结果；动脉瘤破裂后，由于出血破坏或血肿压迫脑组织，以及血管痉挛引起脑缺血等情况均可出现相应的局灶症状。颈内一后交通动脉瘤中，常出现病侧动眼神经麻痹。颈内动脉的巨型动脉瘤（直径大手2.5cm者）可被误认为垂体腺瘤。大脑中动脉动脉瘤可引起对侧偏瘫，左侧者还可伴有失语。前交通动脉动脉瘤破裂一般无特殊定位症状。但若累及丘脑下部或边缘系统，可出现精神症状、高热、尿崩症等。基底动脉分叉部、小脑上动脉及大脑后动脉近端的动脉瘤位于脚间窝前方，常出现Ⅲ、Ⅵ脑神经麻痹及大脑脚、脑桥的压迫征，如韦伯（Weber）综合征、两眼同向凝视麻痹及交叉性瘫痪等。

基底动脉干及小脑前下动脉近端动脉瘤表现为脑桥不同水平的压迫症状，如米亚尔－居布勒（Millard－Guber）综合征（一侧外展神经及面神经麻痹，对侧锥体束征）、福维尔（Foville）综合征，除米亚尔－居布勒（Millard－Guber）综合征外，尚有同向侧视障碍、凝视麻痹、眼球震颤等。

(三) 脑缺血及脑动脉痉挛

动脉痉挛为动脉瘤破裂出血后发生脑缺血的重要原因。蛛网膜下腔出血造成脑损害使脑皮质对缺血的耐受性减弱而产生缺血症状。此外，瘤囊内血栓脱落及蔓延也是造成缺血的原因。蛛网膜下腔出血、穿刺脑动脉、注射造影剂、手术器械接触动脉等均可诱发动脉痉挛。在临床观察中发现，动脉瘤破裂后 2~3d 内很少发生痉挛，4d 以后逐渐增加，至 7~8d 达到高峰，持续 2~3 周后消退。蛛网膜下腔出血后的脑血管痉挛主要在 Willis 动脉环及其周围。动脉瘤出血发生的动脉痉挛，以载瘤动脉近动脉瘤节段最为严重，离动脉瘤较远的部分痉挛轻微或不发生。

为了评价手术的危险性和患者的预后，Hunt 将患者的症状与体征分为五级，见下表。

表 颅内动脉瘤的临床分级

级别	评级标准
0 级	未破裂的动脉瘤
Ⅰ级	无症状，或轻微头痛及轻度颈强直
Ⅱ级	中度至重度头痛，颈强直，除脑神经麻痹外，无其他神经功能缺失
Ⅲ级	嗜睡等轻度意识障碍或轻微局限性神经功能缺失
Ⅳ级	昏睡等中度意识障碍，中度至重度偏瘫，可能早期去脑强直及自主神经功能紊乱
Ⅴ级	深昏迷，去脑强直，濒死状态

若伴有严重的全身疾病如高血压、糖尿病、严重动脉硬化、慢性肺部疾病和血管造影显示严重血管痉挛者，级别要比该患者临床表现的标准提高一级。

一、诊断

（一）现代科学方法诊断

动脉瘤破裂前多无症状，诊断较为困难。对于自发性蛛网膜下腔出血，或反复大量鼻出血伴有一侧视力进行性减退的情况，或有某些局灶体征时，如一侧动眼神经麻痹，特别是发生在中年以上的患者，应高度怀疑颅内动脉瘤的可能，需进一步检查。

1. 腰椎穿刺

这是诊断动脉瘤破裂后蛛网膜下腔出血的直接证据。出血急性期，颅内压力多增高，脑脊液呈血性，或镜检脑脊液内含大量新鲜的红细胞。腰穿目的为诊断蛛网膜下腔出血，在颅内压很高时腰穿有导致脑疝的危险，最好先行头颅 CT 扫描，必要时应谨慎进行。

2. 头颅 CT 扫描

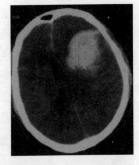

近年来 CT 技术的发展提高了对直径在 5mm 以上动脉瘤的检出率，血肿直径在 5mm 以上的动脉瘤经造影强化后即有可能被 CT 发现。CT 对确定出血的范围、肿瘤大小、脑梗死情况都很有用。血肿部位有助于出血动脉瘤的定位。CT 检查中密度不同的同心圆形图像"靶环征"是巨大动脉瘤的特征性表现。巨大动脉瘤周围水肿或软化呈低密度，瘤内的层状血栓呈高密度，瘤腔中心流动的血液密度又有差别，形成不同的同心环状图像，称为"靶环征"，具有重要诊断意义。

3. 磁共振血管造影（MRA）

MRA 可以断层扫描、冠状扫描、矢状扫描，显示出动脉瘤与周围重要结构的细微关系，特别与脑干、丘脑、基底节、较大的脑动脉及脑神经的关系。MRA 不需注射任何造影剂而显示整个脑血管系统。这对于诊断脑动脉及静脉各种出血及缺血疾病，提供了很大方便。它没有常规脑血管造影的危险性。

4. 经颅多普勒超声检查（TCD）

TCD 对术前颈总动脉、颈内动脉、颈外动脉及椎－基底动脉的供血情况，结扎这些动脉后或颈内、外动脉吻合后血流方向及血流量，可作出估计。

5. 脑血管造影

脑血管造影是诊断动脉瘤最佳的方法，它能显示动脉瘤的部位、形态、大小、数目，供应血管及侧支循环等情况。对每一个蛛网膜下腔出血的患者都应做全脑血管造影。若有定位体征，可先做患侧的颈动脉造影，阴性者再做对侧。但最好做双侧，其理由是单侧颈动脉造影的阳性率只有 45%，而双侧造影却能提高到 67%。在做对侧造影时最好压住患侧颈总动脉，这样可以了解患侧是否接受对侧供血、动脉瘤及脑的侧支供应以及脑血管有无先天变异，这样对选择手术方式有重要参考意义。如果双侧造影均为阴性，可再做椎动脉造影。目前多采用经股动脉分别插管到左椎动脉、左颈总动脉和右颈总动脉行全脑血管造影。摄片时除常规摄取正侧位片外，还应摄取一张头向健侧偏斜 15° 及汤氏位片各一张，以避开动脉瘤与血

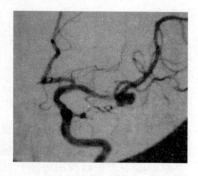

管影的重叠，将动脉瘤清楚的显示出来。第一次造影为阴性的患者，经过一段时间（1~2 周）再作第二次造影，又有 23% 显示出动脉瘤。造成假阴性的原因有血管痉挛、动脉瘤内血栓形成、动脉瘤太小并与血管重叠以及技术上的因素等。数字减影脑血管造影（DSA）对诊断动脉瘤效果良好。

（二）中医诊断

1. 确定有无蛛网膜下腔出血。出血急性期，CT 确诊 SAH 阳性率极高，安全迅速可靠。出血一周后，CT 则不易诊断。腰椎穿刺可能诱发动脉瘤破裂出血，故一般不再作为确诊 SAH 的首选。

2. 因颅内动脉瘤多位于颅底部 Willis 动脉环，直径小于 1.0cm 的动脉瘤，CT 不易查出。直径大于 1.0cm，注射对比剂后，CT 扫描可检出。MRI 优于 CT，动脉瘤内可见流空。MRA 可提示不同部位动脉瘤，常用于颅内动脉瘤筛选。三维 CT（3D–CT）从不同角度了解动脉瘤与载瘤动脉的关系，为手术夹闭动脉瘤决策提供更多的资料。

3. 脑血管造影是确诊颅内动脉瘤必须的检查方法，对判明动脉瘤的准确位置、形态、内径、数目、血管痉挛和确定手术方案都十分重要。DSA 更为清晰，经股动脉插管全脑血管造影，可避免遗漏多发动脉瘤。病情在三级以下，脑血管造影应及早进行，三级和三级以上患者可待病情稳定后，再行造影检查。及早造影明确诊断，尽快手术夹闭动脉瘤，可以防止动脉瘤再次破裂出血。首次造影阴性，可能因脑血管痉挛而动脉瘤未显影，高度怀疑动脉瘤者，

应在 3 个月后重复造影。

（三）民间经验诊断

动脉瘤破裂出血症状：中、小型动脉瘤未破裂出血，临床可无任何症状。动脉瘤一旦破裂出血，临床表现为严重的蛛网膜下腔出血，发病急剧，患者剧烈头痛，形容如"头痛欲裂"。频繁呕吐，大汗淋漓，体温可升高；颈强直，克氏征阳性。也可能出现意识障碍，甚至昏迷。部分患者出血前有劳累、情绪激动等诱因，也有的无明显诱因或在睡眠中发病。约 1/3 的患者，动脉瘤破裂后因未及时诊治而死亡。多数动脉瘤破口会被凝血封闭而出血停止，病情逐渐稳定。随着动脉瘤破口周围血块溶解，动脉瘤可能再次破溃出血。二次出血多发生在第一次出血后 2 周内。部分患者出血可经视神经鞘侵入玻璃体引起视力障碍。蛛网膜下腔出血后，红细胞破坏产生 5 - 羟色胺、儿茶酚胺等多种血管活性物质作用于脑血管，发生血管痉挛，发生率为 21% ~62%，多发生在出血后的 3 ~15 天。局部血管痉挛只发生在动脉瘤附近，患者症状不明显，只在脑血管造影上显示。广泛脑血管痉挛，会导致脑梗死发生，患者意识障碍、偏瘫，甚至死亡。

局灶症：取决于动脉瘤的部位、毗邻解剖结构及动脉瘤大小。动眼神经麻痹常见于颈内动脉——后交通动脉瘤和大脑后动脉的动脉瘤，表现为单侧眼睑下垂、瞳孔散大、内收、上、下视不能，直接、间接光反应消失。有时局灶症状出现在蛛网膜下腔出血之前，被视为动脉瘤出血的前兆症状，如轻微偏头痛、眼眶痛，继之出现动眼神经麻痹，此时应警惕随之而来的蛛网膜下腔出血。大脑中动脉的动脉瘤出血如形成血肿；或其他部位动脉瘤出血后，脑血管痉挛致脑梗死，患者可出现偏瘫、运动性或感觉性失语。巨大动脉瘤影响到视路，患者可有视力视野障碍。动脉瘤出血后，病情轻重不一。为便于判断病情，可选择造影和手术时机，评价疗效。

二、治疗

（一）民间和经验治疗

验方：夏枯草 30g，海藻 30g，石见穿 30g，野菊花 30g，生牡蛎 30g，昆布 15g，赤芍 15g，桃仁 9g，白芷 9g，生南星 9g，蜈蚣 9g，留行子 12g，蜂房 12g，全蝎 6g，天龙片 15 片。每日 1 剂，煎 2 次分服。天龙片分 3 次随汤药分服。

偏方：老姜、雄黄各 100g。先将老姜刷去泥沙（不洗），除去叉枝，用小刀挖一小洞，掏空中心，四壁仅留 0.5cm 厚，填装入雄黄粉，以挖出的姜渣封口，置陈瓦上用木炭火焙烤 7~8 小时，至呈金黄色，脆而不焦为度，离火放冷，研细，过 80 目筛，剩余姜渣一并焙干后研细，拌入粉内，即得。

治法：外用。取安庆膏药以微火烘干，均匀地撒上雄姜散，可按瘤块、痛点、穴位三结合原则选定贴敷部位，隔日换药一次。

（二）中医和经典治疗

颅内动脉瘤应手术治疗。采取保守治疗约 70% 患者会死于动脉瘤再出血。显微手术使动脉瘤的手术死亡率已降至 2% 以下。

1. 手术时机选择

病情一、二级患者，应尽早造影，争取在一周内手术。病情属三级及三级以上，提示出血严重，可能有脑血管痉挛和脑积水，此时手术危险性较大，待数日病情好转后再进行手术。

2. 手术方法

开颅夹闭动脉瘤蒂是最理想的方法，应属首选。因它既不阻断载瘤动脉，又完全彻底消除动脉瘤。孤立术是在动脉瘤的两端夹闭载瘤动脉，在未能证明脑的侧支供应良好情况时应慎用。动脉瘤壁加固术疗效不肯定应尽量少用。临床不适宜手术，导管技术可达部位的动脉瘤，可选气囊、弹簧圈栓塞的介入治疗。术后应复查脑血管造影，证实动脉瘤是否消失。

3. 待手术期治疗

动脉瘤破裂后，患者应绝对卧床休息，尽量减少不良的声、光刺激，最好将患者置 ICU 监护。经颅多普勒超声检查可监测脑血流变化，有利于观察病情进展。便秘者应给缓泻剂，维持正常血压，适当镇静治疗。合并脑血管痉挛时，早期可试用钙离子拮抗剂等护血管治疗。为预防动脉瘤破口处凝血块溶解再次出血，采用较大剂量的抗纤维蛋白的溶解剂，如氨基己酸，以抑制纤维蛋白溶解酶原的形成，但肾功能障碍者慎用，副作用有血栓形成可能。

（三）现代和前沿治疗

主要目的在于防止再出血和防治动脉痉挛等。

1. 防止再出血

包括绝对卧床休息，镇静、镇痛，抗痫治疗，保持大便通畅，避免情绪激动。适度降低血压，可因减弱动脉瘤瘤壁所承受的压力而减少破裂的机会，通常只降低其原血压水平的 10%～20%。同时应用抗纤维蛋白溶解药物。常用 6 - 氨基己酸，24g/d，分次口服，持续用药到手术时停止，如不行手术，需维持 4～6 周。此外，还可选用止血环酸、对羧基苄胺等。

2. 预防和治疗脑动脉痉挛

多用于动脉瘤瘤颈夹闭术后患者，这样并无因痉挛解除后又惹起再出血的危险。有人认为，在蛛网膜下腔内血管周围的血凝块，经过 3～4d 后，是引起血管痉挛的主要原因，因此主张早期手术。手术目的不仅是夹闭瘤颈，杜绝再出血的可能，还可清除环绕在其邻近蛛网膜下腔内的血凝块，起到防止痉挛的作用。目前常用尼莫地平、尼卡地平等钙离子拮抗剂治疗，通过阻断钙通道，避免过多的钙进入细胞内导致脑血管平滑肌收缩。其中尼莫地平对脑血管有较强的选择性，主要扩张小的脑血管，临床应用效果较好，可用于手术前后以预防和治疗脑动脉痉挛。其次对于动脉瘤术后患者发生血管痉挛时，可采用升高其血压及增加血容量治疗。可用多巴胺或多巴酚丁胺升高血压，维持在 20～21.3kPa（150～160mmHg）；增加血容量可用液体、白蛋白及人血浆，每日静脉滴注及口服 3000～6000ml，7～10d，同时尚可用甘露醇降低颅内压，从而使血管痉挛明显缓解。治疗期间要注意监测中心静脉压。此外，还可用血管内扩张剂治疗脑动脉痉挛。

3. 手术治疗

动脉瘤手术治疗目的是为防止动脉瘤发生出血或再出血。到目前为止，动脉瘤栓塞及开颅手术夹闭动脉瘤，是治疗脑动脉瘤最有效的手段。

（1）手术时机选择

动脉瘤手术时间分为紧急手术、早期手术和延期手术三种。紧急手术是指入院后立即手术，适应于并发血肿出现脑疝的患者或急性脑积水的患者，目的是清除血肿或脑室引流为主。早期手术是指出血后＜3d手术，不仅可夹闭瘤颈避免再出血，还可清除蛛网膜下腔出血，以防止术后发生血管痉挛。延期手术适用于病情较重，并有较明显的全身性症状和血管痉挛的患者，这种患者多有意识障碍，一般延期2周以上，待神志清醒后手术。一般说来，按亨特（Hunt）分类，Ⅰ～Ⅱ级患者主张早期手术；Ⅲ～Ⅳ期患者，多伴有明显的脑血管痉挛和脑水肿，因此可延期待病情好转后再考虑手术；Ⅴ期患者除非危及生命的血肿需要紧急手术，否则，无论手术与否效果都差。

（2）手术方法

直接手术治疗：

指开颅直接处理动脉瘤，有下列方法：

①动脉瘤颈夹闭或结扎术 这是治疗颅内动脉瘤最理想的方法，既阻断了动脉瘤的血液供应，避免发生再出血，同时又保持载瘤动脉的通畅，术后不会引起脑功能障碍。开颅后将动脉瘤颈暴露，安置动脉瘤夹或用丝线结扎瘤颈，但上夹更简便。目前，显微手术明显提高了动脉瘤的治愈率，颅内动脉瘤直接手术的死亡率也降至1%～5.4%。

②动脉瘤孤立术 是将载瘤动脉在紧接动脉瘤的两端夹闭，阻断血流进入动脉瘤而不再出血，此法适用于瘤颈无法夹闭而侧支循环良好的患者，目前这种手术日趋少用。

③动脉瘤包裹加固术 无瘤颈而又不能作孤立的动脉瘤，则行

瘤壁加固术，以减少破裂机会。用以加固的材料有筋膜、细纱布和塑料等，包裹在动脉瘤周围，起到保护的作用。

④开颅动脉瘤栓塞法　这种手术方法是向瘤腔内放入异物，使瘤内血栓形成，达到栓塞的目的。常用的有铜丝导入、磁凝固法、射毛术等。

⑤经血管内栓塞动脉瘤利用超选择性插管——可脱性球囊来闭塞动脉瘤，或由导管内注入栓塞材料进行栓塞。

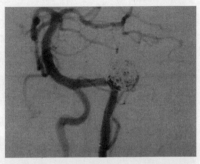

间接手术治疗：是将颈部的颈总动脉或颈内动脉分期结扎或逐步阻断，使其远端血压下降，从而减少瘤壁所承受的压力和进入瘤腔血液的流速，使瘤腔缩小或发生血栓形成，继之机化或闭塞。仅用于床突下的动脉瘤。但在结扎颈动脉之前，应给予一定时间，进行颅内侧支循环建立的训练，或称 Matas 试验，即压迫患侧颈动脉，每日 2～3次，先从 5min 开始，逐次增加压

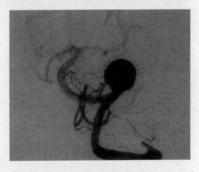

迫时间，直到患者能耐受 20min 或半小时的持续性压迫，而不产生脑缺血症状，即可进行颈动脉结扎。

三、康复

要从以下几个方面做起：

1. 生活要有规律　老人可以适当做一些力所能及的劳动，但不可过于劳累。

2. 血压要控制　高血压是终身疾病，要终身服药。不能三天打鱼，两天晒网。这样血压反复反弹，极易导致血管破裂发生脑

溢血。

3. 保持良好的心态 保持乐观情绪，避免过于激动。做到心境平静，减少烦恼。悲喜勿过，淡泊名利，知足常乐。

4. 注意饮食 饮食要注意低脂、低盐、低糖，少吃动物的脑、内脏，多吃蔬菜、水果、豆制品，配适量瘦肉鱼蛋品。

5. 预防便秘 大便燥结，排便用力，不但腹压升高，血压和颅内压也同时上升，极易使脆弱的小血管破裂而引发脑出血。要预防便秘，多吃一些富含纤维的食物，如芹菜、韭菜及水果等；适当的运动及早晨起床前腹部自我保健按摩，或用适宜的药物如麻仁丸、蜂蜜口服，开塞露、甘油外用，可有效防治便秘。

6. 防止劳累 体力劳动和脑力劳动不要过于劳累，超负荷工作可诱发脑出血。

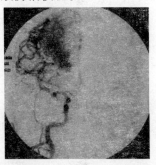

7. 注意天气变化 寒天是脑中风的好发季节，血管收缩，血压容易上升，因此要注意保暖，使身体适应气候变化。还要根据自己的健康状况，进行一些适宜的体育锻炼，如散步、做广播体操等以促进血液循环。

8. 经常动左手 日常生活中多用左上肢及左下肢，尤其多用左手，可减轻大脑左半球的负担，又能锻炼大脑的右半球，以加强大脑右半球的协调机能。医学研究表明，脑出血最容易发生在血管比较脆弱的右脑半球，所以防范脑出血发生最好的办法是在早晚时分用左手转动两个健身球帮助右脑半球的发达。

9. 密切注意自己身体变化 中风会有一些先兆症状，如无诱因的剧烈头痛、头晕、晕厥，有的突感肢体麻木乏力或一时性失视、语言交流困难等，应及时就医检查治疗。

第四节　脑血管畸形

　　脑动静脉畸形（AVM）为脑血管畸形中最多见的一种，因在脑内的畸形血管团两端有明显的供血输入动脉和回流血液的输出静脉，故称为脑动静脉畸形。多见于男性，男女比例为 1.3～2.1∶1。患者年龄约 80% 在 11～40 岁间，最多见于 20～30 岁青年（平均26 岁）。AVM 较颅内动脉瘤少见，Locksley 报告两者之比为1∶6.5，但国内统计两者之比没有这样悬殊。它占自发性蛛网膜下腔出血患者的 10% 左右。颅内 AVM80%～93% 位于小脑幕上，7%～20% 位于幕下。两侧大脑半球的发生率无明显差别。病变多发生于大脑中动脉供应区，其次为大脑前动脉供应区。最多见于顶叶，其次为额叶、颞叶及枕叶，亦见于胼胝体、基底节等部位。有2.7%～9.3% 的患者合并有动脉瘤，多发生于供应动脉上。

　　脑动静脉畸形是一种先天性疾患，由一团动脉、静脉及动脉化的静脉（动静脉瘘）样血管组成，动脉直接与静脉交通，其间无毛细血管。在胚胎早期，原始脑血管网开始分化为动脉、静脉及毛细血管。以后由于局部毛细血管发育异常，动脉和静脉仍然以直接沟通的形式遗留下来。由于无正常毛细血管的阻力，血液直接由动脉流入静脉，使静脉因压力增大而扩张，动脉因供血多，也逐渐增粗，加上侧支血管形成及扩大，形成迂曲、缠结、粗细不等的畸形血管团，血管壁薄弱处扩大成囊状。当供血动脉压力降低时，大量本应供应正常脑区的血转向 AVM 中灌注，使正常脑区产生缺血，称为"盗血现象"，供血动脉中压力愈低盗血现象愈严重。脑组织因缺血而萎缩，或因陈旧性出血而黄变。由于胚胎脑血管首先在软膜发育，故 AVM 常位于浅表皮质。典型病变呈楔形，基底在皮质，尖端指向脑室壁。畸形血管团一般为 5～6cm 直径，小者仅1～2cm，大者可占据大脑半球的 1/3～1/2 左右。

一、临床表现

AVM 的三个主要症状是出血、癫痫和头痛，可以单独存在，也可合并发生。

1. 出血

畸形血管破裂出血为最常见的症状。见于 64% ~88% 的患者，并且多为首发症状。多数在 30 岁以下，可因体力活动、用力、情绪激动而诱发出血，亦可无特殊诱因。因是扩张的静脉出血，所以不像动脉瘤出血那样剧烈。除表现为蛛网膜下腔出血外，约有 40% 形成脑内血肿。出血时患者突然头痛，常伴有呕吐、意识障碍和脑膜刺激征；血肿压迫可出现不同程度的偏瘫、失语、偏盲等症状，严重时可出现脑疝而死亡。在 Perret 收集的 545 例 AVM 患者中，出血的高峰年龄为 15 ~20 岁。有出血史的患者，半数以上（54%）其出血发生于 30 岁以前；72% 发生于 40 岁以前。初次出血的死亡率为 10%，约 23% 有再次出血，再出血的死亡率为 12%。再出血的时间间隔为数日至 20 年。总的说来，AVM 出血较动脉瘤少，高峰年龄较动脉瘤早，出血的程度轻（出血后死亡率只及动脉瘤的 1/3），早期再出血的发生率低，再出血的间隔时间长且无规律。AVM 出血的另一特点是出血后发生血管痉挛者较动脉瘤少，因 AVM 多位于脑血管的周围部分，而动脉瘤多在 Willis 动脉环附近。

2. 癫痫

可在颅内出血时发生，也可单独发生。约占全部患者的 15% ~47%。癫痫的发生率与 AVM 的大小和位置有关。一般说来，AVM 愈大者发生率愈高，顶叶 AVM 患者的癫痫发生率最高。可为局灶性癫痫，亦可为全身性癫痫。原因为邻近脑组织缺血、缺氧，发生营养代谢障碍及病变刺激所引起。在青年人，如癫痫和蛛网膜下腔出血先后出现，应想到本病。

3. 头痛

15% ~24% 的患者在出血前即有持续性或反复发作性头痛。一般表现为病灶侧阵发性的偏头痛。

4. 进行性神经功能障碍

常为 AVM 出血压迫，以及"盗血"现象，使局部脑组织缺血和继发性脑萎缩，引起对侧肢体进行性加重的偏瘫、失语、偏身感觉障碍和偏盲等。

5. 其他症状

病变大，累及脑组织范围广泛者，可致智力减退及精神症状。有的 AVM 累及眶内或海绵窦，可有眼球突出及颅内吹风样血管杂音，压迫同侧颈动脉，杂音可减弱或消失。浅在的病变在邻近病变部亦可听到。少数病变大的患者，可产生心脏扩大，小儿可出现心力衰竭。

二、诊断

（一）现代科学方法诊断

突然自发性颅内出血，癫痫发作特别是局限性发作，或有进行性轻偏瘫而无颅内压增高，年龄在 40 岁以下，应首先考虑本病。但确定本病的诊断，还必须依靠脑血管造影和头颅磁共振扫描（MRA 及 MRI）。头颅 CT 扫描也有帮助。

1. 脑血管造影

是诊断 AVM 最重要的方法，可显示畸形血管及其供血动脉和引流静脉，对 AVM 的治疗有决定性作用。常在动脉期静脉即显影。最好做连续血管造影，以便显示出终末供应动脉和瘘道，观察其动态变化。小部分血管畸形不能显示。最好行数字减影血管造影（DSA）及放大血管造影，对小的供应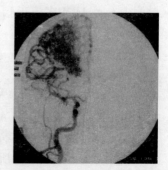
动脉显示更清楚，有助于精确的分析。立体血管造影可增加对病变深度的理解，有助于设计手术方案。

AVM 常由多条动脉供血，故位于中线部位的 AVM，病变大的或深在的需做双侧血管造影，位于大脑半球后部、脑深部以及小脑幕附近的 AVM 应加做椎动脉造影。后颅窝 AVM 除椎动脉造影外有的还需加做颈动脉造影。

2. 头颅 CT 扫描

在诊断 AVM 方面，头颅 CT 不能代替脑血管造影，但可提供脑血管造影不能发现的重要资料。如脑萎缩、血肿、脑梗死、脑室内出血、蛛网膜下腔出血和脑积水等。静脉注射造影剂强化扫描约有80%的患者可以看到 AVM。表现为团状聚集或边缘不整齐密度不均的蜿蜒状及斑点状高密度影，其间则为正常脑密度或小囊状低密度灶，甚至可显示出粗大曲张的引流静脉。

3. 头颅磁共振影像（MRI）及磁共振血管造影（MRA）

对 AVM 的供血动脉、病灶（血管团）、引流静脉、出血、占位效应、病灶与功能区的关系均能作出判断。主要诊断依据是蜂窝状或葡萄状血管流空低信号影（快速血流）。MRA 对蛛网膜下腔出血为筛选需行脑血管造影的患者提供了方便。

4. 其他辅助检查

动静脉畸形时，经颅多普勒超声检查，供血动脉的血流速度加快。头颅 X 线平片有时能发现病变部位钙化斑、颅骨血管沟增宽变深等。脑电图检查异常发生在病变同侧者占70%～80%。如对侧血流紊乱而缺血时，也可表现异常。

（二）中医诊断

颅内动静脉畸形另一常见症状即癫痫发作。癫痫可作为首发症状，也可发生在出血后或发生在出血时。成人中约21%～67%以抽搐为首发症状，一半以上发生在30岁前，多见于额、颞部AVM。体积大的脑皮层 AVM 较小而深在的 AVM 容易引起癫痫。额部 AVM 多发生癫痫大发作，顶部以局限性发作为主。AVM 发生癫痫与脑缺血、病变周围神经细胞变性，以及出血后的含铁血黄素刺激大脑皮层有关。有人统计约 1/5 出过血的 AVM 会发生癫痫。癫痫发作并不意味出血的危险性增加。早期可服药控制发作，但最终药物疗效不佳。由于长期顽固性癫痫发作，加上脑组织缺氧不断加重，致使患者智力减退。头痛是 AVM 的另一常见症状，约一半 AVM 患者有头痛史。头痛可为单侧局部，也可呈全头痛，间断性或持续性。头痛可能与供血动脉、引流静脉以及静脉窦压力改变影响痛觉纤维有关；AVM 小量出血、脑积水和颅内压增高也是造成头痛的常见原因。

未破裂出血的 AVM 患者中，还可表现有进行性神经功能障碍。前已述及脑内出血可致急性神经功能缺损。由于 AVM 盗血作用或合并脑积水，患者可出现运动、感觉、视野以及语言功能障碍。大型 AVM 患者有时可听到与脉搏一致的血管杂音，累及眶部的 AVM 还可表现眼球突出。

（三）民间经验诊断

患者有自发性蛛网膜下腔出血或脑内出血史，平时有头痛、癫痫发作和一侧肢体无力时，更应怀疑本病，常为突然发病，并有诱因。

二、治疗

（一）民间和经验治疗

1. 保持镇静并立即将患者平卧。千万不要急于将患者送往医院，以免路途震荡，可将其头偏向一侧，以防痰液、呕吐物吸入气管。

2. 迅速松解患者衣领和腰带，保持室内空气流通，天冷时注意保暖，天热时注意降温。

3. 如果患者昏迷并发出强烈鼾声，表示其舌根已经下坠，可用手帕或纱布包住患者舌头，轻轻向外拉出。

4. 可用冷毛巾覆盖患者头部，因血管在遇冷时收缩，可减少出血量。

5. 患者大小便失禁时，应就地处理，不可随意移动患者身体，以防脑出血加重。

6. 在患者病情稳定送往医院途中，车辆应尽量平稳行驶，以减少颠簸震动；同时将患者头部稍稍抬高，与地面保持20°角，并随时注意病情变化。

（二）中医和经典治疗

1. 手术方法：显微镜下开颅直接切除动静脉血管的手术方法，即开颅直达手术。术中切断畸形血管的供血动脉剥离畸形血管团，最后切断引流静脉。

2. 手术适应症：患者有下述情况之一，而造影检查确定畸形血管可以切除者：

（1）自发性蛛网膜下腔出血史。

（2）癫痫频发，药物治疗效果不佳者。

（3）有进行性神经系统定位性损害症状或智力减退者（盗血综合征）。

（4）合并颅内血肿或颅内高压者。

3. 手术禁忌症：

（1）脑深部、内囊、基底节、脑干等处的动静脉畸形。

（2）广泛性或多发性动静脉畸形。

（3）偶然发现，无症状者。

（4）60岁以上老年人，伴有心、肾、呼吸系统严重疾病者。

4. 脑动静脉畸形的主要治则是防止出血、清除血肿、改善盗血和控制癫痫，治疗方法包括：

（1）畸形血管切除术；

（2）血管内栓塞治疗；

（3）γ刀放射治疗。

5. 临床表现主要为脑局部缺血及反复出血。具体如下：

（1）出血：常无明确发病诱因，患者常以畸形血管破裂出血，形成脑内血肿或蛛网膜下腔出血为首发症状，占52%～70%，往往发病突然，与患者的体力活动及情绪波动有关。

（2）缺血：见于巨型病变，多因长期大盗血而引起全脑性萎缩导致智力障碍，有时表现为进行性轻度偏瘫等脑功能障碍。

（3）癫痫：是浅表的 AVM 仅次于出血的主要临床表现，其发生率为 28%~64%，与 AVM 的部位和大小有关。

（4）头痛：约 60% 的患者平时有血管性头痛，可能由于血管扩张所引起。

（三）现代和前沿治疗

1. 非手术治疗

对年老体弱，全身情况较差；仅有癫痫症状，以及病变的部位和大小不适于手术治疗者，应首先行非手术治疗，包括治疗急性出血引起的脑损害，控制癫痫发作，放射治疗和对症治疗等。

立体定向放射治疗是近 20 年来在立体定向手术基础发展起来的一种新的治疗方法。它是利用射线束代替立体定向探针，通过定向引导放射治疗脑动静脉畸形，使其皱缩、破坏、血栓形成而达到治疗目的。这种方法不用开颅，故又称非侵入性治疗方法。对小于 2cm 的 AVM 疗效很好，特别适用于小而深的 AVM。包括伽玛刀和带直线加速器的立体定向放射治疗。

2. 手术治疗

近年来，由于显微手术的开展、器械的改进，以及栓塞技术问世，目前许多神经外科专家倾向于积极手术治疗。手术目的是阻断供血动脉及切除畸形血管团，防止出血；治疗癫痫；消除头痛；解决盗血，恢复神经功能。

（1）脑动静脉畸形切除术

畸形血管切除术是当前治疗 AVM 最可靠的方法。除了少数巨大的 AVM，手术危险性很大以外，其余 AVM 全切术的死亡率小于 5%，而且大部分术后症状能够改善。主要适应于 AVM 有大量出血，伴有血肿或者多次小量出血，神经功能缺乏或智力障碍进行性加重，癫痫发作用药物无法控制，以及顽固头痛不能缓解者。

有出血形成脑内血肿者，一般宜先行保守治疗，待一二周后病情稳定好转再行手术。血肿较大病情较严重，应及时手术清除血肿，可能时连同 AVM 一并切除；如不能切除应择期手术。

术中应先处理供血动脉，靠近 AVM 分离，尽量少损伤正常脑组织，最后处理引流静脉。如过早切断引流静脉，将会发生难以控制的出血。此外，术中需将畸形血管完全切除，否则有再出血的危险。

对于高血流量的巨大动静脉畸形，有明显"盗血"症状者，手术切除后易发生"正常灌注压突破综合征"。这是由于切除AVM后，高流量的短路分流由低灌注压迅速恢复到正常灌注压，但这些动脉分支因长期处于低灌注压而丧失其自动调节功能，不能随灌注压升高而自动收缩。这些无收缩能力的动脉将压力直接传达到毛细血管，引起急性血管源性脑水肿和出血。这一理论可解释某些术后数小时或数天内发生的颅内血肿和脑水肿。对这类患者，可采用分期手术。

（2）经血管内栓塞治疗脑动静脉畸形

主要适应于巨大AVM（>6cm）、功能区或深部AVM、小脑AVM、高流量AVM以及AVM开颅手术前栓塞治疗等。

（3）供血动脉结扎术

适用于只有1~2条供血动脉而又不能切除的AVM，也可作为全切除术的第一期手术。近年来，用可脱性球囊技术栓塞AVM的供血动脉，以治疗难以切除的AVM，亦可先用球囊栓塞供血动脉，然后将AVM切除以减少术中出血。但手术需在栓塞后24h内进行，因为侧支循环可很快形成。

此外，对于供血动脉少的AVM，还可采用立体定向手术，将供血动脉电凝和夹闭。

三、康复

1. 患者需要一个安静、舒适的环境，特别是发病2周内，应尽量减少探望，保持平和、稳定的情绪，避免各种不良情绪影响。

2. 绝对卧床休息2周，头部可轻轻向左右转动，应避免过度搬动或抬高头部，四肢可在床上进行小幅度翻动，每2小时一次，不必过分紧张。大小便须在床上进行，不可自行下床解便，以防再次出血的意外发生。

3. 有些患者会出现烦躁不安、躁动的症状，必要时可采取约束带、床挡等保护措施，这样可防止病员自行拔除输液管或胃管、坠床等不必要的意外。床挡需时时加护，特别是有气垫床的患者，严防坠床。

4. 病程中还会出现不同程度的头痛，例如头部胀痛、针刺样痛、剧烈疼痛等，这是最常见的症状。我们会予以合理的治疗。随着病情的好转，头痛会逐渐消失，因此您不必过度紧张，要学会分散注意力。如在治疗过程中，仍觉得痛得很厉害，不能耐受，请及时通知我们，以便医生能采取更有效的治疗方法。

5. 老年患者，心脑血管老化、脆性程度高，季节变化易诱发疾病。长期卧床易肺部感染，痰多不易咳出，药物祛痰，加强翻身、拍背，使痰液松动咳出，减轻肺部感染。无力咳痰者，采取吸痰措施，望能配合。

6. 长期卧床，皮肤受压超过 2 小时，易发生褥疮，应加强翻身。按摩受压处，保持皮肤清洁干燥。肢体放置功能位，防畸形。

7. 饮食：要营养丰富、低脂、清淡饮食，如鸡蛋、豆制品等。进食困难者，可头偏向一侧，喂食速度宜慢，避免交谈，防呛咳、窒息。

8. 保持大便通畅，可食用香蕉、蜂蜜，多进水，加强适度翻身，按摩腹部，减少便秘发生。患者数天未解便或排便不畅，可使用缓泄剂，诱导排便。禁忌用力屏气排便，防再次脑出血。

9. 恢复期据医嘱摇高床头 10° ~ 15°，后按耐受及适应程度逐渐摇高床头至半卧位，每天 30 分钟、1 ~ 2 小时不等。

10. 高血压是本病常见诱因。服用降压药物要按时定量，不随意增减药量，防血压骤升骤降，加重病情。

11. 出院后定期门诊随访，监测血压、血脂等，适当体育活动，如散步、太极拳等。

第十三章　缺血性脑血管病

第一节　缺血性脑血管病概论

一、缺血性脑中风的诊断

（一）现代科学方法诊断：

1. 1986年中华医学会第二次全国脑血管病学术会议第三次修订：

（1）为短暂的、可逆的、局部的脑血液循环障碍，可反复发作，少者1~2次，多至数十次，多与动脉粥样硬化有关，也可以是脑梗塞的前驱发作。

（2）可表现为颈内动脉系统和/或椎-基底动脉系统的症状和体征。

（3）每次发作持续时间通常在数分钟至1h左右，症状和体征应该在24h内完全消失。

2. 美国关于一过性脑缺血发作（TIA）的诊断标准（美国卒中对策协作委员会（JCSF）1975年）：各种原因引起发作性短暂的脑血流减低，出现一过性（24h内）消失的脑缺血局部症状，称一过性脑缺血发作。

（二）短暂性脑缺血发作诊断标准

1. 颈内动脉系统症状

（1）运动障碍（单肢或同侧上下肢）。（2）感觉障碍（单肢或同侧上下肢）。（3）失语（自轻度至高度不等，也可伴读书及写字障碍）。（4）一过性单眼失明。（5）同向偏盲。（5）上述五项的组合。

2. 椎-基底动脉系统症状

（1）运动障碍（单肢，同侧上下肢，对侧肢，四肢。有时在几次发作中，可由一侧转至另一侧）。（2）感觉障碍（单肢、同侧上下肢、对侧肢、四肢感觉麻木或感觉消失。有时在几次发作中，可由一侧转至另一侧）。（3）同向偏盲。（4）1/4偏盲。（5）不伴眩晕的共济失调，平衡障碍。（6）上述1～4并有眩晕、复视、吞咽困难、构音障碍。

3. 需注意的症状

不能单独成立诊断：（1）单独眩晕。（2）单独构音障碍。（3）单独吞咽困难。（4）单独复视。（5）意识障碍或眩晕发作。（6）强直-阵挛性痉挛。（7）进行扩展性的运动、感觉障碍。（8）大小便失禁。（9）意识障碍伴视力障碍。（10）伴有局灶症状的偏头痛。（11）闪光暗点。（12）单独精神错乱。（13）单独健忘。（14）单独头晕感，伴或不伴恶心呕吐等其他症状。（15）单独雾视。

4. 其他

（1）椎-基底动脉一过性脑缺血发作，有时可表现为一侧性运动、感觉或视力障碍，因此不能仅凭一侧性局灶症状否定椎-基底动脉病变而肯定为颈内动脉病变。（2）本病约1/4有头痛症状，一般颈内动脉在额部，椎-基底动脉在顶-枕部较多。（3）倾倒发作（Drap attacks）是椎-基底动脉病变的主要症状之一，但须与多见于中年妇女的隐源性猝倒发作区别。（4）锁骨下动脉盗血综合征可引起同侧椎动脉血流逆行，出现脑干一过性缺血发作。

（二）中医诊断

1. 脑血管病先兆证诊断标准

1993年中国中医药学会内科学会脑病专业委员会第六次学术会议上国家中医药管理局脑病急症协作组第二次会议通过的关于脑血管病先兆证诊断标准。（1）主症：a. 阵发性眩晕；b. 发作性偏身麻木；c. 短暂性言语謇涩；d. 一过性偏身软瘫；e. 晕厥发作；f. 瞬时性视歧昏瞀。（2）兼症：a. 头胀痛；b. 手指麻；c. 健忘；

d. 筋惕肉瞤；e. 神情呆滞；f. 倦怠嗜卧；g. 步履不正。（3）理化辅助检查：a. 血压；b. 血糖；尿糖；c. 血脂；d. 血液流变学；e. 心电图；f. 眼底。中年以上患者，具有两项主症以上，结合次症、实验室检查即可诊断。必要时可做 CT、MRI 等检查，以确定诊断。

2. 分证诊断

（1）肝阳上亢

主证：平素头晕耳鸣，视物昏花，腰膝酸软，失眠多梦，五心烦热，口干咽燥，突然眩晕或发作性偏身麻木或一过性偏身瘫软，短暂性言语謇涩，舌红少苔，脉弦数或弦细数。

证候分析：肝阳上亢，上冒巅顶则头晕耳鸣，视物昏花；肝肾阴虚则腰膝酸软，五心烦热，口干咽燥；虚火上扰心神则失眠多梦，肝阳上亢，阳化风动，风阳煎灼津液为痰，风痰阻于经脉则出现发作性偏身麻木或一过性偏身瘫软，风痰阻于舌部络脉则出现短暂性言语謇涩；舌红少苔，脉弦数或弦细数均为肝肾阴虚肝阳上亢的征象。

（2）痰湿内阻

主证：平素头重如裹，胸闷，恶心，食少多寐，突然出现阵发性眩晕，发作性偏身麻木无力，舌苔白腻，脉象濡缓。

证候分析：脾失健运，痰湿上逆，蒙蔽清窍则眩晕头重如裹；痰湿阻络则偏身麻木无力，痰浊中阻，浊气不降；胸阳不展则胸闷，恶心；痰湿内盛，脾阳不振则食少、多寐。舌苔白腻，脉象濡缓，均为痰湿内阻之征象。

（3）气虚血瘀

主证：平素头晕，面色㿠白，气短懒言，身倦嗜卧，突然出现短暂性言语謇涩，一过性偏身麻木无力，舌质紫黯或暗淡，舌苔白或白腻，脉细涩或迟涩无力。

证候分析：气为血帅，气虚不能运血，气血瘀滞，脉络痹阻则出现一过性偏身麻木无力；气虚血滞、舌本失养故出现短暂性言语謇涩，气虚不能运血，气不能行，血不能荣则面色㿠白；气短懒言，身倦嗜卧均为气虚之证，舌质紫黯或暗淡，苔白或白腻，脉细涩或迟涩无力均为气虚血瘀之征象。

（4）肾精不足

主证：平素精神萎靡，腰膝酸软或遗精滑泄，突然出现阵发性眩晕或短暂性语言謇涩，伴耳鸣、发落、齿摇，舌嫩红，少苔或无苔，脉细弱。

证候分析：肾精不足，不能上充于脑，脑失所养则眩晕、耳鸣、精神萎靡；肾虚腰失所养则腰膝酸软；肾虚精关不固则遗精滑泄；肾其华在发，肾精亏虚则发易脱落；肾精不足，舌本失养则语言謇涩；舌嫩红，少苔或无苔，脉细弱均为肾精不足之征象。

（三）民间经验诊断

三招可判断是否中风：一是对着镜子微笑一下，看两边的嘴角是否不对称。二是平举双手，看10秒钟之内是否有一边手臂控制不住往下坠落。三是说一句比较复杂的话，看是否不能说，或者含混不清。这三个问题中，只要有一个是肯定答案，很有可能就是发生了脑卒中。

（四）鉴别诊断

脑卒中的常见症状及特点：1. 症状突然发生；2. 一侧肢体无力、沉重或麻木，伴或不伴面部无力、沉重或麻木；3. 一侧面部麻木或口角歪斜；4. 说话不清或理解语言困难；5. 双眼向一侧凝视；6. 一侧或双眼视力丧失或模糊；7. 视物旋转或平衡障碍；8. 既往少见的严重头痛、呕吐；9. 上述症状伴意识障碍或抽搐。

二、治疗

（一）现代经典治疗

1. 急救

（1）现场急救：需要提醒的是，发现家人中风后，不要喂给任何药物，因为普通人很难辨别发病原因，服药不当反而加重病情。另一方面，服药时需要饮水，容易造成误吸和呛咳，造成肺部感染，而肺部感染是导致脑卒中患者死亡的第一大原因。

（2）运输途中急救：时间就是生命。脑卒中发病后能否及时送到医院进行救治，是能否达到最好救治效果的关键。缺血性脑卒中成功救治的时间窗非常短暂（3~6h）。

（3）急救一般治疗

第一步，卧床休息，保持呼吸道通畅，对症镇静、镇痛等。

第二步，改善脑循环，常用药物有：

①溶栓治疗：尿激酶、rtPA 等。

②抗凝治疗：肝素、低分子肝素等。

③降纤治疗：巴曲酶。

④抗血小板治疗：阿司匹林、氯吡格雷、噻氯匹啶、潘生丁等。

⑤扩容治疗：低分子右旋糖酐。

第三步，调控血压，使用各种降压药物。

第四步，保护脑组织，降低颅内压、抗脑水肿、神经保护剂治疗，如胞二磷胆碱、银杏叶制剂等。

常规标准化治疗：详见具体章节。

（二）中医经典治疗

1. 中药治疗

①肝阳上亢

治则：平肝潜阳，熄风通络。

方药：天麻钩藤饮——天麻、钩藤、石决明、牛膝、益母草、黄芩、山栀、杜仲、桑寄生、夜交藤、茯神；肝火偏盛加龙胆草、丹皮；腑热便秘者加大黄、芒硝；肝阳亢极化风加羚羊角、牡蛎、代赭石；肝阳亢而偏阴虚者，加牡蛎、龟板、首乌、鳖甲等。

②痰湿内阻

治则：燥湿祛痰、健脾和胃。

方药：半夏白术天麻汤——半夏、白术、天麻、茯苓、甘草、生姜、大枣；眩晕较甚、呕吐频作者加代赭石、旋覆花、胆星；语言謇涩者加菖蒲、郁金；胸闷食少甚者加白蔻仁、砂仁；痰郁化火者可合用黄连温胆汤。

③气虚血瘀

治则：益气活血化瘀。

方药：补阳还五汤——生黄芪、当归尾、川芎、赤芍、桃仁、红花、地龙；言语謇涩较重者，加菖蒲、远志；兼便溏者加炒白术、山药；一过性偏身麻木无力甚者加天麻、全蝎。

④肾精不足

治则：补益肾精。

方药：河车大造丸——党参、茯苓、熟地黄、天冬、麦冬、紫河车、龟板、杜仲、牛膝、黄柏；发作时眩晕甚者加龙骨、牡蛎、鳖甲、磁石、珍珠母；语言謇涩较甚者加菖蒲、郁金、远志；遗精频频者加芡实、桑螵蛸、沙苑、覆盆子。

2. 针灸治疗

有效经穴：

督脉：

百会

百会——定位此穴道时要让患者采用正坐的姿势，百会穴位于人体的头部，头顶正中心，可以通过两耳角直上连线中点，来简易取此穴（或以两眉头中间向上一横指起，直到后发际正中点）。

穴位作用：穴居巅顶，联系脑部；百会穴位居巅顶部，其深处即为脑之所在；且百会为督脉经穴，督脉又归属于脑。此外，根据"气街"理论，"头气有街"、"气在头者，止之于脑"（《灵枢·卫气》），即经气到头部的（手、足三阳）都联系于脑。根据"四海"理论，"脑为髓海"。杨上善注说"胃流津液渗入骨空，变而为髓，头中最多，故为海也。是肾所生，其气上输脑盖百会穴，下输风府也"。可见，百会穴与脑密切联系，是调节大脑功能的要穴。百脉之会，贯达全身。头为诸阳之会，百脉之宗，而百会穴则为各经脉气会聚之处。穴性属阳，又于阳中寓阴，故能通达阴阳脉络，连贯周身经穴，对于调节机体的阴阳平衡起着重要的作用。

人中

人中——该穴位于人体的面部，人中沟的上 1/3 与中 1/3 交点处。

穴位作用：人，指本穴位在头面天地人三部中的人部。中，指本穴位处在头面前正中线。人中名意指本穴位于鼻唇沟的中部，无它意。人中穴是一个重要的急救穴位。当人中风、中暑、中毒、过敏以及手术麻醉过程中出现昏迷、呼吸停止、血压下降、休克时，医者用食、中两指端置于拇指面，以增强拇指的指力，用拇指端按于唇沟的中上处顶推，行强刺激。以每分钟 20~40 次为宜，可使患者很快苏醒。

胆经：

风池

风池——项部，当枕骨之下，与风府穴相平，胸锁乳突肌与斜方肌上端之间的凹陷处。

穴位作用：风，指穴内物质为天部的风气。池，屯居水液之器也，指穴内物质富含水湿。风池名意指有经气血在此化为阳热风气。本穴物质为脑空穴传来的水湿之气，至本穴后，因受外部之热，水湿之气胀散并化为阳热风气输散于头颈各部，故名风池。主治头痛，眩晕，颈项强痛，目赤痛，目泪出，鼻渊，鼻出血，耳聋，气闭，中风，口眼歪斜，疟疾，热病，感冒，瘿气，落枕。

任脉：

廉泉

廉泉——仰靠坐位。在颈部，当前正中线上，喉结上方，舌骨上缘凹陷处。

穴位作用：舌下肿痛，舌根缩急，舌纵涎出，暴喑，口舌生疮，喉痹，中风失语，舌炎，声带麻痹，舌根部肌肉萎缩。

天突

天突——胸骨上窝正中。

穴位作用：现代常用于治疗支气管哮喘、支气管炎、咽喉炎、甲状腺肿大、食道炎、癔病等。配定喘、膻中、丰隆主治哮喘。

中脘

中脘——前正中线上，脐中上 4 寸。

穴位作用：现代常用于治疗胃炎、胃痉挛、胃溃疡、胃下垂、食物中毒、癫痫、精神病、神经衰弱等。配天枢、足三里、内庭主治霍乱吐泻；配足三里主治脘腹胀痛。

心包经：

内关

内关——腕臂内侧，掌长肌腱与桡侧腕屈肌腱之间，腕横纹上2寸处。

穴位作用：内关，内在之关要，在《灵枢·经脉》中又称为"两筋间"。因位于腕臂内侧，掌长肌腱与桡侧腕屈肌腱之间，腕横纹上2寸处取穴，手厥阴之络由此别出沿本经通过肘关，肩关上行系于心包络。穴归手厥阴心包经，为本经络穴，又是八脉交会穴之一，通于阴维脉，主治本经经病和胃、心、心包络疾患以及与情志失和、气机阻滞有关的脏腑器官、肢体病变广泛应用于临床。内关：内，内部也。关，关卡也。内关名意指心包经的体表经水由此注入体内。本穴物质为间使穴传来的地部经水，流至本穴后由本穴的地部孔隙从地之表部注入心包经的体内经脉，心包经体内经脉经水的气化之气无法从本穴的地部孔隙外出体表，如被关卡阻挡一般，故而得名。对神经系统及精神类疾病如神经衰弱、失眠、癔病、癫狂、痫症，治中风及后遗症有治疗效果。

肝经：

行间

行间——第1、2趾间，趾蹼缘的后方赤白肉际处。

穴位作用：现代常用于治疗高血压、青光眼、结膜炎、睾丸炎、功能性子宫出血、肋间神经痛等。配耳尖、太阳主治目赤肿痛。治疗因肝气郁结引起的疾病：配合太冲穴，由太冲穴向行间穴方向掐揉。

3. 足底按摩治疗

中医认为按摩足底与身体相应部位的反射区，可以疏通经络气血，调节阴阳平衡。脑卒中患者的足底按摩主要应取肾、肾上腺、淋巴结、心、肺、支气管、膀胱、垂体、胃、小肠、食管、甲状腺等足底反射区，轮流按摩，每个反射区按摩 3 ~ 5 分钟，每日 1 ~ 2 次，每 2 周为一个疗程。

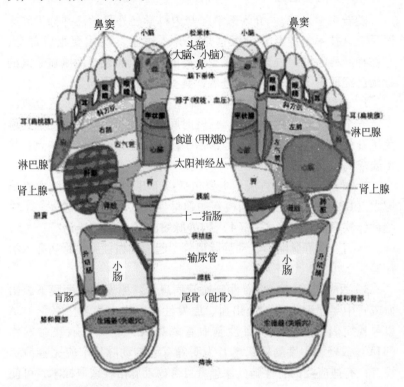

（三）民间和经验治疗

1. 复方丹参片：3 片，每日 3 次，用于血瘀较重的中风先兆证；人参再造丸，1 丸，每日 2 次，用于风痰阻络型中风先兆证；牛黄清心丸，1 丸，每日 2 次，用于气血不足，痰热上扰的中风先兆证；大活络丹，1 丸，每日 2 次，用于痰湿阻络的中风先兆证。

2. 川芎 10g，鸡蛋一只，煲水服食，治疗气虚血瘀致一过性眩晕。

3. 生明矾、绿豆粉各等分研末，用饭和丸如梧桐子大，每日早晚各服5丸，常服治痰湿内阻一过性眩晕。

（四）前沿治疗

随着医学发展，"介入医学"与内科学、外科学已并称为临床医学三大技术。神经介入医学是"介入医学"的重要组成部分，它在神经科领域中占据着越来越重要的地位，特别是对脑血管病的诊治已经取得了许多突破性进展，具有广阔的应用前景。

1. 神经介入治疗的优缺点：神经介入具有创伤小、适应范围广、安全、有效、并发症少、住院时间短等优点，其最大优点是避免了开颅手术，具有许多其他诊治手段无法比拟的优势。缺点：技术要求高、费用高。

2. 神经介入治疗方法：主要包括以下几种：（1）全脑血管造影术（DSA）；（2）急性脑梗塞的超早期介入溶栓、取栓术；（3）脑动脉狭窄血管成形术；（4）脑静脉窦血栓静脉溶栓治疗；（5）脑动脉瘤、动静脉畸形、动静脉瘘等引起的出血性脑血管病介入治疗等。

3. 适应症：（1）出血性脑血管病患者：原发性蛛网膜下腔出血或青中年原因未明的脑出血、原发性脑室出血患者应完善 DSA 以寻找病因；（2）缺血性脑血管病患者：短暂性脑缺血发作（TIA）或轻、中度脑梗塞患者为明确有无脑动脉狭窄应完善 DSA 检查；有适应症的急性脑梗塞患者可考虑动脉溶栓或取栓术，可使闭塞的血管短期内再通，降低死亡率或减少遗留失语、瘫痪等严重后遗症，要求患者发病 6 小时内到达医院就诊，越早越好；有适应症的脑动脉狭窄患者行血管支架成形术，以预防短暂性脑缺血发作（TIA）或发展至脑梗塞。

4. 禁忌症：年龄太大或太小，合并严重心、肺、肾、肝功能不全，有严重出血倾向，对造影剂过敏，已经发生严重中风留有严重残疾，无合适的血管入路等患者均不适合神经介入治疗。

三、康复

早期康复包括：保持良好体位，进行被动运动，床上运动训练和开始日常生活活动能力的训练。实施脑卒中早期康复，可以有效预防废用性萎缩、肌肉挛缩、肩手综合征等并发症，维持关节活动度，改善肢体功能。有些功能障碍是要遗留很长时间的，甚至遗留终身，所以应保证康复的连续性。还应注意心理状态的调适，重视心理康复。患者最终要回归家庭，因此家庭成员对患者的恢复有非常重要的意义，应该让家庭成员充分了解患者的情况，包括功能障碍，心理问题，还应掌握一定的康复技能，帮助患者进行必要的康复训练。

四、重视预防相关疾病

高血压：高血压是脑卒中最重要的危险因素，控制高血压可以明显减少脑卒中，同时也有助于减少其他靶器官损害。提高对血压的自我知晓程度，合理用药，规律测量血压，按时随诊，及时调整用药，直至达到目标血压水平。一般需长期服药，不能随意停药。很多基层医院患者服药依从性差，这一点要特别注意。

糖尿病：糖尿病是脑卒中的重要危险因素。脑卒中的病情轻重和预后与糖尿病患者的血糖水平及病情控制程度有关，因此应重视对糖尿病的预防和控制。必要时可通过控制饮食、口服降糖药物或使用胰岛素控制高血糖，注意监测尿糖、血糖及糖化血红蛋白。

血脂异常：大量研究证实，血清总胆固醇、低密度脂蛋白胆固醇升高、高密度脂蛋白胆固醇降低与心脑血管疾病关系密切。

颈动脉狭窄：颈动脉狭窄也是脑卒中的危险因素，合理干预可以减少脑卒中的发生。无症状性颈动脉狭窄首选内科治疗。重度狭窄者，可以考虑行颈动脉内膜切除术或血管内介入治疗。

肥胖：肥胖是与高血压、血脂异常、糖尿病分不开的。应改变生活方式和饮食习惯，成年人体重指数应控制在 28 以内，腰臀围比值应 <1。

缺乏体育运动：规律、适度的体育运动，每周 3～4 次，每次 ≥30min，可使纤维蛋白原、血小板的活动度降低，对减少心脑血管病大有益处。

代谢综合征：特征性因素包括腹型肥胖、血脂异常、高血压、胰岛素抵抗等。治疗目标：控制肥胖、体力活动过少等病因，治疗与之同时存在的其他危险因素。

心脏病：各种类型的心脏病都与脑卒中密切相关。心房纤颤是脑卒中的一个非常重要的危险因素。积极进行抗栓治疗可以减少脑卒中的发生。据总体估计，约有20%的缺血性脑卒中是心源性栓塞。40岁以上成年人应定期体检，早期发现心脏病，确诊后应积极治疗。

吸烟：有报道显示，吸烟多较吸烟少者脑卒中危险增加2倍，同时长期吸烟也是脑梗死复发的重要因素。吸烟影响全身的血管和血液系统，加速动脉硬化，升高纤维蛋白原水平，促使血小板聚集，降低高密度脂蛋白水平，因此脑卒中患者要绝对戒烟。

饮酒：酒精摄入量和出血性脑卒中有直接的剂量相关性，饮酒一定要适度，男性每日饮酒量白酒应 <1 两，啤酒 <1 瓶，女性减半。对不饮酒者不提倡少量饮酒来预防脑卒中。

饮食不合理：每天增加1盘水果和蔬菜可以使脑卒中的危险降低6%。提倡每日饮食种类多样化，使能量的摄入和需要达到平衡，各种营养素摄入趋于合理，应限制食盐摄入量每日≤5g。禁浓茶、咖啡、辛辣刺激性食物。

五、情志调护

情志不畅是导致急性脑卒中发生的最主要诱因。患者往往会因突然得病而产生恐惧、焦虑、悲观情绪。脑卒中后的抑郁与焦虑情绪阻碍了患者的有效康复，从而严重影响了脑卒中患者的生活质量。据有关报道，脑卒中后抑郁症的发生在发病后3~6个月为高峰，2年内发生率为30%~60%；焦虑症在脑卒中后的发生率为3%~11%。因此应加强情志调护，使患者保持心情舒畅，避免不良因素刺激，学会放松，减轻精神压力。

其他可能危险因素：高同型半胱氨酸血症（可考虑用叶酸和B族维生素治疗）、睡眠呼吸暂停综合征、口服避孕药、促凝危险因素等都与脑卒中有关。

第二节　短暂性脑缺血发作

短暂性脑缺血发作（TIA），是指颈动脉系统或椎－基底动脉系统的一过性供血不足，导致供血区短暂的局灶性神经功能障碍，出现相应的症状或体征，症状特点主要为：突然性、短暂性、反复性、刻板性；间歇期表现如常；主要表现为局灶性脑损害体征，无全脑损害体征。65％的 TIA 患者在发作时有轻瘫。两个系统可以同时出现的症状为偏盲、言语障碍。椎－基底动脉系统 TIA 的复发频度较颈动脉系统为多。各年龄段均可发生。多数发生在 40 岁以后，好发于 50～70 岁，男性多于女性。

TIA 可反复发作，少者 1～2 次，多至数十次。发作超过 24h 常意味梗死或其他病理过程。曾有称谓"间歇性脑缺血发作"、"间歇性脑性跛行"，以体现 TIA 是脑局部缺血所致一过性神经功能的障碍。也称"小卒中（minor stroke）"，用以表明其为脑血管病的最轻类型、大卒中的先兆。以往国外将 TIA 发作期限定为 24h，近年发现 24％ 在 5min 内，39％ 在 15min 内，50％ 在 30min 内，60％ 在 1h 内终止。若一次发作持续 1～2h 以上则可能留下神经损害及 CT 显示梗死现象。近年，随着 CT 和 MRI 在临床上的广泛应用，有报道以 TIA 为临床表现的患者 64％ 存在有脑梗死灶。有的学者认为，TIA 是一个临床概念，而不是病理学概念，TIA 和脑梗死没有根本的区别。

"小卒中"事实上具有中风的全部症状，约 10％ 的患者会以微中风为先导，因此，"小卒中"常是不久就会发生正式中风的显著预警信号，它可以是脑梗死的前驱症状。近年来，有关脑缺血的动物实验研究提示，缺血发作可诱发缺血耐受机制参与了 TIA 发病过程的可能。

（一）病因及发病机制

TIA 为一多病因、多机制的临床综合征。不同年龄组间的病因与发病机制差异较大。儿童及青少年 TIA 可为脑动脉炎所致，而老年人和有脑血管病危险因素的患者 TIA 的病因主要为动脉粥样硬化。有关其发病机制的学说有多种，多用短暂、可逆、局灶脑供血障碍来解说，有微栓子学说、血管痉挛学说、血流动力学改变学说及其他学说，但尚无一种能解释所有病例，提示不同病例可能有不同的发病机制。

1. 微栓塞：微栓子主要来自颅外动脉，特别是颈内动脉起始部的动脉粥样硬化斑块。斑块内容物及其发生溃疡时的附壁血栓凝块的碎屑，可散落在血流中成为微栓子。这种由纤维素、血小板、白细胞、胆固醇结晶所组成的微栓子循血流进入脑内小动脉或视网膜，可造成微栓塞，引起局部缺血症状。因栓子小且易破裂或经酶作用而分解，或因远端血管缺血扩张，使栓子移向末梢而不足为害，则血供恢复，症状消失。动物实验证实，由于血管内血流呈分层流动，故可将同一来源的微栓子一次又一次地送入同一脑内小动脉。这可能是有的患者的症状在反复发作中刻板式地出现的原因。

2. 脑血管痉挛（小动脉痉挛）：脑内小动脉痉挛如果程度严重而持续较久，则可引起神经组织的局限性缺氧。常由于严重的高血压和微栓子对附近小动脉床的刺激所致。

3. 血流动力学改变：某些患者原有某一脑动脉严重狭窄或完全闭塞，平时靠侧支循环能勉强维持该局部脑组织血供。在一过性血压下降时，脑血流量下降，该处脑组织因侧支循环供血减少而发生一过性缺血症状。

4. 颈部动脉受压：多属椎 - 基底动脉系统缺血。椎动脉因动脉粥样硬化或先天性迂曲、过长、扭结，当头颈过伸或向一侧转动时，可在颈椎横突孔处受压。伴颈椎骨质增生时更易压迫椎动脉。在有枕大孔区畸形、颈动脉窦过敏等情况下也易发生。

5. 动脉狭窄、血液成分改变（如血液高凝状态、盗血现象）、动脉夹层分离、动脉炎、心功能障碍、某些药物引起等。

（二）根据受累的循环系统不同，TIA 习惯上分为两类

1. 颈内动脉系统 TIA

以偏侧肢体或一侧上肢或下肢发作性无力或轻瘫为最常见。瘫痪通常以上肢和面部为重。少数主侧半球病变者可有失语，伴或不伴有对侧轻偏瘫。如出现一侧性短暂性失明为颈内动脉分支眼动脉缺血的特征性改变。如发作性偏瘫伴有瘫痪、对侧的短暂单眼失明或视觉障碍可考虑为失明侧颈内动脉 TIA。视觉症状可表现为视觉的暂时性黑矇、模糊、视野色度下降等。偏身感觉障碍（如感觉异常或减退）或偏盲也常见于颈内动脉系统 TIA。短暂的精神症状和意识障碍偶亦可见。

2. 椎 - 基底动脉系统 TIA

阵发性眩晕为其最常见症状，常伴有恶心、呕吐，一般不伴有明显的耳鸣。若有脑干、小脑受累可出现复视、眼震、共济失调、平衡障碍，部分有吞咽困难，构音障碍，或有交叉性或双侧性上下肢短暂无力、瘫痪和感觉障碍（麻木、感觉减退）等。可有一侧或双侧的同侧视野缺失。大脑后动脉供血不足可表现为皮质性盲和视野缺损。典型症状为交叉综合征。TIA 很少孤立地引起眩晕、头晕和恶心，椎 - 基底动脉缺血的患者可有一过性眩晕发作，但一般在其他时间还有另外一些症状，偶而 TIA 引起晕厥、二便失禁、意识模糊、记忆力丧失和癫痫发作。

少数患者可有猝倒发作，常在迅速转头时突然出现，表现为双下肢无力而倒地，但患者意识清楚，常可立即自行站起，此种发作可能是脑干内网状结构缺血使机体肌张力突然减低所致。

此外，临床上尚有一种少见的"短暂性全面遗忘症"（TGA），发作时患者突然出现短暂性顺行性近记忆障碍，患者保留过去的记忆力及其他认知功能，发作可持续 1~24h，发作过去后，患者完全不知失忆期的过程。紧张的体力活动可诱发，可间隔一段时间再发。其发病原理一般认为是大脑后动脉的颞支或椎 - 基底动脉缺血，与累及边缘系统（海马、海马两侧、穹窿和乳头体等）的与近记忆或短时记忆的重要组织有关。

一、诊断

（一）现代科学方法诊断

由于本症持续时间短，患者就诊时大多是在间歇期，已无症状和体征，故 TIA 的诊断主要依靠病史，主要依赖患者对症状的回忆或其家属对病史的叙述而确定。故对颈内动脉系统与椎－基底动脉系统及其分支供血区缺血后症状可靠性的分析极为重要。一般情况下，中年以上、突然发病、时间很短的脑局灶性功能发生障碍，又不能以其他疾病解释者应考虑为 TIA。为预防以后再发或发生脑梗死，需要寻求病因。首先要注意检查是否有高血压病、动脉粥样硬化、高血脂症、心脏病等。可行血脂、血糖、血流变、血压、血凝纤溶动态等检查。可通过加作脑电图以帮助排除局限性癫痫。有条件时可做心脏方面的检查（如 ECG、UCG 等）。可行诱发电位检查，尤其是椎－基底动脉系统 TIA 者。必要时可进行头颅 CT 或 MRI 检查。如疑有严重的颈动脉颅外段闭塞或狭窄者，可考虑作颈动脉双功超声检查，必要时可行血管造影。

鉴别诊断：

1. 局限性癫痫　一般表现为脑皮质刺激性症状，出现肢体抽搐或发麻，持续时间短暂，仅数秒至数分钟，症状常自一处开始逐渐向周围扩展。脑电图检查多可能发现局部脑波异常，大多继发于脑部疾病，常可发现其他神经系统体征。

2. 眩晕　以眩晕发作为主的椎－基底动脉系统 TIA 需除外，如梅尼埃综合征，其表现为发作性眩晕、恶心、呕吐，但其发病时间长达数日，耳鸣严重，多次发作后听力减退，除有眼震外无其他神经系统特征，且发病年龄较小，而不伴其他脑干受累症状。

3. 晕厥　心源性（如阿－斯综合征引起的阵发性脑供血不足）、颈动脉窦过敏，多无意识障碍。

4. 偏头痛　其先兆期易与 TIA 混淆。多发病于青春期，常有类似的反复发作史和家族史。发作时以偏侧头痛和厌食、呕吐等植物神经症状为主，较少表现局限性神经功能缺失。发作时间可能较长。

5. 其他　如眼科病、颅内占位性病变、精神因素等也应注意鉴别。

（二）中医诊断

1. 主证：久患眩晕，头痛头胀，突然发生手足麻木，渐觉不遂，口舌歪斜；或言语謇涩；或头重脚轻，脚底如踏棉絮，六脉滑大或弦劲等。中风先兆临床表现复杂，主证繁多，因而不必每证悉见。

2. 具有突然性、发作性和可恢复性的特点。每次发作持续数分钟，通常在 30 分钟内完全恢复，多不超过 2 小时。

3. 发病年龄，以 40 岁以后的中老年人居多。

4. 发病多有诱因，如情志刺激、过度疲劳、受凉、外感、饮酒等。

5. 既往有高血压、糖尿病、高脂血症等病史。

6. 脑 CT 或 MRI 检查一般无异常发现。

7. 具备 1、2 项即可诊断，其他项目有助诊断。

（三）民间经验诊断

以反复发作的短暂性失语、瘫痪或感觉障碍为特点，症状和体征在 24 小时内消失。本病临床表现具有突发性、反复性、短暂性和刻板性特点，诊断并不难。60 岁以上老年人多见，男多于女。多在体位改变、活动过度、颈部突然转动或屈伸等情况下发病。

二、治疗

（一）民间和经验治疗

短暂性脑缺血发作的出现说明颅内某小动脉管微栓塞、血流量降低、局部脑组织发生缺血而出现临床上的肢体麻木无力、头晕等症状，后因脑血管自身的调节等原因短时间脑缺血改善，症状消失。医学研究认为这种脑内小动脉的狭窄是由于从硬化的动脉内膜或心脏内膜上脱落的破碎小块物或颈部动脉粥样硬化斑块脱落随血流到脑内小动脉或脑动脉本身硬化后所引起。如果上述原因不解除，短暂性脑缺血发作就会再发甚至完全堵塞该动脉而引起大中风。因此其治疗不仅是治疗本病，而且对于预防大中风的发生是十分重要的。活血素口服液对改善微循环效果好，阿司匹林和力抗栓被认为是目前有效的抗血小板药，对该病的治疗有效；潘生丁可与阿司匹林合用；抗凝剂可用于短暂性脑缺血发作的治疗，但有引起严重出血的危险，需要医生的随访和实验室的监测；低分子右旋糖酐有降低血黏度、改善微循环等作用，在临床上应用较为普遍。患有高血压的短暂性脑缺血发作患者，在用降压药时，切不可使用强力降压药使血压急剧降低，而应使血压缓慢降低并维持在 21.3kPa（150～160mmHg）左右，血压过低会引起大中风。对短暂性脑缺血发作患者施行血管手术治疗在国外已十分普遍，主要包括：狭窄的颈动脉内膜切除术、气囊血管成形术、颅外颈内动脉搭桥术等。

（二）中医和经典治疗

1. 辨证要点

（1）辨标本　其标在风、火、痰、瘀、气逆，分清主次、兼夹；其本在正虚，但有气虚、阴虚的区别。

（2）辨缓急　本病发则为急，频发者更是危笃之候，最为紧要，必须立即处置。

2. 治疗原则

急则治标，缓则治本是辨治本病的基本原则。急当调气机、降逆气、熄风阳、逐痰瘀、通经脉；缓则补虚与降气、清热、化痰、逐瘀同施。

3. 急救处理

（1）入院治疗或急诊观察。

（2）复方丹参注射液 20ml 或清开灵注射液 60ml、疏血通注射液或灯盏花注射液 20～40mg 加入生理盐水 250～500ml 静脉注射，每日 1～2 次。

4. 分证论治

（1）痰瘀阻络

主证：中风先兆症状发作，平素形丰体胖，面晦油垢，头晕目眩，舌体胖、色暗，舌苔厚腻，脉弦滑。

治则：调气化痰，活血化瘀。

方药：半夏白术天麻汤——半夏、白术、天麻、茯苓、橘红、甘草；大便不通，重用大黄、枳实，加厚朴、炒莱菔子；舌质红，苔黄腻，加栝楼、黄连、竹茹；舌质暗，加川芎、桃仁、红花。

（2）肝阳亢盛

主证：中风先兆症状发作，平素头痛眩晕，面红目赤，烦躁易怒，耳鸣失眠，舌质红或红绛，苔薄黄或少苔，脉弦大滑数或弦劲有力。

治则：镇肝潜阳，熄风通络。

方药：天麻钩藤饮——天麻、钩藤、石决明、山栀、杜仲、桑寄生、牛膝、黄芩、夜交藤、茯神、益母草。

（3）气血失调

主证：中风先兆症状发作，平素胸闷头晕，或无异常感觉，舌质暗淡，或见瘀点瘀斑，苔薄白，脉弦。

治则：调气活血，化瘀通络。

方药：血府逐瘀汤——当归、生地黄、桃仁、川芎、红花、赤芍、枳壳、甘草、柴胡、桔梗、牛膝。

（4）气虚血瘀

主证：中风先兆症状发作，平素气短乏力，精神不振，面色少华，舌质淡暗，苔薄白，脉弱，或虚大无根。

治则：益气活血，化瘀通络。

方药：补阳还五汤——赤芍、川芎、当归尾、地龙、黄芪、桃仁、红花。

（4）肝肾阴虚

主证：中风先兆症状发作，平素眩晕耳鸣，失眠健忘，腰膝酸软，口干舌燥，大便干结，舌质红或红绛，或舌质裂纹，苔少或无，脉弦细。

治则：滋补肝肾，育阴活络。

方药：滋营养液膏——太子参、黄芪、麦门冬、女贞子、旱莲

草、黑芝麻、菊花、枸杞子、当归、白芍、熟地黄、沙苑子、阿
胶。

（三）现代和前沿治疗

治疗 TIA 的目的在于延缓或防止梗死的发生，包括脑梗死和心
肌梗死。对短时间内反复多次发生 TIA 者，应作为神经科急诊处
理。治疗时应注意纠正病因并消除危险因素。此外应注意相应的个
体化治疗。

1. 针对病因治疗

寻找 TIA 的病因，针对其进行治疗，如调整血压，治疗心律失
常或心肌病变，纠正血液成分异常等。注意避免颈部活动过甚等诱
因。

（1）药物治疗

抗血小板聚集治疗已被广为接受。可能会减少微栓子的发生，
对预防复发有一定疗效。如无溃疡或出血性疾病常用阿司匹林治
疗，据统计长期服用可使缺血性中风的发病减少 22%，其作用是
抑制血小板内的环氧化酶活性，减少血小板中的血栓烷 A_2 的合成，
降低血小板聚集。每日 30～1300mg 不等，多数认为国人以小剂量
为宜，还可与潘生丁合用，剂量为 25～75mg，每日 3 次。后者可
抑制磷酸二酯酶，从而使血小板内环磷酸腺苷作用增加，抑制血小
板对 ADP 诱发的聚集敏感性。但实践效果尚未能肯定。此外如抵
克力得，预防 TIA 的复发较阿司匹林更为有效，而且对男性和女性
的作用都是肯定的，但该药副作用大，有引起腹泻或导致中性粒细
胞减少症（少数为严重的粒细胞减少）的报道。鉴于该药价格较
高，副作用大，需要血液学监测，故建议在大多数病例应首选阿司
匹林，只有在那些不能服用阿司匹林或阿司匹林引起某些持续性症
状的患者，可用抵克力得替换之。

抗凝治疗对有明确栓子来源（如二尖瓣狭窄、心房纤颤、心
肌梗死），经抗血小板聚集药物治疗仍有频繁发作 TIA，程度严重，
发作症状逐渐加重者，在排除颅内出血、溃疡病、严重高血压、严
重肝肾疾病等后，可及早采用低分子肝素抗凝治疗，高血压未控制

者［＞23.9/16.0kPa（180/120mmHg）］禁用。短期内频繁发作者可立即静脉注射肝素50mg，然后将肝素50mg加入5%葡萄糖或生理盐水500ml中静脉滴注，每分钟20滴左右，维持24～48h；如发作次数较少者，开始静脉滴注即可。肝素用量以凝血时间（试管法）判断，凝血时间延长到未用肝素前的250%左右为完全抗凝标准，一般静脉滴注24～48h后改用口服抗凝剂新双香豆素等药物。但其疗效尚难以肯定，对发作较频者可以试用。病情发展较缓慢者则可采用口服抗凝剂。常用的口服抗凝剂是华法林。华法林可预防心源性栓塞引起的TIA。治疗期间应注意出血并发症。因难以控制药量，且出血并发症较多，国内较少采用。

脑血管扩张剂及扩容剂　一般认为对TIA发作的效果尚不能肯定。但对发作较频者亦可试用。可用培他啶20mg加入5%葡萄糖液500ml或低分子右旋糖酐500ml等药物静脉滴注；低分子右旋糖酐中可加入盐酸罂粟碱30～90mg静脉滴注。但需注意配伍禁忌，目前使用的维脑路通、血塞通等药物可能有一定效果，但尚需进一步观察。亦可口服血管扩张剂如烟酸、培他啶等。

抗高血压　主要为针对TIA触发因素进行治疗，可参考内科学等专著，不予赘述。

中医药多采用活血化瘀，通经活络的治则。常用川芎、丹参、红花等。

（2）外科治疗

治疗目的在于恢复、改善脑血流量，建立侧支循环、消除微栓子来源。应根据患者的具体情况而定，注意掌握手术指征和禁忌症，慎重考虑。

颈动脉内膜剥脱术（CEA）　有报道其可降低TIA患者发生完全性卒中的危险性，对同侧颈动脉狭窄超过70%患者的预防作用优于阿司匹林，但其疗效尚有争议。该手术在美国开展较多，每年约有10万人因颈动脉狭窄接受CEA手术。对颈动脉狭窄小于40%者则这种手术无益，对狭窄40%～69%且有同侧症状者其预防效果仍不能肯定。

颅内－颅外血管吻合术可考虑用于颈内动脉、大脑中动脉主干病变、椎动脉主干病变者。有学者认为这类手术可能对某些特殊类型的患者有益，但需要进一步通过随机的对照试验证实。

三、康复

有研究报道，TIA 中未经治疗者中约 1/3 者可自行缓解；1/3者继续发作；而约 1/3 者以后发展为完全性脑卒中（颈动脉系统TIA 的发作频率一般比椎－基底动脉系统低，但发生脑梗死的机会却多）。

主要是预防高血压和动脉硬化，如有心脏病（冠脉疾病、心律失常、心衰、心瓣膜疾病）、糖尿病、高脂血症等应积极治疗。避免吸烟及过量饮酒。

第三节　颈动脉粥样硬化

颈动脉粥样硬化是指双侧颈总动脉、颈总动脉分叉处及颈内动脉颅外段的管壁僵硬，内膜－中层增厚（IMT），内膜下脂质沉积，斑块形成以及管腔狭窄，最终可导致脑缺血性损害。

颈动脉粥样硬化与种族有关，白种男性老年人颈动脉粥样硬化的发病率最高，在美国约 35% 的缺血性脑血管病由颈动脉粥样硬化引起，因此对颈动脉粥样硬化的防治一直是西方国家研究的热点，如北美症状性颈动脉内膜切除试验（NASCET）和欧洲颈动脉外科试验（ECST）。我国对颈动脉粥样硬化的研究起步较晚，目前尚缺乏像 NASCET 和 ECST 等大宗试验数据，但随着诊断技术的发展，如高分辨率颈部双功超声、磁共振血管造影、TCD 等的应用，人们对颈动脉粥样硬化在脑血管疾病中重要性的认识已明显提高，我国现已开展颈动脉内膜剥脱术及经皮血管内支架形成等治疗。

颈动脉粥样硬化的危险因素与一般动脉粥样硬化相似，如高血压、糖尿病、高血脂、吸烟、肥胖等。颈动脉粥样硬化引起脑缺血的机制有两点：（1）动脉——动脉栓塞，栓子可以是粥样斑块基础上形成的附壁血栓脱落，或斑块本身破裂脱落；（2）血流动力学障碍。人们一直以为血流动力学障碍是颈动脉粥样硬化引起脑缺血的主要发病机制，因此把高度颈动脉狭窄（＞70%）作为防治的重点，如采用颅外－颅内分流术以改善远端供血，但结果并未能降低同侧卒中的发病率，原因是由于颅外－颅内分流术并未能消除栓子源，仅仅是绕道而不是消除颈动脉斑，因此不能预防栓塞性卒中。现已认为脑缺血的产生与斑块本身的结构和功能状态密切相关，斑块的稳定性较之斑块的体积有更大的临床意义。动脉——动脉栓塞可能是缺血性脑血管病最主要的病因，颈动脉粥样硬化斑块是脑循环动脉源性栓子的重要来源。因此，有必要提高对颈动脉粥样硬化的认识，并在临床工作中加强对颈动脉粥样硬化的防治。

一、临床表现

颈动脉粥样硬化引起的临床症状，主要为一过性脑缺血（TIA）及脑梗死。

（一）TIA

脑缺血症状多在2min（＜5min）内达高峰，多数持续2～15min，仅数秒的发作一般不是TIA。TIA持续时间越长（＜24h），遗留梗死灶的可能性越大，称为伴一过性体征的脑梗死，不过在治疗上与传统TIA并无区别。

1. 运动和感觉症状

运动症状包括单侧肢体无力，动作笨拙或瘫痪。感觉症状为对侧肢体麻木和感觉减退。运动和感觉症状往往同时出现，但也可以是纯运动或纯感觉障碍。肢体瘫痪的程度从肌力轻度减退至完全性瘫痪，肢体麻木可无客观的浅感觉减退。如果出现一过性失语，提示优势半球TIA。

2. 视觉症状

一过性单眼黑矇是同侧颈内动脉狭窄较特异的症状，患者常描述为"垂直下沉的阴影"，或像"窗帘拉拢"。典型发作持续仅数秒或数分钟，并可反复、刻板发作。若患者有一过性单眼黑矇伴对侧肢体 TIA，则高度提示黑矇侧颈动脉粥样硬化狭窄。

严重颈动脉狭窄可引起一种少见的视觉障碍，当患者暴露在阳光下时，病变同侧单眼失明，在回到较暗环境后数分钟或数小时视力才能逐渐恢复。其发生的机制尚未明。

3. 震颤

颈动脉粥样硬化可引起肢体震颤，往往在姿式改变，行走或颈部过伸时出现。这种震颤常发生在肢体远端，单侧，较粗大，且无节律性（3～12Hz），持续数秒至数分钟，发作时不伴意识改变。脑缺血产生肢体震颤的原因也未明。

4. 颈部杂音

颈动脉粥样硬化使动脉部分狭窄，血液出现涡流，用听诊器可听到杂音。下颌角处舒张期杂音高度提示颈动脉狭窄。颈内动脉虹吸段狭窄可出现同侧眼部杂音。但杂音对颈动脉粥样硬化无定性及定位意义，仅 50%～60% 的颈部杂音与颈动脉粥样硬化有关，在45 岁以上人群中，约3%～4% 有无症状颈部杂音。过轻或过重的狭窄由于不能形成涡流，因此常无杂音。当一侧颈动脉高度狭窄或闭塞时，病变对侧也可出现杂音。

（二）脑梗死

颈动脉粥样硬化可引起脑梗死，出现持久性的神经功能缺失，在头颅 CT、MRI 扫描可显示大脑中动脉、或/和大脑前动脉供血区基底节及皮质下梗死灶，梗死灶部位与临床表现相符。与其他病因所致的脑梗死不同，颈动脉粥样硬化引起的脑梗死常先有 TIA，可呈阶梯状发病。

二、诊断

（一）现代科学方法诊断

1. 超声检查

超声检查可评价早期颈动脉粥样硬化及病变的进展程度，是一种方便、常用的方法。国外近 70% 的颈动脉粥样硬化患者经超声检查即可确诊。在超声检查中应用较多的是双功能超声（DUS）。DUS 是多普勒血流超声与显像超声相结合，能反映颈动脉血管壁，斑块形态及血流动力学变化。其测定参数包括颈动脉内膜、内膜 - 中层厚度（IMT）、斑块大小及斑块形态、测量管壁内径并计算狭窄程度以及颈动脉血流速度。IMT 是反映早期颈动脉硬化的指标，若 IMT≥1mm 即提示有早期动脉硬化。斑块常发生在颈总动脉分叉处及颈内动脉起始段，根据形态分为扁平型、软斑、硬斑和溃疡型四型。斑块的形态较斑块的体积有更重要的临床意义，不稳定的斑块如软斑，特别是溃疡斑，更易合并脑血管疾病。目前有四种方法来计算颈动脉狭窄程度：NASCET 法、ECST 法、CC 法和 CSI 法。采用较多的是 NASCET 法：狭窄率 = ［1 - 最小残存管径（MRL）/狭窄远端管径（DL）］×100%。根据血流速度诊断颈动脉狭窄的指标为：峰值血流速度（VS）≥120cm/s，ICA Vs/CCA Vs≥1.8。依据血流速度增高的程度，可粗略判断管腔的狭窄程度。

随着超声检查分辨率的提高，特别是其对斑块形态和溃疡的准确评价，使 DUS 在颈动脉粥样硬化的诊断和治疗方法的选择上具有越来越重要的临床实用价值。但 DUS 也有一定的局限性，超声检查与操作者的经验密切相关，其结果的准确性易受人为因素影响。另外，DUS 不易区别高度狭窄与完全性闭塞，而两者的治疗方法截然不同。因此，当 DUS 提示动脉闭塞时，应做血管造影证实。

2. 磁共振血管造影

磁共振血管造影（MRA）是 20 世纪 80 年代出现的一项无创性新技术，检查时不需注射对比剂，对人体无损害。MRA 对颈动脉粥样硬化评价的准确性在 85% 以上，若与 DUS 相结合，则可大大提高无创性检查的精确度。只有当 DUS 与 MRA 检查结果不一致时，才需做血管造影。MRA 的局限性在于费用昂贵，对狭窄程度的评价有偏大倾向。

3. 血管造影

血管造影，特别是数字减影血管造影（DSA），仍然是判断颈动脉狭窄的金标准。在选择是否采用手术治疗和手术治疗方案时，相当多患者仍需做 DSA。血管造影的特点在于对血管狭窄的判断有很高的准确性。缺点是不易判断斑块的形态。

4. 鉴别诊断

（1）椎-基底动脉系统 TIA

当患者表现为双侧运动或感觉障碍，眩晕、复视、构音障碍、同向视野缺失时，应考虑是后循环病变而非颈动脉粥样硬化。一些交替性的神经症状，如先左侧然后右侧的偏瘫，往往提示后循环病变、心源性栓塞或弥散性血管病变。

（2）偏头痛

约 25%～35% 的缺血性脑血管病伴有头痛，且典型偏头痛发作也可伴发神经系统定位体征，易与 TIA 混淆。两者的区别在于偏头痛引起的定位体征为兴奋性的，如感觉过敏、视幻觉、不自主运动等。偏头痛患者常有类似的反复发作史和家族史。

（二）中医诊断

根据颈动脉系统 TIA 病史，特别是伴单眼黑矇的患者，应高度怀疑颈动脉粥样硬化。颈部听诊应注意有无血管杂音。实验室检查包括常规的动脉粥样硬化检查项目，如血脂、血糖、血压、ECG 等。颈动脉粥样硬化常合并有周围动脉粥样硬化、冠心病等。

颈动脉粥样硬化的确诊仍需辅助检查：颈动脉超声、MRA、或/和血管造影。首先应选择 DUS，DUS 对判断中-重度狭窄的准确性较高。当 DUS 提示狭窄程度≥70% 考虑手术治疗时，需行血管造影。若为轻度狭窄（≤30%）则应复查 DUS。在诊断时需鉴别患者的症状是否由远端血管病变（如大脑中动脉狭窄），或心脏源性栓塞所致。

当患者具有以下情况时，可考虑做血管造影，并选择手术治疗：①颈动脉系统 TIA 或颈动脉供血区的脑小梗死灶；②头颅 CT 或 MRI 除外原发性脑出血或非血管性疾病；③DUS 提示与临床症状相关侧颈动脉中-重度狭窄或闭塞；④患者无手术禁忌症，并同意采用手术治疗。

(三) 民间经验诊断

间断性头晕不适等症状应及时就诊。

二、治疗

(一) 民间和经验治疗

茶多酚是茶叶中的主要物质，可以降低血胆固醇，抑制动脉粥样硬化。脑中风的原因之一，是人体内生成过氧化脂质，从而使血管壁失去了弹性，而茶水中的单宁酸，正好能遏制过氧化脂质生成。

茶水煮饭的方法：先将茶叶 1 至 3 克，用 500 至 1000 克开水浸泡 4 至 9 分钟，取一小块洁净的纱布，将茶水过滤去渣后待用（隔夜茶水不宜用）；再将米洗净放入锅中，然后把茶水倒入饭锅中，使之高出米面 3 厘米左右，煮熟即可食用。

(二) 中医和经典治疗

药物治疗，控制血压、血糖、血脂，戒烟，服用阿司匹林。

(三) 现代和前沿治疗

治疗动脉粥样硬化的方法亦适用于颈动脉粥样硬化，如戒烟、加强体育活动、减轻肥胖、控制高血压及降低血脂等。

1. 内科治疗

内科治疗的目的在于阻止动脉粥样硬化的进展，预防脑缺血的发生，以及预防手术后病变的复发。目前尚未完全证实内科治疗可逆转和消退颈动脉粥样硬化。

（1）抗血小板聚集药治疗

抗血小板聚集药治疗的目的是阻止动脉粥样硬化斑块表面生成血栓，预防脑缺血的发作。阿司匹林是目前使用最广泛的抗血小板药，长期服用可较显著地降低心脑血管疾病发生的危险性。阿司匹林的剂量 30 ~ 1300mg/d 均有效。目前还没有证据说明大剂量阿司匹林较小剂量更有效，因此对绝大多数患者而言，50 ~ 325mg/d 是推荐剂量。

对阿司匹林治疗无效的患者，一般不主张用加大剂量来增强疗效。此时可选择替换其他抗血小板聚集药，如抵克得力等，或改用口服抗凝剂。抵克得力的作用较阿司匹林强，但副作用也大。

（2）抗凝治疗

当颈动脉粥样硬化患者抗血小板聚集药治疗无效，或不能耐受抗血小板聚集药治疗时，可采用抗凝治疗。最常用的口服抗凝剂是华法林。

2. 颈动脉内膜剥脱术

对高度狭窄（70% ~ 99%）的症状性颈动脉粥样硬化患者，首选的治疗方法是动脉内膜剥脱术（CEA）。国外自20世纪50年代开展CEA至今已有60年历史，其术式已有极大的改良，在美国每年有10万人因颈动脉狭窄接受CEA治疗，CEA不仅减少了脑血管疾病的发病率，也降低了因反复发作脑缺血而增加医疗费用。我国现已开展此项医疗技术。

三、康复

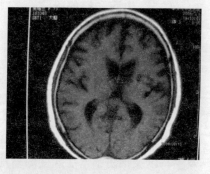

对于无症状性颈动脉粥样硬化，年龄与颈动脉粥样硬化密切相关，被认为是颈动脉粥样硬化的主要危险因素之一。国内一组1095例无症状人群的DUS普查发现：60岁以下、60 ~ 70岁和70岁以上人群，颈动脉粥样硬化的发病率分别是3.7%、24.2%以及54.8%。若患者有冠心病或周围血管病，则约1/3的患者一侧颈动脉粥样硬化狭窄程度超过50%。因此，对高龄，特别是具有动脉粥样硬化危险因素的患者，应考虑到无症状性颈动脉粥样硬化的可能，查体时注意有无颈部血管杂音，必要时选作相应的辅助检查。

有报道无症状性颈动脉狭窄的3年卒中危险率为2.1%。从理论上讲，无症状性颈动脉粥样硬化随着病情的发展，特别是狭窄程度超过 50% 的患者，产生 TIA、脑梗死等临床症状的可能性增大，欧洲一项针对无症状性颈动脉粥样硬化的研究表明，颈动脉狭窄程度越高，3 年卒中危险率越高。

由于无症状性颈动脉粥样硬化 3 年卒中危险率仅 2.1%，因此对狭窄程度超过 70% 的无症状患者，是否采用颈动脉内膜剥脱术，目前尚无定论。由于手术本身的危险性，因此，目前对无症状性颈动脉粥样硬化仍以内科治疗为主，同时密切随访。

第四节　脑梗死

动脉粥样硬化性血栓形成脑梗死是供应脑部的动脉系统中的粥样硬化和血栓形成，导致动脉狭窄、阻塞，引起急性的局灶性脑缺血，临床表现为一组突然发生的局灶性神经功能缺失症候群。

脑血管疾病是一个严重而常见的神经系统疾病，据美国心脏病协会流行病学资料显示，脑血管疾病发病与其他神经系统疾病相比较，卒中的发生约 500000 新患者/年（40000 是脑梗死、100000 为出血性卒中），达三百万至四百万患者；阿尔茨海默（Alzheimer's）病约 400000 新患者/年，有 1 百万患者；癫痫约有 125000 新患者/年和 2 百万患者；而帕金森（Parkinson）病每年 50000 新患者，约 350000 患者；脑外伤 300000 新患者/年及新生脑肿瘤约为每年 25000 新患者。新近的资料表明，我国城市脑血管病居死亡原因首位，卒中的类型分别是脑梗死 59.8%、出血性卒中 39.3% 及难分类 0.8%。Framingham 研究资料（1993 年）提示，在 39～94 岁人群、随访 36 年的结果，动脉硬化血栓形成性脑梗死为 55.9%、脑栓塞 26.6%、脑出血 6.4%、蛛网膜下腔出血 8.4% 及其他 2.7%。而不分年龄的话，则脑梗死为 85%，其中小血管病变 20%、心源性栓塞 20% 和其他类型脑梗死 45%；原发性颅内出血 15%；蛛网膜下腔出血 5%。脑血管病的发病仍是以缺血性疾病为主，而其中以血管异常导致的脑血栓形成居多。

病因：众多血管、血液和心脏异常可以导致脑血栓形成，血管的异常是主要的病变基础，其中动脉粥样硬化仍是最常见的原因。

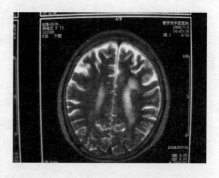

脑动脉粥样硬化主要发生在供应脑部的大动脉和中等动脉，管径约 500μm 以上，是全身动脉粥样硬化症的组成部分。脑动脉粥样硬化好发于颈动脉起始段、颈内动脉近分叉处和虹吸段，大脑中动脉起始段，椎动脉、基底动脉和主动脉弓。一组 432 例老年人尸体解剖研究发现，有至少一根以上颅外颈动脉的完全或几乎完全闭塞的个体占 9.5%。多组研究报道约 10% 个体因动脉硬化或血栓形成而致使一根以上主要颅外动脉闭塞，20% 个体动脉有超过 50% 狭窄程度；近 24% 的脑缺血患者中，超过 2/3 病例在一根以上主要颅外动脉有 50% 以上的狭窄。

脑动脉粥样硬化最严重的部位在颈内动脉近分叉处和基底动脉的上段，基底动脉的中、下段和椎动脉、大脑中动脉和后动脉则较轻。Fisher 曾研究脑、冠状动脉和周围血管的动脉粥样硬化，动脉粥样硬化的程度随年龄增长而加重，男性在 40～50 岁年龄段显著、女性则在 60 岁年龄段，而 70 岁后年龄段男性超过女性；虽然颈内动脉易发生动脉粥样硬化，但通常是无症状性，颅内动脉的动脉粥样硬化程度低于颅外动脉、冠状动脉和周围血管动脉，颅内动脉的动脉粥样斑块则与高血压相关；多谱勒超声研究发现 75～84 岁白种男性，近 50% 存在动脉粥样硬化斑块并伴有轻度狭窄，仅仅有 6.1% 的个体存在 50% 以上狭窄；在伴有严重周围血管病、冠状动脉异常或多种危险因素的 2009 例无症状患者的多谱勒超声研究中，周围血管动脉粥样硬化患者中 32.8% 有颈动脉异常，而冠状动脉异常者和多种危险因素者中仅有 6.8% 和 5.9%，其中仅仅 4% 有 50% 以上的颈动脉狭窄，而 80% 以上的狭窄极罕见（1%）。虽然在年轻人脑梗死中，动脉粥样硬化不是常见的病因，但在一组 45

岁以下中风患者的病因研究中，发现31%患者有明显的动脉粥样硬化。

国外研究认为颅内动脉粥样硬化在白种人中不如颅外动脉粥样硬化常见，但是众多研究表明黑人、亚洲人和糖尿病患者颅内动脉粥样硬化累及大脑中动脉十分常见。上海华山医院连续住院的312例脑梗死中，颈动脉超声检查也发现48%伴有颈总动脉内膜增生等异常，而颅外段颈内动脉内膜增生等异常仅有17.4%。

临床表现：动脉粥样硬化性脑血栓形成的临床表现为一组突然发生的局灶性神经功能缺失症候群，损害的症状主要根据受累及脑动脉的供血分布而定，不同供血区域损害的特征性症状出现的机率不同（见下表）。

表　脑内主要动脉的供血区域

动　脉	供血区域
前循环系统	
颈内动脉	
脉络膜前动脉	海马、苍白球、内囊下部
大脑前动脉	内侧额、顶叶及其白质，胼胝体前部
大脑中动脉	外侧额、顶、枕、颞叶及其白质
豆状核纹状体动脉	尾状核、豆状核、内囊上部
后循环系统	
椎动脉	
小脑后下动脉	延髓、小脑下部
基底动脉	
小脑前下动脉	脑桥中下部、小脑中央部
小脑上动脉	脑桥上部、中脑下部、小脑上部
大脑后动脉	内侧枕、颞叶及其白质、胼胝体后部、中脑上部
丘脑穿动脉分支	丘脑
丘脑膝动脉分支	丘脑

临床神经功能的缺失的基础是脑缺血导致神经结构的解剖损

害，依照血管供应的神经结构的功能，我们可以将脑血管病分为以下数种血管综合征：

（一）大脑前动脉综合征

大脑前动脉供应大脑皮质的内侧面，包括支配对侧小腿的运动和感觉皮质、膀胱抑制或排尿中枢。出现对侧小腿的瘫痪和感觉缺失，因反射性排尿抑制的损害引起急迫性排尿。临床此综合征不常见，可能是因为大脑血流主要流向大脑中动脉。

（二）大脑中动脉综合征

在缺血性脑血管病中，大脑中动脉病变最多见。大脑中动脉供应绝大部分的大脑皮质（外侧面）和深部皮质下结构。大脑中动脉皮质支分上侧分支，供应支配对侧面部、手和手臂的运动感觉皮质和优势半球的语言表达区（Broca区）；皮质下侧分支则供应视放射、视皮质（黄斑视力）和部分感觉皮质，及优势半球的语言感受区（Wernicke区）。发自近大脑中动脉主干的豆状核纹状体动脉（豆纹动脉）则供应基底节、内囊膝部和后肢的下行运动传导束（对侧面部、手、手臂和下肢）。

大脑中动脉上侧皮质支损害时，出现对侧面部、手和手臂的偏瘫及相应的偏身的感觉缺失，但是不伴有同向偏盲。如损害优势半球，可以出现Broca失语（损害语言的表达）。

单独大脑中动脉下侧皮质支病变少见，导致对侧同向偏盲，对侧肢体的图形、实体和空间感觉的障碍，可有疾病否认、肢体失认、穿着失用、结构失用等显著的皮质感觉的损害特征。如损害优势半球，可以出现Wernicke失语（损害语言的感受）；如损害非优势半球，临床表现可出现急性精神混乱状态。

大脑中动脉分叉处（分出皮质上下侧支或大脑中动脉）病变，临床症状重，合并上下侧皮质支综合征的表现，往往面部、上肢重于下肢，优势半球损害则完全性失语（表达和感觉性语言障碍）。

大脑中动脉主干（发出豆状核纹状体动脉前）损害，临床表现出整个供血区的障碍，对侧偏身的瘫痪和感觉缺失，因内囊受损，上下肢损害程度无明显差异。

（三）颈内动脉综合征

颈内动脉来源于颈部颈动脉，其分支除前面讨论的大脑前、中动脉外，尚发出眼动脉供应视网膜。颈内动脉病变程度依侧支循环的情况而定，侧支循环多数是缓慢进展的动脉阻塞而代偿的结果。

有作者认为缺血性脑血管病中约 1/5 颅内或颅外颈内动脉阻塞。近 15% 病例，颈内动脉的进行性动脉粥样硬化阻塞前，有短暂性脑缺血发作（TIA）的先兆或同侧眼动脉缺血导致一过性单眼黑矇。颈动脉阻塞可以是无症状性的。有症状的颈动脉综合征类似大脑中动脉综合征。

（四）大脑后动脉综合征

一对大脑后动脉发自基底动脉的尖端，供应枕叶皮质、颞叶内侧面、丘脑和中脑头端。通常由于栓塞发生在基底动脉的尖端，可以阻塞一侧或双侧大脑后动脉，栓子可崩解而不出现症状，或部分的大脑后动脉梗死。

临床大脑后动脉闭塞导致对侧同向偏盲，而黄斑视力保存（黄斑视力的枕叶皮质由中动脉和后动脉双重供血）。大脑后动脉起始段闭塞影响中脑上端，出现眼球运动异常，包括垂直凝视麻痹、动眼神经麻痹、核间性眼肌麻痹和眼球垂直分离性斜视。大脑后动脉闭塞影响优势侧半球（多数是左侧）枕叶，特征性表现为命名性失语、失读症（而无失写）和视觉失认，视觉失认是由于胼胝体损害切断了右侧视皮质和左侧语言皮质的联系。双侧大脑后动脉闭塞引起皮质盲和因颞叶损害引起的记忆障碍。

（五）基底动脉综合征

基底动脉起自双侧椎动脉（某些个体仅有一支椎动脉），行进于脑干腹侧，并于中脑水平分叉为大脑后动脉。基底动脉分支供应枕叶、颞叶内侧面、丘脑内侧、内囊后肢和整个脑干及小脑。

基底动脉血栓形成往往因为累及多组分支动脉，临床表现通常不一致。如累及椎动脉（单侧或双侧）其表现类似基底动脉血栓形成，在颈椎关节硬化的病例中，可以因头部转动导致一过性椎动脉暂时性闭塞，出现脑干功能障碍的症状和体征。另外，发出椎动脉前的锁骨下动脉闭塞可以引起锁骨下动脉盗血综合征，往往是全身动脉硬化的一部分，并不提示椎基底动脉的中风。

发生在基底动脉近端的血栓形成，影响脑桥背侧部分，出现单侧或双侧滑车神经麻痹、水平性眼球运动异常，并可有垂直性眼震和眼球沉浮，瞳孔缩小而光反射存在（下降的交感神经传导束损害），偏瘫或四肢瘫和昏迷多见。基底动脉综合征易与脑干出血混淆，但临床 CT 或 MRI 可以明确鉴别。

基底动脉综合征如损害脑桥腹侧部（不影响桥脑背侧），临床出现四肢瘫痪，而意识完好，患者仅仅利用眼睛闭合和垂直眼球运动来示意，称为闭锁综合征，勿与昏迷混淆，EEG 可有助于鉴别。

发生在基底动脉远端的闭塞，影响中脑上行网状结构、丘脑和大脑脚，通常出现特征性的意识障碍和单侧或双侧动眼神经麻痹，偏瘫或四肢瘫，临床称为基底动脉尖综合征，有时与天幕疝影响中脑的状况相混淆，应注意鉴别。此类情况多见于栓塞性病变。

（六）椎 – 基底动脉长旋分支综合征

椎 – 基底动脉长旋分支是小脑后下动脉、小脑前下动脉和小脑上动脉，供应脑干背外侧，包括位于背外侧的脑神经核和进出小脑传导束的小脑脚。

常见的是小脑后下动脉闭塞导致的延髓背外侧综合征（Wallenberg 综合征），表现同侧的小脑性共济失调、霍纳（Horner）征和面部感觉缺失，对侧痛觉、温度觉损害，眼球震颤、眩晕、恶心、呕吐、呃逆、吞咽困难和构音障碍，但无随意运动障碍。

小脑前下动脉闭塞导致脑桥下端外侧部的损害，常见同侧面部肌肉瘫痪、凝视麻痹、耳聋和耳鸣，无 Horner 征、呃逆、吞咽困难和构音障碍。

脑桥上端外侧部的损害多由于小脑上动脉闭塞，临床表现类似小脑前下动脉闭塞的表现，但无听神经损害，而出现视动性眼球震颤和眼球反侧偏斜，对侧出现完全性感觉障碍。

（七）椎－基底动脉旁中央分支综合征

椎－基底动脉旁中央分支行径于脑干腹侧至四脑室底，供应脑干的内侧面，包括大脑脚内侧、感觉传导通路、红核、网状结构和内侧的脑神经核（Ⅲ、Ⅳ、Ⅵ、Ⅻ）。

旁中央分支闭塞可以引起脑干旁中央部梗死，产生对侧偏瘫。脑神经核性损害则视闭塞的水平而定，在中脑是同侧的Ⅲ麻痹，脑桥为Ⅵ和Ⅶ对麻痹，延髓则是Ⅻ麻痹。而双侧损害表现时，应警惕是椎或囊底动脉的病变，脑桥出血、胶质瘤或多发性硬化导致的脑干内病损，或小脑占位病变压迫。

（八）椎－基底动脉短旋分支综合征

短旋分支出自椎基底动脉长旋分支，进入脑干腹侧部，供应脑干运动传导通路。临床表现为显著的对侧偏瘫和同侧脑神经（Ⅲ、Ⅵ、Ⅶ）麻痹。

（九）腔隙性梗死

在慢性高血压患者，脑内穿动脉病变导致腔隙性梗死，其主要位于脑部深部核团（豆状核37%、丘脑14%、尾状核10%、桥脑16%和内囊后肢10%）；较少见于深部的白质、内囊前肢和小脑。因为损害血管小和相对分布在深部的脑"静区"，较多病例（3/4）是解剖证实，且生前无中风史或神经功能缺失征。

腔隙性梗死有其独特的临床自然特征，发病是渐进的（数小时或数天），头痛少见，意识水平无改变；其预后可完全或近于完全恢复，并随治疗高血压而减轻，TIAs少见。CSF、CT、MRI和血管造影均正常。临床表现多样，但是有数种典型特点的腔隙性梗死类型。

（1）纯运动轻偏瘫对侧面、上肢和下肢的瘫痪，程度基本相当，不伴感觉障碍、视觉和语言障碍。通常病变位于对侧内囊或脑桥，有时颈内动脉或大脑中动脉闭塞、硬膜下出血和颅内占位病变也可以引起纯运动轻偏瘫。

（2）纯感觉性卒中对侧丘脑损害呈偏身感觉缺失，可以伴有感觉异常。易误为大脑后动脉闭塞和丘脑或中脑小量出血。

（3）共济失调性轻偏瘫、纯运动轻偏瘫伴同侧共济失调，多影响下肢。损害多累及对侧桥脑、内囊和皮质下白质。

构音障碍——笨拙手综合征累及对侧脑桥或内囊时，出现构音障碍、吞咽困难、面瘫伴轻偏瘫，和面瘫侧的笨拙手。

该病的病理生理可概括为以下几点：

动脉粥样硬化性脑血栓形成引起急性局灶性脑缺血，基础研究揭示缺血性损害机制的主要病理生理变化集中在以下方面：

（一）缺血半影区和治疗时间窗

脑血流量测定的研究发现，缺血中心区和缺血周边区血流量不同，一定时间内在周边区血流下降，而氧和葡萄糖代谢仍保留，因此称这部分受影响而仍存活的区域为缺血半影区，半影区细胞存活的时间为治疗时间窗。缺血后大部分周边区的血流可自发恢复（有时可高于正常水平，为高灌注状态），但如不在治疗时间窗内恢复灌注，则周边区内细胞仍无法存活。不同的血流灌注，半影区细胞存活的时间也不同，如局部脑血流下降到极低水平（0～6ml/100g 脑组织/min）约 10min，半影区组织则不可逆损害；而局部脑血流下降在 15ml/100g 脑组织/min 水平，则脑组织的缺血耐受时间明显延长。

实验动物模型揭示，脑缺血时不同的脑血流水平可发生不同的病理生理变化，说明了缺血性脑损害的不同阈值。在沙生鼠和大鼠模型，蛋白合成是梗死周边向中心发展的敏感指标，血流在 0.55ml/（g·min）时蛋白合成抑制 50%，而在 0.35ml/（g·min）时完全抑制；此血流也是 mRNA 合成的阈值，0.25～0.35ml/（g·min）范围；相同的水平糖利用发生改变，在 0.35ml/（g·min）时糖利用增加，0.25ml/（g·min）时明显下降，在其上限糖利用的激活提示初期的乳酸集聚和酸中毒；低于 0.26ml/（g·min）水平，组织酸中毒则极为显著，并伴有磷酸肌醇 PCr 和 ATP 的下降；PCr 的耗尽的阈值 [0.18～0.23ml/（g·min）] 高于 ATP 的血流水平 [0.13～0.14ml/（g·min）]。细胞外和组织中的离子改变，决定了细胞膜的去极化，其血流的阈值均较低，在 0.10~0.15ml/（g·min）左右。局灶性脑缺血周围的代谢和离子失调的次序，最初的蛋白合成抑制 [0.55ml/（g·min）]，继而 RNA 合成抑制和激活厌氧的糖酵解 [低于 0.35ml/（g·min）]，能量状态的崩溃 [0.20ml/（g·min）]，细胞膜的去极化 [低于 0.15ml/（g·min）]。

从功能失调的角度看，首先是 EEG 变慢，继而 EEG 和诱发电位的波幅降低，完全的 EEG 活动抑制大约在 0.15~0.23ml/（g·min），诱发电位的消失和出现自发单位电活动是在 0.15~0.25ml/（g·min）。神经病学研究提示猴子可逆性偏瘫的血流值为 0.23ml/（g·min），而 0.17~0.18ml/（g·min）时则为不可逆损害。综观上述血流阈值，功能失调的血流低于蛋白合成的抑制，甚至低于无氧糖酵解的血流，均在能量代谢危机的阈值内，表明功能的抑制源于能量崩溃。

局灶性脑缺血的代谢失调的后果是细胞的渗透压升高，水从细胞外进入细胞内，这种细胞外间隙的水体积的改变可利用电阻抗或弥散 MRI 检测，两项检查对细胞体积变化极为敏感。猫脑血管阻塞 2h，血流在 0.30ml/（g·min）时电阻抗信号上升，而弥散 MRI 检测信号增高则在 0.41ml/（g·min），此两项检查的血流阈值改变远高于伴随缺氧细胞膜去极化的脑水肿的阈值 [0.10ml/（g·min）]。而弥散 MRI 检测已在临床开始作为超早期脑梗死的诊断手段。

缺血半影区确切定义是围绕梗死中心的缺血组织，其电活动中止，但仍保持正常的离子平衡和结构完整的区域。缺血半影区存在时间的长短和范围取决于局部脑血流下降的程度和速度，实际上对半影区研究认识的加深，缺血半影区的定义和涵义有所进展。研究表明，单纯在治疗时间窗内改善局部脑血流量并未在临床中获得理想的疗效，而应用非血流改善作用的谷氨酸受体拮抗剂却可明显减小脑梗死的体积，说明局灶性脑缺血损害的结果不仅仅取决于血流阈值，应从多种角度理解半影区（如电生理半影区、血流半影区或代谢半影区等)。

(二) 脑缺血性损害的瀑布效应

急性脑缺血后神经组织的细胞能量代谢衰竭,细胞膜去极化而膜内外离子平衡紊乱,继而兴奋性氨基酸和神经递质释放,通过各种渠道导致细胞内钙离子的超载,激活细胞的蛋白酶、磷脂酶和过氧化系统,产生蛋白水解和各种自由基,损伤神经组织。这些改变几乎是同时或在极短的时间内次序发生,故称之为瀑布效应。

钙离子在触发脑缺血后继发性神经元损害中起了十分重要的作用,Martin 等研究表明,脑缺血或缺氧的早期 (3~10min),由于钾离子传导的改变引起进行性、显著的神经细胞膜电位的下降(去极化),导致突触间谷氨酸盐释放,激活谷氨酸能受体,从而打开钙通道,致使神经细胞内钙离子超载。胞内钙离子超载可使细胞内线粒体功能丧失、ATP 产生明显减小,ATP 依赖的离子泵功能丧失;由于膜磷脂过氧化而细胞内活性氧含量显著增加;激活钙离子依赖的蛋白水解酶。这些变化共同引起神经细胞肿胀、细胞器溶解、细胞外膜的破裂及局部组织对溢出的细胞组分的炎性反应。

脑血流的下降和随后的低氧引起 ATP 水平的急剧下降,导致钠/钾泵衰竭,从而细胞膜去极化和离子平衡失调。细胞膜去极化引起电压门控钙通道开放,钙离子进入细胞内。神经元内钙离子达到高摩尔浓度时将激活一系列钙依赖性系统,包括钙依赖性激酶、磷脂酶和蛋白酶,这些系统持续的激活能导致即刻或迟发性神经元死亡。同样,突触前钙离子浓度增高引起谷氨酸盐释放,作用于兴奋性氨基酸受体,导致进一步的突触后钠离子和钙离子内流;兴奋性氨基酸受体的激活也可通过磷酸肌醇刺激引起钙离子从细胞内贮存逸出,加重钙超载。在猫局灶缺血时,细胞内钙浓度改变与最终的组织学和脑电功能改变相关;脑血流与细胞内钙浓度也有一定关系,局部脑血流量低于正常的 20% 时,细胞内钙浓度开始增高并在再灌注期仍居高不下,最后脑电恢复差并有严重的组织学损害。

许多研究提示,兴奋性氨基酸受体与钙离子通道耦联,并与神经细胞变性坏死关系密切,表明具有兴奋性毒性作用,阻断其兴奋性作用可能减轻缺血性脑损害的程度。20世纪70年代初期，有学者发现外源性谷氨酸盐对胎鼠有神经毒性作用，并发现其结构类似于N-甲基-D-天门冬氨酸（NMDA）。20世纪80年代发现在脑缺血时脑细胞外谷氨酸水平增高，阻断谷氨酸受体的NMDA部位可抑制NMDA导致的神经毒性作用；而且兴奋性毒性是突触后EAA受体被谷氨酸所激活，切断进入易损神经元的谷氨酸能神经传入纤维有神经保护作用。兴奋性毒性的分子机制尚未完全清楚，但是兴奋性氨基酸受体的激活，是由最初的钠离子及其更重要的钙离子内流，神经元去极化，而进一步激活钙离子通过EAA受体进入神经元内，钙离子在胞内积聚触发了兴奋性毒性的瀑布反应。亲代谢谷氨酸受体激活，通过激活G蛋白系统，导致蛋白激酶C（PKC）增加而蛋白激酶A（PKA）减少，这些第二信使在兴奋性毒性瀑布反应，如EAA受体和电压门控离子通道的开放中起重要作用，最终将激活即刻早期基因（IEGs）、产生一氧化氮（NO）、酸中毒和脂酶及核酸内切酶激活，损害神经细胞。

一、诊断

（一）现代科学方法诊断

1. CT 和 MRI 扫描

常规的CT、和MRI扫描可以鉴别梗死和出血，排除其他疾病，明确中风的部位。对于动脉粥样硬化性脑血栓形成脑梗死，CT的阳性发现明显低于MRI，尤其在脑干、小脑和静脉窦血栓形成。弥散MRI技术使临床能在超早期发现脑内缺血性损害，6h内弥散加权MRI阳性达100%，而常规MRI几乎无阳性。弥散加权MRI技术检查能够明确区分新旧病灶，同时应用灌注MRI可反映缺血损害区域的血流灌注，结合MRS检查了解病灶区的代谢物质变化（乳酸、谷氨酸等）。

2. 脑血管造影检查

血管性疾病的证实需血管造影检查。通常，动脉插管血管造影检查可以选择用于怀疑有手术指征的颅外颈动脉病变，或鉴别颅内血管炎、颈或椎动脉内膜分层等疾病。临床开始应用 MRA 检测颅内大血管的狭窄、动脉瘤和其他血管病变，但是其灵敏度仍不如传统的动脉插管血管造影检查。

3. 超声血管检查

动脉粥样硬化性脑血栓形成是全身动脉粥样硬化的一部分，尤其是颈动脉系统的动脉粥样硬化（包括颅内和颅外血管）。应用传统的二维超声血管检查可以发现颅外颈动脉的狭窄或斑块，并测量血管管径和流速。对于颅内颈内动脉系统，选择多普勒超声血管检查，但是仅仅间接反映颅内各大动脉的流速，无法了解血管的狭窄，必须结合 MRA 或脑血管造影检查。

4. 鉴别诊断

对于突然起病，有脑血管病危险因素的个体，出现局灶性神经功能缺失障碍均应怀疑脑血栓形成，但是局灶性神经功能缺失征必须符合单一动脉血管供血分布。

在血管性疾病中，脑出血、硬膜下或硬膜外血肿、动脉瘤和血管畸形破裂出血导致蛛网膜下腔出血应予以鉴别。通过病史、有无外伤、意识障碍和脑膜刺激征，结合起病时的 CT 或 MRI 检查鉴别。

脑肿瘤、脑脓肿等颅内结构损害也可引起局灶性神经功能缺失障碍；另外，代谢性疾病有时可以呈中风样表现，但是前驱症状、局灶性神经功能缺失是否符合血管分布，实验室检查和影像学检查可以帮助鉴别。

（二）中医诊断

中医认为本病病因不外乎虚（气虚、阴虚）、风（外风、肝风）、气（气滞、气逆）、血（血虚、血瘀）、瘀（痰瘀、血瘀）、痰（风痰、湿痰）、火（心火、肝火）诸端，单行致病或合而为疾，相互影响，相互作用，侵犯机体而突然发病。病变部位主要在脑，但与心、肝、脾、肾诸脏密切相关。主要病理变化包括以下几个方面的内容：积损正衰，卫外不固，脉络空虚，风邪动越，内风旋转上逆，气血上涌，阻于脑络而为病；气虚腠理不固，风邪侵袭，入中经络，气血被阻，筋脉失养；或饮食不节，痰湿壅盛，外风引动，痰滞阻络而发病；或忧思恼怒，五志化火，气机失调，心火暴盛，肝郁气滞，肝阳暴亢，风火相煽，气血菀上，脑脉被阻；气血两亏，气滞血瘀或血虚寒凝，阻滞经络。

总之，本病病机多由忧思恼怒，或恣食肥甘厚腻，或房劳过度，精血亏耗，导致阴亏于下，阳亢于上，内风旋动，气血逆乱，夹痰夹瘀，横窜经脉，上蒙清窍，阻滞经络，发为人事不知，半身不遂。其中以肝阳上亢及气滞血瘀最为常见。

（三）民间经验诊断

多见于中年以上，多数有高血压、糖尿病、心脏病或高血脂病史，有的已发生过 TIA 或卒中，通常急性起病，在数小时内发展达高峰，一部分患者于清晨醒转时发觉异常，可有病侧头痛，很少以剧烈头痛、呕吐起病。主要有以下 4 类：

1. 大动脉闭塞所致脑梗死可有同一动脉系统的 TIA 病史，少数患者在起病后 24 小时持续恶化或呈阶梯状加重。不同大动脉闭塞的具体症状、体征如下：

（1）颈内动脉闭塞：常见症状为对侧偏瘫、偏身感觉障碍，可有失语，可出现特征性的病变，即同侧一过性视力障碍和霍纳征。眼动脉分出之前闭塞，临床上可无任何症状，或可表现为 TIA，或进展型或完全型卒中。

（2）大脑中动脉闭塞：主干闭塞时，出现对侧偏瘫、偏身感觉障碍和同向性偏盲，优势半球受累还可出现失语、梗死面积大、症状严重者，可引起颅内高压、脑疝、昏迷，甚至可导致死亡。皮质支闭塞时，偏瘫及偏身感觉障碍以面部及上肢为重，优势半球受累可有失语，非优势半球受累可出现对侧偏侧忽视症等体象障碍。深穿支闭塞时，出现对侧偏瘫，一般无感觉障碍及偏盲，优势半球受损时，可有失语。

（3）大脑前动脉闭塞：近端阻塞时可无症状。前交通支以后阻塞时，出现对侧下肢运动及感觉障碍，排尿不易控制。深穿支闭塞时，出现对侧中枢性面舌瘫及上肢轻瘫。双侧大脑前动脉闭塞时。可出现淡漠、欣快等精神症状及双侧脑性瘫痪。

（4）大脑后动脉：常见对侧同向性偏盲（有黄斑回避）及一过性视力障碍如黑蒙等。优势半球受累除有皮质感觉障碍外，还可出现失语、失读、失认、失写等症状；非优势半球受累可有体象障碍。深穿支阻塞累及丘脑和上部脑干，出现丘脑综合征、锥体外系症状等，还可出现动眼神经麻痹、小脑性共济失调。

（5）椎－基底动脉：常出现眩晕、眼震、复视、构音障碍、吞咽困难、共济失调、交叉瘫等症状。基底动脉主干闭塞时出现四肢瘫、球麻痹、意识障碍，常迅速死亡。脑桥基底部梗死可出现闭锁综合征。

（6）小脑下后动脉：此处梗死又称延髓背外侧综合征或韦伯综合征。临床表现为突然眩晕，恶心呕吐，眼球震颤，吞咽困难，病灶侧软腭及声带麻痹，共济失调，面部痛觉温度觉障碍，霍纳综合征，对侧半身痛觉温度觉障碍。

2. 心源性脑梗死：以年轻成人较多见，都突然起病，可阶梯状加重。常有其他脑动脉的 TIA、卒中史或体循环栓塞史。存在心源性栓塞的病因。症状视栓塞部位而定。

3. 腔隙性脑梗死或小动脉闭塞性脑梗死：发展相对缓慢，有的可在长达 36 小时期间逐渐加重而达顶峰，梗死体积小，按发生部位出现特异的局灶症状，可分为：

（1）单纯运动性中风：对侧面、臂、腿、足、趾瘫痪，为内囊后肢或桥脑、中脑腹侧小梗死。

（2）单纯感觉性中风：对侧身体的感觉异常，见于腹外侧丘脑腔隙。

（3）共济失调性偏侧轻瘫：对侧臂、手共济障碍伴腿轻瘫，见于腹侧桥脑梗死。

（4）构音障碍——笨拙手：言语不清和对侧手的活动障碍，为腹侧桥脑或内囊膝的梗死。

（5）伴表达失语的偏侧轻瘫：内囊膝和前肢梗死累及邻近放射冠的白质。

4. 其他原因的脑梗死：非动脉硬化性血管病、血液病、血凝异常等少见病因所致的缺血性中风。

二、治疗

（一）民间和经验治疗

1. 水蛭焙干研粉，每次3克，日3次，对脑出血、脑内血肿有效。

2. 地龙15克，全蝎10克，赤芍20克，红花15克，川牛膝20克，水煎服。

3. 蕲蛇干1条，羌活、防风、五加皮各25克，当归30克，天麻20克，秦艽30克，用50度以上的白米酒5斤浸泡，3个月后服用，每天两次，每次饮酒半两。

4. 中药贴敷：桃仁、栀仁各7枚，麝香0.3克，共研细末，白酒适量调膏，男左女右涂于手心，外用胶布固定，七日换药1次，用药后掌心如起小泡，针刺消毒，忌食辛辣食物。

（二）中医和经典治疗

1. 半身不遂

主证：偏枯不用，肢软无力，面色萎黄，或见肢体麻木，痛痒不知，手足肿胀，舌紫黯或有瘀斑，苔薄白或白腻，脉细缓或涩。

治则：益气、活血、通络。

方药：补阳还五汤——黄芪、归尾、川芎、桃仁、红花、地龙、赤芍；酌加全蝎、乌梢蛇、川牛膝、桑枝、地鳖虫、川断等；小便失禁者加桑螵蛸、肉桂、益智仁；下肢瘫软无力甚者加桑寄生、鹿筋，上肢偏废者加桂枝；患侧手足肿甚者加茯苓、泽泻、防己、苡仁；兼见言语不利者加菖蒲、远志、郁金；兼口眼歪斜者合牵正散；便秘者加火麻仁、肉苁蓉、郁李仁；心悸者加桂枝、炙甘草。

2. 语言不利

主证：舌欠灵活，言语不清，或舌暗不语，舌形多歪偏，苔薄或腻，脉滑。

治则：祛风、除痰，开窍。

方药：解语丹——白附子、石菖蒲、远志、天麻、全蝎、羌活、南星、木香、甘草；肾虚精亏者以地黄饮子滋阴补肾利窍。

3. 口眼歪斜

主证：单纯口眼歪斜。

治则：祛风，除痰，通络。

方药：牵正散——白附子、僵蚕、全蝎；口眼滑动者加天麻、钩藤、石决明等。

临床常用于脑梗死的有天欣泰血栓心脉宁片、复方丹参滴丸、灯盏花注射液、七叶皂苷钠等，大部分是处方药，需要在医生的指导下使用。

另外可以做高压氧治疗，对促进神经细胞功能恢复有确定的效果。

脑梗死急性期治疗关键是重视超早期（在6小时内）和急性期的处理。同时还应注意以下几点：

1. 控制颅内压，降低脑水肿，防止脑疝形成，促进病变脑组织功能恢复。可及时给予高渗脱水剂、利尿剂和激素等治疗。亦可酌情给予脑细胞活化剂。脱水剂的应用时间，应视病情而定，一般经过1~2周治疗后，若患者意识障碍消失，颅内压已恢复正常，可给予血管扩张剂及活血化瘀药物。

2. 血管扩张药及活血化瘀药物的应用，一定要掌握用药时机，不能盲目使用，不能使用过早，否则，将会产生"盗血综合征"，使病情加重。同时我们还应注意控制血压，维持水和电解质平衡，预防和治疗并发症等综合治疗。

3. 高压氧治疗经实践证明对治疗脑梗死效果很好，可以大大降低脑梗塞的病残率。宜于早期应用，每日一次，10次为1疗程，每次吸氧时间90~110分钟，必须在密闭加压舱进行，受条件限制。

4. 昏迷患者注意保持呼吸道通畅，及时吸痰，翻身拍背，活动肢体，预防肺炎和褥疮发生。

脑梗死是由于脑组织受损严重，急性期的死亡率为 5%～15%。存活的患者中，致残率约为 50%。而预后决定于梗死的部位、范围大小及合并症或并发症的轻重等诸因素。一般而言，预后相对较差。

（三）现代和前沿治疗

动脉粥样硬化性脑血栓形成的治疗除一般对症治疗外，结合病理生化变化的特点，国内外均集中在超急性期和急性期的治疗。针对不同状况选择相应的治疗，国外常用的脑血管病治疗的选择如下表：

脑血管病治疗的建议

疾病类型	抗血小板治疗	抗凝治疗	溶栓治疗	动脉内膜切除术
无症状性颈动脉杂音/狭窄	+	－ －		+ －
短暂性脑缺血发作				
心源性	+ －	+	－ －	
颅外颈动脉来源	+	+ －	－ －	+
颅内颈或椎基底动脉来源	+	+ －	－ －	
完全性中风				
心源性	+ －	+	－ －	－ －
颅外颈动脉来源	+ －	+ －	+	+
颅内颈或椎基底动脉来源	+		+	

＋：有效；＋－：可能有效，但有危险；－－：无效或未验证

1. 无症状性颈动脉杂音/狭窄

国外报道老年人中无症状性颈动脉杂音或狭窄均较为多见。在 65 岁以上个体常规体格检查可以发现 7% 的无症状性颈动脉杂音，在 75 岁以上个体应用超声检查，近 30% 有无症状性颈动脉狭窄。大规模临床研究表明，75% 以上程度的无症状性颈动脉狭窄的个

体，其同侧发生中风的危险是 2.5%，但是同时对侧中风发生亦增加，并伴心脏缺血的危险性增高，因此无症状性颈动脉狭窄和个体中风危险的相关性尚难于评价。针对无症状性严重的颈动脉狭窄而言，动脉内膜切除术是有意义的，但是其有效性尚有待于进一步的证实。目前，国外学者提倡应用阿司匹林抗血小板治疗无症状性颈动脉杂音/狭窄。

2. 短暂性脑缺血发作（TIA）

TIA 是完全性中风的预兆，是一个可以预防的疾病，必须及时、准确的诊断和治疗。

（1）抗血小板治疗

目前，针对预防非心源性中风的药物治疗，以抗血小板治疗有最佳的疗效/危险比率。抗血小板治疗通过抑制环加氧酶，达到阻断其催化血栓烷 A2 的作用。

阿司匹林可以减少 TIA 发作频率、减少中风发生和死亡率，并且能对心源性中风再发有预防作用，联合应用抗凝治疗的效果超过单用抗凝治疗。阿司匹林的治疗剂量因人种而异，国外临床研究应用口服 80 ~ 1300mg/d 的剂量范围是有效的，在北美区域一般应用口服 325mg/d，国内多主张口服 50 ~ 75mg/d。曾认为男性应用阿司匹林更有效，但是在 40 岁以上男性、无 TIA 和脑血管病史的个体，阿司匹林能减少心肌梗死的危险，而不降低中风发生的危险。阿司匹林的副作用主要有消化不良、恶心、腹痛、腹泻、皮疹、消化性溃疡和胃肠出血，国内多应用肠溶性阿司匹林则消化道副作用明显减少，但是是否影响治疗的效果不明确。噻氯匹定（250mg 口服，2 次/日）被认为比阿司匹林更有效，但副作用多而严重，如腹泻和皮疹，偶见严重中性白细胞减少症（可恢复）。噻氯格雷通过不可逆结合血小板表面的 ADP 受体，抑制血小板聚集，减少缺血性中风的发生。腹泻和皮疹副作用较阿司匹林多见，但中性白细胞减少和血小板减少症与阿司匹林相当。

（2）抗凝治疗

主要应用在心源性脑卒中的 TIA 患者，而动脉硬化性血栓形成的 TIA 患者中的疗效尚不明确。肝素治疗为急性期的治疗手段，1000~2000U/h、静脉滴注。须每天监测活化的部分凝血活酶时间（aPTT），并根据 aPTT 水平调整肝素的剂量，保持 aPTT 延长治疗前水平的 1.5~2.5 倍。华法林主要做为长期抗凝治疗的药物选择，5~15mg/口服。急性期肝素静脉抗凝治疗使凝血酶原时间（PT）较治疗前延长 1~1.5 倍时（多在治疗的 5 天左右）应用华法林口服治疗。华法林治疗期间，需每 2 周监测 Prr 或国际规格化比率（INR）。

在 TIA 患者应用抗凝治疗应该慎重，因为颅内出血的危险性很大，尤其是在 65 岁以上和伴高血压的患者中。

（3）其他治疗

脑前循环的 TIA 症状的发生与颈动脉硬化中等狭窄（50%~70%）、严重狭窄程度（70%~99%）相关，动脉内膜切除术结合阿司匹林治疗较单独应用阿司匹林治疗有效，主要应用在颅外颈动脉病变患者，椎基底动脉系统、颅内动脉血管和完全性颈动脉阻塞患者不适用。其手术率在 1%~5% 左右，对微小颈动脉狭窄而形成溃疡的患者，治疗效果不清楚。另外动脉腔内支架治疗颈动脉狭窄的 TIA 患者尚有待于进一步证实临床试验的结果。部分 TIA 发作与颅内颈动脉系统动脉狭窄有关，希望应用颅外颅内动脉的分流术治疗，但是目前认为无效。

3. 完全性卒中

近年来，急性缺血性卒中的有效治疗是研究的焦点，其中美国国立卫生研究院（NIH）关于重组组织型纤维蛋白溶酶原激活剂（rt-PA）的临床试验表明，3h 内的溶栓治疗可有效治疗急性缺血性卒中。目前各研究单位均对溶栓治疗的对象、剂量、治疗时间进行详细的临床试验，但尚无统一的规范。

（1）溶栓治疗

t-PA 是丝氨酸蛋白酶，定位与人类 8 号染色体（8p12），促使纤溶酶原转化为纤溶酶，溶解纤维蛋白血栓。多数研究包括对照临床试验的结果提示，发病 3h 内应用 t-PA 治疗可以减轻神经缺失程度和减少中风的死亡率，理论上而言其中包括部分 TIA 患者。

t – PA 治疗剂量是 0.85～0.9mg/kg，最大总剂量 90mg，以 10% 剂量静脉注射，90% 的剂量在 60min 内静脉滴注。超过 3h 使用，或应用其他溶栓剂和动脉内溶栓的有效性尚待证实。国内九五计划应用尿激酶溶栓临床对照研究正在进行中，使用尿激酶剂量为 150 万单位，静脉滴注。

溶栓治疗的严重副作用是出血，可以是脑和其他部位组织出血，有报道出血比率在 8%～12% 左右。影响治疗效果和并发症的因素很多，治疗的选择应该慎重。

（2）抗凝治疗

抗凝治疗急性缺血性卒中历史悠久，主要应用抗凝治疗心房颤动患者，预防缺血性卒中的发展。最近，有学者报道应用低分子量肝素可改善急性缺血性卒中患者的神经功能残缺程度的多中心随机双盲研究工作。但大规模应用肝素减少中风的再发率未显示有明显意义。

临床应用低分子量肝素较安全，皮下注射 4100U，2 次/日，10 天为一疗程。国内外的临床试验，主张应用在起病 48h 内。

（3）抗血小板治疗

参照 TIA 治疗。

（4）神经保护治疗

许多涉及脑缺血病理生化机制的药物均希望临床应用达到神经保护的目标。目前可用于临床的神经保护药物有巴比妥类药物和阿片拮抗剂纳洛酮，一系列临床试验均未发现能产生预期的效果。实验研究提示钙离子通道的阻断能有效减轻缺血损害，但是临床应用电压依赖性钙离子通道阻断剂尼莫地平的试验仍是阴性结果，多中心试验提示早期应用大剂量尼莫地平（120mg/d，口服），并防止低血压副作用，可能改善预后。电刺激小脑顶核可抑制缺血脑组织的扩布性抑制，降低缺血神经元的去极化，抑制脑血管免疫炎性反应，抑制神经细胞凋亡，改善脑血流，促进神经功能恢复。可用于脑梗死急性期及恢复期治疗。

（5）其他治疗

国内外使用降低纤维蛋白原药物治疗急性缺血性卒中有较多的报道，但是迄今尚无肯定的结论；近期国内对来自蛇毒的降纤酶的验证研究，提出降低纤维蛋白原可能对缺血性卒中有效，治疗剂量是治疗第 1 天 10U、第 3 天和第 5 天各 5U，静脉滴注。必要时可以根据血纤维蛋白原浓度，重复应用。

抗高血压治疗是一个临床关注的问题，虽然高血压和中风的病理生理有密切关系，而且急性中风时多有血压的增高，抗高血压治疗的给予应根据血压的变化而定。脑组织缺血状态下，降低血压不利于梗死周围区域的脑组织代谢，将加重组织损害。参照 WHO 标准，急性脑缺血时，血压低于 26.7/14.7kPa（200/110mmHg）水平，不予降压处理。临床上大面积脑梗死后可发生细胞毒性及血管源性脑水肿，常用的脑水肿治疗药物如甘露醇、皮质激素通常无效。可试用抑肽酶 100 万 u/d 静脉滴注，共 5~7d。

在完全性中风中，手术治疗很少采用，仅仅是在大面积脑梗死影响脑干功能时，为抢救患者生命可以考虑采用大骨瓣减压术，可能提高此类患者的生存率。

三、康复

1. 生活要有规律，适宜寒温、劳逸结合，保持心情舒畅，避免七情所伤；饮食宜清淡，切忌酗酒及过食肥甘厚味。

2. 重视中风先兆症状，如头痛、头晕、肢体麻木等，宜予以相应治疗。

3. 积极治疗有关疾病，对于能引起中风的疾患，如高血压、糖尿病、心脏病等应积极进行治疗；有血瘀症候表现者，如舌质暗有瘀斑，结合血液流变学的检查指标，给予活血化瘀治疗，对预防中风的发作有着积极的作用。

第五节　脑栓塞

脑栓塞是指进入血液循环的栓子堵塞脑动脉，使其远端供血区脑组织发生缺血性坏死，出现相应神经功能障碍的急性脑血管病。

关于脑栓塞的发病率，长期以来估计偏低，临床统计约占急性脑卒中的 15% ~ 20%。在缺血性卒中的发病机制中，脑栓塞的重要性次于脑动脉血栓形成。目前这种观念正在改变。脑栓塞的实际发病率应该远远高于现有的统计数字，脑栓塞在急性卒中中的所占比率可能超过 50%。导致这种观念改变的基础，是人们对动脉粥样硬化斑块的新认识，以及新的影像学技术的应用。

动脉粥样硬化是一非特异性的慢性炎症过程，粥样硬化斑块处于"激活"状态。在病理学上，软斑特别是溃疡斑，有大量的单核细胞积聚，使基质金属蛋白酶（MMPs）表达增加。MMPs 可裂解细胞外基质，从而使斑块不稳定，易碎裂脱落。另外，血液中血小板易聚集在活化的斑块表面，形成小血栓，在血流冲击和 MMPs 的作用下，脱落形成栓子。因此，动脉粥样硬化斑块本身的结构和状态，较之斑块的体积有更重要的临床意义。不稳定斑块在影像学上往往见于中度甚至轻度狭窄的血管壁。

TCD 微栓子检测技术的研究始于 20 世纪 90 年代初，现已开始应用于临床。在近期有脑缺血症状的患者中，微栓子检测阳性是较普遍的现象，提示患者有活动的栓子来源。这些微栓子可以进入脑循环而不产生脑卒中，但多次出现无症状性微栓子的患者，很可能将经历一次临床症状明显的脑栓塞。

重新认识脑栓塞的重要性在于急性期，脑栓塞与脑动脉血栓形成的治疗方案有所不同，如脑栓塞是早期溶栓治疗的禁忌症。在预防上，一旦诊断脑栓塞，意味着患者需长期服用抗血小板药及抗凝剂。因此，正确的诊断对患者的康复以及选择适当的治疗方案均很重要，可使患者减少卒中复发的痛苦。

病因：脑栓塞的病因根据栓子来源可分为（一）心源性，

（二）动脉源性，（三）其他，包括来源不明性。

（一）心源性脑栓塞

栓子在心内膜和瓣膜产生，并脱落造成脑栓塞。心源性脑栓塞约占缺血性卒中的 15% ~ 20%。

心源性脑栓塞过去以慢性风湿性心脏病最常见，在风湿性心脏病患者中，有 20% ~ 40% 在生前最终发生脑栓塞，或尸检时至少有 50% 以上有栓塞性梗死。但随着风湿性心脏病发病率的下降，目前心源性栓子的最常见病因为非瓣膜病性房颤，约占整个心源性栓子的 45%。其次为缺血性心脏病，如急性心肌梗死，在心肌梗死 3 周内最易伴发脑栓塞。其他较少见的病因还有亚急性细菌性心内膜炎，非细菌性血栓性心内膜炎，心脏黏液瘤等。

由于经食管心脏彩超（TEE）的应用，因卵圆孔未闭或心脏间隔缺损导致的脑反常栓塞并不少见，特别是在没有明确栓子来源的患者，更要注意有无反常栓塞的可能。

（二）动脉源性脑栓塞

以动脉粥样硬化病变为栓子来源的脑栓塞称为动脉源性脑栓塞，或动脉 - 动脉型脑栓塞。

随着近代诊断技术的进展，如 TEE、颈动脉双功能超声（DUS）、MRA 等强化了潜在栓子来源的概念，特别是 TCD 微栓子检测技术的应用，使人们对动脉源性栓子在缺血性卒中发病机制中的作用有了全新的认识，并由此提出缺血性卒中的主要发病机制可能是栓塞，而非血栓形成。

动脉源性栓子来源于易发生动脉病变的部位，如颈总动脉、颈内动脉起始部、颈内动脉虹吸部、大脑中动脉水平部、锁骨下动脉起始部及椎动脉起始部。

以往认为颈动脉狭窄引起缺血性卒中的发病机制是血流动力学障碍，因此对狭窄颈动脉采用颅外－颅内分流术以改善远端供血，但结果并未降低同侧卒中发病率，究其原因是由于颅外－颅内分流术未能消除栓子源，仅仅是绕道而不是消除颈动脉斑，因此不能预防栓塞性卒中。相反，颈动脉内膜剥脱术（消除潜在的栓子来源）可大大降低症状性和无症状性颈动脉狭窄患者的卒中发生率，因而证明动脉－动脉型栓塞是颈动脉狭窄所致卒中的主要原因。

（三）其他

是指心源性和动脉源性以外的栓子造成的脑栓塞。

如主要见于长骨骨折或手术的脂肪栓塞；见于大静脉穿刺或潜水减压等的空气栓塞；癌栓塞以及一些不明原因性脑栓塞。

病理：脑栓塞发生时首先出现该动脉供血区的脑组织出现白色梗死，除神经细胞和胶质细胞外，血管本身也发生坏死。当栓子自身萎缩并被血流冲击后，栓子比原阻塞处的管腔小，又由于栓子与动脉壁不粘连，因此，被血流进一步冲向远端，使得血管部分再通，恢复血流。这时梗死区周围的小血管已经坏死，导致血流外渗，引起出血性梗死。病灶切片可见梗死中心呈白色软化，周围有点状或片状出血，以皮质和皮质下明显。

该病的临床表现如下：

任何年龄均可发病，心源性脑栓塞发病年龄相对较轻。脑栓塞多在清醒、活动状态下突然起病，在数分钟内症状即可达高峰，少数患者可在几天内呈阶梯式进展恶化，这是由于反复栓塞所致。神经系统表现取决于被栓塞的动脉。20%～25%的脑栓塞患者在起病48～72h内出现出血性梗死，此时临床症状可加重，甚至因高颅压引起脑疝致死。

心源性脑栓塞：

既往有心脏瓣膜病、房颤、心肌梗死、充血性心衰或扩张性心肌病等病史。起病急，意识障碍较动脉源性栓塞严重。心源性栓子导致的TIA，发作时间较长，可持续数小时，而发作次数较少，且由于每次栓塞不同动脉，临床表现较多样化。

动脉源性脑栓塞：

发病年龄较大，一般有高血压、高血脂、糖尿病等动脉粥样硬化危险因素。动脉源性栓塞累及的动脉直径较小，以 600 ~ 1500μm 最多见，因此梗死灶多发生在大脑中动脉的分支，如皮质楔型梗死和基底节区小梗死等。颈内动脉系统的动脉源性栓塞以局部皮质功能受累为特征，患者多表现为上肢单瘫、失语等，几乎无意识障碍。与心源性栓子相比，动脉源性栓子导致的 TIA 发作时间短，常不超过 25min，但发作次数多、临床表现较刻板。

一、诊断

（一）现代科学方法诊断

1. 脑栓塞的超早期 CT 表现

脑栓塞的超早期 CT 可表现为大脑中动脉高密度征、豆状核境界模糊、早期低密度改变、脑沟消失及岛叶皮质境界不清。早期低密度改变是指梗死 6h 内，梗死区域白质、灰质均呈很淡的低密度，无明显占位效应。早期低密度改变系脑水肿所致，是易发生出血性梗死的重要指标。大脑中动脉高密度征是指大脑中动脉栓塞后，在单纯 CT 扫描时，大脑中动脉本身 X 线吸收值比脑实质或对侧正常大脑中动脉高。大脑中动脉高密度征于栓塞后 6h 内出现，24 ~ 72h 内消失，是大脑中动脉栓塞的一个非常敏感而精确的指标。

2. TCD 微栓子检测

栓子较红细胞体积大，其声阻抗不同于红细胞及周围血浆成分，超声束投射到栓子及红细胞表面产生反射和散射。栓子在 TCD 频谱上表现为突出于背景的高强度、短暂的信号。信号强度以 dB 值计算。TCD 微栓子检测较为复杂，其结果易受操作者、选用参数、所用仪器及受检人群的影响。1998 年国际栓子检测小组对操作的各项条件提出了规范化要求。

TCD 微栓子检测有人工和自动两种，以人工检测为金标准。探头多采用双深度 2MHzPW，以利于区别栓子信号与伪迹。栓子信号的 dB 阈值，应至少高于背景血流强度 3dB。采用的 dB 值越高，重复性越好，结果越稳定；但随着 dB 值增高，灵敏度下降。信号的 dB 值与栓子的性质和大小有关，一般心源性栓子信号强，动脉源性栓子信号强度较弱。但据目前资料，还不能凭信号强度鉴别栓子性质和大小。

TCD 微栓子检测阳性提示患者有活动的栓子来源，是临床高危因素之一。目前 TCD 检测的微栓子多是无症状性的，但多次出现无症状的微栓子，有可能将产生一次临床体征明显的脑卒中；且这些微栓子的累加作用，在缺乏卒中症状病史的情况下可能导致痴呆。

3. 心脏彩超

心脏彩超可分为经胸廓途径和经食管途径。经胸廓的心脏彩超（TTE）是经典方法，可以提供有关心脏房室大小、功能、心室内附壁血栓、瓣膜的结构和功能等情况。彩色血流显像及多普勒频谱可以更全面地了解心脏循环动力学状态。虽然 TTE 能够很好地显示左心室顶部、三尖瓣、右心室等部位，但其他易附着血栓的部位，像左心房、左心室等，用 TTE 则不能显示。经食管心脏彩超（TEE）是将柔软的内窥镜插于食管内，可以无阻挡、高分辨率地显示上述 TTE 不能显示的部位，包括主动脉弓。相当部分心源性栓子来源于主动脉弓粥样硬化斑块。虽然 TEE 有一定侵入性，若操作者经验丰富，TEE 非常安全，耐受性良好，可用于重症患者，对心源性栓子的检测，TEE 的敏感率是 TTE 的 2 ~ 10 倍。

（二）中医诊断

脑栓塞的诊断主要依靠临床综合分析（见下表）。

表　脑栓塞的诊断依据

1. 突然起病的完全性卒中。
2. 脑影像学检查示多发性梗死灶。数天后梗死灶可发生出血性改变。
3. 有心脏原发病或近端动脉粥样硬化斑块证据。

脑栓塞常在活动状态下突发起病，并迅速达高峰，是所有脑血管疾病中发病最快者。多属完全性卒中，少数患者由于反复栓塞可使病程呈阶梯式加重。由于栓子向远端移行，或自行崩解，症状和体征可获缓解。

大脑中动脉及其分支是栓塞的常见部位，脑 CT 扫描可见大脑中动脉供血区多个、双侧、同一时期的梗死灶，较特征的表现为皮质楔型梗死。现在认为椎－基底动脉系统也是栓塞的多发部位，心源性栓塞及动脉源性栓塞各占后循环梗死的 1/5，较典型的如基底动脉尖部综合征。

结合患者有心脏原发病或近端动脉粥样硬化斑块，即可临床诊断脑栓塞。

反常栓塞是指脑栓塞与肢体静脉栓塞和肺栓塞并存，见于卵圆孔未闭或心脏间隔缺损。脑反常栓塞并不少见，由于 TEE 及 TCD 的应用，在临床没有肢体静脉栓塞和肺栓塞的情况下，也可诊断脑反常栓塞。

（三）民间经验诊断

1. 起病急；

2. 有风湿性心脏病或颈部动脉重度粥样硬化等栓子来源或/及身体其他部位（视网膜、肾、脾）栓塞的证据；

3. 突然出现、很快达高峰的对侧偏瘫（程度严重）、偏侧麻木（感觉丧失）、同向偏盲、失语、失用症、眩晕、复视、眼球运动麻痹、共济失调、交叉瘫、瞳孔异常、四肢瘫痪、进食吞咽困难、意识障碍等脑动脉闭塞性综合征；

4. 病史及症状：多有心脏病史，或以往可有脑栓塞史，突然发病，无先兆，常见症状为偏瘫或单瘫、癫痫发作、感觉障碍和失语，有时可迅速昏迷和出现急性颅内压增高症状。病史询问应注意起病的急缓，主要症状，有无类似发作病史及其他系统疾病史。

二、治疗

（一）民间和经验治疗

可以食用以下食物：

木瓜：含十七种以上氨基酸及多种营养元素，能软化血管。

草莓：富含维生素和果胶物质，对防治动脉粥样硬化、冠心病、脑溢血有很高临床价值，对高血压有一定功效。

猕猴桃：含十七种以上氨基酸、果胶、鞣酸、柠檬酸、黄酮类物质，含多种微量元素、维生素，尤其维生素C和硒含量丰富，长期食用，可降血压、血脂等症。

猕猴桃汁治疗高血压、心绞痛、心律不齐，预防缺血性脑血管病，脑动脉硬化。

杏：食用杏仁对心脏有保护作用。

西瓜：西瓜汁富含维生素A、B、C和蛋白质、葡萄糖、果糖、蔗糖酶、谷氨酸、瓜氨酸、精氨酸、苹果酸、番茄色素、磷酸及钙、铁、粗纤维等，对高血压有很好作用。

柿子：柿叶含大量维生素C，具有降压、保护心血管作用。

柿子中含维生素较一般水果高，对于心脏病、心梗、中风都大有益处。其含有一种酚类化合物，有预防动脉硬化，降低心血管疾病发生率。

柑橘：在水果中，柑橘含抗氧化成分最高，可预防血栓形成。经常食用，可预防心血管疾病。

核桃：生吃核桃与桂圆肉、山楂，能改善心脏功能。

石榴：软化血管。

枣：辅助治疗心脏病、高血压，缓和动脉硬化。

苹果：每天食300g，血液中胆固醇水平即可下降，血管也不会硬化。

（二）中医和经典治疗

治疗原则：1. 对心脏病、高血压、糖尿病、动脉粥样硬化等原发病的治疗。2. 抗凝治疗。3. 血管扩张剂。4. 降血脂、降低血黏度。5. 血管手术，切除血管内膜和硬化斑或血管扩张或支架成形术。6. 对症治疗（脑水肿等）及合并症（感染等）的治疗。

用药原则：1. 对心脏病、高血压、动脉硬化要及时予以治疗；2. 肝素静脉滴注或新近报道应用的低分子肝素等抗凝可稳定进行性中风，对急性完全性中风无效，对高血压患者因抗凝剂（尤其是肝素）引起出血的副作用应禁用。3. 对未用抗凝剂者，可使用阿司匹林、潘生丁、苯磺唑酮、力抗栓等药物。4. 低分子右旋糖酐可帮助降低血黏度；血管扩张剂（硝苯比啶、烟酸等）及中药根据具体患者慎用。可适当采用血液稀释疗法，防治脑水肿可选用速尿等对心功能影响较小的脱水剂。颅脑 CT 及腰穿排除出血性梗塞及感染性栓塞后，可采用抗凝治疗华法林 4～6mg/d 首剂，维持量 2～4mg/d 及血小板聚集抑制剂潘生丁 50mgtid。

原发病治疗：1. 纠正心衰，改善心功能；由心肌梗塞引起者，治疗心肌梗塞；2. 感染性栓塞者应给予强有力的抗生素控制感染。

疗效评价：1. 治愈：意识清，血压平稳，肢体运动、感觉及语言功能恢复好，能自理生活，可遗留轻度神经损害体征。2. 好转：意识清，肢体及语言功能有不同程度改善。3. 未愈：意识及神经功能无改善。

（三）现代和前沿治疗

一旦诊断脑栓塞就意味着患者需长期的抗血小板、抗凝治疗，可长期使用小剂量的双香豆素类药物、阿司匹林等。TCD 可以监测循环中微栓子的数量，TCD 微栓子检测阳性的脑栓塞患者，经抗凝治疗后，微栓子数量明显减少或消失，TCD 微栓子监测技术可作为评价药物疗效及指导治疗的有用手段。

1. 脑栓塞治疗

由于易发生出血性梗死，脑栓塞禁忌溶栓治疗。对梗死灶及缺血半暗带的处理与脑血栓形成相同（请参阅脑血栓形成一节）。

从理论上讲，应根据栓子的性质采取不同的治疗方案，抗凝治疗主要用于红色血栓，而抗血小板剂则用于富含血小板的白色栓子。但实际工作中鉴别栓子性质并非易事。红色血栓多在血流速度较慢的部位形成，如房颤、急性心肌梗死后、充血性心衰等。白色血栓则易在血流速度较快的粗糙表面形成，如不规则的粥样硬化斑块表面。因此，一般临床上心源性栓塞首选抗凝治疗加心脏手术，动脉源性栓塞首选抗血小板治疗加颈动脉内膜剥脱术。

对急性脑栓塞患者，起病48h内，若无出血倾向，可先静脉用肝素治疗数天，然后再选用抗血小板剂或抗凝剂口服治疗，治疗的剂量及疗程应个体化。

（1）肝素治疗

静脉用肝素的目的不是溶解栓子，而是防止逆行血栓及新的栓子形成。CT显示有出血性梗死，或由亚急性细菌性心内膜炎并发的脑栓塞禁用肝素。大面积脑栓塞患者若平均活化部分凝血激酶时间（aPTT）值低于正常人1/2时，仍可使用肝素治疗。静脉用肝素的时间需在起病48h以内，剂量应个体化，维持患者的aPPT在患者基础数值的1.5~2.5倍。近几年由于低分子肝素的疗效及安全性均优于传统肝素，目前治疗多采用低分子肝素静脉或皮下注射。

（2）口服抗凝及抗血小板治疗

心源性栓塞首选抗凝剂，最常用的口服抗凝剂是华法林。华法林通过抑制维生素K依赖性凝血因子和抗凝蛋白C和S的合成而发挥作用，因此主要用于抑制红色血栓。华法林属窄治疗窗药物，用量必需个体化。一般起始剂量为2~3mg/d，然后根据国际标准化比值（INR）调整剂量，INR应控制在2~3。绝大多数患者的维持剂量为2~5mg/d。

当患者不能耐受抗凝治疗，或为动脉源性脑栓塞时，可选用抗血小板药，如阿司匹林。阿司匹林的剂量30~1300mg/d均有效。目前还不主张华法林与阿司匹林联合应用。

2. 原发病治疗

预防脑栓塞的重点就是针对性治疗原发病。对心脏病患者，应努力纠正心律失常，有手术适应症者应积极手术治疗。对动脉粥样硬化斑块狭窄患者，若血管狭窄70%以上，病变位于颈内动脉颅外段或椎动脉起始部，可考虑行颈动脉内膜剥脱术。近来研究发现一些轻-中度血管狭窄（管腔狭窄<70%）患者，脑卒中的发生率高于重度狭窄患者，究其原因是与粥样斑块的不稳定性有关，即斑块的脆性问题。如何稳定斑块，防治附壁血栓形成、脱落及斑块

碎裂、脱落，是目前国内外研究的热点，常用的药物有降脂药及维生素 E、维生素 C 等。

三、康复

大多数患者、患者亲友及部分医务人员在对待该病的治疗中，更多想到或期望的是有更好的药物（实际上目前用于脑栓塞治疗药物的作用是十分有限的）使患者早日康复，而忽视了其他治疗方面，如：患者的饮食，由于相当数量的脑栓塞患者出现生活不能自理，甚至饮食不能（因吞咽困难），若不给予鼻饲（经鼻插管到胃，经此管将食物直接注入胃内），患者的营养、身体内新陈代谢都会很快出现新的问题，如此，即使对脑栓塞本身的治疗用药再好，也难以收到好的治疗效果。因此，应当把患者的生活护理、饮食、其他合并症的处理摆在首要的位置。脑栓塞本身的治疗原则是要改善脑循环、防止再栓塞、消除脑水肿、保护脑功能。抗凝、溶栓等治疗多仅在发病的早期有作用，因此更强调早期治疗。皮下注射低分子肝素（副作用较小）等抗凝剂对早期的脑栓塞具有一定治疗作用，因抗凝剂（尤其是肝素）引起出血的副作用，应用时应排除脑出血，并注意对患者血凝状态进行监测。溶栓类药物（如尿激酶、链激酶等）亦可能仅在早期发挥作用。用血管扩张剂及降血压的药物时，一定注意患者的血压，此类药物所致的血压过低将会导致脑缺血的进一步加重，应十分注意。低分子右旋糖酐可帮助降低血黏度，甘露醇等高渗脱水剂可缓解脑水肿，但应用时要注意患者的心脏功能、肾功能情况，以免顾此失彼。对于已明确诊断为风湿性心瓣膜病、人工换瓣术后、冠心病伴心房纤颤、颈动脉等大动脉粥样硬化等疾病者，应选择性给予华法林、阿司匹林、潘生丁、苯磺唑酮、藻酸双酯钠、噻氯匹啶活血素等药物长期服用可较有效地预防脑栓塞的发生和再发。有条件的心脏瓣膜病患者应尽早行合适的心脏手术；初发心房纤颤患者应予及时治疗；外伤骨折患者的搬运转送应符合急救转送要求。病情稳定后，在医生的指导下尽早适度进行瘫痪肢体等神经功能缺损的康复锻炼，树立恢复生活自理的信心，配合医疗和康复工作，争取早日恢复，由于神经功能损害后的恢复有其自然规律，肌肉力量、感觉、语言等功能障碍的恢复快慢依脑损害的严重程度不同而异，大多数在病后两周至半年内逐渐恢复，患者、家属必须了解这些知识，从而树立起战胜疾病、恢复自我的耐心、信心和毅力。社会及家庭给予患者精神及生活的支持，更有利于患者的恢复及生活质量的提高。

第六节　高血压脑病

高血压脑病是由于血压突然升高超过了脑血管的自动调节高限，引起局限性或弥漫性脑水肿而发生的一种变化急骤的脑功能障碍，常伴有剧烈头痛与神志改变，有时还出现肢体活动障碍、抽搐，眼底检查有局限性或弥漫性视网膜小动脉痉挛，伴或不伴有出血、渗出或水肿，降压治疗后可迅速恢复。

临床表现：起病急骤，常因过度劳累、紧张和情绪激动而诱发，病情进展快，进行性加重，病程长短不一，长者可达数天之久，短者仅数分钟。患者在原有高血压基础上，血压突然急骤升高，舒张压高于 17.3kPa（130mmHg），平均动脉收缩压 20 ～ 27kPa（150～200mmHg）；或者突然血压升高的幅度收缩压 ＞7kPa（53mmHg），舒张压 ＞4kPa（30mmHg）。高血压脑病发生后以脑水肿症状为主，多数患者具有头痛、惊厥、意识障碍三大特征，谓之高血压脑病三联征。头痛为早期症状，呈弥漫性剧烈头痛，为全头痛或以前额部、后枕部为主，清晨明显，紧张、咳嗽或用力时加剧；伴有恶心、呕吐，当血压下降后头痛可得以缓解，随着脑水肿进行性加重，于头痛数小时至 1～2 天后出现程度不同的意识障碍，如嗜睡、昏睡，甚至昏迷，同时可伴有躁动不安、定向力障碍、谵妄。患者可出现暂时性失语、偏瘫、肢体麻木和听力障碍，若视网膜动脉痉挛时，可有视力模糊、偏盲或黑矇。眼底检查可见视乳头水肿、火焰状出血、绒毛状渗出物、动脉变细、动静脉交叉压迫征明显。亦可见全身性或局限性惊厥，惊厥时患者神志丧失、瞳孔散大、两眼上翻、口吐白沫、呼吸暂停、皮肤紫绀、肢体痉挛，并可有舌头被咬破及大小便失禁等，历时 1～2min 后，惊厥停止，进入昏迷状态。惊厥可反复发作，主要由脑水肿引起，因抽搐而脑缺氧又可加重脑水肿，致使颅内压进一步升高，甚至形成脑疝致死。

病因与发病机制：恶性高血压、急性或慢性肾小球肾炎、原发性高血压、子痫、铅中毒、库欣综合征、嗜铬细胞瘤、醛固酮增多症、促肾上腺皮质激素过量、妊娠中毒等可引起高血压脑病，但亦可发生于正常血压者。

高血压脑病是血压急骤升高而发生脑水肿的结果。其发病决定于血压增高的程度和速度。其发病机制有以下几种学说：

（一）自动调节崩溃

正常情况下，血压波动时，可通过小动脉的自动调节维持稳定的脑血流量即 Bayliss 效应，保护重要器官免受缺血损害。脑血流量在平均动脉压（MAP）为 8.0～16.0kPa 范围内保持恒定状态。当正常血压者短时间内突然升高，可在相对较低水平高血压下发生高血压脑病。在慢性高血压患者，由于血压在较长时间内缓慢升高，使小动脉壁发生适应性结构改变，即血管壁增厚，管腔狭窄，整个自动调节曲线右移，MAP 在 16.0～21.3kPa 时脑血流量仍能维持不变。当 MAP 超过 21.3kPa 时，便超越了自动调节能力，使脑血管由收缩变为被动扩张，突破脑血管自动调节机制，脑血流量增加，造成脑血流灌注过多，血管内液体越过血脑屏障漏出到血管周围脑组织，导致脑水肿及颅内压增高。毛细血管壁变性坏死，继发性点状出血和微梗死，导致脑功能障碍，出现脑病症状。

（二）"自动调节过度"或"小动脉痉挛"

血压急剧上升时，全身小动脉普遍痉挛收缩，脑小动脉收缩，血管阻力明显增高，脑血流量减少，毛细血管壁由于缺血变性，渗透性增加，使体液和血浆蛋白向血管外渗透加速，从而发生急性脑水肿、点状出血及微梗死。

（三） 血管源性脑水肿

有人认为高血压脑病是急性过度升高的血压迫使血管扩张，通过小动脉壁过度牵伸，破坏血脑屏障，继发血管源性脑水肿所致。

一、诊断

（一） 现代科学方法诊断

腰椎穿刺检查，脑脊液压力多数有明显增高，少数可正常，脑脊液中蛋白质增高约在 100% ~150%，细胞数可正常或有少量红细胞、白细胞，蛋白质增高由软脑膜和蛛网膜通透性增高引起。脑电图可出现两侧同步化尖、慢波，而且常有枕部的节律性尖波和慢波活动。有时由于严重的脑水肿而显示广泛性严重的慢节律脑电活动。颅脑 CT 及 MRI 检查可显示因脑水肿而出现弥漫性白质低密度，脑室受压变小，部分患者可有腔隙性病灶，而且多在基底节区。

诊断与鉴别诊断：高血压脑病具有特殊的临床表现，一般诊断不困难，当符合以下情况时应考虑是否有高血压脑病：

（1） 高血压患者突然出现的血压迅速升高。

（2） 临床上出现以颅内压增高和局限性脑组织损害为主的精神神经系统异常表现。

（3） 患者经用速效降压药治疗后，症状和体征随着血压下降，一般在数小时内消失，不遗留任何脑损害后遗症。

高血压脑病需与各种高血压与神经系统功能异常并存的情况相鉴别，包括一部分脑梗死（脑血栓形成、脑栓塞）、脑出血、蛛网膜下腔出血（SAH）、急（慢）性硬膜下血肿、脑肿瘤、中毒性脑病和癫痫等疾病。可以从以下几点作出判断： （1） 发病情况：本病的意识障碍和其他表现多在剧烈头痛发生后数小时才出现，而脑出血、SAH 时则多在急剧头痛发生后数分钟至 1h 内出现。急、慢性硬膜下血肿患者也有严重头痛，但常有颅脑损伤史，且神经症状体征多在数小时、数日甚至数周逐渐出现。脑梗死尽管起病急，但头痛不明显。脑肿瘤患者也在就诊前常有数周至数月的进行性头痛加重史，其血压升高也不如本病明显。癫痫性头痛多在惊厥发作后出现，血压升高也不如本病明显。（2）对降压治疗的反应：若予以有效的降压后病情迅速恢复，则支持本病诊断；但若对本病治疗不及时，使脑组织发生不可逆性持久损害，或本病合并尿毒症时，则血压下降后病情恢复较慢或不完全。（3）眼底检查：本病有严重的弥漫性或部分性视网膜动脉痉挛，可伴视神经乳头水肿或出血、渗出。脑出血时也可有类似表现。若发生视神经乳头水肿时不伴视网膜动脉痉挛，则提示脑肿瘤、慢性硬膜下血肿或 SAH。视网膜动脉栓塞多提示脑栓塞。（4）脑脊液检查：本病脑脊液可无或偶有少量红细胞，而脑出血时常为血性，SAH 则为明显血性。（5）颅脑 CT 和 MRI 检查：可确立诊断。

（二）中医诊断

1. 患者自觉眼花或眼前发黑，视物模糊，或自觉外界景物或自身旋转、动摇、晃动、漂浮感。

2. 症见站立不稳，身体向一侧倾斜，时时常欲跌倒，不敢站立或行走。

3. 常伴有耳鸣、耳聋、恶心、呕吐、汗出、肢体颤震等。

4. 发病年龄：外感眩晕多见于青年人；内伤眩晕多见于中年以后，老年居多。

5. 可有不同病史，如外感、饮食、情志、劳欲、劳伤、外伤等。

（三）民间经验诊断

急骤起病，病情发展非常迅速。肾功能损害者更容易发病。

1. 发病年龄与病因有关：急性肾小球肾炎多见于儿童或青年；慢性肾小球肾炎则以青少年及成年多见；子痫常见于年轻妇女；恶性高血压 30 ~ 40 岁最多见。

2. 动脉压升高：原来血压已高者，在起病前，再度增高，舒张压达 16kPa（120mmHg）以上，平均动脉压常在 20.0 ~ 26.7kPa

（150～200mmHg）之间。

3. 颅内压增高：由脑水肿引起。患者剧烈头痛，喷射性呕吐，视乳头水肿，视网膜动脉痉挛并有火焰样出血和动脉痉挛以及绒毛状渗出物。

4. 意识障碍：可表现为嗜睡及至昏迷，精神错乱亦有发生。

5. 癫痫发作：可为全身性局限性发作，有的出现癫痫连续状态。

6. 阵发性呼吸困难：由于呼吸中枢血管痉挛，局部缺血及酸中毒所引起。

7. 其他脑机能障碍的症状：如失语、偏瘫等。

8. 头痛：常是高血压脑病的早期症状，多数为全头痛或额顶部疼痛明显，咳嗽、活动用力时头痛明显，伴有恶心、呕吐。当血压下降后头痛可得以缓解。

9. 脑水肿症状为主：大多数患者具有头痛、抽搐和意识障碍三大特征，谓之为高血压脑病三联征。

二、治疗

（一）民间和经验治疗

饮食营养治疗的目的是全身营养支持，保护脑功能，促进神经细胞的修复和功能的恢复。在饮食营养供给上要求个体化，即根据患者的病情轻重，有无并发症，能否正常饮食，消化吸收功能、体重、血脂、血糖、电解质等因素，提出不同的饮食营养治疗方案。在急性期饮食治疗是让患者能度过危急阶段，为恢复创造条件。恢复期应提出合理饮食的建议，纠正营养不足或营养失调，促进恢复和防止复发。

1. 重症患者的饮食治疗：重症或昏迷患者在起病的2～3d之内如有呕吐、消化道出血者应禁食，从静脉补充营养。3d后开始鼻饲，为适应消化道吸收功能，开始的几天内以米汤、蔗糖为主，每次200～250ml，每天4～5次。在已经耐受的情况下，给予混合奶，以增加热能、蛋白质和脂肪，可用牛奶、米汤、蔗糖、鸡蛋、少量植物油。对昏迷时间较长，又有并发症者，应供给高热能、高脂肪的混合奶，保证每天能有蛋白质 90～110g，脂肪 100g，碳水化物 300g，总热能 10.46MJ（2500kcal）。总液体量 2500ml，每次 300～400ml，每天 6～7 次。鼻饲速度宜慢些，防止返流到气管内。必要时可选用匀浆饮食或要素饮食。

2. 一般患者饮食治疗：热能可按 125.52～167.36kJ（30～40kcal）供给，体重超重者适当减少。蛋白质按 1.5～2.0g/kg，其中动物蛋白质不低于 20g/d，包括含脂肪少的而含蛋白质高的鱼类、家禽、瘦肉等，豆类每天不少于 30g。脂肪不超过总热能的 30%，胆固醇应低于 300mg/d。应尽量少吃含饱和脂肪酸高的肥肉、动物油脂，以及动物的内脏等。超重者脂肪应占总热能的 20% 以下，胆固醇限制在 200mg 以内。碳水化合物以谷类为主，总热能不低于 55%，要粗细搭配，多样化。限制食盐的摄入，每天在 6g 以内，如使用脱水剂，或是利尿剂可适当增加。为了保证能获得足够的维生素，每天应供给新鲜蔬菜 400g 以上。进餐制度应定时定量，少量多餐，每天 4 餐，晚餐应清淡易消化。

（二）中医和经典治疗

1. 夏枯草 30 克，水煎服，或用菊花 6～10 克，决明子 10 克，开水冲泡，每日代茶常饮，适用于肝阳上亢之头痛。

2. 川芎、蔓荆子各 10 克，水煎服，适用于风邪上犯的头痛。

3. 制川草乌各 10 克，白芷、僵蚕各 6 克，生甘草 9 克，研细末，分成 6 包，每日 1 包，分 3 次用绿茶送服，适用于顽固性风寒头痛。

4. 全蝎、地龙、甘草各等分，研末，每服 3 克，一日 3 次，适用于顽固性头痛。

5. 白凤仙一株捣烂，火酒浸，露七夕，去渣、饮酒，治寒湿性头痛。

6. 山羊角 15～30 克（锉成细末，先煎），白菊花 12 克，川芎 6 克，水煎服，治偏头痛。

7. 白附子 3 克，葱白 15 克，白附子研细末，与葱白捣成泥状，取如黄豆大一粒，堆在小圆形纸上，贴在痛侧太阳穴处，约1小时左右取下，治偏正头痛。

8. 蓖麻同乳香、食盐捣，贴在太阳穴上治气郁头痛。

9. 鹅不食草30克，白芷15克，冰片1.5克，共研细末备用，发作时用棉球蘸药粉少许塞鼻孔，适应于偏头痛。

10. 针灸：近取印堂、攒竹；远取合谷、内庭用治前额痛；近取太阳、悬颅，远取外关、足临泣治侧头痛；近取天柱，远取后溪、申脉治后头痛；近取百会，远取太冲、内关、涌泉，治头顶痛；取风池、百会、太冲治肝阳头痛；取百会、气海、肝俞、脾俞、肾俞、合谷、足三里治气血不足之头痛。

11. 临床表现为眩晕的证治

（1）髓海空虚

主证：眩晕、耳鸣、腰膝酸软，遗精滑泄，神疲健忘，少寐多梦。偏于阴虚者，五心烦热，颧红咽干，舌嫩红少苔，脉弦细数；偏于阳虚者，形寒肢冷，面色㿠白或黧黑，舌质胖嫩，脉沉细。

治则：填精补髓充脑。偏于阴虚者滋阴，偏于阳虚者温阳。

方药：偏于阴虚用左归丸——熟地黄、山药、山萸肉、枸杞子、菟丝子、鹿角胶、牛膝、龟板胶；偏于阳虚者用右归丸——熟地黄、山药、山萸肉、杜仲、枸杞子、菟丝子、肉桂、附子、鹿角胶、当归。

（2）气血虚弱

主证：眩晕，动则加甚，劳累则发，神疲懒言，气短声怯，心悸怔忡，健忘少寐，纳谷不香，面色㿠白或萎黄，唇甲无华，舌质淡嫩，边有齿痕，脉细弱。

治则：补气养血益脑。

方药：归脾汤——白术、茯苓、黄芪、人参、酸枣仁、远志、当归、龙眼肉、木香、甘草、生姜、大枣。

（3）肝阳上亢

主证：眩晕耳鸣，头痛且胀，面色潮红，急躁易怒，失眠多梦，每遇恼怒或烦劳则加重，目赤，口苦，尿赤，便秘，舌红苔黄燥，脉弦或弦数。

治则：平肝潜阳，熄风清脑。

方药：天麻钩藤饮——天麻、钩藤、石决明、山栀、黄芩、川牛膝、杜仲、益母草、桑寄生、夜交藤、朱茯神。

（4）痰浊中阻

主证：眩晕，头重如裹，胸闷恶心，呕吐痰涎，少食多寐，倦怠无力，舌苔白腻，脉濡滑。

治则：健脾燥湿，化痰熄风。

方药：半夏白术天麻汤——半夏、白术、天麻、陈皮、茯苓、甘草、生姜、大枣。

（三）现代和前沿治疗

当诊断明确后，应立即予以降压治疗，控制血压至安全水平，治疗原则包括紧急降压治疗，制止惊厥和治疗脑水肿，以防止发生不可逆性脑损害，注意保护心、肾功能等，在脑病缓解后，要积极治疗高血压及引起诱因的原发病，防止高血压脑病的复发。

1. 迅速降低血压

高血压脑病急性期应严密监测血压。在不可逆性脑损害出现之前，尽快降低血压。降压前先了解患者既往有无高血压病史，即以往脑血管自动调节作用（Bayliss 效应）是处于较高水平还是正常水平，使用降压药将这两种患者的平均血压下降 25% ~30% 时不会影响脑血管自动调节作用，但下降 40% 时则可出现脑低灌注的脑缺血症状。重症高血压的脑血流自动调节恢复需 18 ~48h，故降压要慢些进行。对老年及以往有高血压者应降低至较高水平。对以往血压正常者 24h 内的降压目标是 18.7 ~ 21.3/12.0 ~ 13.3kPa（140 ~ 160/90 ~ 100mmHg）。常用降压药有下列数种：

（1）硝普钠 能直接松弛周围血管，降低外周阻力而使血压下降。作用迅速，给药后 5min 即有效，停药后作用能维持 2 ~ 15min。用法：硝普钠 50mg 加入 5% 葡萄糖 500ml，避光缓慢静脉滴注，一般从 1 ~2μg/（kg·min）滴起。此药起效快，但失效也快，需 2 ~3min 测 1 次血压，适当调节滴入速度，可使血压维持在任何水平。若用量 <3μg/（kg·min），使用时间 <72h，一般不会发生硫氰酸盐中毒。如果用药超过 72h，尤其是伴有肾功能不全或低钠饮食的患者，可引起硫氰化物中毒，故应每日测定血中硫氰酸盐浓度，其浓度 >12mg/ml 时则应换用其他降压药物。

（2）氯甲苯噻嗪　能直接扩张动脉平滑肌。首次可用 150～300mg，不稀释，10～20s 内静脉注射完毕，通常 30s 内血压下降，3～5min 内 80% 患者血压接近正常，作用持续时间 6～18h。如第 1 次用药后血压下降不显著，可于 30～60min 后重复注射 1 次。如药效良好，则应间隔 3～10h 后才可再用药。本药有抗利尿作用，为了防止钠潴留，可与速尿 40～80mg 静脉注射联合应用。出现反射性心动过速，可静脉注射普萘洛尔（心得安）予以抵消。本药能抑制胰腺 β 细胞分泌胰岛素而引起高血糖，故糖尿病患者忌用此药。

（3）乌拉地尔（压宁定）　本品具有外周和中枢双重的作用机制：在外周阻断突触后 α_1 受体，扩张血管；同时激活中枢 5 - HT_1A 受体，降低延髓心血管中枢的交感反馈调节而起降压作用。不干扰糖、脂肪代谢，不增加颅内压；对心率影响甚小；无血压反跳。用法：首先静脉推注 12.5～25mg，观察 5～10min，必要时再推注 12.5～25mg。为维持疗效或缓慢降压，可用 10～100mg 加入 250～500ml 液体中静脉滴注。孕妇、哺乳期禁用。

（4）酚妥拉明　又名瑞吉停（rigitine）或甲碘酸苄胺唑啉。为 α - 受体阻滞剂。适用于儿茶酚胺增高的高血压脑病患者。用法：酚妥拉明 5～10mg 加入 5% 葡萄糖液 250～500ml 内静脉滴注，血压被控制后以 0.2～0.3mg/min 静脉滴注维持。如静脉滴注该药后血压明显下降，应考虑为肾上腺嗜铬细胞瘤引起的高血压脑病。

（5）拉贝洛尔（柳胺苄心定）　可用 20mg 静脉缓慢注射，必要时可每隔 10min 注射 1 次，直至产生满意效果或总剂量 200mg 为止。孕妇、哮喘患者禁用。

（6）硫酸镁　有镇静、解除血管痉挛的作用。用法：25% 硫酸镁液 5～10ml 加入 25% 葡萄糖液 40ml 中缓慢静脉注射，或用

25%硫酸镁 10ml 深部肌内注射。

（7）硝酸甘油　作用迅速，对合并冠心病，心功能不全者较适用。用法：10～20ml 加入 5%葡萄糖液 250～500ml 中静脉滴注，根据血压情况调整滴速。

（8）对血压显著升高，但症状不严重者，可舌下含服硝苯地平 10mg，卡托普利 12.5～25mg，或口服可乐定 0.1～0.2g 或米诺地尔等。

（9）利血平　本药的降压作用主要是通过耗竭交感神经末梢儿茶酚胺的贮存，减低周围血管阻力而直接扩张血管使血压下降。见效较慢，效力较小，但较安全。用法：利血平 1mg 肌内注射，必要时 2～8h 重复 1 次；或每 2h 肌内注射 1mg，直至 10mg。注射后 1.5h 血压降低，3～4h 出现最大效应。

2. 制止惊厥

有惊厥者，可用地西泮 10～20mg 直接静脉注射，同时肌内注射苯巴比妥 0.1～0.2g。亦可用 25%硫酸镁液 10ml 深部肌内注射。

3. 降低颅内压、减轻脑水肿

头部放置冰袋，可选用 20%甘露醇液 125ml 快速静脉滴注，依病情每 4～8h1 次；可辅以应用呋塞米、地塞米松等。

4. 对症支持疗法

包括吸氧、卧床休息，保持环境安静，严密观察病情变化，维持水电解质平衡，防止心肾并发症等。

5. 维持降压治疗

当紧急降压治疗后高血压脑病开始好转，舒张压降至 13.3kPa（100mmHg）左右时，可逐渐改为口服降压药控制血压如：（1）尼莫地平片，每次 20～40mg，每日 2～3 次口服；（2）硝苯地平片，每次 10～20mg，每日 2～3 次口服。

近几年来，大多数人认为高血压脑病的发生是由于血压太高而至脑血管自身调节崩溃或强制性血管扩张引起脑水肿而发病，故认为应禁用扩血管药物，并应禁用含 CO_2 的气体吸入（因 CO_2 能显著地扩张脑血管，增加脑血流，加重脑水肿）。

　　高血压脑病往往会反复发作，因而在首次发作被控制之后，必须给予综合性治疗。首次发作后经降低血压和防治脑水肿治疗与患者的预后密切相关。有人统计，如果不降压治疗，80%的患者在一年内，99%的患者在五年内死于心功能不全、尿毒症、脑出血、心肌梗死。如果能及时而恰当的控制血压，则对患者脑功能的恢复预后较好。

三、康复

　　高血压脑病，是一种非常危险的疾病，以脑部损害最为突出，必须及时抢救治疗。凡高血压者有血压急剧升高伴剧烈头痛，甚至有意识和神志改变者，均应立即到医院急救治疗。迅速将血压控制在安全范围、防止或减轻脑组织水肿与损伤是治疗的关键。此外在治疗过程中应避免血压下降过度而使脑、心、肾的血液灌注发生障碍。系统治疗高血压和原发病、避免过度劳累和精神刺激将有助于降低高血压脑病的发生。病情稳定后应逐步向常规抗高血压治疗过渡并坚持长期、正规治疗。

　　1. 平时生活应有规律，起居有常，参加体育锻炼，增强体质，避免精神刺激，保持心情舒畅。

　　2. 饮食有节，宜食清淡，以免过食肥甘，损伤脾胃，聚湿生痰。痰浊中阻，清阳不展，肝阳上亢者，禁食鸡肉、猪肉、螃蟹、虾等以免动风，使病情加重。

　　3. 头痛剧烈者，宜卧床休息，环境要清静，光线不要过强。

第十四章 临床较罕见的脑血管病

第一节 年轻人缺血性卒中

一、概述

年轻人缺血性卒中指年龄在 15～45 岁间的年轻人所发生的缺血性脑卒中。

年轻人缺血性卒中发病率虽不及老年缺血性卒中，但并非罕见，其在病因学、危险因素和预后等方面与老年性卒中有很大的差异，近 20 年引起了人们普遍的重视。老年人缺血性卒中的病因以动脉粥样硬化最为常见，而年轻人缺血性卒中的病因则更加多样、复杂，因其中不少病因是可以治疗的，故掌握该领域的进展有重要意义。

年轻人缺血性卒中的发病率约为 6～16/10 万人口，占整个卒中患者的比例约为 3%～8%。

二、危险因素

缺血性卒中是多危险因素性疾病，年轻人缺血性卒中的危险因素（risk factors，RF）与壮年、老年性缺血性卒中的危险因素有相同之处，如高血压、糖尿病、高脂血症、心脏疾病、吸烟、酗酒等，但各种危险因素的相对危险度与老年人存在差异，其中常见的RF 依次为糖尿病、高血压、心脏疾病等。此外，年轻人缺血性卒中 RF 还存在一些特殊性，如天然抗凝血系统某些因子的缺乏、脂蛋白（a）水平较高、体内抗磷脂抗体阳性及血同型半胱氨酸升高等。

1. 天然抗凝血系统某些因子的缺乏

生理状态下，凝血系统和纤溶系统之间维持动态平衡，凝血 - 抗凝血也存在着动态平衡，这种平衡对机体不致发生血栓形成是至关重要的。近年发现年轻人缺血性卒中者体内涉及体内抗凝血机制的抗凝血酶Ⅲ（antithrombinⅢ，AT - Ⅲ）及蛋白质C、蛋白质S缺乏。已知AT - Ⅲ属丝氨酸蛋白酶抑制物，血浆中凝血酶抑制活性的50% ~67%左右是AT - Ⅲ作用的结果。蛋白质C和蛋白质S属内凝血途径辅助因子抑制物，其激活形式可灭活因子Ⅷ、Ca^{2+}、Ⅴa和Ⅹa，结果反馈地抑制凝血酶，促进t - PA（组织型纤溶酶原激活物）激活。因此，AT - Ⅲ、蛋白质C和蛋白质S的缺乏可致年轻人高凝状态。

2. 血清脂蛋白（a）水平升高

脂蛋白（a）是一种类似低密度脂蛋白的物质，其血清水平由遗传因素决定。目前认为，血清脂蛋白（a）是年轻人缺血性卒中的独立危险因素。

3. 抗磷脂抗体（aPLs）

aPLs是存在于循环血清可与阴性磷脂特异性结合的多克隆免疫球蛋白，主要包括抗心磷脂抗体（aCL）和狼疮抗凝物（LA）。目前认为aPLs是年轻人缺血性卒中独立的危险因素。aPLs阳性的缺血性卒中者以年轻人、女性多见，患病具有多灶、复发的特点。

4. 高同型半胱氨酸血症（HHCM）

自1969年McCully提出HHCM与动脉粥样硬化的关系来，近年研究证明，中等度HHCM是卒中的独立危险因素。最近，美国一项研究（1999年）表明，HHCM是独立于其他传统危险因素以外的独立危险因素，其相对危险度（OR）为1.6，与每天吸一包烟的OR（1.9）大致相等。有学者提出采用蛋氨酸负荷试验可以更好地明确诊断HHCM。

三、临床表现、诊断和治疗

年轻人缺血卒中的临床表现可分为闭塞血管供血区或引流区脑

功能缺失的症状和体征的一般表现和病因或危险因素方面的特殊表现。血管方面的一般表现并无特异性，勿需赘述；病因或危险因素方面的特殊表现视病因不同而不同。引起年轻人缺血性卒中的病因或存在的危险因素十分繁多且相对少见，下述相对常见和近年倍受人们关注的一些病因方面的临床表现。

1. 夹层动脉病

又称动脉夹层或动脉壁分离、动脉夹层病。该病可分为自发性夹层动脉病和继发性夹层动脉病两类。继发性夹层动脉病多由颈部外伤、脊柱不正规按摩和颈部过伸等所致。动脉夹层分离可于损伤处发生动脉闭塞；也可于损伤处形成血栓，继而脱落形成动脉供血区远端的动脉 - 动脉栓塞而引起缺血性卒中；还可以在损伤处形成夹层动脉瘤，进而破裂形成出血性卒中。

引起缺血性卒中的夹层动脉瘤的好发部位常位于颈内动脉、椎动脉和主动脉弓。颈内动脉夹层病的主要症状常见两种类型，即同侧头面痛特别是眼周疼痛伴同侧霍纳征和同侧头面痛伴同侧大面积脑缺血，出现对侧神经功能缺失征。

椎动脉夹层病常见于颈部外伤后出现后枕、颈疼痛伴脑干和小脑缺血症状。

主动脉弓处夹层病常见胸背部疼痛伴晕厥、一侧脑部缺血症状和桡动脉搏动减弱。实际上是主动脉弓综合征的一种病因。

夹层动脉瘤病的确诊依赖于血管造影和血管数字减影（DSA）。颈内动脉夹层病血管影像学检查可见颈内动脉颅外段血管呈不规则狭窄或呈串珠状，也可发现远端血管闭塞。超声检查如 TCD、标准双功扫描，可发现典型高阻抗双向低幅血流和舒张期血流消失信号。颈内动脉（ICA）远端闭塞的超声特征为收缩期和舒张期血流速度减慢，伴同侧颈动脉和眼动脉血流速度变慢。ICA 完全闭塞多普勒无信号，临床上少见，其超声表现与动脉硬化性闭塞无区别。ICA 舒张期血流速度增快提示夹层动脉再通。

抗血小板聚集或其他抗凝治疗，可防止动脉损伤处血栓形成，常用小剂量阿司匹林。手术治疗疗效欠佳。

2. 主动脉弓综合征

本病综合征可能系一种自身免疫性疾病，主要累及主动脉弓及其分支，也可累及肾动脉、股动脉等。早期常有发热、关节痛或肌痛、体重下降等，以年轻女性多见。颈内动脉闭塞，可出现一过性黑矇、晕厥发作及其他颈内动脉闭塞的症状；颈外动脉闭塞出现颞浅动脉搏动消失；锁骨下动脉闭塞产生同侧上肢桡动脉脉搏减弱或消失，两侧血压不等，患侧血压过低，患侧上肢苍白、变冷等，尤以上肢活动时更易出现；偶见椎 - 基底动脉受累表现为枕叶缺血产生视野缺损。颈、肩周及锁骨上凹区听诊可闻及血管杂音，颈动脉、主动脉弓超声检查可发现血管狭窄或闭塞。血管造影可明确诊断。其他实验室检查可见血沉增快，轻度贫血、抗核抗体及类风湿因子阳性。治疗可用大剂量肾上腺皮质激素，也可试用血管扩张剂和抗血小板聚集等治疗。

3. 卵圆孔未闭（PFO）

在心脏各种右向左分流的疾患中（如房间隔或室间隔缺损、肺动静脉瘘等），以 PFO 最为常见。研究表现 ≤40 岁原因不明缺血性卒中患者中 PFO 占 56%，而对照组为 15%，提示 PFO 为年轻人缺血卒中重要的致病因素之一。PFO 致脑梗死，所谓反常栓塞系指脑栓塞之栓子并非起源于常见的左室 - 主动脉系统，而是起源于右房 - 静脉系统。并非所有 PFO 均发生脑栓塞，PFO 致脑栓塞的条件为：①一般 PFO 口径 ≥2mm 或 4mm；②有静脉栓塞、肺动脉栓塞或房间隔动脉瘤等，即有反常栓子来源；③可伴持续性（肺动脉高压）或短暂性（如 Valsalva 动作或咳嗽）右室高压。PFO 口径及右向左分流程度的测定常用经食管超声心动图（TEE）法。深静脉血栓形成（DVT）和肺栓塞检测可经静脉造影、放射核素标记的纤维蛋白原或血小板闪烁法等证实。

临床上 PFO 反常栓塞可累及颈内动脉系统（大脑前动脉、大脑中动脉或眼动脉），也可累及椎 - 基底动脉系统。神经影像学特征：①皮质动脉闭塞；②梗死位于主干动脉供血区，常超过一个脑叶；③更易累及后循环，出现枕叶或幕下脑梗死。临床上累及颞叶致一过性全面遗忘者也较多见。PFO 致反常脑梗死有较高的复发率，年复发率为 1.9%~16%。

治疗上，对证实有静脉血栓形成、高凝状态者，如卵圆孔分流程度较轻，可口服抗凝治疗；如 PFO 分流小，无静脉血栓形成可口服抗血小板制剂（如阿司匹林、抵克力得等）；对于分流较重、符合反常栓塞标准（即前述 PFO 致脑栓塞三条件）者，可行皮下经导管置入伞状物或卵圆孔修补术以封闭未闭的卵圆孔，防止复发。

4. 镰状细胞病

镰状细胞病即血红蛋白 S（HbS）纯合子，是血红蛋白 p 珠蛋白链第 6 位谷氨酸被缬氨酸替代所致的异常血红蛋白病。患者可并发脑缺血，且常表现为无症状性脑梗死，也可表现为 Moyamoya 综合征。发病年龄多在 15 岁左右或更小。临床表现除脑缺血以外尚有苍白、黄疸、肝、脾肿大，发育不良等，及因镰状细胞造成各脏器微循环功能障碍的表现如腹痛、气急、肾区痛、血尿等；此外也可有手、足、关节骨骼肿痛及下肢溃疡等。实验室检查 Hb 多在 50g/L~100g/L 间，重硫酸钠镰变试验可见大量镰状红细胞。M 碱性条件下电泳，可发现位于 HbA 或 A_2 之间的 HbS。本病本身无特殊治疗，可补充叶酸、积极预防感染和缺氧，溶血发作时应输血，并发脑缺血可进行血球分离血浆回输等治疗。

5. 体内体液抗凝机制异常

体内抗凝机制可分为体液抗凝机制和细胞抗凝机制。体液抗凝机制主要包括丝氨酸蛋白酶抑制物、激活的辅助因子抑制物与外源性途径抑制物三大类。年轻人缺血性卒中与丝氨酸蛋白抑制物之抗凝血酶Ⅲ（AT-Ⅲ）、内凝血途径辅助因子抑制物之蛋白 C 系统功能障碍及缺乏有关。

（1）AT-Ⅲ 血浆中凝血酶抑制活性的 50%~67% 是 AT-Ⅲ 作用的结果，其作用机制为其近羧基端的一个精氨酸残基与丝氨酸蛋白酶活性部位结合形成复合物；作用环节包括灭活 Xa、凝血酶、Ⅸa、Ⅺa、Ⅻa、激肽释放酶及纤溶酶等丝氨酸蛋白酶。先天性

AT－Ⅲ缺乏症是一种常见染色体显性遗传病，该病可并发缺血性卒中；严重肝功能衰竭、肾病综合征、口服避孕药、肝素治疗、弥漫性血管内凝血（DIC）、白血病和糖尿病等所造成的继发性AT－Ⅲ缺乏，也可致脑缺血。AT－Ⅲ缺乏者发生急性脑血栓形成或栓塞可先用肝素治疗，其后用华法林长期口服治疗。

（2）蛋白C系统　蛋白C系统包括蛋白质C、凝血酶调制蛋白、蛋白质S与激活的蛋白质C抑制物。蛋白质C受凝血酶激活，协同参与反应的有凝血酶调制蛋白和因子Ⅴa轻链，激活产生激活的蛋白质C（APC）。APC可灭活因子Ⅷ、Ca^{2+}、Ⅴa和Ⅹa，结果反馈地抑制凝血酶和促进组织型纤溶酶原激活物（t－PA）激活。蛋白质S缺乏可能是有明显家族史的年轻人缺血卒中的病因之一。遗传性蛋白S缺乏症是特发性静脉血栓形成的重要原因，约占总数5%以上。严重肝病、肾病综合征、DIC、手术后、妊娠等均可导致继发性蛋白质C、蛋白质C缺乏，其皆与缺血性卒中有关，并发缺血性卒中者可予肝素及口服华法林治疗。

6. 偏头痛性脑梗死（MCI）

偏头痛是年轻人常见的疾病，Welth将偏头痛与卒中的关系分为4型：

（1）偏头痛与卒中共存，系指卒中发生必须与一次典型偏头痛发作在时间上是远隔的。

（2）偏头痛诱发卒中，即MCI，必须符合以下标准：①神经功能缺失征酷似以往偏头痛发作的症状。②卒中发生在典型偏头痛发作时。③虽可存在卒中的危险因素，但无卒中的病因存在。

（3）具有偏头痛特征的卒中，指出现典型偏头痛的临床特征，但脑结构损害与偏头痛发病机制无关。本症可分为：①确定的偏头痛，患者有CNS或脑血管的结构性损害，引起偏头痛典型症状并有神经功能缺失先兆，具有代表性的是脑动－静脉畸形（AVM）。②新发作的偏头痛。

（4）其他，如伴有脑局灶症状的偏头痛，可因局限性脑炎引起等。

MCI 的发生机制其发病机制为：①Leao 皮质扩布性抑制（CSD）致局部脑血流量扩布性减少。CSD 是一种短暂性去极化波，经皮质以 3~5mm/min 的速度扩布。②血管痉挛、血管壁损伤导致血栓形成。③凝血因素，偏头痛先兆期血小板聚集性（PtAg）增强，由此可能诱发缺血性卒中。

MCI 临床表现主要为头痛及局灶性神经功能缺失征，如视力障碍、头痛对侧锥体束征、偏身感觉障碍及言语障碍等。神经影像学可发现脑梗死。梗死灶多位于大脑后动脉供血区。偏头痛性脑梗死预后较好。

治疗 MCI 可据可能的机制而进行干预。

7. 结节性多动脉炎

结节性多动脉炎是一种原因不明的中小动脉的炎性疾患。主要病理变化为中小动脉各层的水肿、渗出，继而白细胞浸润，最后弹力纤维坏死、断裂，结缔组织增生、血管闭塞，甚至血栓形成。本病主要症状为低热、腹痛、肾损害、皮疹、心动过速、体重减轻。典型病例出现皮下结节，结节如黄豆大小，疼痛或压痛，一个或多个，沿动脉排列，或不规则地聚集在血管旁。约 7% 患者并发缺血性卒中。并发脑缺血时可出现供血动脉闭塞相应脑部的局灶性神经功能缺失征，如偏瘫、失语、偏盲，甚至锥体外系症状。结节性多动脉炎患者出现神经功能缺失症状应考虑其并发脑缺血性卒中的可能，确诊需作皮下结节或肌肉活检。治疗可用肾上腺皮质激素和（或）环磷酰胺，经此治疗 5 年生存率约为 80%。

8. Sneddon 综合征（Sneddon syndrome）

Sneddon（1965）描述了以卒中和全身网状青斑共存为特征的非炎性进行性血管病，发病可呈家族性或具遗传性，发病年龄多在 40 岁左右，与抗心磷脂抗体综合征可重叠出现。网状青斑可见于四肢或躯干。缺血性脑血管病多表现为广泛的白质病变和多发的皮质下腔隙性梗死。血清免疫学检测多正常（抗核抗体、类风湿因子、循环免疫复合物等）。DSA 可发现中等大小动脉狭窄。皮肤血管活检对诊断具有重要价值，病理可见小动脉平滑肌呈增殖性改变，内弹力层间断性破坏。网状青斑不仅见于 Sneddon 综合征，也可见于胶原性血管病（结节性多动脉炎、类风湿、红斑狼疮等）、血液疾病、感染性疾病等，应注意鉴别。Sneddon 综合征治疗采用肾上腺皮质激素或环磷酰胺，也可试用抗血小板药物。

9. 线粒体脑肌病伴乳酸酸中毒和卒中样发作（MELAS）

本病属线粒体脑肌病常见临床分型之一（CPEO 型，慢性进行性眼外肌麻痹；KSS 型，眼外肌麻痹、视网膜色素变性、心脏传导阻滞及小脑症状；MERRF 型，肌阵挛、癫痫、共济失调、肌无力；MELAS 型，脑肌病伴乳酸酸中毒和卒中样发作），多系 mtDNA 之 3243 位 A－G 点突变使编码亮氨酸的 tRNA 发生突变所致。卒中发病机制存在两种理论，一种理论认为，神经细胞自身代谢紊乱伴继发性能量生成障碍；另一种理论认为是血管源性障碍。

（1）临床表现

本病发病年龄多于 4 岁～11 岁，最大发病年龄可为 40 岁左右。无性别差异。临床常见症状为运动不能耐受，即活动后肢体无力加重，活动后头痛、呕吐。卒中样发作以缺血性卒中居多，可出现缺血脑区相应的神经功能缺失症。运动耐受性差除累及肢体外，也可累及眼外肌及构音肌。患者常有身材矮小、小脑性共济失调、智力下降、听力减退、多毛、肝功能异常、内分泌及心血管功能异常等，也可于手掌足底出现特征性丘疹样紫癜。发病年龄与预后密切相关，10 岁前发病者多于 18 岁前死亡，10 岁后发病者 30 岁后仍存活。

（2）实验室检查

①血、脑脊液乳酸含量增多，特别是血乳酸运动试验出现运动后乳酸水平较正常人明显升高。

②肌肉活检和肌酶谱。肌活检常规 HE 染色可见散在发暗肌纤维，内膜间隙扩大及深染颗粒。MGT 染色可见不整红边纤维（RRF），该染色诊断价值较高。琥珀酸脱氢酶（SDH）染色血管浓染，称 SDH 反应性血管。NADH－TR 染色可见对氧化酶阳性反应的深蓝色颗粒沉积，即线粒体聚集。电镜可见肌浆膜下和肌原纤

维间线粒体呈灶性增多、形态异常，也可见晶格状包涵体。肌酶谱增高，提示肌源性肌损害。

③脑活检。脑组织呈海绵状改变，皮质呈层状坏死，即选择性损害大脑皮质第 2～5 层神经元，白质脱髓鞘，神经元内线粒体异常增多。

④近年采用 PCR 法对白细胞和尿中上皮细胞进行检测可发现tRNA 基因上第 3243 号位核苷酸点突变。

临床上也可见到 MELAS 可无症状或仅以感音性耳聋为表现的病例。

（3）神经影像学检查

头颅 CT、MRI 示：①基底节区包括苍白球、壳核和尾状核头部钙化；②以灰质及皮质下白质为中心的梗死样改变；③沿脑回走行的线状低密度或长 T_1、长 T_2 信号，反映皮质的层状坏死；④DSA 无血管闭塞表现。

（4）诊断及鉴别诊断

凡患者出现脑、肌肉症状，血乳酸或脑脊液乳酸升高伴卒中样发作者均应考虑 MELAS，肌活检组化染色可见不整红边纤维（RRF）（MGT 染色）及基底节钙化、皮质梗死沿脑回呈线状分布等种种影像学改变均支持本病诊断。本病出现基底节钙化影像学表现时，需与 Fahr 病或 Fahr 综合征鉴别。出现智力低下，脑梗死等需与同型半胱氨酸血症鉴别。

（5）治疗

MELAS 的中心病理学是线粒体功能低下，以致产生能量供应不足。目前主要针对代谢途径进行治疗：

①增加 ATP 的产生。这类药物包括辅酶 Q 及其泛醌衍生物、维生素、皮质类固醇等。辅酶 Q 及其泛醌衍生物：泛醌类化合物用于治疗 MELAS 主要通过逆还原为羟化泛醌，产生的泛醌氧化还原时可使电子通过旁路传递；泛醌本身作为旁路活性氧化还原池等途径起作用。辅酶 Q 剂量为 60～50mg/d。另一种苯泛醌衍生物Idebenone 也用于治疗 MELAS，Idebenone 剂量 90mg/d。维生素类：

K 族维生素中 Vit K_1 和 Vit K_3 为辅 Q 的奈泛醌类似物，二者可试用于 MELAS 的治疗中，注意在妊娠期和抗凝治疗时禁用，以防止溶血性贫血出现。$VitB_1$ 为呼吸链的底物可促使 NADH 的产生，也可合并 $VitB_2$ 用于 MELAS 治疗。皮质类固醇：通过抑制磷酸酶的活性和稳定细胞膜的作用来治疗 MELAS。注意皮质类固醇治疗 MELAS 时有药物依赖性，停药后病情可能恶化，此外在治疗中个别患者可能出现致死性酸中毒。其他药物：二氯醋酸是一种降糖药，有报道使用 $12.5 \sim 100mg/d$ 治 MELAS，可使血、CSF 中乳酸含量减少，症状部分缓解。

②对症治疗。

③基因治疗是今后研究的方向。

10. 伴皮质下梗死及白质脑病的常染色体显性遗传性脑动脉病（CADASIL）

Van Bogaert 最早描述了本病，其后 Sourander 和 Walinder 对本病在一血管性痴呆的家族中的发病情况作了详尽描述，Tournier - Lasserve 等将其命名为 CADASIL。现已明确本病是与年轻人缺血性卒中及偏头痛样头痛密切相关的疾病，病程中反复出现脑皮质下缺血性卒中致病情呈阶梯状恶化并逐渐出现以额叶受损为特征的痴呆综合征，最终使患者存活率降低。

现已明确 CADSIL 系 Notch3 基因缺陷所致，该基因定位于染色体 19q12。此与偏瘫性偏头痛（MLH）、遗传性发作性小脑共济失调（HPCA）属等位基因。

（1）临床表现

本病平均发病年龄在 $24 \sim 48$ 岁左右，多呈家族发病，临床上常见三大主要症状，即反复发作的皮质下梗死或 TIA、进行性血管性痴呆及偏头痛样头痛。三大主要症状在病程中出现顺序一般依次为偏头痛样头痛、皮质下梗死或 TIA 和痴呆。偏头痛样头痛是常见的首发症状，平均发生年龄在 28 岁左右。多数患者出现反复发作的皮质下梗死及 TIA。随缺血的发作次数增加，约近半数者出现进行性血管性痴呆，在痴呆病例中约半数可出现典型额叶受损的智力损害表现。除以上三大主要症状外，还可出现轻重不一的认知功能障碍、假性球麻痹、癫痫、感音性听力减退等症状，疾病晚期多有抑郁症状出现。

本病临床重要的特征是无血管疾病危险因素的存在。

（2）神经影像学

MRI对本病诊断具有重要价值。MRI表现为小而深、边界清晰的短T_1、长T_2信号，提示小而深的梗死；长T_2灶多位于白质区。病灶可大可小，对称存在，以颞前区和外囊处多见，也有人描述病灶位置常位于基底节区和脑室周白质区。小脑、脑干也可受累。无论症状是否存在，MRI均可发现病灶。

脑血管造影多正常，一般不主张作脑血管造影。

（3）病理

白质显著萎缩及弥漫性脱髓鞘，多发小囊状梗死。腔隙可见于中央灰质、白质和脑桥。小动脉如软脑膜动脉、脑内小动脉之动脉壁增厚，可见具相对特异性非淀粉样嗜酸硅沉积物，内弹力层增厚。有人认为这种小动脉损害也可见于脊髓或其他脏器。总之，病理上本病表现为一种广泛累及脑白质、基底节穿动脉和软脑膜动脉的小动脉血管病。电镜可见脑小动脉中层和弹力层间颗粒状嗜铬物质（GEOM）。外周皮肤、肌肉也可见GEOM，此可为确诊本病提供依据。

（4）诊断和鉴别诊断

年轻人随年龄增大顺序出现偏头痛样头痛、反复发作的皮质下梗死或TIA及血管性痴呆等症时应考虑到本病，MRI在脑白质和基底节区呈现多个大小不等的短T1、长T2信号支持本病诊断。确诊本病需作皮肤活检电镜检查，查见GEOM。如条件允许，尽可能明确Notch3基因突变。本病极易与Binswanger病（BD）相混。BD是一种综合征，而非独立疾病，CADASIL可能为该综合征病因之一，BD在临床表现、神经影像学检查与CADASIL极其相似。一般BD发病年龄多为壮年或老年，且常伴血管疾病危险因素如高血压等。

治疗上本病尚缺乏特殊治疗方法。

11. 抗磷脂抗体（APLA）

APLA 是一组存在于循环血清中能与磷脂特性结合的多克隆免疫球蛋白，主要包括抗心磷脂抗体（ACL）和狼疮抗凝物（LA）。目前认为 ACL 滴度持续性升高或 IA 持续阳性为年轻人缺血性卒中的独立危险因素。抗磷脂抗体在缺血性卒中中可能的机制是其直接或通过辅助因子（β_2 糖蛋白 I，β_2 GPI）与体内的血管内皮细胞、血小板及神经元中的磷脂成分发生作用，促进内皮细胞膜磷脂结构破坏，使蛋白 C 及蛋白 S 的功能降低，前列环素（PGI_2）分泌减少，血小板聚集性增加，从而促进血栓形成。临床上，与抗磷脂抗体相关的缺血卒中患者以年轻女性多见。最常见的症状是不同形式的 TIA，以伴或不伴视网膜动脉、静脉闭塞、一过性黑蒙最为多见。卒中样症状常见于伴有偏头痛、高脂血症和抗核抗体阳性的患者。1/3 者存在血小板减少症。患者其他血管疾病危险因素如高血压、高胆固醇血症、糖尿病等相对少见或缺如。发生缺血性卒中具有多灶性和复发性特点。除卒中外，尚有网状青斑、习惯性流产、血小板减少症、舞蹈病和心瓣膜赘生物等。治疗：（1）抑制自身免疫。包括类固醇激素、免疫抑制剂、血浆置换和 γ - 球蛋白。伴血小板减少者常需用 γ - 球蛋白。（2）抗血小板。（3）抗凝剂。

12. 高同型半胱氨酸血症（HHCY）

HHCY 是年轻人缺血性卒中的一个独立危险因素已被证实。HHCY 的形成机制：

（1）MTHFR 基因（即 N5，N10 - 亚甲基四氢叶酸还原酶基因）于 C677T 发生突变。

（2）维生素类缺乏，包括叶酸，Vit B_{12} 和 Vit B_6 等。维生素是同型半胱氨酸（HCY）分解代谢酶的辅酶，其缺乏可造成 HHCY。

（3）慢性肾功能不全。HHCY 可通过以下机制致缺血性脑血管疾病：①干预纤溶系统，使机体纤溶活性降低。蛋氨酸负荷试验中 HHCY 者，其 t - PA 活性降低，纤溶酶原抑制物 - 1（PAI - 1）水平较低，血浆纤溶活性低下；②破坏血管内皮；③使血小板聚集性升高。对年轻人缺血性卒中者如无明确病因或危险因素，应作蛋氨酸负荷试验。如发现 HHCY，应考虑 HHCY 致缺血性卒中的可能。特异性的实验室检查包括蛋氨酸负荷试验后 HCY 水平测定，采用 PCR 法检测 MTHFR 基因突变。治疗可试用维生素 B_6、叶酸和 Vit B_{12}，一般使 HCY 水平降至正常的治疗时间约为 6 周至 15 周。

总之，年轻人缺血性卒中并非少见，其在病因学和危险因素与老年缺血性卒中有很大的区别。这些病因和危险因素多数可以控制，因此临床上加强对年轻人缺血性卒中的认识实有必要。应积极开展相关实验室检查，如凝血、纤溶系统指标（APTT、TT、PT、纤维蛋白原、t - PA、PAI - 1、D - 二聚体、AT - Ⅲ、蛋白 C 和蛋白 s 等），免疫学指标（抗磷脂抗体），分子生物学指标（PCR 法检测 MELAS 的 tRNA 基因、CADASIL 的 Notch3 基因、HHCY 的 MTHFR 基因等），以提高对年轻人缺血性卒中的诊治水平。

第二节　脑微循环障碍

一、概述

微循环系指器官和组织内的血流和淋巴循环，目前主要研究的是微血液循环，它是介于微动脉和微静脉之间的循环。各器官的微血管从表面上看似乎是完全相似的功能，但实际上它们的构型、结构、功能各有独特的标志，它们的血管壁内皮细胞、基底膜以及平滑肌细胞的反应性各不相同。

脑的微循环由管径 $200\mu m$ 以下的微动脉、毛细血管和小静脉的血管网所组成，主要功能是调节脑血流量、运输氧及营养物质并排除代谢产物。血脑屏障是脑微循环的一个重要结构特点，除了具有一般微循环的功能外，还具有阻止毒性物质进入脑组织，防止体循环内的神经递质和激素的影响，维持脑内水电解质平衡等作用。

二、脑微循环的解剖及功能特点

脑组织代谢率极高，其耗氧量在安静时约占全身耗氧量的20%，正常安静时脑血管流量约占心输出量的13%，而脑组织又不能贮存能量，就必须从连续不断的血液中得到能量。从而决定了脑具有包括微循环在内的丰富的血循环系统，每立方厘米脑组织（约100000个神经元）约有1000cm的毛细血管网，灰质内的毛细血管密度明显高于白质。而且灰质的毛细血管壁比白质的要薄。这些毛细血管网与两端的微动脉、微静脉构成了许多动静脉柱——微循环的基本形式，它们沿皮质表面向脑室周围血管丛呈垂直走行。

穿行于脑实质的小动脉在中枢神经系统内血管反应性最活跃，参与脑血供的调节。脑微循环受局部体液（包括缺氧、二氧化碳过高、局部温度）、脑血管自动调节及神经等多种因素的调节，尤其是 CO_2 过高起主要调节作用。

脑实质内小动脉在老年时发生伸展、延长、弯曲，可有螺旋状，并有血窦形成。较大的微动脉及脑内和脑外的动脉均有中层纤维化，并失去弹性。这些变化从 55 岁以后逐渐加重。微循环的变化更加重要，在老化过程中，白质的毛细血管壁逐渐变薄直至与灰质相等；白质的脑血流量不受年龄影响，而灰质的脑血流量随年龄增加而减少。

三、脑微循环障碍与疾病的关系

脑微循环障碍在许多脑疾病的发生发展中起很大作用，它既可以是疾病的起病因素，如皮质下动脉硬化性脑病；又可以是疾病的结果，这种结果又能反过来加快疾病的病程，如脑梗死、脑出血、脑外伤等。许多因素可以引起脑微循环障碍，如微血管壁病变、高血液黏度、红细胞的变形能力减弱、红细胞压积升高、血浆纤维蛋白原的增高、血压的明显下降等等，动物实验证明，改善这些因素就可改善脑的局部血流量，缩小脑梗死的范围；临床上通过测定患者的 rCBF 也证实了这点。

四、皮质下动脉硬化性脑病

皮质下动脉硬化性脑病（SAE）是一种独立的疾病或脑血管病的一种类型，目前还无定论，所以尚无明确的定义。

1. 临床表现

本病好发于 55 ~ 75 岁，男女均等，呈急性、亚急性或慢性起病，然后在 5 ~ 10 年以缓慢进展，中间可有一定的平稳或缓解。以缓慢出现的精神障碍以及失语、偏瘫、偏身感觉障碍、偏盲、假性球麻痹等表现为特征。还可以出现震颤、肌张力增高、舞蹈症等锥体外系症状及小脑性共济失调症状。

2. 病因

（1）高血压

大多数学者认为高血压是腔隙状态的重要原因，长期和严重增高的血压可使穿动脉发生变性，导致深部梗死和白质病灶。动物实验中已经证实高血压可破坏血脑屏障，增加血管的通透性。

（2）淀粉样血管病

（3）常染色体显性遗传的脑血管病合并皮质下梗死和白质脑病（CADASIL）

发病家族的基因连锁研究证实，病变基因位点在常染色体19q12。发病年龄 40 ~ 60 岁，血压基本正常，主要表现为轻重不同的卒中发作、偏头痛样的头痛发作和进行性痴呆。头颅 CT 或 MRI检查可见与皮质下动脉硬化性脑病一样的深部梗死和广泛的白质病灶。病理检查可见病变主要累及脑小动脉，内膜下纤维增生和透明变性，使动脉壁增厚，管腔狭窄。

（4）皮肤弹性假性黄色瘤

为一种常染色体隐性遗传病。

（5）其他

包括糖尿病、高脂血症、真性红细胞增多症及其他原因所致的血液的高凝状态等。

3. 病理

病变主要累及大脑和小脑半球的白质，脑沟和脑回外观基本正常，胼胝体明显变薄，脑室扩大。在基底节、丘脑、脑桥和小脑白质内可见多发性腔隙性梗死灶。

光镜下可见基底节、丘脑、脑桥和侧脑室周围白质内散在分布的坏死病灶，伴有少突胶质细胞减少和星形胶质细胞增生。髓鞘染色可见放射冠—半卵圆中心及脑室周围白质广泛、对称性的脱髓鞘改变，损害最重的依次是额叶、颞叶、顶叶、枕叶。血管病变主要是脑中线结构内的深穿动脉的动脉壁增厚和玻璃样变，内膜纤维增生，外膜纤维化以及内弹力层断裂。

4. 实验室检查

头颅 CT 显示侧脑室周围、放射冠和半卵圆中心散在的斑片状低密度灶；基底节、丘脑、脑桥及小脑可见多发性腔隙状态；脑室扩大，脑沟增宽，呈轻度脑积水改变。

MRI 检查显示侧脑室深部及半卵圆中心白质散在的 T_1 加权像低信号、T_2 加权像高信号病灶，无占位效应；有脑萎缩改变。

5. 诊断和鉴别诊断

中老年有高血压、动脉硬化、糖尿病、高脂血症等危险因素存在，出现慢性进展性痴呆和偏瘫、失语、小脑性共济失调、帕金森综合征、假性球麻痹等表现，头颅 CT 及 MRI 显示脑室周围、半卵圆中心、基底节、小脑等有散在病灶，除外其他类型的白质脑病。符合上述条件可考虑本病。本病应与其他病因所致白质低密度的疾病鉴别。

6. 治疗

治疗原则为控制危险因素、改善脑循环尤其是微循环、降低血黏度、维持凝血纤溶平衡及神经保护治疗。

7. 预后

本病自然病程 1~2 年，平均生存期 5 年。

第三节 颅内静脉和静脉窦血栓形成

一、概述

由于诊断技术手段的限制，很长时期对颅内静脉和静脉窦血栓形成的认识不足，依靠尸检病理发现对于临床表现的回顾性分析往往只能对病情十分严重的病例有所认识，据此而积累的经验对病理改变不是十分严重病例的临床诊断未能起到很大的作用，因此颅内静脉和静脉窦血栓形成的临床检出率较低。随着诊断技术的进步，血管造影和 CT 应用于临床，特别是 MRI 在临床的普及，对颅内静脉和静脉窦血栓形成加深了认识，并促进了治疗学的进步。

硬脑膜窦和脑静脉组成颅内静脉系统。脑内汇入静脉的毛细血管血液，通过脑表面和内部的静脉离开脑，引流至硬脑膜窦，窦内血液可经颈内静脉、头臂静脉和上腔静脉回到心脏，小部分血液经由椎管的静脉丛或由硬脑膜窦内流经颅骨板障静脉和头皮静脉再回到心脏。

颅内大的硬脑膜窦（或静脉窦）主要有 5 个：（1）上矢状窦：位于大脑镰的上缘，前始自额骨的鸡冠，向后在枕内粗隆处与侧窦相沟通，接收大脑上静脉分支的血液（即半球背外侧面和内侧面血液），并在脑脊液重吸收过程中起着重要作用。（2）下矢状窦：位于大脑镰下缘的后半部，在小脑幕处与直窦相通。（3）直窦：位于大脑镰与小脑幕连接处，接收来自下矢状窦、小脑上静脉和大脑大静脉的血液，向后与上矢状窦的后端融合而称窦汇。（4）侧窦：位于枕内粗隆两侧，围绕颞骨乳突而呈乙字形（该处又称乙状窦），与颈内静脉沟通。（5）海绵窦：位于蝶鞍两侧，内部结缔组织似海绵状，有颈内动脉和数支脑神经由此通过。接收眼静脉、蝶顶窦、大脑中静脉和下静脉的血液，并与岩上、下窦相通，将血液导入颈内静脉。两侧海绵窦环绕垂体相通呈环状，称环窦。

脑部静脉由脑外静脉和脑内静脉组成。脑外静脉引流大脑皮质和皮质下白质以及基底节和丘脑下半部血液，主要有：1. 大脑上静脉：由大脑背上静脉和大脑内上静脉组成，分别引流大脑半球凸面背侧和大部分内侧面的血液，均汇入上矢状窦。2. 大脑下静脉：引流大脑半球凸面下部以及颞叶和枕叶外侧底部的血液，汇入侧窦。3. 大脑前静脉：引流眶叶、额叶内侧和胼胝体嘴侧的血液，汇入直窦。4. 大脑中静脉：分为深、浅两支。深静脉引流侧裂内各脑回的血液，浅静脉引流侧裂周围脑回以及额叶外侧面和眶叶外侧脑回的血液。浅静脉汇入海绵窦，深静脉汇入 Rosenthal 基底静脉。深浅静脉相互吻合。5. 大脑后静脉和 Rosenthal 基底静脉：大脑后静脉接收距状区血液；Rosenthal 基底静脉接收大脑中静脉血液，向后与大脑后静脉和大脑内静脉汇聚成大脑大静脉（Galen 静脉），汇入直窦。脑内静脉引流大部分白质以及基底节和丘脑上半部的血液，它们穿过深部白质走向侧脑室壁，在壁内形成吻合支并与丘纹静脉相连，额叶内侧的白质静脉向后加入透明隔静脉。丘纹静脉向前走行在室间孔处与透明隔静脉和脉络丛静脉汇合，形成大脑内静脉。大脑内静脉再向后与 Rosenthal 基底静脉和大脑后静脉汇合成 Galen 大静脉，小脑背内侧静脉也汇入此静脉，最后汇入直窦。

如果颅内静脉或静脉窦内血栓形成使静脉回流受阻，引流区域内的小静脉和毛细血管就会淤血，导致脑组织水肿、梗死和/或出血，静脉系统阻塞所导致的脑梗死常为出血性梗死。静脉的入窦口处血栓形成是发生阻塞的必要条件，仅局限于窦内的血栓可不产生临床症状，脑静脉血栓多由窦血栓扩展而形成，单纯脑静脉血栓形成少见。

二、临床表现

1. 上矢状窦血栓形成

上矢状窦血栓形成产生的临床症状和体征取决于血栓形成的速度和静脉系统受累及的范围。上矢状窦血栓形成导致脑静脉内压升高、脑脊液回吸收障碍，造成颅内压升高，患者早期表现颅内高压的症状和体征，如头痛、呕吐和视乳头水肿。假如血栓扩展至皮质表浅静脉，患者脑水肿加重，可发生脑梗死和/或脑出血而呈现相应于病灶部位的症状和体征，如：局部或全身性痫性发作，肢体肌无力或感觉障碍，视力减退，失语，并可出现不同程度的意识障碍。如果血栓形成较快、累及范围较宽，上述症状可很快发生并同时存在。也有少数患者血栓进展较慢、累及部位局限，在临床上仅表现轻微头痛而无任何阳性体征。大部分上矢状窦血栓形成患者病情进展速度和临床症状严重程度介于上述两个极端之间。

上矢状窦血栓形成漏诊的主要原因是由于临床医师对于本病没有足够的重视。上矢状窦血栓形成在临床上无特殊的症状和体征，相应的症状又往往被原发疾病的症状掩盖，临床医师接诊患者时很难首先考虑到本病。如果患者处于产褥期，或长期服用避孕药，或有Behcet病史，而临床表现逐渐加重的头痛，局部或全身性痫性发作，肢体瘫痪或感觉障碍等局部脑损害的症状，不同程度的意识障碍，应考虑上矢状窦血栓形成的可能性。新生儿有窒息缺氧、脱水或头部外伤的病史，当出现痫性发作时，也应怀疑上矢状窦血栓形成。可由MRI或MR静脉造影或数字减影血管造影证实。

2. 侧窦血栓形成

侧窦血栓形成可波及邻近的静脉窦或引流静脉，邻近的静脉窦血栓形成也可扩展至侧窦。侧窦血栓形成多首先表现颅内高压的症状和体征，严重者可有不同程度的意识障碍。如血栓波及大脑下静脉，患者可有眩晕、耳鸣和平衡障碍，也可有局部痫性发作、病灶对侧中枢性面瘫和上肢瘫或偏侧肢体瘫痪，可有病灶同侧肢体的小脑性共济失调。如累及脑内静脉，可造成半球深部白质、基底节和丘脑等处的血液回流障碍，在基底节区发生梗死或出血性梗死而表现相应的症状和体征。侧窦血栓形成可继发于中耳炎、乳突炎、咽炎、扁桃体炎或邻近头皮感染，具有这些病史的患者出现前述症状时更应重视鉴别诊断。MRI或MR静脉造影可确诊。

3. 海绵窦血栓形成

海绵窦血栓形成可造成眼静脉回流障碍，眼眶内淤血、液体渗出，经过海绵窦的Ⅲ、Ⅳ、Ⅵ对脑神经和第Ⅴ对脑神经眼支受损害，从而表现球结膜水肿、眼球突出和眼肌麻痹，常有眶部和眶后疼痛，可有眼底静脉淤血和视乳头水肿，视力一般不受影响。病初可先为一侧受损，多数患者在数日内波及对侧。严重者可有脑膜炎性改变，呈现脑膜刺激征。

海绵窦血栓形成多为邻近的局部感染造成。面部"危险三角"的皮肤感染可经眼静脉，中耳感染可经岩窦，牙龈、上颌窦、咽部和扁桃体感染可经翼静脉丛或颈静脉丛，最后波及海绵窦引起炎症性血栓形成。蝶窦炎症可直接侵及海绵窦。

三、诊断

有相当多的颅内静脉和静脉窦血栓形成患者仅有颅内压升高的临床表现，容易误诊为颅内高压或假脑瘤综合征，在做出最后诊断前须行影像学检查确定。当病情进展较快、存在较严重的颅内高压时，可有不同程度的意识障碍，须与脑炎、脑膜炎相鉴别。当患者表现局部脑损害的症状和体征时，应注意脑损害范围是否与某脑静脉引流区域相吻合，此外颅内静脉和静脉窦血栓形成患者在局灶脑损害症状出现前往往有颅内高压表现。患者表现急性卒中而有下述临床特点应考虑到颅内静脉和静脉窦血栓形成：1. 双侧大脑半球上部或丘脑的梗死或出血；2. 表现出血性梗死而其部位与任一动脉分支分布范围不相吻合；3. 较持续的癫痫发作；4. 病史中有导致颅内静脉和静脉窦血栓形的危险因素存在；5. 卒中前有较突出的、持续数日的头痛。海绵窦血栓形成有特殊的症状和体征，如眼球突出、球结膜水肿和眼肌麻痹，诊断较容易。

影像学检查，特别是 MRI 对临床确诊颅内静脉和静脉窦血栓形成有非常重要的价值。颅脑 CT 扫描可排除颅内其他病变，如肿瘤、动脉性梗死或出血等，但对确定颅内静脉和静脉窦血栓形成的价值不大。数字减影血管造影静脉相可显示静脉窦部分或完全缺损而作为静脉窦血栓形成的诊断依据。然而须注意，有部分正常人可存在上矢状窦前部或一侧副窦的发育不良。上矢状窦后部、深部静脉窦和多个静脉窦的不显影可确诊静脉窦血栓形成。MRI 检查优于血管造影，因其不仅可观察到静脉窦内血流的中断，还可直接观察到栓子以及颅内其他变化，应作为疑诊颅内静脉和静脉窦血栓形成患者的首选检查。

四、病因

颅内静脉和静脉窦血栓形成的病因有：感染、炎症、静脉窦结构损伤、血液系统疾病、混合性因素和原发性。由于抗生素的应用，感染引起的颅内静脉和静脉窦血栓形成的发病率有所降低。然而，仍应注意检查患者头面部皮肤、咽部、鼻部和耳部，以除外局部感染引起的静脉和静脉窦血栓形成。面部蜂窝组织炎或蝶窦炎症的扩散仍是海绵窦血栓形成的最常见病因。炎症性因素包括结缔组织疾病（如系统性红斑狼疮）、Behcet 病和类肉瘤病等。通常颅内静脉和静脉窦血栓形成的症状出现于上述疾病症状之后，但也有颅内静脉和静脉窦血栓形成作为首发症状的病例报道。头部外伤和颅内手术是导致颅内静脉窦损伤的主要因素。其他一些因素，如肿瘤、脑膜癌瘤病和蛛网膜囊肿等也可导致静脉窦结构受损。产后、妊娠或长期口服避孕药引起的血液高凝状态是导致妇女发生颅内静脉和静脉窦血栓形成的最常见原因。其他原因引起的血液高黏滞状态也可能导致颅内静脉和静脉窦血栓形成。严重脱水、心功能衰竭和婴儿窒息等是导致颅内静脉和静脉窦血栓形成的混合性因素。部分病例可能查不出明确病因。

五、治疗

1. 原发疾病的治疗
2. 对症处理
3. 抗凝和溶栓治疗
（1）肝素抗凝治疗。
以往对肝素抗凝治疗本病存在很大的争论，集中在肝素抗凝治疗是否会诱发或加重脑出血。近年许多研究表明，肝素抗凝治疗可大大降低颅内静脉和静脉窦血栓形成患者的死亡率，对于存在或不存在颅内出血的患者均是如此。有的研究者认为，静脉性出血性梗死不应作为肝素抗凝治疗的禁忌症，因为静脉阻塞后由于静脉高压导致毛细血管淤血而发生渗出性出血，肝素可阻止血栓进展、改善静脉引流、降低毛细血管内压，不会加重出血，甚至可能减轻出血。目前一般认为，除大量的脑叶出血、严重的脑水肿和蛛网膜下腔出血，对颅内静脉和静脉窦血栓形成患者应采用肝素抗凝治疗，疗程一般为 3 ~5d。

（2）华法林抗凝治疗。

应在肝素治疗的第二天开始使用，疗程持续数月或至高凝状态改善。

（3）降纤溶栓治疗。

可采用尿激酶、蛇毒制剂或重组纤溶酶原激活剂等治疗。存在颅内出血者禁用降纤溶栓治疗。

使用抗凝和溶栓治疗应注意掌握禁忌症，定时复查各项凝血指标，防止并发症的发生。

第四节　血管性痴呆

一、概述

血管性痴呆（VD）在欧洲和美国是仅次于阿尔茨海默病（AD）的第二位常见痴呆，在亚洲和许多发展中国家 VD 的发病率超过 AD。流行病学研究表明，VD 的发病率随年龄而直线上升，且国家之间有很大差异。我国 65 岁以上老年人中痴呆发病率为 3.9‰，VD 占 68.5% 而居首位。卒中后痴呆的发病率为 31.8%，而卒中相关的痴呆和第一次卒中后痴呆者分别为 28.4% 和 28.9%。引起 VD 的主要危险因素是高血压、糖尿病、心脏病和卒中等。

二、临床表现与临床分型

1. 临床表现

VD 突出的症状是记忆力减退和性格改变。记忆力减退以近记忆力减退明显，远记忆力相对保持完好，随病情进展可出现定向力障碍、思维贫乏、反应迟钝、情感淡漠、不关心外界事物等；性格异常可表现为多疑、妄想、虚构、不拘小节、幼稚行为等。多发性脑梗死性痴呆（MID）由于反复多次的脑梗死而引起局灶性神经症状和体征，可有言语障碍、肢体活动障碍、脑神经损害、假性延髓麻痹等。

2. VD 的临床分型

（1）多发梗死型痴呆：患者有多次卒中病史，脑内存在多个大梗死病灶，临床表现除痴呆症状和体征外，常伴有偏身的感觉和运动障碍，头颅 CT 或 MRI 可见多灶的梗死灶，通常容易被确认。

（2）单个重要部位梗死型痴呆：病灶多见于角回、丘脑和海马，临床可表现为急性起病的痴呆，患者可以只表现为痴呆，而没有感觉和运动障碍，部分患者可伴有失认、失用和失记忆等神经心理障碍。

（3）多发皮质下腔隙梗死型痴呆：患者多数有长期高血压病史，起病形式隐匿或缓慢，临床表现除痴呆外，可伴有感觉障碍、运动障碍、共济失调、假性延髓麻痹和手笨拙讷综合征等，头颅 MRI 可见脑室和基底节旁数个腔隙梗死灶。

（4）皮质下动脉硬化性脑病（Binswanger disease）：患者多缓慢起病，主要表现为全面的脑功能衰退，临床上有脑动脉硬化的症状和体征，CT 或 MRI 显示脑室周围白质病灶。

（5）混合型痴呆：上述 VD 亚型两型或两型以上的混合型。

（6）出血型痴呆：脑出血后患者出现痴呆。

（7）VD 合并 AD：阿尔茨海默病和血管病共同所致的混合性痴呆占痴呆患者的 8% ~10%。

三、辅助检查

1. 神经心理学检查

神经心理学检查主要测定患者的认知、知觉、感觉、运动、技能、思维、记忆、注意、情绪、个性等各方面的心理能力。通过临床神经心理学测定，可以发现患者的认知能力因脑损害部位和性质不同而出现不同方面的认知障碍。

临床神经心理学检查的目的：（1）为脑部损害病例提供定侧、定位诊断的症状学依据；（2）提供病因诊断和鉴别诊断的依据；（3）提供疾病严重程度的依据；（4）提供疗效判定和预后评定的标准；（5）为制定高级神经功能的康复治疗和康复措施提供心理学依据；（6）检查方法本身也是一种康复训练作业。

常用的有关 VD 的心理学测验：临床神经心理学测定高级神经机能状况的成套测验，对 VD 患者的诊断和治疗能提供很大帮助，已成为检测 VD 患者的重要措施之一。常用的心理学检查包括 Halstead–Reitan 神经心理成套测验（HRB）、韦氏成人智力量表（WAIS）、韦氏记忆量表（WMS）、北医大汉语失语检查法（ABC）、卡片分类测验（Wisconsin CardSorting Test）、老年抑郁量表（GDS）、明尼苏达多相人格调查量表（MMPI）等。

2. 临床神经电生理学检查

（1）脑电图（EEG）：VD 患者脑电图异常主要表现为 α 波频率减慢，波幅下降，α 波泛化，与 AD 病不同的是，即使到了中重度痴呆，α 波活动依然存在，而 AD 患者在疾病严重时 α 波活动可以消失；慢波活动的增强，由于多发性脑梗死性痴呆（MID）患者的病理基础是大片脑梗死灶，患者 EEG 虽然有 θ 波及 δ 波的出现，但常常有局灶性的异常慢波。

（2）脑电地形图：脑电地形图属于定量脑电图，定量脑电图较常规脑电图难做，也较常规脑电图难解释，采用脑电地形图的方法对于器质性痴呆患者的脑电活动进行定量研究，国内外均有报道，其变化与普通脑电图基本一致。对于脑电图的频谱分析如计算

3. 1 次或多次小脑以外梗死的证据（CT 或 MRI）；

B. 支持缺血性血管性痴呆诊断的证据：

1. 有已知影响认知功能脑区的多发性梗死；

2. 有多次发作的 TIA 病史；

3. 有脑血管病危险因素的病史（如：高血压、心脏病、糖尿病）；

4. Hachinski 缺血程度评分≥7；

C. 与缺血性血管性痴呆有关，但尚需进一步研究的临床表现：

1. 早期出现步态障碍和尿失禁；

2. 与年龄不符的脑室周围及深部白质的病变（MRI）；

3. 脑电图显示局灶性改变；

D. 与缺血性血管性痴呆诊断关系不大的临床表现：

1. 症状进展缓慢；

2. 错觉、精神病、幻觉、妄想；

3. 癫痫发作；

E. 不支持缺血性血管性痴呆的临床表现：

1. 经皮质性感觉性失语，不伴神经系统影像学检查中相应的局灶性损害；

2. 认知紊乱但无明确的神经系统症状和体征。

VD 的诊断标准：

（根据 NINDS／AIREN1993 年制订的 VD 诊断标准）

临床很可能标准：

1. 通过临床及神经心理学检查有充分证据证明有痴呆，同时排除了由意识障碍、谵妄、神经症、严重失语及全身性疾病或脑变性疾病（AD）所引起的痴呆。

2. 有脑血管病的证据：

（1）临床证明有脑血管病所引起的局灶性体征，如：偏瘫、中枢性舌瘫、病理征、偏身失认、构音障碍等；

（2）CT 或 MRI 证实有脑血管病的表现：多发性脑梗死和腔隙性脑梗死；

（3）重要部位单一的脑梗死。

3. 上述两种损害有明显的因果关系：

（1）在明确的卒中后 3 个月内出现痴呆。

（2）突然出现认知功能衰退，或波动性、阶梯样进行性认知功能损害。

临床支持很可能 VD 标准：

1. 早期出现步态异常（小碎步、慌张步态、失用及共济失调步态等）。

2. 不能用其他原因解释的多次摔倒病史。

3. 早期出现尿急、尿频及其他泌尿系统症状、且不能用泌尿系统疾病来解释。

4. 假性球麻痹。

5. 人格及精神状态改变：意志缺乏、抑郁、情感改变及其他皮质下功能损害，包括精神运动迟缓和运用障碍。

不支持 VD 诊断标准：

1. 早期发现的记忆力损害，且进行性加重，同时伴有其他认知功能障碍，且神经影像学上缺乏相应的病灶。

2. 缺乏局灶性神经系统体征。

3. CT 或 MRI 无脑血管病损害的表现。

临床疑诊 VD 标准：

1. 有痴呆表现及神经系统局灶性体征，但脑影像学上无肯定的脑血管病表现。

2. 痴呆与脑卒中之间缺乏明显的相互关系。

3. 隐匿性起病，认知功能损害呈平台样过程，且有相应的脑血管病证据。

确定 VD 诊断标准：

1. 符合临床很可能诊断 VD 标准。

2. 脑活检或尸检的病理证实有脑血管病的病理改变。

3. 无病理性神经元纤维缠结及老年斑。

4. 无其他可导致痴呆病理改变的病因。

（三）鉴别诊断

VD 在临床上主要应与 AD 鉴别（见下表）；与 AD – MID 混合型痴呆（占痴呆患者的 30%），用分级评分区别困难，根据 CT 或 MRI 显示形态学改变来分类就比较容易。

表 VD 与 AD 的临床鉴别

	VD	AD
性别	男性多见	女性多见
发病年龄	较早	较晚
起病	较急	较慢
病程	起伏性或阶梯性恶化	进行性恶化
人格保存	较好	差
强哭强笑	常有	常无
智能缺陷	非全面性	全面性
自知力	常有	常无
高血压史	常有	常无
卒中史	常有	常无
心脏疾患	常有	常无
局限性体征	常有	常无
CT 扫描	局灶改变	脑萎缩明显
EEG	弥散性异常，局限性阵发性活动多见	弥散性异常，局限性阵发性活动少见
心电图	常有改变	常无改变
糖耐量试验	常有异常	常无异常
高密度脂蛋白	明显降低	降低
脑脊液	白蛋白增高	常无变化

天平法鉴别 VD 和 AD

VD	AD
自知力保持较久	智能呈全面性衰退
局限性神经症状	人格改变明显，进展快
起病快，阶段性恶化	情感衰退，关心兴趣缩窄
高血压、动脉硬化史	记忆力障碍突出
言语障碍明显	遗忘逐渐发展史
感情脆弱，哭笑更迭	发病慢，呈进展性
人格改变轻，相对缓慢	无神经系定位体征
智能呈斑片状衰退	早起丧失自知力

注：表中各项凡不存在者计 0 分，存在者计 1 分，症状明显者计 2 分，计总分后天平左倾者为 VD，倾向右者为 AD，接近水平者为混合型。

四、病因及发病机制

（一）病因

目前尚不知道发生 VD 的危险因素是否不同于卒中患者中已发现的那些因素，但卒中和年龄增长是发生 VD 最重要的危险因素，卒中自身增加了 9 倍患痴呆的危险性。增加发生 VD 危险性有关的因素还包括：糖尿病、心肌梗死史、高血压、白质病变、脑萎缩、低教育水平等。VD 危险因素多，有些危险因素如高血压、糖尿病、心脏病等是可以治疗或缓解的，这对预防 VD 的发生具有重要意义。

（二）发病机制

1. 多发性梗死

多发性梗死性痴呆患者的脑研究显示，梗死灶可在脑皮质、皮质下区域，更常见的是皮质和皮质下同时梗死。多发腔隙性梗死也能引起痴呆，其特点是病灶常常是多发的，多见于壳核、尾状核、视丘、脑桥、内囊和白质内，腔隙大者直径 1.5 ~ 2.0cm，小者直径 3 ~ 4mm。皮质下痴呆与皮质性痴呆的临床表现有所不同（见下表），皮质下痴呆的患者通常表现为精神运动迟缓、注意力不集中、犹豫不决、精神不振等体征；皮质梗死性痴呆常常表现为记忆缺失、失语、失用、失认等皮质功能障碍的体征。腔隙性梗死常与大脑白质缺血相关，这两种情况通常见于高血压患者。

表　皮质性痴呆与皮质下痴呆的特点

特征	皮质性痴呆	皮质下痴呆
失语、失用、失认、失定向	有	无
记忆	遗忘（记忆障碍）	健忘（回忆障碍）
认知能力	重度受损（不能胜任工作，社交及经济活动受限）	轻中度受损（思维缓慢，解决问题能力下降）
人格	丧失	保持
情感	欣快、易变	淡漠、抑郁
构音障碍	无	有
姿势、步态异常	无	有
运动速度	正常	缓慢
病理改变部位	额、顶、颞、枕叶皮质等	基底节、丘脑、脑干等
CT 及 MRI	弥漫性脑萎缩、脑室扩大	皮质下局灶受损
PET	皮质糖利用减少	皮质下糖利用减少

2. 单个重要部位的梗死

脑的重要部位发生单个梗死也可产生血管性痴呆，常见的重要部位包括角回、丘脑，其他重要脑区域还有尾状核、苍白球和海马区。角回梗死表现为急性发作的言语困难、视空间定向力障碍、失写、记忆丧失。丘脑痴呆时出现嗜睡症、眼肌麻痹、情感淡漠及迟钝，同时有记忆丧失。

3. 白质缺血（Binswanger 病）

白质缺血是产生血管性痴呆最常见的发病机制。自从 CT 被引入临床，白质低密度比以前更常见，MRI 在显示白质损害方面比

CT 更敏感。病理学上，白质低密度代表了脱髓鞘区域或这些区域发生了反应性神经胶质增生、玻璃样变或纤维化，以及血管壁增厚的动脉硬化同时伴随着白质内小动脉和穿过白质内的小动脉管腔狭窄，这种病理改变切断了皮质与皮质下中枢之间的不同纤维联系而引起痴呆。

（三）形态学分型

血管性痴呆的形态学分型，见下表。

血管性痴呆的形态学分型

经典型多灶脑梗死痴呆（MID）
大血管供应区，尤其是大脑中动脉，大脑中动脉加大脑后动脉等供血范围内的皮质和皮质下白质以及基底节区散在多发性大梗死灶，多累及双侧的大脑半球
关键性梗死型痴呆（SID）
大和中等大小的梗死/缺血灶位于重要的脑功能区：丘脑（大脑后动脉之丘脑穿通支）；海马（大脑后动脉）、角回及颞叶底面（大脑前动脉）；双侧大脑半球或主侧半球
小血管病型痴呆（SMVD）
（1）Binswanger 皮质下动脉硬化性脑病（皮质下白质脑病）
基底节区及大脑半球白质内多发小梗死灶而大脑皮质保留
（2）多发腔隙状态
多发小梗死灶（1.5cm 直径）；基底节、大脑半球白质、脑桥基底部多发出血灶或小梗死瘢痕
多发皮质 - 皮质下小梗死灶（混合性脑病）
（3）皮质颗粒萎缩
一侧或双侧大脑半球在大脑前动脉和大脑中动脉交界区多发小出血灶或梗死瘢痕

五、治疗

1. 预防性治疗

VD 是可治疗和预防的疾病，它是迄今为止惟一的一种可以预防的痴呆类型。对 VD 最关键的治疗是预防卒中的发生，而预防的关键在于控制引起 VD 发生的危险因素，如高血压、糖尿病、高血脂、肥胖、吸烟、高盐饮食、高凝状态等。因此，治疗应包括降低血压、治疗糖尿病、降低血脂、减肥、戒烟、低盐饮食、口服阿司匹林改善高凝状态、饮食控制、加强锻炼等。

通过控制高血压可预防 MID 的发生。治疗收缩型高血压（收缩压高于 21.33kPa，舒张压低于 12.67kPa）比治疗收缩 – 舒张型高血压（收缩压高于 21.33kPa，舒张压高于 12.67kPa）更为重要，伴有高血压患者的认知功能改善与收缩压控制有关，当收缩压控制在 18kPa ~ 20kPa 之间时认知功能稳定，若低于此水平认知功能则下降。

阿司匹林具有抗血小板聚集的作用，同时它可以改善患者的认知水平，有效预防卒中的发生。阿司匹林的推荐剂量一级预防为 160 ~ 300mg/d，二级预防为 300mg/d，160mg/d 以下无抗血栓作用。

2. 改善认知功能的药物

传统改善认知功能的药物有脑血管扩张剂、中枢神经兴奋剂等，但疗效均不显著。近年来对以下药物有较多报道。

（1）益智药

脑复康是益智药的代表，近年来又推出不少其他同类药物，如 Oxiracetam、Pramirscetsm、Anaracetam、Etiracetam、Vincamine 和海得琴等。Schneider 等复习 151 篇用海得琴治疗痴呆的临床研究文献，对符合随机、双盲、安慰剂匹配对照、数据统计完善、患者符合痴呆诊断标准的 47 篇文献进行统计，发现海得琴治疗痴呆的疗效优于安慰剂，海得琴对患者的临床脑功能测定和各项神经心理测验均有改善，改善患者行为优于认知功能，对 VD 患者的疗效优于 AD 患者。海得琴推荐剂量为 4mg/d 或更大。

（2）与神经递质有关的药物

VD 的发生与脑内神经递质的异常有很大关系，其中胆碱能系统尤为重要。胆碱能假说认为中枢胆碱系统功能的下降导致了认知功能受损，痴呆患者的认知功能受损程度和乙酰胆碱酯酶（AchE）的活性相对增高及 Ach 合成减少呈正相关，而且胆碱能系统在认知功能的恢复中也起重要作用。Tacrine 是美国第一个公认治疗痴呆的药物，它是一种可逆性抑制剂，常和卵磷脂合用治疗痴呆。Knapp 对 663 例痴呆患者进行 30 周双盲研究，认为 Tacrine 可改善痴呆患者的认知功能，并且具有显著的剂量依赖性，长期疗效也较好。

（3）神经肽及兴奋性氨基酸（EAAs）受体拮抗剂

近年来神经肽的研究给痴呆的治疗带来了新的希望，较目前其他治疗似更有发展前景。研究较多的药物有 AVP、ACTH 及其衍生物和神经生长因子（NGF）。NGF 存在于体内所有组织中，在脑中又以海马和大脑皮质含量最高，它可以促进神经细胞的生长，改善认知功能障碍，故可以治疗痴呆。EAAs 如谷氨酸、甘氨酸参与缺血性脑损害过程，而 EAAs 拮抗剂则可能成为临床治疗 VD 的有效药物。

3. 心理治疗

对痴呆的非药物治疗已受重视，并被证实是有效的。在心理治疗中最常用的是行为疗法，它的理论基础是操作性条件反射，即人的一切行为都是习得的反应模式，非适应性行为可以通过学习模式改变。操作性学习模式已成功地应用于有行为障碍的痴呆患者中。成功的行为治疗主要在于对靶行为的了解及对正常行为发生的前驱及后果的分析。治疗步骤包括：（1）确定要改变的行为；（2）确定非条件刺激；（3）确定行为的强化因素；（4）更换强化物以减少不良行为；⑤鼓励新行为，间断性强化使新行为持久。

支持疗法，如环境支持对于痴呆患者也很重要，环境支持包括提供机会使患者感受快乐和爱，减少抑郁和困惑，包括：（1）将物体放在患者熟悉的固定地方，减少患者的慌乱；（2）提供单通道信息及正确信息；（3）不断观察患者独立行为的安全性，阻止不希望的行为；（4）调整患者的工作以符合其能力，并使他们在最佳时刻工作。

本书主要参考文献

1. 朱晓峰，朱长庚．钙调控与癫痫．国外医学神经病学神经外科学分册，1997，24（4）：181－184．

2. Marshall D. Goldin（主编）．鲁泽清，张延龄（译）．外科患者的监护．北京：人民卫生出版社，1988：43－83．

3. 樊寻梅，何庆忠．实用急救与危重症抢救技术．北京：人民卫生出版社，2000：99－121．

4. 苏鸿熙．重症加强监护学．北京：人民卫生出版社，1996：206－227．

5. 佘守章．临床监测学．广州：广东科技出版社，1997：1－17．

6. 王一山．实用重症监护治疗学．上海：上海科学技术文献出版社，2000：151－186．

7. 王朋霄，薛波．新编危重症监护治疗技术．济南：山东科学技术出版社，2001：92－154．

8. 江学成．危重疾病严重程度评分临床应用和意义．中国危重病急救医学，2000，12（4）：195．

9. 孟新科，邓跃林．APACHE 评分系统的研究及展望．中国急救医学，2001，21（7）：430．

10. 冯文明．APACHEⅡ 评分法对急性重症胆管炎的评估价值．中国现代医学杂志，2000，10（3）：55．

11. 黄文庆，张孟贤，王江桥等．APACHEⅢ 评分对危重患者病情预后评估的价值．中国危重病急救医学．2000，12（11）：694．

12. 陈清棠．脑卒中患者临床神经功能缺损程度评分标准（1995）．中华神经科杂志，1996，29：381．

13. 张国瑾，赵增荣．国外脑血管疾病研究进展．北京：中国医药科技出版社，2000：301.

14. 丁元庆，王中琳，滕晶等．中医脑病学（第二版）．

15. Green AR，Cross AJ. Neuroprotective Agent and Cerebral Isehemia. Academic Press，1997：1 – 378.

16. 王文昭，邵福源．脑缺血与线粒体异常．国外医学脑血管疾病分册，1999，7（6）：262 – 265.